Kohlhammer

Die Herausgebenden

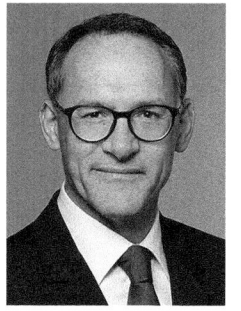

Prof. Dr. med. univ. Josef Jenewein
Facharzt für Psychiatrie und Psychotherapie; 2008–2018 Leitung der Konsiliar- und Liaisonpsychiatrie am Universitätsspital Zürich; 2014–2019 Präsident der Schweizerischen Gesellschaft für Konsiliar- und Liaisonpsychiatrie (SSCLP); 2018–2021 Chefarzt der Klinik Zugersee, Triaplus AG, Zug; 2021–2022 Ordinarius für Medizinische Psychologie, Psychotherapie und Psychosomatik an der Medizinischen Universität Graz; seit 2022 Ärztlicher Direktor der Privatklinik Hohenegg in Meilen, Zürich.

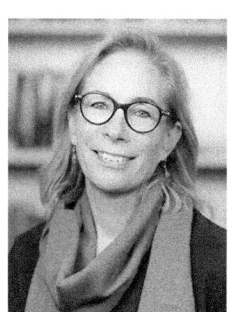

Univ.-Prof. Dr. med. univ. Barbara Sperner-Unterweger
Fachärztin für Psychiatrie und psychotherapeutische Medizin und Psychotherapeutin (VT). 2011 Professur für Konsiliar-/Liaison-Psychiatrie an der Medizinischen Universität Innsbruck (MUI). Seit 2013 Direktorin der Univ.-Klinik für Psychiatrie II im Department für Psychiatrie, Psychotherapie, Psychosomatik und Medizinische Psychologie der MUI.

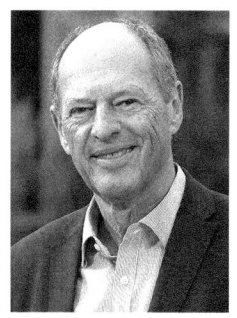

Prof. em. Dr. med. univ. Wolfgang Söllner
Facharzt für Psychosomatische Medizin und Psychotherapie, Facharzt für Psychiatrie und Psychotherapie und Psychoanalytiker. 2002–2018 Leitung der Klinik für Psychosomatische Medizin und Psychotherapie am Klinikum Nürnberg. Seit 2014 Professor für Psychosomatische Medizin und Psychotherapie an der Paracelsus Medizinischen Universität Nürnberg, bis 2021 Vize-Rektor. 2002–2020 President der European Association of Psychosomatic Medicine.

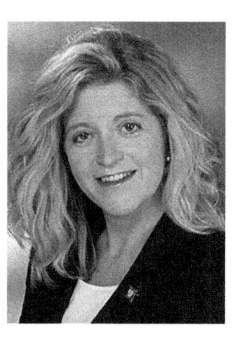

Dr. phil. Dipl.-Psych. Barbara Stein
Psychologische Psychotherapeutin, Diplompsychologin, Psychoonkologie (DKG). Seit 2005 Leitende Psychologin der Klinik für Psychosomatische Medizin und Psychotherapie, Klinikum Nürnberg. Schwerpunkte: tiefenpsychologisch orientierte Psychotherapie, Paar- und Familientherapie, psychologische Beratung und Behandlung von körperlich Kranken, Supervision sowie Fort- und Weiterbildungstätigkeit.

Josef Jenewein
Barbara Sperner-Unterweger
Wolfgang Söllner
Barbara Stein
(Hrsg.)

Konsiliar-/ Liaisonpsychiatrie und -psychosomatik

Ein Praxishandbuch für Medizin und Psychologie

Verlag W. Kohlhammer

Dieses Werk einschließlich aller seiner Teile ist urheberrechtlich geschützt. Jede Verwendung außerhalb der engen Grenzen des Urheberrechts ist ohne Zustimmung des Verlags unzulässig und strafbar. Das gilt insbesondere für Vervielfältigungen, Übersetzungen, Mikroverfilmungen und für die Einspeicherung und Verarbeitung in elektronischen Systemen.

Pharmakologische Daten, d. h. u. a. Angaben von Medikamenten, ihren Dosierungen und Applikationen, verändern sich fortlaufend durch klinische Erfahrung, pharmakologische Forschung und Änderung von Produktionsverfahren. Verlag und Autoren haben große Sorgfalt darauf gelegt, dass alle in diesem Buch gemachten Angaben dem derzeitigen Wissensstand entsprechen. Da jedoch die Medizin als Wissenschaft ständig im Fluss ist, da menschliche Irrtümer und Druckfehler nie völlig auszuschließen sind, können Verlag und Autoren hierfür jedoch keine Gewähr und Haftung übernehmen. Jeder Benutzer ist daher dringend angehalten, die gemachten Angaben, insbesondere in Hinsicht auf Arzneimittelnamen, enthaltene Wirkstoffe, spezifische Anwendungsbereiche und Dosierungen anhand des Medikamentenbeipackzettels und der entsprechenden Fachinformationen zu überprüfen und in eigener Verantwortung im Bereich der Patientenversorgung zu handeln. Aufgrund der Auswahl häufig angewendeter Arzneimittel besteht kein Anspruch auf Vollständigkeit.

Die Wiedergabe von Warenbezeichnungen, Handelsnamen und sonstigen Kennzeichen in diesem Buch berechtigt nicht zu der Annahme, dass diese von jedermann frei benutzt werden dürfen. Vielmehr kann es sich auch dann um eingetragene Warenzeichen oder sonstige geschützte Kennzeichen handeln, wenn sie nicht eigens als solche gekennzeichnet sind.

Es konnten nicht alle Rechtsinhaber von Abbildungen ermittelt werden. Sollte dem Verlag gegenüber der Nachweis der Rechtsinhaberschaft geführt werden, wird das branchenübliche Honorar nachträglich gezahlt.

Dieses Werk enthält Hinweise/Links zu externen Websites Dritter, auf deren Inhalt der Verlag keinen Einfluss hat und die der Haftung der jeweiligen Seitenanbieter oder -betreiber unterliegen. Zum Zeitpunkt der Verlinkung wurden die externen Websites auf mögliche Rechtsverstöße überprüft und dabei keine Rechtsverletzung festgestellt. Ohne konkrete Hinweise auf eine solche Rechtsverletzung ist eine permanente inhaltliche Kontrolle der verlinkten Seiten nicht zumutbar. Sollten jedoch Rechtsverletzungen bekannt werden, werden die betroffenen externen Links soweit möglich unverzüglich entfernt.

1. Auflage 2025

Alle Rechte vorbehalten
© W. Kohlhammer GmbH, Stuttgart
Gesamtherstellung: W. Kohlhammer GmbH, Stuttgart

Print:
ISBN 978-3-17-043066-2

E-Book-Formate:
pdf: ISBN 978-3-17-043067-9
epub: ISBN 978-3-17-043068-6

Geleitwort – Foreword

Michael Sharpe

It is now nearly half a century since George Engel published his landmark paper entitled ›The need for a new medical model a challenge for biomedicine‹. A physician, whose thinking was informed by psychiatric, psychoanalytic and psychosomatic traditions, Engel advocated for medicine to adopt a wider and more integrated perspective on the patient. Whilst recognizing the undoubted successes of the narrow biomedical approach, he argued that medicine could be even better. To achieve this, he proposed that psychological and social perspectives be added to, and integrated with, the biomedical to achieve a ›whole patient‹ approach to care. This approach, which he referred to as ›biopsychosocial‹ medicine, remains a benchmark against which we can judge current medical practice.

How much progress have we made in implementing Engel's biopsychosocial vision? As a clinician and researcher, who has served as President of both American and European professional societies dedicated to implementing this approach, I have witnessed many great achievements: psychosomatic medicine in Germany remains a shining example of the integration of psychotherapy into medical practice; consultation-liaison psychiatry in the USA is developing new collaborative and proactive approaches that better integrate psychiatry into medicine. Psychology, social work and other disciplines play an increasing role in enhancing the scope of biomedical care.

And yet, despite these achievements, it is apparent that we need to do more: the progress toward implementing a more biopsychosocial form of medicine has been greater in some countries than in others; specialist psychosomatic, psychiatric and psychological services to enhance biomedical care are more available in academic centres than in other clinical settings; and the normalization of the biopsychosocial approach has been greater in some medical specialities, than in others. To continue to make progress therefore, those of us who aspire to a more biopsychosocial medicine, need to retain our motivation, continue to work together and learn from each other.

This textbook will help its readers to contribute to making that progress. As the first text of its kind written in German, it will particularly accessible to those clinicians working in German speaking countries. Its' clear and expert descriptions of the latest innovations in consultation-liaison psychiatry and psychosomatic medicine will inspire its readers to further develop both their own skills, and the clinical services that they work in. Most importantly, by providing a practical evidence-based guide to clinical care, that includes pharmacological, psychotherapeutic and systemic approaches, it will help clinicians of all disciplines, to provide better and more comprehensive care for their patients.

The vision that Engel described in 1977, demands no less than a revolution in the way medicine is practiced. This textbook will help its readers to better serve their patients by being at the forefront of that revolution.

Michael Sharpe MD, Emeritus Professor of Psychological Medicine, University of Oxford
President, European Association of Psychosomatic Medicine (EAPM)
Past-President Academy of Consultation-Liaison Psychiatry (ACLP)

Literatur

Engel, G. L. (1977). The need for a new medical model: A challenge for biomedicine. *Science, 196,* 129-136.

Inhaltsverzeichnis

Geleitwort – Foreword 5
Michael Sharpe

Vorwort 11
Josef Jenewein, Barbara Sperner-Unterweger, Wolfgang Söllner und Barbara Stein

I Allgemeine Grundlagen

1 Versorgungsgrundlagen und -strukturen der Konsiliar-/ Liaisonpsychiatrie und -psychosomatik 17
Josef Jenewein und Wolfgang Söllner

2 Allgemeine Durchführungsprinzipien der Konsiliar- und Liaisonpsychiatrie und -psychosomatik 31
Barbara Sperner-Unterweger und Barbara Stein

3 Leiden und Krankheitsbewältigung 44
Stefan Büchi

4 Psychotherapeutische Interventionen 62
Fritz Stiefel, Wolfgang Söllner und Laurent Michaud

5 Betreuung Angehöriger im Kontext familienorientierter Medizin 81
Martin von Wachter

6 Teaminterventionen 94
Barbara Stein und Leyla Güzelsoy

7 Psychopharmakotherapie 109
Philipp Bohny und Oliver Matthes

8 Rechtliche Fragestellungen 138
Urs Hepp, Jolana Wagner-Skacel, Sabrina Mörkl und Christine Norra

9	Ethische Fragestellungen	146
	Tanja Krones	

II Psychische Störungen bei körperlich Erkrankten

10	Delir und Demenz	161
	Josef Jenewein und Dan Georgescu	
11	Alkoholkonsumstörungen	173
	Carolin Laqua und Ronald Burian	
12	Depression	183
	Urs Hepp	
13	Angststörungen und akute Belastungsreaktion	193
	Rupert Conrad und Katja Petrowski	
14	Anpassungsstörung und posttraumatische Belastungsstörung	203
	Barbara Sperner-Unterweger	
15	Funktionelle Körperbeschwerden und somatische Belastungsstörungen	213
	Casper Roenneberg	
16	Suizidalität	224
	Eberhard A. Deisenhammer	

III KL-Arbeit in ausgewählten klinischen Anwendungsbereichen

17	Konsiliar-/Liaison-Arbeit in der Herzmedizin	237
	Daniel Broschmann, Monika Sadlonova und Christoph Herrmann-Lingen	
18	Psychische Aspekte bei Diabetes – Psychodiabetologie	254
	Harald Sourij und Christian Vajda	
19	Psychische Aspekte in der stationären Frauenheilkunde	266
	Kerstin Weidner, Marlene Karl und Andrea Hocke	
20	Psychoonkologie	280
	Imad Maatouk und Anna Fleischer	
21	Palliativmedizin	292
	Elisabeth Medicus und Barbara Sperner-Unterweger	

22	Transplantationsmedizin	302
	Frank Vitinius und Angela Buchholz	
23	Psychosoziale Versorgung in der Intensivmedizin	315
	Teresa Deffner, Sophie Peter, Laurence Erdur und Alexander Niecke	
24	Chronische Schmerzen	330
	Margit Breuss und Wilhelm Kantner-Rumplmair	
IV	**Verzeichnisse**	

Verzeichnis der Autorinnen und Autoren 345

Stichwortverzeichnis 353

Vorwort

Josef Jenewein, Barbara Sperner-Unterweger, Wolfgang Söllner und Barbara Stein

Die Konsiliar-/Liaisonpsychiatrie und -psychosomatik (KL) ist ein klinischer Versorgungsbereich und bildet eine Spezialisierung innerhalb der Psychiatrie und Psychosomatischen Medizin, die an der Schnittstelle von somatischer und psychosozialer Medizin tätig ist. KL-Dienste erfüllen sowohl in der klinischen Versorgung als auch in der Forschung eine wichtige Rolle, da psychosoziale Faktoren einen signifikanten Einfluss auf die Entwicklung und den Verlauf von somatischen Erkrankungen haben, aber auch da somatische Erkrankungen vielfach zu psychischen Belastungen und Erkrankungen führen können, die entsprechend behandelt werden müssen. Die Konsiliar-/Liaisonpsychiatrie und -psychosomatik ist somit gelebte bio-psycho-soziale Medizin.

Grundsätzlich werden zwei verschiedene Tätigkeitsformen unterschieden: die des Konsiliardienstes (Beratung) und die des Liaisondienstes (Behandlung). Die Konsiltätigkeit beinhaltet die diagnostische Beurteilung und therapeutische Empfehlung in Zusammenhang mit einem konkreten medizinischen Problem. Die Tätigkeit als Konsiliarius setzt fundierte Kenntnisse im Bereich somatischer Erkrankungen sowie ausgezeichnete Fähigkeiten in der psychiatrisch-psychosomatischen Diagnostik voraus. Die Liaisontätigkeit erfolgt in einer engen Zusammenarbeit mit den Ärzt:innen und Pflegefachpersonen einer Station oder Abteilung. Je nach Organisation und Integrationsstufe umfassen die Aufgaben zusätzlich zur diagnostischen und therapeutischen Tätigkeit auch die Leitung von gemeinsamen Fallbesprechungen bis zu Teamsupervisionen oder Balint-Gruppen. In den letzten Jahren wurden zunehmend proaktive KL-Dienste etabliert, bei denen durch Screening-Maßnahmen besonders belastete Patienten identifiziert und von Liaisondiensten mitbehandelt werden.

Die enormen technischen Fortschritte in der Medizin bergen die Gefahr, dass eine ganzheitliche Sicht auf die Versorgung der Patient:innen und ihres familiären Umfelds vernachlässigt wird. Gleichzeitig erfordert das Bedürfnis der aufgeklärten und mündigen Patient:innen nach Kommunikation auf Augenhöhe, die Einhaltung des Patientenwillens sowie eine stärkere Berücksichtigung persönlicher Aspekte bei Behandlungsentscheidungen hohe kommunikative und soziale Kompetenzen. Nicht selten entstehen dadurch Spannungsfelder, die den Behandlungsverlauf, das Behandlungsergebnis und die Lebensqualität negativ beeinflussen. Hier zeigt sich die Stärke und Wirksamkeit von gut integrierten interdisziplinären Behandlungsteams, wie sie in den letzten Jahren in vielen Spitälern entwickelt wurden und typischerweise von KL-Diensten unterstützt werden. Aus gesundheitspolitischen und ökonomischen Gründen ist die Verfügbarkeit von KL-Diensten noch immer sehr unterschiedlich. Je schwerer und komplexer die Behandlungssituationen sind, desto höher ist der Bedarf an KL-Diensten und desto eher sind Liaisonaktivitäten und proaktive Dienste gefragt.

Obwohl heute in vielen Krankenhäusern im deutschsprachigen Raum KL-Dienste tätig sind, fehlte bislang ein praxisbezogenes Handbuch, das Berufsanfänger:innen einen komprimierten Überblick über die wichtigsten Tätigkeitsbereiche gibt und erfahrenen Kliniker:innen als Nachschlagwerk dienen kann. Mit diesem Werk – von ausgewiesenen Expert:innen aus Deutschland, Österreich und der Schweiz verfasst – wird diese Lücke endlich geschlossen. Das Buch behandelt zunächst Grundlagen wie die Organisations- und Versorgungsstrukturen von KL-Diensten inkl. der Prinzipien der praktischen Durchführung von Konsilien und Teaminterventionen, der Unterstützung bei der Krankheitsverarbeitung, der psychotherapeutischen Interventionen und der Betreuung von Angehörigen, der Psychopharmakotherapie sowie rechtliche und ethische Fragestellungen. Darauf aufbauend werden klinische Aspekte bei einzelnen psychischen Störungsbildern wie Delir/Demenz, Depression, Anpassungs- und Angststörungen, Traumafolgestörungen und Somatisierungsstörungen dargestellt und spezifische Fragestellungen in der Herzmedizin, Diabetologie, Gynäkologie, Onkologie, Palliativ-, Transplantations-, Intensiv- und Schmerzmedizin behandelt. Die Inhalte werden jeweils anhand von typischen Fallbeispielen veranschaulicht und sind mit aktuellen Forschungsdaten und Behandlungsempfehlungen unterlegt.

Das Werk richtet sich primär an Berufseinsteiger:innen aus dem ärztlichen und psychologischen Bereich, beinhaltet aber auch nützliche und relevante Inhalte für andere Berufsgruppen, unter anderem Pflegende, Seelsorger:innen und Sozialarbeiter:innen. Aber auch für erfahrene Ärzt:innen und Psycholog:innen kann dieses Buch ein nützliches Nachschlagwerk sein oder Hinweise auf neueste Entwicklungen in der Konsiliar-/Liaisonpsychiatrie und -psychosomatik geben.

Besonderen Wert haben wir auf die didaktischen Besonderheiten gelegt. Die verschiedenen Kapitel wurden mit klaren Lernzielen, übersichtlichen Merkboxen und Tabellen mit den wichtigsten Lerninhalten versehen sowie mit anschaulichen Falldarstellungen ergänzt. Zudem haben wir darauf geachtet, das Buch besonders für den klinischen Alltag leserfreundlich zu gestalten. Bei einzelnen Kapiteln wurden zudem nationale Besonderheiten der Gesundheitssysteme in den drei Ländern Deutschland, Österreich und der Schweiz berücksichtigt.

Dieses Buch ist unter Mitwirkung vieler Autorinnen und Autoren entstanden. Wir möchten uns für die wertvollen und fundierten Beiträge bei allen Autorinnen und Autoren bedanken, ohne deren Engagement und Bereitschaft zur kritischen Diskussion mit den Herausgeber:innen dieses Buch nicht zustande gekommen wäre. Die Autorinnen und Autoren haben ihre langjährige Erfahrung und Kompetenz als ausgewiesene Kliniker:innen, Wissenschaftler:innen und Dozent:innen in den vielfältigen Tätigkeitsbereichen der Konsiliar-/Liaisonpsychiatrie und -psychosomatik in ihre Beiträge einfließen lassen. Wir hoffen, dass die Leser:innen der von uns spezifisch angesprochenen Zielgruppen für ihre berufliche Tätigkeit von dem Werk profitieren und die Begeisterung für ebendiese mit den Herausgeber:innen teilen können.

Unser Dank gilt auch den Verlagsmitarbeiter:innen Ruprecht Poensgen und Anita Brutler wie auch dem Kohlhammer Verlag für die sehr kompetente und angenehme Zusammenarbeit. Durch ihr fachliches Wissen und ihre praktischen Tipps und Hinweise haben sie wesentlich an der Fertigstellung dieses Werkes beigetragen.

Die Herausgebenden
Prof. Dr. med. univ. Josef Jenewein, Ärztlicher Direktor der Privatklinik Hohenegg, Meilen.
Univ.-Prof. Dr. med. univ. Barbara Sperner-Unterweger, Direktorin der Universitäts-Klinik für Psychiatrie II, Department für Psychiatrie, Psychotherapie, Psychosomatik und Medizinische Psychologie, Medizinische Universität Innsbruck.
Prof. Dr. med. univ. Wolfgang Söllner, ehem. Leiter der Klinik für Psychosomatische Medizin und Psychotherapie, Klinikum Nürnberg, Universitätsklinik der Paracelsus Medizinischen Universität Nürnberg.
Dr. phil. Dipl.-Psych. Barbara Stein, Leitende Psychologin der Klinik für Psychosomatische Medizin und Psychotherapie, Universitätsklinik der Paracelsus Medizinischen Universität Nürnberg.

I Allgemeine Grundlagen

1 Versorgungsgrundlagen und -strukturen der Konsiliar-/Liaisonpsychiatrie und -psychosomatik

Josef Jenewein und Wolfgang Söllner

Die Konsiliar-/Liaisonpsychiatrie und -psychosomatik ist ein klinischer Versorgungsbereich und in manchen Ländern (wie der Schweiz) eine Subspezialität/Spezialisierung innerhalb der Psychiatrie und Psychosomatischen Medizin, die an der Schnittstelle von psychosozialer und somatischer Medizin tätig und dem biopsychosozialen Gesundheits- und Krankheitskonzept verpflichtet ist.

> **Lernziele:**
>
> - Kenntnisse über die Aufgabengebiete der KL-Psychiatrie und -Psychosomatik
> - Kenntnis über Organisationsmodelle von KL-Diensten
> - Kenntnisse über Art und Häufigkeiten psychischer Erkrankungen im Allgemeinkrankenhaus
> - Kenntnisse über Weiter- und Fortbildungsmöglichkeiten

1.1 Historische Entwicklung und Bedeutung innerhalb der Medizin

Historisch betrachtet gab es in der Medizin über lange Zeit einen Trend, die Behandlung von Menschen mit psychischen und somatischen Erkrankungen zu separieren: Die Trennung erfolgte sowohl räumlich (psychiatrische Krankenhäuser häufig in der Peripherie, somatische Kliniken zentrumsnahe) als auch inhaltlich. Erst zu Beginn des 20. Jahrhunderts wurde klar, dass diese Trennung eine angemessene Behandlung sowohl von psychisch als auch somatisch Kranken verhinderte (Sharpe, 2014). Dementsprechend wurden erste KL-Dienste und psychiatrische Departemente in Allgemeinkrankenhäusern zuerst in den USA (Lipowski, 1986), später auch in Europa (Huyse & Hengeveld, 1989; Aitken et al., 2016) mit dem klaren Bekenntnis zu einer »integrativen« Medizin etabliert. In Deutschland erfolgte parallel die Entwicklung der »Psychosomatischen Medizin«, die primär von psychoanalytisch interessierten Internist:innen ausging und sich heute im

Entstehung der KL-Psychiatrie/-Psychosomatik zwischen somatischer und psychosozialer Medizin

»Facharzt für Psychosomatische Medizin und Psychotherapie« abbildet. In der Schweiz ist Konsiliar- und Liaisonpsychiatrie eine offizielle und von der Ärztekammer akkreditierte Zusatzqualifikation zum Facharzt für Psychiatrie und Psychotherapie. In Österreich wurde 2019 eine Spezialisierung in »Psychosomatischer Medizin« geschaffen, die von Fachärzt:innen aller Fachgebiete in spezialisierten Fachabteilungen erworben werden kann. In allen drei Ländern sind heute aber auch Psycholog:innen im KL-Bereich tätig.

Mit der Etablierung des bio-psycho-sozialen Gesundheits- und Krankheitsmodells in den 1970er-Jahren (Engel, 1977) erfolgte schließlich der Durchbruch sowohl in der klinischen Versorgung als auch in der Forschung: Eine große Anzahl von Studien konnte zeigen, dass psychosoziale Faktoren einen signifikanten Einfluss auf die Entwicklung und den Verlauf von somatischen Erkrankungen haben, aber auch, dass somatische Erkrankungen vielfach zu psychischen Belastungen und Erkrankungen führen, die entsprechend behandelt werden müssen, sowohl im Krankenhaus als auch in der Hausarztpraxis.

1.2 Tätigkeit und Organisationsformen der Konsiliar-/Liaisonpsychiatrie und -psychosomatik

1.2.1 Konsiliar- und Liaisontätigkeit

Konsiliar- und Liaisontätigkeit sind unterschiedliche und sich ergänzende Aufgaben

Grundsätzlich werden zwei verschiedene Tätigkeitsformen unterschieden: die des Konsiliarius (Beratung) und die des Liaisondienstes (Behandlung). Die *Konsiltätigkeit* beinhaltet die diagnostische Beurteilung und therapeutische Empfehlung in Zusammenhang mit einem konkreten medizinischen Problem. Die Fragestellungen können dabei so heterogen wie unspezifisch sein: Ihr Spektrum erstreckt sich von »Unruhe«, »Verwirrtheit«, »Depression«, »Angst«, »Suizidalität« bis zu Fragen zur differenziellen Diagnostik und Therapie. Die Tätigkeit als Konsiliarius setzt fundierte Kenntnisse im Bereich somatischer Erkrankungen sowie ausgezeichnete Fähigkeiten in der psychiatrisch-psychosomatischen Diagnostik voraus. Diagnosestellungen müssen häufig in kurzer Zeit und mit unvollständigen Informationen und deshalb nach Wahrscheinlichkeiten erfolgen. Therapeutische Empfehlungen müssen immer mögliche Interaktionen mit anderen Interventionen (Medikamente, chirurgische Eingriffe usw.) und den jeweiligen Kontext einer Station oder Abteilung mitberücksichtigen: Das Ergebnis des Konsiliums ist der Konsilbericht, der eine klare, nachvollziehbare und begründete Diagnose (inkl. differenzialdiagnostischer Überlegungen) sowie eine spezifische Therapieempfehlung, gelegentlich auch Empfehlungen für weitere Abklärungen beinhaltet. Die *Liaisontätigkeit* geschieht in einer engen Zusammenarbeit mit den Ärzten und Pflegefachpersonen einer Station oder Abteilung. Je nach Organisation und Integrationsstufe umfassen die Aufgaben zusätzlich zur diagnostischen und therapeutischen Tätigkeit auch die Leitung von gemeinsamen Fallbesprechungen bis zu Teamsupervisionen oder Leitung von Balint-Gruppen. Die Psychiater:in oder Psychosomatiker:in ist dann jeweils einer spezifischen Station zugeordnet, benutzt häufig einen Arbeitsraum direkt auf der Station, nimmt an Visiten teil, führt pharmakologische oder psychotherapeutische Behandlungen in Absprache mit dem Behandlungsteam selbst durch und wird damit Teil desselben.

1.2.2 Formen der Integration in die klinischen Abteilungen

Die zunehmende Prävalenz und der zunehmende Behandlungsaufwand für komplexe Erkrankungen (v. a. chronische Erkrankungen mit Komorbiditäten) machen eine stärker integrierte interdisziplinäre Versorgung nötig. Das Center for Integrated Health Solutions hat für die Kooperation zwischen den Bereichen Primary Care und Mental Health fünf Stufen der Integration der Versorgung definiert (»Standard Framework for Levels of Integrated Health Care«, Doherty et al., 1996), welche auch für die KL-Versorgung angewandt werden können (▶ Tab. 1.1).

Konsiliar- und Liaisontätigkeit kann unterschiedlich stark integriert sein

Tab. 1.1: Stufen von Integration der Versorgung im Bereich der KL-Psychiatrie und Psychosomatischen Medizin

Level	Art der Kooperation und Integration	Versorgungsmodelle der KL-Psychiatrie und Psychosomatischen Medizin
I *Minimal Collaboration*	»Mental health and other healthcare providers work in separate facilities, have separate systems, and rarely communicate about cases.«	
II *Basic Collaboration at a Distance*	»Providers have separate systems at separate sites, but engage in periodic communication about shared patients, mostly through telephone and letters. Providers view each other as resources.«	Konsildienst
III *Basic Collaboration Onsite*	»Mental health and other healthcare professionals have separate systems, but share facilities. Proximity supports at least occasional face-to-face meetings and communication improves and is more regular.«	Liaisondienst
IV *Close Collaboration in a Partly Integrated System*	»Mental health and other healthcare providers share the same sites and have some systems in common such as scheduling or charting. There are regular	Proaktiver KL-Dienst

Tab. 1.1:
Stufen von Integration der Versorgung im Bereich der KL-Psychiatrie und Psychosomatischen Medizin
– Fortsetzung

Level	Art der Kooperation und Integration	Versorgungsmodelle der KL-Psychiatrie und Psychosomatischen Medizin
	face-to-face interactions among primary care and behavioral health providers, coordinated treatment plans for difficult patients, and a basic understanding of each other's roles and cultures.«	
V *Close Collaboration in a Fully Integrated System*	»Mental health and other healthcare professionals share the same sites, vision, and systems. All providers are on the same team and have developed an in-depth understanding of each other's roles and areas of expertise.«	Med-Psych Units, Integrierte internistisch-psychosomatische Stationen, Interdisziplinäre Schmerztageskliniken

Liaisondienste sind stärker in die jeweilige klinische Abteilung integriert als Konsildienste. Das Ausmaß der Integration hängt von der Aufgabenstellung und den Vereinbarungen mit der klinischen Abteilung ab. An Abteilungen, an denen viele schwer und chronisch Kranke behandelt werden (z. B. onkologische Abteilungen, Schmerzzentren, Palliativstationen, Dialysestationen, transplantationschirurgische Abteilungen) ist die regelmäßige Präsenz einer konstanten Liaisonmitarbeiter:in für eine kontinuierliche Behandlung der Patient:innen und den regelmäßigen Austausch mit dem klinischen Team ein großer Vorteil. Eine multizentrische europaweite Studie zur Organisation von KL-Diensten ergab, dass solche Dienste mehr psychotherapeutische Leistungen anbieten, mehr Zeit mit den Patient:innen und deren Angehörigen und für den Austausch mit dem Team aufwenden (Herzog et al., 2004). Bei einer optimalen flächendeckenden Versorgung eines Krankenhauses bestehen in der Regel sowohl Konsil- als auch Liaisondienste (Söllner & Stein, 2025).

Für manche Aufgabenstellungen gibt es darüber hinaus rechtliche Vorgaben der Mitarbeit von Psy-Spezialist:innen, z. B. im Rahmen der Lebendspende bei Organtransplantationen, bei der Adipositaschirurgie, bei operativen Geschlechtsangleichungen. Daneben erfordern organisatorisch-abrechnungstechnische Vorgaben eine solche Mitarbeit, wie bei zertifizierten Tumorzentren, Schmerzzentren und (in Deutschland) bei der Akutrehabilitation geriatrischer oder neurologischer Erkrankungen. Hierbei übernimmt die Liaisonmitarbeiter:in fest definierte Aufgaben in der Diagnostik und Behandlung, ohne dass es einer Zuweisung bedarf (sog. *Kontraktmodell*).

In den letzten Jahren wurden *proaktive Konsiliar-/Liaisonmodelle* entwickelt und etabliert, bei denen auf bestimmten Stationen alle neu aufgenommenen Patient:innen gescreent und im Falle erkannter behandlungsbedürftiger psychischer Probleme vom KL-Team mitbehandelt werden. Das Screening kann in Form einer Sichtung der Patientenakte, kurzen strukturierten Interviews (z. B. der INTERMED-Methode) oder Fragebögen durchgeführt werden (Stiefel et al., 2018; Sharpe et al., 2020). Studien, welche solche proaktiven Versorgungsformen mit herkömmlichen KL-Diensten verglichen, zeigten, dass mit proaktiven Modellen nicht nur mehr Patient:innen mit psychischen Störungen erfasst und behandelt wurden und die Zufriedenheit der klinischen Teams höher war, sondern dass solche Dienste über eine Verkürzung der Liegezeit von Patient:innen mit psychischer Komorbidität auch ökonomische Vorteile boten oder kostenneutral waren (Oldham et al., 2019, 2021; Sharpe et al., 2024).

Eine enge Integration somatischer und psychischer Medizin stellen Modelle von *Collaborative Care* dar, bei denen KL-Spezialist:innen eng mit Hausarztpraxen und dort tätigen Ärzt:innen und Care Manager:innen kooperieren und chronisch kranke Patient:innen mit psychischer Komorbidität über längere Zeiträume begleiten und behandeln (Katon et al., 2010). Kontrollierte Studien zeigen, dass solche Modelle besser als die traditionelle Versorgung in der Lage sind, psychische Beschwerden bei körperlich kranken Patient:innen im Längsschnitt zu vermindern und gleichzeitig Kosten zu sparen (Huang et al., 2010; Li et al., 2017).

Med-Psych Units sind vollintegrierte Versorgungsmodelle im stationären Bereich, wo Patient:innen von einem Team aus somatischen Spezialist:innen (meist Internist:innen) und Psychiater:innen oder Psychosomatiker:innen gemeinsam voll- oder teilstationär behandelt werden. Beispiele dafür sind Med-Psych Units in den USA, Großbritannien und den Niederlanden (Wulsin et al., 2006; van Schijndel et al., 2019; Carter et al., 2024), integrierte internistisch-psychosomatische Stationen in Deutschland für die Behandlung von komplex kranken internistischen Patient:innen mit ausgeprägter psychischer Komorbidität (Waller et al., 2025) oder multidisziplinäre Schmerztageskliniken (Arnold et al., 2014. Patient:innen, die auf solchen integrierten Stationen behandelt werden, nehmen verglichen mit üblichen internistischen Stationen mit Konsiliardienst nach der Behandlung vermehrt psychische Behandlung und vermindert somatische Behandlung in Anspruch (Leue et al., 2010).

1.3 Aufgabengebiete der Konsiliar-Liaisonpsychiatrie und -psychosomatik

Entsprechend den Fragestellungen und den typischen klinischen Problemen lassen sich grundsätzlich vier verschiedene Aufgabenbereiche der KL-Tätigkeit definieren (Meyer et al., 2014). Ein sehr häufiger und typischer Aufgabenbereich sind *psychische Komplikationen* somatischer Erkrankungen: Dazu gehören psychoorganische Erkrankungen wie das Delir, organisch bzw. medikamentös bedingte affektive Störungen oder andere Verhaltensstörungen. Hier sind vor allem fundierte psychiatrische und somatische Kenntnisse erforderlich, die Patient:innen befinden sich häufig auf Intensiv-

Konsiliar- und Liaisontätigkeit ist vielfältig

stationen oder chirurgischen Abteilungen. Je nach Integrationsgrad des KL-Dienstes (▸ Kap. 1.2.2) erfolgt die Zusammenarbeit häufig konsiliarisch.

Ein weiterer Aufgabenbereich ist die psychiatrisch/psychosomatische Betreuung von Patient:innen im Allgemeinkrankenhaus mit einer *komorbiden psychischen Erkrankung*. Dazu gehören beispielsweise schizophreniforme Erkrankungen, Abhängigkeitserkrankungen, Angststörungen oder affektive Störungen. Komorbide psychische Erkrankungen führen beim medizinischen und pflegerischen Personal häufig zu Irritationen und Überforderungen, da die Fachexpertise fehlt und das Behandlungssetting komplex ist. Für Patient:innen mit Abhängigkeitserkrankungen (▸ Kap. 11) beispielsweise ist das Spitalsetting mit einem hochstrukturierten Tagesablauf und fixen Zeiten für Essen, Medikamenteneinnahme usw. viel zu eng und führt deshalb vielfach zu Differenzen und Konflikten und gelegentlich zu aggressivem Verhalten oder Behandlungsabbrüchen. Sehr häufig in diesem Zusammenhang sind auch Fragestellungen hinsichtlich Suizidalität (▸ Kap. 16) und Urteilsfähigkeit.

Der dritte Aufgabenbereich umfasst alle Patient:innen, die *psychische Reaktionen* auf ihre somatische Erkrankung zeigen. Dazu gehören Patient:innen mit ängstlich-depressiven Reaktionen nach Diagnose einer onkologischen Erkrankung (Kuhnt et al., 2016), nach einem Herzinfarkt, einem schweren Unfall, einem Schlaganfall oder Patient:innen mit Diabetes oder einer rheumatologischen Erkrankung. Da hier die Anforderungen an Spezialwissen und spezifischen therapeutischen Interventionen sehr hoch ist, haben sich zwischenzeitlich diverse Spezialdisziplinen wie Psychoonkologie, Psychokardiologie, Psychodiabetologie usw. entwickelt, die heute fester Bestandteil eines jeden Krankenhauses sind. Die Zusammenarbeit ist hier sehr eng, meist in interdisziplinären und interprofessionellen Teams, und die Interventionen reichen von medikamentösen bis zu spezifischen psychotherapeutischen Behandlungen.

Ein vierter Aufgabenbereich umfasst *psychosomatische Fragestellungen im engeren Sinne.* Dazu gehören Krankheitsbilder mit unklarer Ätiologie, bei denen eine psychosomatische bzw. somatoforme Genese vermutet wird, wie beispielsweise bei Schwindelsymptomen, chronischen Schmerzen, Ess- und Schlafstörungen usw. Auch hier haben sich zwischenzeitlich interprofessionelle Spezialsprechstunden oder Spezialambulanzen etabliert.

KL-Mitarbeiter:innen sind aber nicht nur direkt an der Versorgung von Patient:innen beteiligt, sondern auch *indirekt* über die Sensibilisierung der medizinischen Teams für bio-psycho-soziale Aspekte der Medizin und das Training von Ärzt:innen und Pflegenden im Erkennen psychischer Komorbidität und in Communication Skills (Langewitz et al., 1998; Söllner, 2012; Karger et al., 2017; Stiefel et al., 2018).

1.4 Epidemiologie psychischer Erkrankungen im Allgemeinkrankenhaus

Niekerk und Mitarbeiter (2022) schätzten in einem systematischen Umbrella Review, das 10 systematische Reviews umfasste, die Prävalenz psychischer Störungen auf ein Drittel der im Allgemeinkrankenhaus behandelten Patient:innen. Dabei konnten aber gepoolte Daten nur für Major Depression (12–20 %), Angststörungen (8 %) und Delir (15 %) erfasst werden. Demenzielle Erkrankungen weisen je nach untersuchter Stichprobe eine sehr hohe Streuung auf (3–63 %). Für andere bei stationären Patient:innen häufige Störungen, wie Somatische Belastungsstörungen, Anpassungsstörungen, posttraumatische Belastungsstörungen und Abhängigkeitserkrankungen, liegen bisher keine systematischen Reviews vor. Anpassungsstörungen und PTBS werden bei Patient:innen mit körperlichen Erkrankungen auf je ca. 10 % geschätzt (Ayuso-Mateos et al., 2001, Maercker, 2017). Somatische Belastungsstörungen sind ein häufiger Zuweisungsgrund in KL-Diensten (Söllner & Stein, 2015). Die Prävalenz psychischer Störungen liegt bei Patient:innen im Allgemeinkrankenhaus also deutlich höher. Mit dem Alter scheinen psychische Störungen zuzunehmen.

Psychische Erkrankungen sind bei stationär behandelten Patienten häufig

Je schwerer, komplexer und chronischer krank die dort behandelten Patient:innen sind, desto höher ist der Bedarf an KL-Diensten und desto eher sind Liaisonaktivitäten und proaktive Dienste gefragt. Beispiele dafür sind onkologische oder palliativmedizinische Abteilungen, Transplantationsabteilungen oder Intensivstationen, auf denen Patient:innen nach Suizidversuch oder Schwerbrandverletzte behandelt werden. Aber auch in Notaufnahmen ist das Vorhalten eines konstanten KL-Dienstes sinnvoll, um Patient:innen mit psychischer (Ko-)Morbidität rasch einer spezifischen Therapie zuführen zu können (Matzer et al., 2012). In der Leitlinie zum psychiatrischen, psychosomatischen und psychologischen KL-Dienst der Arbeitsgemeinschaft Wissenschaftlicher Medizinischer Fachvertreter (AWMF) wurde der Bedarf nach KL-Unterstützung bei 5 % aller Aufnahmen eines Krankenhauses geschätzt (Herzog et al., 2003). In den oben erwähnten Abteilungen ist der Bedarf deutlich höher. Die tatsächliche Versorgung weicht davon beträchtlich ab und ist lokal sehr unterschiedlich. Selbst in Krankenhäusern mit gut ausgestatteten KL-Diensten liegt die Inanspruchnahme nur zwischen 2 und 4 % der Aufnahmen (Huyse et al., 2000, Krautgartner et al., 2006, Windhager et al., 2015).

Der Bedarf an Interventionen hängt von der Art der betreuten klinischen Abteilung ab

1.5 Weiter- und Fortbildung

1.5.1 Weiterbildung

Die Tätigkeit im KL-Bereich benötigt spezielle Kompetenz

KL-Psychiatrie und -Psychosomatik ist ein Spezialbereich innerhalb der Psychiatrie und Psychosomatischen Medizin. Die Tätigkeiten sind hoch spezialisiert und erfordern dementsprechend Kenntnisse und Fähigkeiten, die nicht in den üblichen Spezialisierungen zur Psychiater:in, Psychosomatiker:in oder psychologischen Psychotherapeut:in abgedeckt sind. Dementsprechend gab es in den letzten 20 Jahren internationale Bestrebungen, curriculare Weiterbildungen zu etablieren, um diesem Umstand Rechnung zu tragen. Die Art und Weise der Umsetzung variiert je nach Land und Gesundheitssystem, ebenso wie die Bezeichnungen (KL-Psychiatrie, KL-Psychosomatik, Psychosomatische Medizin, Medizinische Psychologie usw.).

Gemeinsam ist die integrierte Behandlung somatischer und psychischer Probleme

In der *Schweiz* besteht für Psychiater:innen seit 2010 eine spezifische zweijährige Weiterbildung zur Konsiliar-Liaisonpsychiater:in, die von der Schweizerischen Ärztekammer (FMH) akkreditiert ist und die Absolvierung eines praktischen und theoretischen Curriculums inkl. Prüfung erfordert (https://www.siwf.ch/files/pdf2/konsiliar_liaisonpsychiatrie_version_internet_d.pdf). Sie ist eine von fünf möglichen Schwerpunkttiteln, die Psychiater:innen erwerben können, und hat sich mittlerweile sehr gut etabliert (Berney & Jenewein, 2020). Verantwortlich für das Curriculum ist die Schweizerische Gesellschaft für Konsiliar-Liaisonpsychiatrie und -Psychosomatik (SSCLPP) (https://www.ssclpp.ch/gesellschaft). Auch Psycholog:innen steht das Curriculum offen, sie können allerdings den Titel nicht erwerben, da er nur in Zusammenhang mit dem Facharzttitel für Psychiatrie und Psychotherapie erhältlich ist. Zusätzlich besteht für alle Ärzt:innen die Möglichkeit, sich im Bereich Psychosomatik/Psychotherapie zu spezialisieren und den Fähigkeitsausweis oder Schwerpunkt der Schweizerischen Akademie für Psychosomatische und Psychosoziale Medizin (SAPPM) zu erwerben, der ebenfalls von der FMH akkreditiert ist und eine umfassende Weiterbildung im Bereich Psychosomatik und Psychotherapie umfasst (https://www.sappm.ch/). Schließlich bestehen für Ärzt:innen und Psycholog:innen die Möglichkeiten, sich im Bereich Psychoonkologie, Psychokardiologie usw. zu spezialisieren.

In *Österreich* besteht seit 2018 für alle Ärzt:innen die Möglichkeit einer postgradualen Spezialisierung in »Fachspezifischer psychosomatischer Medizin«. Spezialisierungen sind Weiterbildungen, die nach Abschluss der Ausbildung zur Ärzt:in für Allgemeinmedizin oder zur Fachärzt:in absolviert werden können. Diese können sonderfachspezifisch (facharztspezifisch) oder sonderfachübergreifend ausgestaltet sein. Die Spezialisierung ist modular aufgebaut und umfasst je nach Voraussetzungen 18 Monate (für Fachärzt:innen der Psychiatrie und Psychotherapeutische Medizin ist die Spezialisierung z. B. kürzer). Personen, die über ein Arztdiplom in einem der Quellfachgebiete verfügen und ein Diplom »Psychosomatische Medizin«

der Österreichischen Ärztekammer erworben haben, sind berechtigt die Spezialisierung in fachspezifischer psychosomatischer Medizin zu führen und erhalten auf Verlangen von der Österreichische Ärztekammer (ÖAK) ein Spezialisierungsdiplom in fachspezifischer psychosomatischer Medizin (https://www.aerztekammer.at/spezialisierungen). Eine weitere Möglichkeit der Weiterbildung ist der Erwerb der von der ÖAK akkreditierten Psy-Diplome. Aufbauend auf das ÖÄK-Diplom Psychosoziale Medizin (Psy1) ermöglicht das ÖÄK-Diplom Psychosomatische Medizin (Psy2), Fähigkeiten zur vertieften ärztlich-psychosomatischen Tätigkeit zu erwerben. »Die Psychosomatische Medizin inkludiert die Gestaltung der intersubjektiven Ärzt:in-Patient:innen-Beziehung, in welcher indikationsspezifisch, unter Berücksichtigung der personen- und patient:innenbezogenen Gesprächsmedizin und besonderer Kommunikationsformen, diagnostisch-therapeutische Interventionen gesetzt werden« (https://www.arztakademie.at/diplome-zertifikate-cpds/oeaek-diplome/psychosomatische-medizin/).

In *Deutschland* wurde 1992 neben den Facharztbezeichnungen für Psychiatrie und Psychotherapie und Kinder- und Jugendpsychiatrie und -psychotherapie der Facharzt für Psychosomatische Medizin und Psychotherapie eingeführt, um speziell Patient:innen und Krankheiten an der Schnittstelle zwischen somatischer und psychosozialer Medizin zu behandeln. »*Kernkompetenz des Faches Psychosomatische Medizin und Psychotherapie ist die Erkennung, psychosomatische und psychotherapeutische Behandlung, Prävention und Rehabilitation von Krankheiten und Leidenszuständen, bei denen psychosoziale, psychosomatische und somatopsychische Faktoren einschließlich der dadurch bedingten biopsycho-sozialen Wechselwirkungen maßgeblich beteiligt sind*« (Musterweiterbildungsordnung der Bundesärztekammer; MWBO 2018 - Bundesärztekammer (bundesaerztekammer.de). Deshalb wurde der allgemeinmedizinisch-klinischen Qualifikation (ein Jahr verpflichtende Rotation) und der psychotherapeutischen Qualifikation in der 5-jährigen Weiterbildung zum psychosomatischen Facharzt ein besonderes Gewicht beigemessen (Herzog et al., 2012). Daneben gibt es für Ärzt:innen aller Fachbereiche unterschiedlich intensive Weiterbildungsmöglichkeiten. Eine basale Weiterbildung ist die »Psychosomatische Grundversorgung« (20 Std. Theorie, 30 Std. Communication-Skills-Training und 30 Std. Balint-Gruppe), welche für Fachärzt:innen für Innere Medizin und für Frauenheilkunde verpflichtend ist. Darüber hinaus können alle Fachärzt:innen eine mindestens 3-jährige fachgebundene psychotherapeutische Weiterbildung absolvieren (Zusatzbezeichnungen Psychotherapie oder Psychoanalyse; MWBO 2018 - Bundesärztekammer (bundesaerztekammer.de).

Eine internationale Arbeitsgruppe der European Association of Consultation Liaison Psychiatry and Psychosomatics (EACLPP) hat 2007 *Guidelines* für Inhalte und Struktur sowohl für eine basale Weiterbildung für Assistent:innen in Psychiatrie und Psychosomatischer Medizin (▶ Tab. 1.2) als auch für eine vertiefte spezialisierte Weiterbildung (Fellowship) in diesem Bereich publiziert (Söllner et al., 2007). Die verschiedenen Tätigkeitsbereiche als *medical expert, communicator, collaborator, manager, health advocate, scholar and professional* wurden in Anlehnung an das CanMed Framework for Postgradual Education (Frank & Danoff, 2007) beschrieben. Gefordert werden dabei für den Erwerb von Wissen, Skills und einer speziellen professionellen Haltung neben einer theoretischen auch eine praktische Weiterbildung in Form einer mehrmonatigen Rotation in einen KL-Dienst.

Tab. 1.2: Empfehlungen für die Inhalte der Weiterbildung in KL-Psychiatrie und -Psychosomatik (EACLPP-Guidelines; Söllner et al., 2007)

Basale Weiterbildung für Assistenten	Vertiefte Weiterbildung (Fellowship)
Kenntnisse und Fertigkeiten in	
• Assessment und Management häufiger psychischer und psychosomatischer Störungen im Allgemeinkrankhaus, inkl. Belastungs- und Anpassungsstörungen, PTBS, Somatische Belastungsstörungen, chronischer Schmerz, Suizidversuch, selbstverletzendes Verhalten, Delir und Demenz • Rasches Herstellen einer therapeutischen Allianz unter den Bedingungen verschiedener klinischer Settings • Krisenintervention und supportive Psychotherapie mit körperlich Kranken • Psychopharmakologie bei körperlich Kranken • Kommunikation mit schwer kranken und sterbenden Patient:innen und ihren Angehörigen • Kommunikation mit den Zuweisern und Behandlungsteams • Unterstützung der interdisziplinären Koordination der Behandlung von komplex kranken Patient:innen	• Identifizierung, Assessment, Erstellen eines Behandlungsplans und der Koordination für die Behandlung für komplex kranke Patient:innen mit erhöhter Behandlungsbedürftigkeit • Umfassende pharmakologische und psychotherapeutische Versorgung körperlich Kranker mit psychischer Komorbidität • Effektive Gestaltung der Rolle als Liaisontherapeut:in • Sensibilisierung der Ärzt:innen und des Pflegeteams für bio-psycho-soziale Aspekte der Behandlung und Prävention • Schulung von Ärzt:innen und Pflegeteams bzgl. der Erkennung und Behandlung psychischer Komorbidität • Unterstützung für das medizinische Team anbieten; Mediation bei Konflikten mit Patient:innen und Angehörigen • Beteiligung am Training von Assistent:innen in KL-Psychiatrie und -Psychosomatik • Planung und/oder Durchführung von Forschung im Feld der KL-Psychiatrie und -Psychosomatik • Durchführung von Qualitätsmanagement im KL-Dienst • Implementierung und Organisation neuer KL-Dienste in medizin. Abteilungen

Die meisten psychiatrischen Weiterbildungsordnungen in Europa, so auch in Deutschland, Österreich und der Schweiz, beinhalten den Erwerb von Kompetenz in KL-Psychiatrie. Dies findet meist in Form von Kursen oder Tagungen statt. Eine Rotation in einen KL-Dienst ist nicht verpflichtend.

Subspezialisierungen in (Konsiliar-/)Liaisonpsychiatrie gibt es neben Australien/Neuseeland und den USA in Großbritannien, Finnland und in der Schweiz (▶ Tab. 1.3). Diese muss in spezialisierten und akkreditierten

Weiterbildungseinrichtungen absolviert werden (Übersicht bei Söllner et al., 2019).

Tab. 1.3: Sub-/Spezialisierungen in KL-Psychiatrie und Psychosomatischer Medizin

Land	Bezeichnung	Dauer der Rotation
Subspezialisierung Konsilar-Liaisonpsychiatrie (für Psychiater)		
AUS/NL	Liaison Psychiatry	12 Monate
Finnland	Special Competence in General Hospital Psychiatry	24 Monate
Schweiz	Konsiliar-Liaisonpsychiatrie	24 Monate
UK	Special Endorsement in Liaison Psychiatry	12 Monate
USA	Consultation-Liaison Psychiatry	12–24 Monate
Subspezialisierung Psychosomatische Medizin (für alle Fachbereiche)		
Österreich	Spezialisierung Psychosomatische Medizin	18 Monate
Spezialisierung Psychosomatische Medizin (Facharzt)		
Deutschland	Facharzt für Psychosomatische Medizin und Psychotherapie	60 Monate (inkl. 12 Monate anderes klinisches Fach)
Lettland	Facharzt für Psychosomatische Medizin und Psychotherapie	60 Monate

1.5.2 Fortbildung

Fortbildungsveranstaltungen und Kurse werden von den nationalen KL-Gesellschaften (Maislinger et al., 2007; Fritzsche et al., 2009; sowie: https://www.naw-berlin.de/kurse/aerzte/psych-konsiliar-kurs-berlin) und im Rahmen der jährlichen Tagung der European Association of Psychosomatic Medicine (EAPM) angeboten. Die EAPM ist eine 2012 gegründete internationale wissenschaftliche Gesellschaft für KL-Psychiatrie, Psychosomatische Medizin und Integrative Versorgung. Ihr Ziel ist die Förderung von Forschung, Training und klinischer Kompetenz (Söllner & Sharpe, 2023). Durch Mitgliedschaft in der EAPM und regelmäßige Teilnahme an deren Veranstaltungen kann ein europäisches Fellowship-Zertifikat erworben werden (siehe https://www.eapm.eu.com).

Literaturauswahl

Carter, G., Söllner, W., Levenson, J., Sheehan, K. (2024). Consultation-liaison psychiatry: Four international perspectives. In R. Thomasson, E. Guthrie, House, A. (Hrsg.), *Seminars in Liaison Psychiatry* (3. Aufl., S. 413–447). Cambridge University Press.
Sharpe, M., Toynbee, M., Walker, J. et al. (2020). Proactive Integrated Consultation-Liaison Psychiatry: A new service model for the psychiatric care of general hospital inpatients. *Gen Hosp Psychiatry*, 66, 9–15.
Söllner, W., Creed, F., The European Association of Consultation-Liaison Psychiatry and Psychosomatics Workgroup on Training in Consultation-Liaison Psychiatry and Psychosomatics (2007). European guidelines for training in consultation-liaison psychiatry and psychosomatics. *J Psychosom Res*, 62(4), 501–509.
Söllner, W., Guthrie, E., Berney, A. (2019). Training in consultation-liaison psychiatry and psychosomatics: Insights from psychosomatic medicine and consultation-liaison psychiatry. In L. Grassi, J. Riba, T. Wise (Hrsg.), *Person Centered Approach to Recovery in Medicine* (S. 303–319). Springer.
Wulsin, L. R., Söllner, W., Pincus, H. A. (2006). Models of Integrated Care. *Med Clin North Am.*, 90(4), 647–677.

Literatur

Aitken, P., G. Lloyd, R., Mayou, C., et al. (2016). A history of liaison psychiatry in the UK. *Psych Bulletin*, 40(4), 199–203.
Arnold, B., Brinkschmidt, T., Casser, H. R. et al. (2014). Multimodale Schmerztherapie für die Behandlung chronischer Schmerzsyndrome – Ein Konsensuspapier der ad-hoc-Kommission Multimodale Schmerztherapie der Deutschen Schmerzgesellschaft zu den Behandlungsinhalten. *Schmerz*, 28(5), 459-72
Ayuso-Mateos, J. L., Vasquez-Barquero, J. L., Dowrik, C. et al. (2001). Depressive disorders in Europe: Prevalence figures from the ODIN study. *Br J Psychiat*, 179, 308–316.
Berney, A., Jenewein, J. (2020). C-L psychiatry in Switzerland: What's-up ten years after the implementation of a C-L subspecialty? *J Psychosom Res*, 132, 109978.
Carter, G., Söllner, W., Levenson, J., Sheehan, K. (2024). Consultation-liaison psychiatry: Four international perspectives. In R. Thomasson, E. Guthrie, House, A. (Hrsg.), *Seminars in Liaison Psychiatry* (3. Aufl., S. 413–447). Cambridge University Press.
Doherty, W. J., McDaniel, S. H., Baird, M. A. (1996). Five levels of primary care/ behavioral health care collaboration. *Behavioral Healthcare Tomorrow*, 5(5), 25–28.
Engel, G. L. (1977). The need for a new medical model: A challenge for biomedicine. *Science*, 196, 129–136.
Frank, J. R, Danoff, D. (2007). The CanMEDS initiative: Implementing an outcomes-based framework of physician competencies. *Med Teach*, 29(7), 642–7.
Fritzsche, K., Stein, B., Larisch, A. et al. (2009). Erstes Curriculum für die Behandlung von Patienten mit psychischen und psychosomatischen Störungen im Konsiliar-Liaison-Dienst. *Psychother Psychosom Med Psychol*, 59, 246–247.
Herzog, T., Stein, B., Söllner, W., Franz, M. (2003). Psychosomatisch-psychotherapeutischer Konsiliar-/Liaisondienst – Leitlinien und Quellentext. In T. Herzog, B. Stein (Hrsg.), *Konsiliar-/Liaisonpsychosomatik und -psychiatrie: Leitlinien und Qualitätsentwicklung* (S. 39–53). Schattauer.

Herzog, T., Creed, F., Huyse, F. J. et al. (2004). Psychosomatic medicine in the general hospital. In C. Katona, S. Montgomery, T. Sensky (Hrsg.), *Psychiatry in Europe: Directions and developments* (S. 143–151). Gaskell.

Herzog, W., Beutel, M., Kruse, J. (Hrsg) (2012), *Psychosomatische Medizin und Psychotherapie heute. Zur Lage des Fachgebietes in Deutschland.* Schattauer.

Huang, Y., Wie, X., Wu, T. et al. (2013). Collaborative care for patients with depression and diabetes mellitus: A systematic review and meta-analysis. *BMC psychiatry*, *13*(1), 1–11.

Huyse, F. J., Hengeveld, M. W. (1989). Development of consultation-liaison psychiatry in the Netherlands: Its social psychiatric heritage. *Gen Hosp Psychiatry*, *11*(1), 9–15.

Huyse, F. J., Herzog, T., Lobo, A. et al. (2000). European consultation-liaison psychiatric services: the ECLW collaborative study. *Acta Psychiatr Scand*, *101*, 360–367.

Karger, A., Geiser, F., Vitinius, F. et al. (2017). Communication skills trainings: subjective appraisal of physicians from five cancer centres in North Rhine, Germany. *Oncology Research and Treatment*, *40*(9), 496–501.

Katon, W. J., Lin, E. H., Von Korff, M. et al. (2010). Collaborative care for patients with depression and chronic illnesses. *NEJM*, *363*(27), 2611–2620.

Krautgartner, M., Alexandrowicz, R., Benda, N., Wancata, J. (2006). Need and utilization of psychiatric consultation services among general hospital inpatients. *Soc Psychiatry Psychiatr Epidemiol*, *41*, 294–301.

Kuhnt, S., Brähler, E., Faller, H. et al. (2016). Twelve-Month and Lifetime Prevalence of Mental Disorders in Cancer Patients. *Psychother Psychosom*, *85*, 289–296.

Langewitz, W., Eich, E., Kiss, A., Wössmer, B. (1998). Improving communication skills: A randomized controlled behaviorally oriented intervention study for residents in internal medicine. *Psychosom Med*, *60*, 268–276.

Leue, C., Driessen, G., Strik, J. J. et al. (2010). Managing complex patients on a medical psychiatric unit: An observational study of university hospital costs associated with medical service use, length of stay, and psychiatric intervention. *J Psychosom Res*, *68*(3), 295–302.

Li, M., Kennedy, E. B., Byrne, N. et al. (2017). Systematic review and meta-analysis of collaborative care interventions for depression in patients with cancer. *Psycho-Oncology*, *26*(5), 573–587.

Lipowski, Z. J. (1986). Consultation-liaison psychiatry: The first half century. *Gen Hosp Psychiatry*, *8*(5), 305–315.

Maercker, A., Forstmeier, S., Pielmaier, L. et al. (2012). Adjustment disorders: Prevalence in a representative nationwide survey in Germany. *Soc Psychiatry Psychiatr Epidemiol*, *47*, 1745–1752.

Maislinger, S., Rumpold, G., Kautner-Rumplmair, W. et al. (2007). Curriculum for a course in C-L psychiatry, psychology and psychosomatics in Austria. *J Psychosom Res*, *62*, 544–600.

Matzer, F., Wisiak, U. V., Graninger, M. et al. (2012). Biopsychosocial health care needs at the emergency room: challenge of complexity. *PLoS ONE*, *7*(8), e41775.

Meyer, R., Jenewein, J., Boettger, S. (2014). Aufgabengebiete und Behandlungsansätze in der Konsiliar-Liaison-Psychiatrie. *Schweiz Arch Neurol Psychiatr*, *165*, 158–166.

Oldham, M. A., Chahal, K., Lee, H. B. (2019). A systematic review of proactive psychiatric consultation on hospital length of stay. *Gen Hosp Psychiatry*, *60*, 120–126.

Oldham, M. A., Desan, P. H., Lee, H. B. et al. (2021). Proactive consultation-liaison psychiatry: American Psychiatric Association resource document. *J Acad Consultation-Liaison Psychiatry*, *62*(2), 169–185.

Sharpe, M. (2014). Psychological medicine and the future of psychiatry. *Br J Psychiatry*, *204*, 91–92.

Sharpe, M., Toynbee, M., Walker, J. et al. (2020). Proactive Integrated Consultation-Liaison Psychiatry: A new service model for the psychiatric care of general hospital inpatients. *Gen Hosp Psychiatry*, *66*, 9–15.

Sharpe M, Walker J, van Niekerk M, et al. (2024) Proactive integrated consultation-liaison psychiatry and time spent in hospital by older medical inpatients in England

(The HOME Study): a multicentre, parallel-group, randomised controlled trial. Lancet Psychiatry. https://doi.org/10.1016/S2215-0366(24)00188-3.

Söllner, W., Creed, F., The European Association of Consultation-Liaison Psychiatry and Psychosomatics Workgroup on Training in Consultation-Liaison Psychiatry and Psychosomatics (2007). European guidelines for training in consultation-liaison psychiatry and psychosomatics. *J Psychosom Res*, 62(4), 501–509.

Söllner, W. (2012). Konsiliar-/Liaisondienste – von der »Feuerwehrfunktion« zu integrierten Versorgungsmodellen. In W. Herzog, M. Beutel, J. Kruse (Hrsg.), *Psychosomatische Medizin und Psychotherapie heute* (S. 68–73). Schattauer.

Söllner, W., Stein, B. (2015). Somatoforme Störungen im psychosomatischen Konsiliar-Liaisondienst. *Ärztliche Psychotherapie und Psychosomatische Medizin*, 10, 12–21.

Söllner, W., Guthrie, E., Berney, A. (2019). Training in consultation-liaison psychiatry and psychosomatics: Insights from psychosomatic medicine and consultation-liaison psychiatry. In L. Grassi, J. Riba, T. Wise (Hrsg.), *Person Centered Approach to Recovery in Medicine* (S. 303–319). Springer.

Söllner, W., Sharpe, M. (2023). The European Association of Psychosomatic Medicine (EAPM): Its foundation, first 10 years and future. *J Psychosom Res*, 166(5), 111157.

Söllner, W., Stein, B. (2025). Konsiliar-Liaisondienste. In J. Kurse, W. Langewitz, A. Schneider et al. (Hrsg.), *Uexküll: Psychosomatische Medizin* (9. Auflage) (im Druck).

Stiefel, F., Kiss, A., Salmon, P. et al. (2018). Training in communication of oncology clinicians: A position paper based on the third consensus meeting among European experts in 2018. *Ann Oncol*, 29, 2033–2036.

van Niekerk, M., Walker, J., Hobbs, H. et al. (2022). The prevalence of psychiatric disorders in general hospital inpatients: A systematic umbrella review. *Journal of the Academy of Consultation-Liaison Psychiatry*, 63(6), 567–578.

Van Schijndel, M. A., Jansen, L. A. W., van de Klundert, J. J. (2019). Empirical types of medical psychiatry units. *Psychother Psychosom*, 88(2), 127–128.

Waller, C., Köbler, P., Krauss, E. (2025) Integrierte stationäre Psychosomatik. In J. Kruse, W. Langewitz, A. Schneider et al. (Hrsg.), *Uexküll: Psychosomatische Medizin* (9. Auflage) (im Druck).

Windhager, E., Thaler, K., Selberis-Vahl, W. V. et al. (2015). Feasibility of consultation–liaison psychiatry in a large general hospital: Quantitative description of services and personnel expenditure. *Neuropsychiatrie*, 29(2), 84–87.

Wulsin, L. R., Söllner, W., Pincus, H. A. (2006). Models of Integrated Care. *Med Clin North Am.*, 90(4), 647–677.

2 Allgemeine Durchführungsprinzipien der Konsiliar- und Liaisonpsychiatrie und -psychosomatik

Barbara Sperner-Unterweger und Barbara Stein

> **Lernziele:**
> 1. Kennenlernen der Prozessabläufe bei der Durchführung eines psychiatrischen oder psychosomatischen Konsils
> 2. Kenntnisse über relevante strukturelle und organisatorische Faktoren bei der Implementation eines KL-Dienstes
> 3. Kennenlernen spezifischer Aspekte in der KL-Versorgung

2.1 Durchführungsprozess eines psychiatrischen oder psychosomatischen Konsils

Ein psychiatrisches oder psychosomatisches Konsil ist ein mehrstufiger Prozess, in dem der direkte Patientenkontakt zwar im Mittelpunkt steht, der aber nicht selten von zeitaufwendigen Vor- und Nachbereitungsschritten begleitet wird (▶ Abb. 2.1).

2.1.1 Konsilanforderung und Vorbereitungsphase

Die Konsilanmeldung erfolgt in der Regel elektronisch über das klinikinterne Informationssystem. Neben patientenbezogenen (Name, Geburtsdatum etc.) und administrativen Daten (Patienten-ID, anfordernde Fachabteilung und Station, Namen und Erreichbarkeit der anfordernden Ärzt:in) sollten der aktuelle medizinische Status, relevante Vorerkrankungen und -behandlungen kurz skizziert und der Überweisungsanlass und die Fragestellung formuliert sein. Hilfreich sind auch vorab Hinweise über Einschränkungen der Erreichbarkeit der Patient:innen durch anstehende diagnostische oder therapeutische Maßnahmen. Je spezifischer die Fragestellung ist, die zum Hinzuziehen der psychosozialen Expert:innen führt, umso zielgerichteter kann die konsiliarische Intervention sein und umso zufriedenstellender wird dies von den Überweisenden wahrgenommen.

Schriftliche Konsilanmeldung mit spezifischem Überweisungsanlass

Sichtung der Patientenakte vor Konsil

Um ein umfassendes Bild vom Zustand der Patient:innen zu gewinnen, sichten die Konsiliar:innen in der elektronischen Patientenakte oder der Akte vor Ort auf Station aktuelle und frühere Befunde, Arztbriefe aus Vorbehandlungen, den aktuellen Medikamentenplan, psychosoziale Informationen aus dem Aufnahmebogen, pflegerische und ärztliche Verlaufsnotizen, routinemäßig erhobene Ratingscores von Schmerzskalen, Activity of Daily Living-Scale (ADLS), Pflegegrad usw. Empfehlenswert ist auch die Rücksprache mit dem ärztlichen und pflegerischen Behandlungsteam, um einerseits die zur Überweisung führende Fragestellung zu präzisieren und um andererseits weitere, auch subjektiv geprägte Erfahrungen im Umgang und Kontakt mit den Patient:innen zu erhalten. Zu klären ist auch, ob die Patient:innen über das Hinzuziehen der psychiatrischen oder psychosomatischen Konsiliar:innen informiert wurden und daher idealerweise die Möglichkeit hatten, sich auf das Gespräch emotional und inhaltlich vorzubereiten. Weiterhin sollten die räumlichen und zeitlichen Voraussetzungen für das Gespräch geklärt werden, sodass eine ungestörte und geschützte Untersuchungsatmosphäre gewährleistet werden kann (z. B. Vermeidung von Unterbrechungen durch andere Untersuchungen oder Visiten, Durchführung des KL-Gespräches in einem gesonderten Gesprächsraum, in Mehrbettzimmern Gestaltung eines geschützten Settings durch Sitzordnung unter Ausschluss von nicht beteiligten Personen).

2.1.2 Konsiliarischer Patientenkontakt

Konsilkontakt hat diagnostische und therapeutische Funktion

In der KL-Versorgung sind häufig nur ein oder wenige Kontakte mit den Patient:innen möglich. Daher hat das Erstgespräch sowohl eine diagnostische als auch therapeutische Funktion. Zusätzlich muss die Indikation einer psychiatrischen, psychosomatischen oder psychologischen Weiterbehandlung geklärt und die Motivation der Patient:innen dahingehend gefördert werden. Im Kontakt mit den Patient:innen sichern sich die Konsiliar:innen die Kooperation der Patient:innen, indem sie sich und ihren Behandlungsauftrag vorstellen und das patientenseitige Einverständnis zur Untersuchung einholen. Im konsiliarischen Gespräch werden die aktuelle psychische und soziale Befindlichkeit, Belastungen und aktuelle Beschwerden erfragt, eine psychosoziale und psychiatrisch-psychosomatische Anamnese einschließlich relevanter biographischer Daten und Suchtanamnese durchgeführt und der psychopathologische Befund erhoben. Auch die Erfahrungen des bisherigen Krankheits- und Behandlungsverlaufs, subjektive Krankheitsmodelle, die Behandlungszufriedenheit und die Beziehungsqualität zum Behandlungsteam werden thematisiert.

Die KL-Interventionen müssen sich der knappen zur Verfügung stehenden Zeit anpassen und inhaltlich Folgendes abdecken:

- Klärung von Lebens- und/oder Behandlungssituationen
- Beratung und Information
- Entspannungsverfahren, geleitete Imagination etc.

- Ressourcenorientierte und supportive Interventionen
- Krisenintervention und in seltenen Fällen Kurzpsychotherapie (▶ Kap. 4)
- Familien- und Angehörigengespräche (▶ Kap. 5)

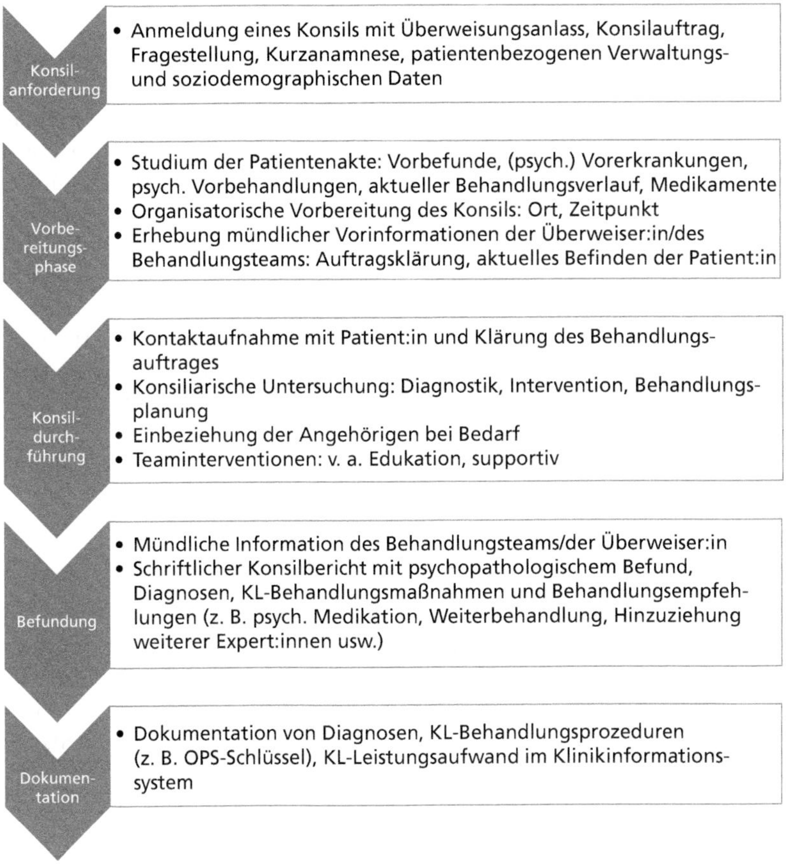

Abb. 2.1: Ablaufschema eines Konsils

Konsilanforderung
- Anmeldung eines Konsils mit Überweisungsanlass, Konsilauftrag, Fragestellung, Kurzanamnese, patientenbezogenen Verwaltungs- und soziodemographischen Daten

Vorbereitungsphase
- Studium der Patientenakte: Vorbefunde, (psych.) Vorerkrankungen, psych. Vorbehandlungen, aktueller Behandlungsverlauf, Medikamente
- Organisatorische Vorbereitung des Konsils: Ort, Zeitpunkt
- Erhebung mündlicher Vorinformationen der Überweiser:in/des Behandlungsteams: Auftragsklärung, aktuelles Befinden der Patient:in

Konsildurchführung
- Kontaktaufnahme mit Patient:in und Klärung des Behandlungsauftrages
- Konsiliarische Untersuchung: Diagnostik, Intervention, Behandlungsplanung
- Einbeziehung der Angehörigen bei Bedarf
- Teaminterventionen: v. a. Edukation, supportiv

Befundung
- Mündliche Information des Behandlungsteams/der Überweiser:in
- Schriftlicher Konsilbericht mit psychopathologischem Befund, Diagnosen, KL-Behandlungsmaßnahmen und Behandlungsempfehlungen (z. B. psych. Medikation, Weiterbehandlung, Hinzuziehung weiterer Expert:innen usw.)

Dokumentation
- Dokumentation von Diagnosen, KL-Behandlungsprozeduren (z. B. OPS-Schlüssel), KL-Leistungsaufwand im Klinikinformationssystem

Die Gesprächstechniken müssen an die Bedingungen und Bedürfnisse des Patientenkollektivs (u. a. Komorbidität, Schmerzen, Lebensbedrohung, invasive Maßnahmen) adaptiert werden. Eine systemische Perspektive ist dabei hilfreich. Die Einbeziehung von Angehörigen ist wünschenswert, jedoch aufgrund der Rahmenbedingungen häufig erschwert. Das Gespräch mit Angehörigen kann sowohl relevante fremdanamnestische Informationen liefern, die zum Verständnis der aktuellen Situation und Beschwerden beitragen, als auch psychotherapeutisch im Sinne einer systemischen Intervention genutzt werden (▶ Kap. 4 und ▶ Kap. 5).

Beim Abschluss des Patientenkontakts wird gemeinsam mit den Patient:innen das Untersuchungsergebnis zusammengefasst, mögliche Indikationen für weiterführende Behandlungen erläutert und das weitere Vorgehen festgelegt. Dies kann die Empfehlung einer psychopharmakologischen

Therapie, einer poststationären psychiatrischen, psychosomatischen oder psychologischen Weiterbehandlung, das Hinzuziehen weiterer psychosozialer Dienste im Krankenhaus oder poststationär, die Übergabe von Foldern oder sonstigen Informationsmaterialien weiterführender und unterstützender Behandlungsangebote oder die Durchführung von Folgekontakten, Angehörigengesprächen usw. sein. Die Patient:innen werden darüber informiert, dass sich die Konsiliar:innen im Anschluss mit dem medizinischen Behandlungsteam austauschen. Gegebenenfalls sollte – insbesondere bei Empfehlung von Medikamenten – bereits ein Folgekonsil geplant werden, um Einnahme, Wirkung und eventuelle Nebenwirkungen der Medikamente zu evaluieren.

2.1.3 Nachbereitungsphase

Mündliche und schriftliche Rückmeldung an Überweiser notwendig

Nach dem Patientenkontakt geben die Konsiliar:innen den überweisenden Ärzt:innen und – wenn möglich – dem Pflegeteam mündlich Rückmeldung über den Verlauf und die wichtigsten Ergebnisse der konsiliarischen Untersuchung. Das weitere Vorgehen wird festgelegt, der Umgang mit Patient:innen besprochen. Niederschwellig und fallbezogen können so psychosoziale Kenntnisse und Kompetenzen vermittelt oder das Behandlungsteam supervidiert und entlastet werden (▶ Kap. 6).

Ein zeitnaher schriftlicher Konsilbefund, zugänglich über das Klinikinformationssystem, sichert die Transparenz des Behandlungsprozesses und die Adhärenz bezüglich der konsiliarischen Behandlungsempfehlung. Der Konsilbericht umfasst knapp und in verständlicher Form den Verlauf und das Ergebnis der konsiliarischen Untersuchung mit aktuellem Befund, relevanten Aspekten der Anamnese, psychopathologischem Befund, Diagnosen psychischer Störungen und Therapieempfehlung. Therapieempfehlungen – insbesondere bei Medikamenten – sollen sehr präzise sein: mit Angabe des Namens des Präparates, der exakten Dosierung und der möglichen Nebenwirkungen. Das Übernehmen der psychiatrischen Diagnosen und der Therapieempfehlungen aus dem Konsilbericht in den somatischen Arztbrief/Befundbericht der entlassenden Station ist für eine nachhaltige Mitberücksichtigung der psychischen Gesundheit der Patient:innen sehr sinnvoll und sollte institutionell mit den somatischen Kolleg:innen besprochen und festgelegt werden.

In einer KL-Basisdokumentation in Klinik- oder in speziellen KL-Dokumentationssystemen erfassen die Konsiliar:innen ihre konsiliarischen Leistungen und Prozessmerkmale wie Zeitaufwand, diagnostische und therapeutische Maßnahmen, bedarfsweise auch relevante Patientencharakteristika. Diese Daten können auch für die interne oder externe Leistungsverrechnung, für Qualitätssicherungsmaßnahmen oder für wissenschaftliche Zwecke genutzt werden (Stein et al., 2006).

2.2 Wie richtet man einen Konsildienst ein?

Die Einrichtung eines KL-Dienstes muss in Absprache mit der Krankenhausleitung geschehen, wobei Zuständigkeiten, aber auch Grenzen des Aufgabengebietes transparent festgelegt und kommuniziert werden müssen (Herzog et al., 2003). Da die Bedürfnisse und Fragestellungen der somatischen Kooperationspartner:innen von lokalen Gegebenheiten beeinflusst sind, ist ein frühzeitiges Einbinden der somatischen Kolleg:innen sehr zu empfehlen. So können unrealistische Wünsche, wie z. B. Übernahme von allen deliranten Patient:innen auf eine psychiatrische Station, schon im Vorfeld besprochen und eine sinnvolle realisierbare Vorgangsweise gemeinsam entwickelt werden. Auch ein stufenweises Vorgehen, bei dem mit der Etablierung eines KL-Dienstes in ausgewählten Abteilungen, mit denen grundsätzlich schon ein gutes fachliches Einvernehmen vorliegt, begonnen wird, kann überlegt werden. In dieser Planungs- und Aufbauphase ist ein gegenseitiger Austausch und eine konstruktive Feedback-Kultur zwischen Kolleg:innen der zuweisenden Abteilungen und den KL-Mitarbeiter:innen zielführend. Eine schriftliche Vereinbarung über Leistungen und zeitliche Verfügbarkeiten des KL-Dienstes im Sinne eines Kooperationsvertrags ist zu empfehlen.

Eine transparente Definition und Übernahme von Aufgaben ist zielführend

Für die nachfolgende Konsolidierungsphase muss ein längerer Zeitraum bis zu einigen Jahren eingeräumt werden (Pontzen, 1994), da die inhaltliche Akzeptanz und die organisatorischen Abläufe sich erst in der klinischen Routine bewähren und dann dementsprechend verankert werden müssen. Auch bei gut etablierten KL-Diensten bleibt die Notwendigkeit, Adaptierungen gemäß eventuellen Veränderungen in der klinischen Versorgung durchzuführen.

Neben den bereits erwähnten Transparenzen in Zuständigkeiten und Aufgabenstellungen ist eine klar definierte und sichere Finanzierung für die mittel- und längerfristige gute Entwicklung eines KL-Dienstes äußerst wichtig. Die Finanzierungsmodelle sind teilweise sehr unterschiedlich und durch nationale wie auch lokale Regulierungen festgelegt. Beispielsweise kann die interne Leistungsverrechnung als Basis verwendet werden oder in anderen Modellen werden Personalstellen anhand von Bedarfsanalysen bzw. -annahmen dem KL-Dienst zugewiesen (Söllner & Stein, 2025). Auf jeden Fall sind die Vorgaben von der Krankhausleitung in Erfahrung zu bringen. Die entsprechende Leistungserfassung sollte einerseits zeitökonomisch, andererseits auch den klinischen Bedürfnissen entsprechend sinnvoll und effizient gestaltet werden.

Die Klärung der Finanzierung ist eine wichtige Voraussetzung

Meistens werden psychiatrisch-psychosomatische KL-Dienste von Fachärzt:innen für Psychiatrie oder Psychosomatische Medizin oder von Klinischen Psycholog:innen/Psychologischen Psychotherapeut:innen durchgeführt. Für eine zufriedenstellende Arbeit sowohl für die betreffenden KL-Mitarbeiter:innen als auch für die zuweisenden somatischen Kolleg:innen ist ein personenkonstantes KL-Dienstteam sehr zu empfehlen. Dadurch sind kurze Übergabezeiten innerhalb der KL-Mitarbeiter:innen bei doch maxi-

Personenkonstante KL-Dienstteams sind zu empfehlen

maler Informationsvermittlung möglich, die Gegebenheiten auf den somatischen Einheiten allen vertraut und die interdisziplinäre Zusammenarbeit mit den somatischen Kolleg:innen findet auf einer vertrauten Basis statt. Folgekonsile können so besser von der Erstbehandler:in wahrgenommen werden, was sich positiv auf die Qualität der Patient:innenbehandlung auswirkt (Herzog et al., 2003; Leentjens et al., 2009).

> Multiprofessionelle Zusammenarbeit erleichtert eine gute Aufgabenbewältigung im klinischen Alltag

Die oft komplexen Fragestellungen und Anforderungen auf unterschiedlichen Ebenen, z. B. sozialpsychiatrischer, psychotherapeutischer, psychopharmakologischer, pflegerischer Behandlungsbedarf, können durch multiprofessionelle Teams, bei denen Fachärzt:innen, Klinische Psycholog:innen, Psychologische Psychotherapeut:innen, psychiatrische Pflegepersonen und eventuell auch Sozialarbeiter:innen zusammenarbeiten, am besten gelöst werden. In Institutionen, die keine Multiprofessionalität im KL-Dienst haben, kann über regelmäßige Vernetzungsbesprechungen der Austausch mit den anderen erwähnten Berufsgruppen etabliert werden. Bei klinischen Schwerpunkten, wie Delir/Demenz oder auch Suchterkrankungen, kann durch das Einbeziehen spezialisierter Pflegepersonen in die KL-Arbeit ein gezieltes Unterstützungsangebot an die somatischen Einheiten gemacht werden.

Darüber hinaus kann der Austausch mit Mitarbeiter:innen des Palliativmedizinischen Konsildienstes, aber auch der Klinikseelsorge die Behandlungsqualität auf der individuellen Patient:innenebene positiv beeinflussen.

> KL-spezifische Basisdokumentation muss in das klinikinterne EDV-Informationssystem integriert werden

Die Einrichtung einer KL-spezifischen Basisdokumentation innerhalb des Klinikinformationssystems ist unverzichtbar für die Abrechnung der konsiliarischen Leistungen, für Qualitätssicherung und Qualitätsmanagement und für wissenschaftliche Fragestellungen zur Weiterentwicklung dieses Versorgungsbereichs.

Die Basisdokumentation sollte zeitökonomisch, reliabel, klinisch relevant und veränderungssensibel sein. Erfasst werden sollten administrative und soziodemografische patientenbezogene Daten sowie Angaben zur Anamnese, zur psychosozialen Situation, somatische und psychische Diagnosen, Leistungsprofil und Leistungsaufwand, konsiliarische Interventionen, Vernetzung mit anderen Behandler:innen sowie empfohlene Weiter-/Nachbehandlungen (Söllner et al., 2005; Stein et al., 2006). Bei der Leistungserfassung empfiehlt es sich, in Abhängigkeit vom Finanzierungsmodell zwischen dem Zeitaufwand und der Leistungsart zu unterscheiden, die direkt im Kontakt mit den Patient:innen und/oder ihren Angehörigen erbracht werden (z. B. Zeitaufwand für Anamnese und Diagnostik oder für Therapie im Einzelkontakt oder mit Angehörigen), versus Leistungen, die indirekt erbracht werden. Sogenannte indirekte Leistungen sind der Zeitaufwand für Aktenstudium, Wege- und Wartezeiten, Zeitaufwand für Dokumentation und schriftliche Befunderstellung, Zeitaufwand für Kommunikation mit den Überweisenden sowie Zeitaufwand für Einleitung einer Nachbehandlung.

> Horizontale und vertikale Vernetzung erforderlich

Neben der intensiven Vernetzung innerhalb eines Krankenhauses, die sowohl interdisziplinär als auch multiprofessionell erfolgen muss, ist auch die Zusammenarbeit der KL-Dienste mit ambulanten Versorgungsstrukturen bzw. niedergelassenen psychiatrischen und psychosomatischen Fachärzt:innen, Klinischen Psycholog:innen, Psychotherapeut:innen, aber auch Hausärzt:innen, sozialpsychiatrischen Einrichtungen oder Rehabilitationsinstitutionen wichtig und im Sinne einer qualitativ hochwertigen Patient:innenbehandlung äußerst wünschenswert. Leider ist die dafür notwendige Zeit oft durch die klinischen Alltagsanforderungen limitiert. Für diese Vernetzungstätigkeit ist natürlich das Einbeziehen der Patient:in mit ihrer expliziten Einwilligung eine absolut notwendige Voraussetzung.

2.3 Was ist bei einem Liaisondienst speziell zu berücksichtigen?

Eine besondere Form der Zusammenarbeit findet im Liaisondienst statt (▶ Kap. 1), bei dem eine KL-Mitarbeiter:in einer somatischen Station fest zugeteilt ist und dort im vorher definierten zeitlichen und inhaltlichen Ausmaß innerhalb des somatischen Behandlungsteams die psychiatrische, psychosomatische, psychologische, psychotherapeutische Mitbehandlung der Patient:innen übernimmt.

Gemeinsame Planung und gegenseitiger Austausch besonders wichtig

Selbstverständlich ist diese Behandlung in das Gesamtbehandlungskonzept integriert und im Gesamt-Behandlungsteam abgestimmt. Diese enge inhaltliche Zusammenarbeit erfordert schon bei der Planung eine gute Zuordnung der Aufgaben, wie z. B. Anwesenheit bei Visiten und Teambesprechungen, Übernahme von Fall-Intervisionen und/oder Balint-Gruppen sowie die Mitarbeit in spezifischen Boards, z. B. Tumorboard, Transplantationsboard etc. Ein wichtiges Kriterium für ein gutes Miteinander sind so basale Voraussetzungen wie zeitliche Verbindlichkeiten und ausreichende räumliche Gegebenheiten, damit seitens der KL-Mitarbeiter:in eine adäquate psychosoziale Mitbehandlung erfolgen kann. Wie für den Konsildienst beschrieben, kann auch bei der Etablierung eines Liaisondienstes ein Kooperationsvertrag hilfreich sein und auch die zeitliche Entwicklung eines solchen Dienstes läuft in vergleichbaren Phasen ab. Noch mehr als beim Konsildienst ist auf eine regelmäßige Kultur des Austausches zu achten, damit die Zusammenarbeit von beiden Seiten als sinnvoll und effektiv erlebt wird. Durch die größere zeitliche Präsenz ergeben sich mehr informelle Austauschmöglichkeiten mit den Mitgliedern des somatischen Behandlungsteams, die oft das Gesamtklima, aber auch die inhaltlichen Behandlungsstandards einer somatischen Station positiv mitgestalten können (Söllner & Kruse, 2003).

Das Vermitteln von Diagnosen, das Besprechen von Therapiezieländerungen, aber auch das Thematisieren von spezifischen Behinderungen, Einschränkungen oder in der letzten Konsequenz natürlich auch von Tod und Sterben ist immer mit großen Herausforderungen verbunden. Die

Kommunikationstraining zu spezifischen Themen organisieren

Einschränkungen in den kommunikativen Kompetenzen, die durch persönliche Unsicherheiten und Ängste mitverursacht sind, können durch konkrete Fortbildungsangebote sehr gut verbessert werden (Langewitz et al., 1998; Stiefel et al., 2010). Liaisonmitarbeiter:innen können einerseits den Bedarf an spezifischen Trainings im Behandler:innenteam gut wahrnehmen und haben andererseits auch die nötigen Kompetenzen, adäquate Unterstützungen zu organisieren (siehe auch ▶ Kap. 4). Besonders hilfreich kann es auch sein, wenn ein Training für ein Behandlungsteam gemeinsam organisiert werden kann (siehe dazu Söllner et al., 2007; Karger et al., 2017).

Struktur des Behandlungsablaufs durch Screening mitgestalten

Der Einsatz von spezifischen Interviews oder symptomorientierten Fragebogen (▶ Kap. 1) kann sehr unterstützend für die Integration der psychosozialen Mitbehandlung in einem somatischen Behandlungskonzept sein. Besonders gute Beispiele dafür liegen in der Psychoonkologie vor, wo mit der zunehmenden Etablierung von elektronischen Belastungsscreenings der psychischen Gesundheit der Patient:innen mehr Aufmerksamkeit geschenkt wird (Loth et al., 2018; Koehler et al., 2017; Meraner et al., 2009; Söllner et al., 2004). Durch die direkte elektronische Verfügbarkeit von psychoonkologischen Belastungswerten für das Visitengespräch, z. B. in einem Comprehensive Cancer Center, erfolgt eine Sensibilisierung der Onkolog:innen für psychische Themen und Symptomatiken und eine gezielte psychoonkologische Mitbehandlung wird so möglich.

Idealerweise werden diese Belastungsscreenings in ein umfassenderes elektronisches Monitoring des Gesundheitszustandes der Patient:innen mit Hilfe von Patient-reported Outcomes integriert. Studien zeigen, dass damit nicht nur die Lebensqualität und die psychische Befindlichkeit der Krebspatient:innen verbessert werden können, sondern dass die Behandlungsqualität insgesamt positiv beeinflusst wird (Nordhausen et al., 2022). Auch Möglichkeiten des Patient:innen-Empowerments können durch eine Verknüpfung von Screenings auf psychische Belastungen und/oder Bedürfnisse und digitalen Unterstützungsangeboten, wie z. B. Entspannungsübungen, spezifische Interventionen zur Symptomreduktion, sehr gut genutzt werden (Lehmann et al., 2021). Ein ähnliches Vorgehen empfiehlt sich auch für das Screening von deliranten Zuständen, die sonst häufig übersehen werden (Schubert et al., 2018).

Sogenannte proaktive und integrierte Liaisondienste, in denen ein systematisches Screening von Belastungen und psychischen Vorerkrankungen in Form von Interviews oder Fragebögen zu gezielten weiteren Interventionen durch den KL-Dienst führt, verbessern nicht nur die Versorgungsqualität, sondern erhöhen auch die Zufriedenheit der somatischen Behandler:innen mit der psychischen Mitbehandlung und können die Verweildauer von »Langliegern« im Krankenhaus verringern (Wulsin et al., 2006; Stiefel et al., 2008; Oldham et al., 2019; Sharpe et al., 2024).

2.4 Bedürfnisse der KL-Dienstmitarbeiter:innen berücksichtigen

Die klinische Arbeit im KL-Dienst erfordert einerseits ein fundiertes Wissen und eine solide Kompetenz im eigenen Fachbereich, andererseits ist auch ein Verständnis für somatische Aspekte notwendig. Dies gilt besonders für den Liaisondienst, bei dem ein spezifisches Wissen im jeweiligen Einsatzbereich sowohl für die Tätigkeit mit den Patient:innen als auch in der Zusammenarbeit mit den somatischen Kolleg:innen wichtig und hilfreich ist. Häufig sind flexibles Handeln, das Finden von kreativen Lösungen und oft auch rasche Beurteilungen und Interventionen gefragt oder sogar notwendig. Trotz dieser hoch spezialisierten Arbeit kann es vorkommen, dass sich eine mögliche Stigmatisierung der Fachbereiche Psychiatrie, Psychosomatik, Psychologie auch direkt auf die KL-Mitarbeiter:innen auswirkt. Nicht selten sieht sich die KL-Mitarbeiter:in mit einer Überwertigkeit der somatischen Behandlungsebene konfrontiert, weshalb eine gute Verankerung im eigenen KL-Team und in der eigenen psychiatrischen oder psychosomatischen Stammklinik wichtig ist (Söllner et al., 2011). Viele Tätigkeiten im KL-Dienst werden von der jeweiligen Mitarbeiter:in alleine durchgeführt, sodass den Intervisionen, Supervisionen und Fortbildungen an der »Heimatklinik« sehr viel Bedeutung zukommt. Besonders zielführend sind Fachklausuren, um gemeinsame Standards zu erarbeiten bzw. immer wieder zu überprüfen, oder KL-spezifische Fort- und Weiterbildungen, wie sie von nationalen oder internationalen Fachgesellschaften angeboten werden (Maislinger et al., 2007; Weidner et al., 2009; Fritzsche et al., 2008; Guthrie, 2008). Damit werden sowohl die fachliche Qualitätssicherung gewährleistet als auch Psychohygiene-Maßnahmen gesetzt.

Herausforderungen für KL-Mitarbeiter:innen können ein breites Spektrum umfassen

2.5 Besonderheiten bei der Durchführung von KL-Dienst-Kontakten

Das KL-Setting ist durch das aktive Aufsuchen, also Zur-Patient:in-Gehen, charakterisiert, wohingegen die meisten anderen psychiatrisch-psychotherapeutischen Behandlungssettings durch ein Kommen und eine aktive Kontaktaufnahme seitens der Patient:innen gekennzeichnet sind. Im KL-Dienst ist in der Regel primär das somatische Behandlungsteam Auftraggeber für eine psychiatrisch-psychosomatische Mitbehandlung und nicht die Patient:innen. Diese Besonderheit erfordert es, dass die betroffene Patient:in von dem somatischen Behandlungsteam über die geplante Konsiluntersuchung informiert wird und dieser zustimmt und auch dass die KL-Mitarbeiter:innen nochmals sich und ihren Behandlungsauftrag vorstellen

KL-Mitarbeiter:in kommt zur Patient:in

I Allgemeine Grundlagen

bzw. erklären (▶ Kap. 2.1). Dieses Einbeziehen der Patient:in ist sinnvoll, da so die oft hohe Ambivalenz der Patient:innen gegenüber einer psychiatrisch-psychosomatischen Konsiluntersuchung Raum gegeben wird, andererseits aber auch das Interesse und die Mitarbeit der Patient:innen aktiviert werden können.

Psychiatrisch-psychotherapeutische Notfälle können auf somatischen Stationen auftreten

Besondere Herausforderungen stellen akute psychische Krisen (dazu im Einzelnen ▶ Kap. 13 [Angststörungen], ▶ Kap. 14 [Anpassungsstörungen, PTBS], ▶ Kap. 16 [Suizidalität]) bzw. psychiatrisch-psychotherapeutische Notfälle dar, die bei Patient:innen auf somatischen Stationen oder Ambulanzen auftreten können. Häufig sind solche Krisen- bzw. Notfallzustände durch ein recht einheitliches Reaktionsmuster gekennzeichnet: Einengung auf Themen von Kränkungen und Verlust, starres Schwarz-Weiß-Denken, wenig Flexibilität beim Problemlösen, depressive, teilweise dysphorisch-aggressive Stimmungslage mit Affektlabilität, psychomotorisches und vegetatives Hyperarousal, Kommunikationsstörung und sozialer Rückzug (Jordan et al., 2016). Um eine unterstützende therapeutische Beziehungsgestaltung herzustellen, müssen die Möglichkeiten und Grenzen der betroffenen Patient:in berücksichtigt werden. Dabei sind Elemente wie Empathie, Wertschätzung und Authentizität, aber auch Reizabschirmung, klare Sprache, Gestik und Mimik, ausreichend Zeit, um einen kurzfristigen lösungsorientierten Ansatz zu erarbeiten, und vor allem die Gewährleistung der Sicherheit für Patient:in und Behandler:innen unbedingt erforderlich. Im Zentrum der therapeutischen Intervention sollte die Schilderung der/des Betroffenen stehen, wobei den subjektiven Beschwerden und begleitenden Gefühlen viel Raum geboten werden sollte, denn damit kann gewährleistet werden, dass sich die Patient:in wahrgenommen und vor allem auch ernst genommen fühlt (AWMF, Leitlinie »Notfallpsychiatrie«, 2019).

Schwierige Kontaktaufnahme bei Vorliegen von Mutismus, Stupor/Katatonie oder Dissoziation

Wenn eine Patient:in keinen Kontakt zur Umwelt aufnimmt oder zulässt, ist die Beurteilung schwierig und eine differenzialdiagnostische Abklärung bei Mutismus, Stupor/Katatonie und Dissoziation aufgrund der klinischen Ähnlichkeit oft nur begrenzt möglich. Bei stuporösen Patient:innen liegt meist keine Bewusstseins-, sondern eine Expressions- und Kommunikationsstörung vor. Trotz äußerer Bewegungs- und Ausdruckslosigkeit sowie fehlender Reaktion auf Außenreize können diese Patient:innen innerlich erregt, angespannt oder ängstlich sein. Auf Fragen folgen meist sehr lange Antwortlatenzen bis hin zum Mutismus. Bei der Dissoziation besteht eine Unterbrechung der integrativen Funktionen des Gedächtnisses, des Bewusstseins, der Identität und/oder der Wahrnehmung der Umwelt. Eine ruhige, freundliche Kontaktaufnahme mit einer persönlichen Vorstellung und einer Verhaltensbeobachtung, z. B. bei einem Getränkeangebot, kann zur Diagnostik beitragen. Gleichzeitig sollte eine Berücksichtigung von Angst als Leitsymptom erfolgen. Ein diagnostischer Behandlungsversuch mit Lorazepam 1 mg oral oder i.v. erscheint vor der weiterführenden Abklärung sowohl hinsichtlich somatischer als auch psychischer Ursachen sinnvoll (siehe auch ▶ Kap. 7).

Patient:innen, die nicht ausreichend über das Einbeziehen einer psychiatrischen/psychosomatischen/psychotherapeutischen KL-Mitarbeiter:in informiert wurden, können unter dem Eindruck, nicht ernst genommen zu werden, eine Konsiluntersuchung ablehnen. Meistens lässt sich diese Kränkung im interessierten, freundlichen Kontakt gut klären und eine Kooperation wird möglich. Auch Patient:innen mit einer somatischen Belastungsstörung, denen nur ein somatisches Erklärungsmodell zugänglich ist, können ggf. ein vereinbartes Konsil ablehnen. In solchen Situationen empfiehlt es sich, gemeinsam mit der somatischen Kolleg:in die Hintergründe der Zuweisung anzusprechen und eventuell zeitgleich eine psychosomatische Sichtweise der Beschwerden darzustellen (Söllner & Stein, 2015).

Schwierige Konsilsituation bei patientenseitig mangelnder Motivation oder Behandlungs-/Kontaktaufnahmebereitschaft

Literaturauswahl

Herzog, T., Stein, B., Söllner, W., Franz, M. (2003). Psychosomatisch-psychotherapeutischer Konsiliar-/Liaisondienst – Leitlinien und Quellentext. In: T. Herzog, B. Stein (Hrsg.), *Konsiliar-/Liaisonpsychosomatik und -psychiatrie: Leitlinien und Qualitätsentwicklung* (S. 39–53). Schattauer.

Leentjens, A. F., Boenink, A. D., Sno, HN, et al. (2009). The guideline »consultation psychiatry« of the Netherlands Psychiatric Association. *J Psychosom Res; 66*(6), 531–535.

Loth, F. L., Meraner, V., Holzner, B. et al. (2018). Following patient pathways to psycho-oncological treatment: Identification of treatment needs by clinical staff and electronic screening. *Psychooncology, 27*(4), 1312–1319.

Stein, B., Fritzsche, K., Schäfer, C. et al. (2006). Implementierung der multizentrischen Basisdokumentation CL-BaDo für den Konsiliar- und Liaisondienst: Generierung von Daten für internes Qualitätsmanagement und Kostenkalkulation. *Z Psychosom Med Psychother, 52*, 141–160.

Söllner, W., Gutberlet, S., Zenkert, B. et al. (2011). Anforderungen an Mitarbeiter im Konsiliar-/Liaisondienst – Ergebnisse einer Auswertung von Leitlinien und Umfragen unter Mitarbeitern im Konsiliar-/Liaisondienst. *Verhaltenstherapie & Verhaltensmedizin, 32*(1), 69–84.

Literatur

AWMF (2019). S2k-Leitlinie »Notfallpsychiatrie«. AWMF-Registrierungsnummer: 038-023. Sk2-Leitlinie Notfallpsychiatrie 20190506 (awmf.org)

Fritzsche, K., Stein, B., Larisch, A. et al. (2008). Erstes Curriculum zur Versorgung von Patienten mit psychischen und psychosomatischen Störungen im Rahmen des Konsil- und Liaisondienstes. *Psychother Psychosom Med Psychol, 59*, 246.

Herzog, T., Stein, B., Söllner, W., Franz, M. (2003). Psychosomatisch-psychotherapeutischer Konsiliar-/Liaisondienst – Leitlinien und Quellentext. In: T. Herzog, B. Stein (Hrsg.), *Konsiliar-/Liaisonpsychosomatik und -psychiatrie: Leitlinien und Qualitätsentwicklung* (S. 39–53). Schattauer.

Guthrie, E. (2008). The UK advanced training course in liaison psychiatry: A 13-year review. *J Psychosom Res, 64*, 117.

Jordan, W., Heinemann, A., Marx, A. (2016). *Notfallpsychiatrie und psychotherapeutische Kriseninterventionen*. Georg Thieme Verlag KG.

Karger, A., Geiser, F., Vitinius, F. et al. (2017). Communication skills trainings: Subjective appraisal of physicians from five cancer centres in North Rhine, Germany. *Oncol Res Treat, 40*(9), 496–501.

Koehler, M., Hornemann, B., Holzner B., et al. (2017). Zukunft jetzt – Implementierung eines IT-gestützten Distress-Screenings: Expertenbasierte Konsensempfehlungen zum Einsatz in der onkologischen Routineversorgung. *Der Onkologe, 23*(6), 453–461.

Langewitz, W., Eich, E., Kiss, A., Wössmer, B. (1998). Improving communication skills: A randomized controlled behaviorally oriented intervention study for residents in internal medicine. *Psychosom Med, 60*, 268–276.

Leentjens, A. F., Boenink, A. D., Sno, HN, et al. (2009). The guideline »consultation psychiatry« of the Netherlands Psychiatric Association. *J Psychosom Res; 66*(6), 531–535.

Lehmann, J., Buhl, P., Giesinger, J. M. et al. (2021). Using the Computer-based Health Evaluation System (CHES) to support self-management of symptoms and functional health: Evaluation of hematological patient use of a web-based patient portal. *Journal of Medical Internet Research, 23*(6), e26022.

Loth, F. L., Meraner, V., Holzner, B. et al. (2018). Following patient pathways to psycho-oncological treatment: Identification of treatment needs by clinical staff and electronic screening. *Psychooncology, 27*(4), 1312–1319.

Maislinger, S., Rumpold, G., Kautner-Rumplmair, W. et al. (2007). Curriculum for a course in C-L psychiatry, psychology and psychosomatics in Austria. *J Psychosom Res, 62*, 544–600.

Meraner, V., Giesinger, J., Kemmler, G. et al. (2009). Development of a screening tool for the identification of psychooncological treatment need in breast cancer patients. *Psychooncology, 18*(9), 974–983.

Nordhausen, T., Lampe, K., Vordermark, D. et al. (2022). An implementation study of electronic assessment of patient-reported outcomes in inpatient radiation oncology. *Journal of patient reported Outcome, 19;6*(1), 77.

Oldham, M. A., Chahal, K., Lee, H. B. (2019). A systematic review of proactive psychiatric consultation on hospital length of stay. *Gen Hosp Psychiatry, 60*, 120–126.

Pontzen, W. (1994). Psychosomatischer Konsiliar- und Liaisondienst. *Psychotherapeut, 39*, 322–326.

Schubert, M., Schuerch, R., Boettger, S. et al. (2018). A hospital-wide evaluation of delirium prevalence and outcomes in acute care patients: A cohort study of medical, surgical acute care patients. *BMC Health Serv Res, 18*(1), 550.

Sharpe, M., Toynbee, M., van Niekerk, M. et al. (2024). Proactive and integrated consultation-liaison psychiatry for older medical inpatients: A mixed methods description of training, care provided and clinician experience in the HOME study. *Gen Hosp Psychiatry, 86*, 108–117.

Söllner, W., Kruse, J. (2003). Wirksamkeit von Liaison-Interventionen: Behandler. In T. Herzog, B. Stein, W. Söllner, M. Franz (Hrsg.), *Konsiliar- und Liaisonpsychosomatik und -psychiatrie. Leitlinie und Quellentext für den psychosomatischen Konsiliar- und Liaisondienst* (S. 54–69). Schattauer.

Söllner, W., Maislinger, S., König, A., Lukas, P. (2004). Providing psychosocial support for breast cancer patients based on screening for distress within a consultation-liaison service. *Psycho-Oncology, 13*, 893–897.

Söllner, W., Stein, B., Hendrischke, A. et al. (2005). Basisdokumentation für den Konsiliar-Liaisondienst: Entwicklung der CL-BaDo. *Z Psychosom Med Psychother, 51*, 310–322.

Söllner, W., Gutberlet, S., Wentzlaff, E. et al. (2007). Förderung der kommunikativen Kompetenz von Ärzten – Trainingsseminare für Ärzte im Rahmen psychosomatischer Konsiliar-Liaison-Dienste. In H.-C. Dieter (Hrsg.), *Allgemeine Klinische*

Medizin – Ärztliches Handeln im Dialog als Grundlage einer modernen Heilkunde (S. 145–158). Vandenhoeck & Ruprecht.

Söllner, W., Gutberlet, S., Zenkert, B. et al. (2011). Anforderungen an Mitarbeiter im Konsiliar-/Liaisondienst – Ergebnisse einer Auswertung von Leitlinien und Umfragen unter Mitarbeitern im Konsiliar-/Liaisondienst. *Verhaltenstherapie & Verhaltensmedizin, 32*(1), 69–84.

Söllner, W., Stein, B. (2015). Somatoforme Störungen im psychosomatischen Konsiliar-Liaisondienst. *Ärztl Psychother Psychosom Med, 10*, 12–21.

Söllner, W., Stein, B. (2025). Konsiliar-Liaisondienste. In: J. Kurse, W. Langewitz, A. Schneider et al. (Hrsg.) Uexküll: Psychosomatische Medizin, 9. Auflage (im Druck).

Stein, B., Fritzsche, K., Schäfer, C. et al. (2006). Implementierung der multizentrischen Basisdokumentation CL-BaDo für den Konsiliar- und Liaisondienst: Generierung von Daten für internes Qualitätsmanagement und Kostenkalkulation. *Z Psychosom Med Psychother, 52*, 141–160.

Stiefel, F., Zdrojewski, C., Bel Hadj, F. et al. (2008). Effects of a multifaceted psychiatric intervention targeted for the complex medically ill: A randomized controlled trial. *Psychother Psychosom 77*(4), 247–256.

Stiefel, F., Barth, J., Bensing, J. et al. (2010). Communication skills training in oncology: a position paper based on a consensus meeting among European Experts in 2009. *Annals of Oncology, 21*(2), 204–207.

Weidner, K., Lewitzka, U., Joraschky, P. et al. (2009). Evaluation eines Fortbildungscurriculums für den psychosomatischen, psychiatrischen und medizinpsychologischen Konsil- und Liaisondienst. *Z Psychol Med, 20*(3), 46–52.

Wulsin, L. R., Söllner, W., Pincus, H. A. (2006). Models of integrated care. *Med Clin North Am, 90*(4), 647–677.

3 Leiden und Krankheitsbewältigung

Stefan Büchi

> **Lernziele:**
>
> - Verständnis von Leiden und dessen Erfassung im klinischen Alltag
> - Kenntnis von durch Leiden ausgelösten Sinnsuche- und Reifungsprozessen
> - Kenntnis des ICF-Modelles der WHO
> - Verständnis von Krankheitsbewältigung im Rahmen eines Stress-Vulnerabilitäts-Modells
> - Kenntnis von Resilienz und Salutogenese
> - Verständnis für die Bedeutung der Unterstützung durch Angehörige bei Krankheiten
> - Verständnis der Relevanz der KL-Arbeit für die Krankheitsbewältigung

3.1 Einleitung

KL-Psychiatrie als Disziplin zwischen Körper und Geist

Die KL-Arbeit findet an der faszinierenden Schnittstelle zwischen Somatik und Psychiatrie, zwischen körperlicher und psychischer Erlebenswelt statt. Wir wissen seit langem, dass die Dichotomie »Körper-Geist« eine willkürliche ist, und dass das »psychische« Erleben des Mensch-Seins immer an sein unabdingbares Körper-Sein gebunden ist; psychisches Erleben findet immer im Körper statt. Anderseits führen körperliche Beeinträchtigungen auch zu psychischen Reaktionen. So ist bspw. chronischer körperlicher Schmerz meist mit Gefühlen von Angst oder Depression verbunden. Deshalb sind der körperliche und der seelische Schmerz eng miteinander verbunden und können nicht ganz voneinander getrennt werden.

Krankheitsbewältigung als individueller Prozess – körperliche wie psychische Erkrankungen mit Leiden verbunden

Leiden wird als eine grundlegende menschliche Erfahrung einer bedrohten Intaktheit der Person beschrieben und kann mit PRISM (Pictorial Representation of Illness and Self Measure) im klinischen Alltag einfach und in kurzer Zeit sowohl quantitativ als auch qualitativ erfasst werden. Die Diagnose einer Krankheit führt zu einem komplexen Anpassungsprozess. Dieser Prozess wird Krankheitsbewältigung ltigung genannt und verläuft sehr individuell. Als theoretischer Verständnisrahmen dafür dient das sog.

Stress-Vulnerabilitäts-Modellts-Modell, welches für ein umfassenderes bio-psycho-soziales Verständnis der KL-Arbeit einen hilfreichen Rahmen bietet. Die Krankheitsbewältigung kann als ein individueller Anpassungsprozess verstanden werden, bei welchem das Verhältnis zwischen eingeschätzter Widerstandskraft und erwarteter Belastung durch die Krankheit entscheidend ist. Gelingende Krankheitsbewältigung bedeutet eine bestmögliche Adaptation an die Einschränkung durch die Krankheit, dabei ist die soziale Unterstützung durch die nächsten Bezugspersonen sehr wichtig. Die fundamentale Akzeptanz der Krankheit als Realität, der man sich bewusst stellt, ist für eine gelingende Krankheitsbewältigung von grosser Bedeutung.

3.2 Leiden

»Das Ziel der Medizin ist es zu heilen, und – wo dies nicht mehr möglich ist – Leiden zu lindern.«
(Cassel, 1982)

In Zukunft wird die Medizin – noch mehr als früher – mit der Dimension der Linderung von Leid beschäftigt sein: Die Morbiditätsstruktur in den entwickelten Industriegesellschaften ändert sich, bei deutlich steigendem Anteil chronischer Krankheiten. Seit den frühen 1960er-Jahren zeigen epidemiologische Statistiken, dass die früher vorherrschenden Infektionskrankheiten ihre Bedeutung verloren haben und stattdessen die chronischen Erkrankungen des Herz-Kreislauf-Systems und des Bewegungsapparates sowie Krebserkrankungen und psychische Störungen die häufigsten gesundheitlichen Beeinträchtigungen darstellen. Dazu trägt auch die demographische Entwicklung mit wachsendem Anteil alter Menschen bei, die zu einer Zunahme chronisch degenerativer Erkrankungen führt. Auch die Fortschritte der Spitzenmedizin führen paradoxerweise ebenfalls zu einem Ansteigen chronischer Behinderungen: Es wird zwar ein Überleben ermöglicht, häufig aber zum Preis bleibender Behinderungen. Das Leben mit chronischen Krankheiten und damit verbundenen funktionalen Einschränkungen oder psychosozialen Belastungen ist längst zum Gesundheitsproblem Nr. 1 in Industriegesellschaften geworden (Gerdes & Weis, 2000).

Chronische Krankheiten nehmen zu

3.2.1 ICF-Klassifikation bei chronischer Krankheit

Die WHO hat auf die zunehmende Bedeutung der chronischen Krankheiten mit der Entwicklung eines Klassifikationsschemas (International Classification of Functioning, Disability and Health [ICF]) reagiert, dessen Verdienst es ist, das Augenmerk erstmals systematisch auf die Folgen von (nicht heilbaren) Krankheiten und Gesundheitsschäden zu lenken – und nicht nur auf die Krankheiten selbst.

ICF-Diagnosemanual der WHO für chronische Krankheiten

Das ursprüngliche Modell wurde 2002 durch die WHO überarbeitet (Stucki et al., 2008). Dabei wurden die zuvor defizitär gewählten Begriffe positiver definiert. Zusätzlich zu den Grundkategorien der Behinderung wurden neu die sogenannte Umgebungs- oder Kontextfaktoren eingeführt, welche in persönliche und umweltbezogene Faktoren aufgeteilt werden (▶ Abb. 3.1).

Folgende drei Ebenen der Behinderung resp. Krankheitsfolgen werden unterschieden:

1. *Schädigung* (»Impairment«): Ebene der *Organe* und deren biologische und/oder psychische Struktur und Funktion
2. *Aktivität*: Ebene der *Person* und der zweckgerichteten Handlungen
3. *Partizipation*: Ebene der sozialen *Rollen*

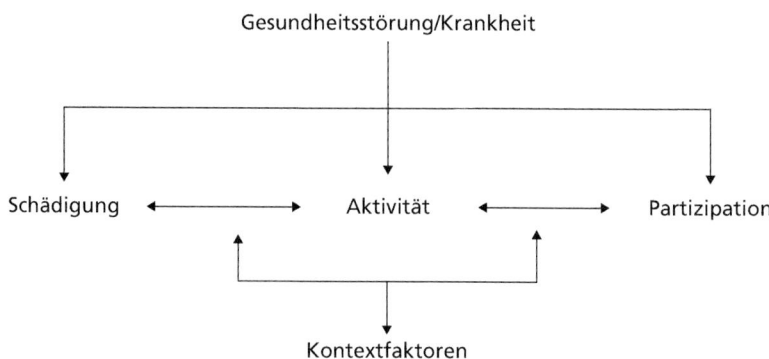

Abb. 3.1: Krankheitsfolgen-Modell der WHO (ICF-Diagnostik)

Verbesserung der soziale Partizipation als zentrales Therapieziel bei chronischer Krankheit

Das ICF-Modell fand insbesondere in der Rehabilitationsmedizin breiten Anklang und bildet dort die allgemein anerkannte theoretische Behandlungsbasis (Gerdes & Weis, 2000). Hier kann als allgemein gültiges Therapieziel definiert werden, dass trotz der Gesundheitsschäden und ihrer Folgen die Betroffenen möglichst gut mit den Anforderungen des alltäglichen Lebens zurechtkommen und ihre Rollenverpflichtungen in Familie, Beruf und Gesellschaft möglichst weitgehend erfüllen. So rückt in der Rehabilitationsmedizin die Ebene der Partizipation ins Zentrum des diagnostischen und therapeutischen Interesses.

3.2.2 Leiden als Thema in der Medizin

Aus Sicht der von chronischer Krankheit betroffenen Patient:innen ist die subjektive Bedeutung der Krankheit für das Selbstbild der Person zentral. Ist für eine immer größere Zahl von Patient:innen eine Heilung der Krankheit nicht möglich, muss das Thema Leiden resp. der Therapie von Leiden einen zentralen Platz in der Medizin erhalten.

Leiden als zentrale menschliche Erfahrungs-Dimension

Leiden ist eine zentrale menschliche Erfahrung, mit der sich die Medizin bis zu Descartes intensiv beschäftigt hat. Seit der im 16. Jh. vollzogenen Spaltung in eine körperorientierte Medizin und eine geistorientierte Religion hat sich die wissenschaftliche Medizin von dieser Thematik abgewandt. Erst in den letzten 20 Jahren hat sich in der klinischen Medizin und Forschung ein Paradigmenwechsel hin zu einer verstärkten Orientierung am Individuum vollzogen. In diesem Kontext wurde Lebensqualität in der Medizin zu einem zentralen Thema und bewirkte eine Aufwertung der subjektiven Erfahrungen der Patient:innen. Ihrer Individualität näherte man sich über die Berücksichtigung ihrer Lebenswelten und der durch die Krankheit bedingten Beeinträchtigungen. Leiden ist mit der individuellen Erfahrung der Person als körperlich-psychologisch-spirituelle Ganzheit verbunden. Die Beschäftigung mit Ursachen und Behandlung von Leiden leistet somit einen Beitrag zur Überwindung der Körper-Geist-Spaltung in der Medizin.

Im biomedizinischen Modell sind messbare Symptome die Indikatoren für Krankheit, die es zu eliminieren gilt. Der Perspektivenwechsel im Personorientierten Modell interessiert sich für die Erfahrung der Betroffenen, die als »Leiden« beschrieben werden können. Auch wenn der Begriff »Leiden« in der wissenschaftlichen Medizin nur selten benutzt und reflektiert wird, ist er doch für Betroffene und Laien ein wichtiger Erfahrungsinhalt und soll deshalb an dieser Stelle vertieft werden.

Objektive und subjektive Krankheitsparameter

In der Medizin und Psychologie gibt es keine fest etablierte Definition von Leiden, doch diejenige von Cassell wird am häufigsten verwendet:

> »Leiden ist ein Zustand eines schweren Distress, der im Zusammenhang mit einem drohenden Verlust der Intaktheit der Person steht«
> (Cassell, 1982).

3.2.3 Leiden und Sinn

Als bedeutsame Problemstellung im Umgang mit Krankheit zeigt sich klinisch sehr häufig die Frage nach dem Sinn. Viktor Frankl, ein weltbekannter österreichisch-jüdischer Psychiater, der den Holocaust überlebte, entwickelte basierend auf seinen erschütternden Erfahrungen die Logotherapie (Frankl, 2005). Diese Therapieschule gibt dem individuellen Sinnfindungsprozess eine zentrale Bedeutung. Frankl war davon überzeugt, dass »Leiden aufhört Leiden zu sein, wenn es Sinn macht«.

Empirische Forschung konnte aufzeigen, dass die Sinnfrage bei Krankheit und Verlust zwei voneinander unabhängige Dimensionen beinhaltet (Davis et al., 1998). Bei den meisten Betroffenen stellt sich als Erstes die »Warum ich?«-Frage. Es geht dabei um die in die Vergangenheit gerichtete kausale Frage, den Verlust der Gesundheit in einem größeren Kontext zu verstehen. Meist ca. 6–12 Monate später zeigt sich bei vielen Betroffenen ein intensiver Prozess, der neuen Situation einen positiven Sinn abzuringen und ihn auch als Chance für etwas Neues zu definieren. Die neue Frage lautet »Wozu?«.

Sinnfragen: Warum ich? Wozu?

Klinische Untersuchungen haben ergeben, dass die Ausprägung der »Warum-ich?«-Frage 12–24 Monate nach dem traumatischen Ereignis mit Symptomen von Angst und Depression korreliert. Je stärker sich Individuen mit dieser Frage beschäftigen, desto ausgeprägter sind die psychopathologischen Symptome. Es ist bemerkenswert, dass die Ausprägung der »Wozu?«-Frage keinen Zusammenhang mit psychopathologischen Symptomen ergab. Bei Menschen, die sich stärker mit der »Wozu?«-Frage beschäftigten, konnten stärkere Reifungsprozesse gefunden werden. Wesentliche Faktoren zur Entstehung und Aufrechterhaltung von Leiden sind in ▶ Abb. 3.2 dargestellt.

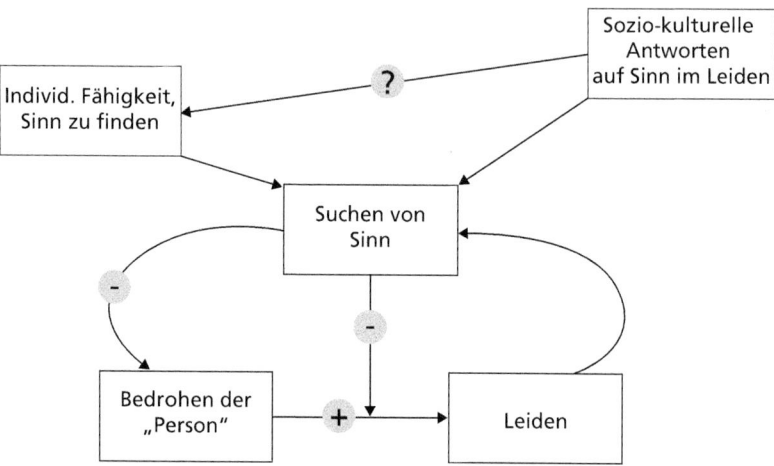

Abb. 3.2: Leiden und beeinflussende Faktoren

3.2.4 Leiden und posttraumatische Reifung

Posttraumatische Reifung als positiver Effekt von Verlust und Krankheit

Seit rund 20 Jahren beschäftigt sich die empirische Forschung mit den Reifungsprozessen nach traumatischen Erfahrungen, auf Englisch »posttraumatic growth« (Tedeschi & Calhoun, 2004). Als traumatische Erfahrungen wurden diejenigen Erlebnisse definiert, welche die körperliche oder psychische Integrität einer Person gefährden. Die Dimension der Reifung wurde nicht einheitlich definiert, meist wurden aber folgende fünf Aspekte berücksichtigt:

- Intensivere Beziehung zu Mitmenschen
- Wertschätzung des Lebens
- Persönliche Stärke/Akzeptanz
- Religiöse Veränderungen
- Neue Lebensperspektiven

Reifung erfasst also die Dimension eines neuen Verbunden-Seins mit dem Leben. Voraussetzung für diese Reifung ist die zuvor beschriebene Fähigkeit, im Verlust eines Traumas auch positive Aspekte zu entdecken, als ein Resultat gelungener Sinn-Findung.

3.2.5 Leiden und Schmerz

Da eine Person sowohl körperliche wie auch psychische Aspekte beinhaltet, können die unterschiedlichsten Ursachen Leiden verursachen. Eine der häufigsten körperlichen Ursachen ist Schmerz, wobei Schmerz primär als körperliches Symptom, Leiden aber von der ganzen Person wahrgenommen wird (Büchi, 2011).

Die subjektive Bedeutung des körperlichen Schmerzes entscheidet über das Ausmaß des Leidens. Schmerz, der als nicht kontrollierbar und überwältigend erlebt wird, dessen Ursache unklar ist, der als Symptom einer dauerhaften oder unheilbaren Krankheit interpretiert wird und der zeitlich unbegrenzt eingeschätzt wird, führt zu stärkerem Leiden (Büchi et. al., 2002). In anderen Worten: Nicht das körperliche Symptom Schmerz, sondern seine subjektive Bedeutung entscheiden über das Leiden. Dies trifft in analoger Weise auch für das psychische Schmerzerleben, den mentalen Schmerz (Orbach, 2003) zu.

Subjektive Bedeutung von Schmerz für Leiden entscheidend

Leiden und mentaler Schmerz (Orbach, 2003) können nach Sensky (2020) als universale Währungen des Krankheitserlebens verstanden werden. Diese Erlebensperspektive ist eine wichtige Ergänzung zur üblichen Symptomorientierung, welche die Grundlage für die bestehenden Krankheitsklassifikations-Systeme wie ICD und DSM ist. Der zentrale Unterschied zwischen einer Orientierung an Symptomen und derjenigen des Erlebens ist, dass letztere die subjektiven Werte der Betroffenen berücksichtigt. Erst die Bemühung, die Patient:innen aus ihrer subjektiven Leidens-Perspektive zu verstehen, in diesem Sinne mit ihm innerhalb einer klar professionellen eine persönlich-interessierte Beziehung zu pflegen, schafft Raum für tiefgehendes individuelles Verständnis. Von zentraler Bedeutung ist, dass Leiden eine zutiefst persönliche Erfahrung ist, die nicht ohne intensive Auseinandersetzung mit der betroffenen Person verstanden werden kann. Die jeweils subjektive Bedeutung des aktuellen Problems auf die Integrität der Person kann nur im persönlichen Gespräch erschlossen werden.

Leiden und mentaler Schmerz als universale Währungen von Krankheitserleben

3.2.6 Erfassung von Leiden – PRISM (Pictorial Representation of Self and Illness Measure)

Im klinischen Kontext der KL-Psychiater:in im hektischen Betrieb von somatischen Spitälern besteht ein chronischer Zeitmangel. Der zunehmende ökonomische Druck im Gesundheitssystem führt zu höheren Patientenzahlen pro Therapeut:innen sowie kürzeren Aufenthaltszeiten. Zudem wächst der administrative Aufwand stetig. Unter diesen Rahmenbedingungen kann es sehr schwierig sein, genug Zeit für ein vertieftes Gespräch zu finden, welches sich nicht auf eine Symptomerfassung und Diagnostik reduziert, sondern auch eine tiefere Erlebens- und Bedeutungs-Dimension der Patient:in und somit ihr Leiden berücksichtigt. Die PRISM (Pictorial Representation of Illness and Self Measure) (Büchi et al., 2002) ist eine visuell-haptische Methode, welche die Kommunikation zum Verständnis des subjektiven Leidens erleichtert und beschleunigt (▶ Abb. 3.3).

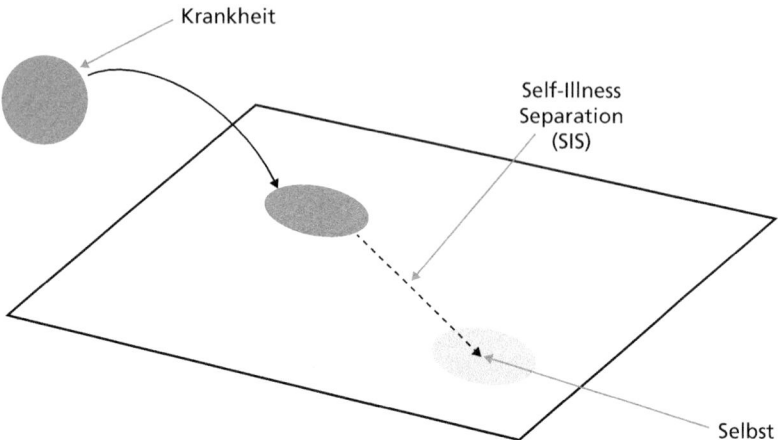

Abb. 3.3: Das PRISM-Instrument

PRISM als validiertes Instrument für Leiden

PRISM wurde 2002 für chronische Krankheiten validiert (Büchi et al., 2002). Es wurde seither bei verschiedensten körperlichen (z. B. Kassardjian et al., 2009; Peter et al., 2016) und psychischen Problemen (Reinhardt et al., 2006, Wittmann et al., 2012), insbesondere auch zur Erfassung der Suizidialität (Harbauer et al., 2013; Ring et al., 2012), eingesetzt und validiert. PRISM ist eines der wenigen gut etablierten Instrumente zur Erfassung von Leidensdruck (Krikorian et al., 2013) in der Medizin. Der Einsatz von PRISM ist sehr einfach und dauert ca. 5–7 Minuten. Die Umsetzung geschieht in folgender Weise:

> **Der PRISM-Test**
>
> Der Patient:in wird eine weiße A4-Platte mit einem fixen gelben Kreis von 7 cm in der rechten unteren Ecke präsentiert. Ihr wird ihm erklärt, dass die Platte ihr »Leben« und der gelbe Kreis ihr »Ich« darstellt. Anschließend wird eine rote kreisförmige magnetische Scheibe von 5 cm Durchmesser gezeigt, welche als Repräsentanz für »Krankheit«, »Schmerz«, »Suizidialität« oder je nach Situation ein anderes »Problem« eingeführt wird. Der Patient:in wird mit der Frage »Welchen Platz nimmt Ihre Krankheit (oder Ihr »Problem«) zurzeit in Ihrem Leben ein?« aufgefordert, die »Krankheitsscheibe« zu platzieren. Die Distanz zwischen dem Zentrum des »Ich« und der »Krankheitsscheibe« wird PRISM-Distanz genannt und ist das quantitative Maß des Testes. Im klinischen Kontext ist die qualitative Erfassung der Bedeutung der Distanz sehr wichtig, die mit Fragen zur subjektiven Bedeutung des Platzes erfasst wird: »Was bedeutet diese Distanz für Sie?« »Warum haben Sie die Scheibe so platziert?« »Wie fühlen Sie sich, wenn Sie den Platz der Scheibe ansehen?«
>
> Je kleiner die Distanz zwischen Krankheit (Problem) und Selbst ist, desto größer ist der Leidensdruck. Die qualitativen Aussagen zur Distanz

ergeben jeweils ein sehr plastisches Bild der subjektiven Beeinträchtigung und können häufig den folgenden drei Dimensionen zugeordnet werden:

- Veränderung der Person durch die Krankheit
- Verlust relevanter sozialer Rollen (insbesondere Arbeit und Familie)
- Kontrollverlust über das eigene Leben

Zur Erfassung der Suizidalität in der klinischen KL-Arbeit wird eine schwarze Scheibe eingeführt, welche »Ihr Drang, sich das Leben zu nehmen« genannt wird. Die Methode PRISM-S (PRISM-Suizidalität; Harbauer et al., 2013; Ring et al., 2012) wird zur standardisierten Erfassung der Suizidalität in vielen psychiatrischen und somatischen Kliniken eingesetzt.

PRISM kann Suizidalität valide erfassen

3.2.7 Zusammenfassung

Leiden ist eine zutiefst individuelle Erfahrung unserer Patient:innen, welche die Basis für das psychiatrisch-psychotherapeutische Handeln ist. Leiden kann nicht adäquat mit Symptom-Skalen oder auch einem differenziert erfassten psychopathologischen Status gemessen werden, sondern benötigt einen narrativen Zugang, in welchem die individuell bedrohte Intaktheit der Person ausgedrückt und nachvollzogen werden kann. Im hektischen klinischen Alltag in Kliniken und Spitälern ist es anspruchsvoll, die persönlichen Leidenserfahrungen adäquat zu erfassen. Hier kann sich PRISM als Instrument anbieten, das in sehr einfacher Weise die Beziehung der Patient:in zu ihrer Krankheit oder ihrem Problem und somit den Leidensdruck erfasst.

3.3 Krankheitsbewältigung

Erste körperliche Symptome und die nachfolgende Diagnose einer Krankheit lösen bei der betroffenen Person eine komplexe Reaktion aus. Es zeigt sich, dass jeder Betroffene ganz individuelle Annahmen und Überzeugungen zu seiner Krankheit hat, die in der Folge den Umgang mit der Krankheit wesentlich beeinflussen. Das Ziel der Bewältigung ist eine möglichst gute Adaptation des Lebens an die Belastungen und Herausforderungen durch eine Krankheit.

Krankheitsbewältigung als individueller und anspruchsvoller Adaptationsprozess

3.3.1 Was ist Krankheitsbewältigung?

Krankheitsbewältigung (Coping) kann als das Bemühen definiert werden, bereits bestehende oder erwartete Belastungen durch eine Krankheit innerpsychisch (kognitiv und emotional) auszubalancieren oder zu verarbeiten und/oder durch zielgerichtetes Handeln zu meistern (Büchi & Buddeberg, 2004).

Das folgende Patientenbeispiel zeigt die Komplexität der individuellen Krankheitsbewältigung auf:

Fallbeispiel:

Vor dem Ausbruch ihrer Krankheit, einem *systemischen Lupus erythematodes (SLE)* im Alter von 17 Jahren, war Marianne B. eine aktive, lebenslustige junge Frau. Sie war in der Schülerorganisation engagiert, trieb intensiv Sport (Volleyball, Klettern), reiste viel und pflegte zudem einen großen Freundes- und Bekanntenkreis. Als erstes Symptom ihrer damals noch nicht diagnostizierten Krankheit zeigte sich zunächst eine sich progredient entwickelnde Müdigkeit. Marianne versuchte anfänglich, ihr Leben in ähnlicher Intensität weiterzuleben, erlitt dann aber auf einer Klettertour einen körperlichen Zusammenbruch. Sie ließ sich in der Folge körperlich abklären. Die Ursache ihrer Beschwerden konnte aber erst neun Monate später gefunden werden. In dieser Zeit der Ungewissheit mit ungeklärten Beschwerden von Müdigkeit und Gelenkschmerzen zog sich Marianne zunehmend zurück und entwickelte ein depressives Zustandsbild. Die Diagnosestellung führte innerhalb von wenigen Monaten zu einer deutlichen Besserung ihres psychischen Zustandes. Sie informierte sich per Internet über ihre Krankheit und suchte bald Anschluss an eine lokale Patientenorganisation, in der sie sich aktiv beteiligte. Sie setzte sich intensiv mit ihrer Existenz auseinander und las vermehrt philosophische Literatur. In berührenden Gedichten drückte sie ihre Schmerzen, Enttäuschungen und Sinn-Fragen aus. Ihre sozialen Kontakte änderten sich: Sie hatte einen wesentlich kleineren Bekanntenkreis, pflegte diese Kontakte aber intensiver. Die Beziehungen zu ihren Eltern und ihrem Bruder wurden enger. Der schubartige, unvorhersehbare Verlauf der Krankheit behinderte sie sehr in der Planung ihres alltäglichen Lebens. Trotz vieler Unsicherheiten und Zweifel nahm sie nach der Maturaprüfung das Medizinstudium auf. Vor Beginn ihrer Krankheit hatte sie Pläne, Auslandsjournalistin zu werden.

Das Patientenbeispiel zeigt eindrücklich, wie umfassend Krankheiten das Leben der betroffenen Patientin verändern kann und wie vielschichtig die jeweiligen Bemühungen im Umgang mit der Krankheit sein können. Bei Marianne B. wurden die Müdigkeitssymptome bis zum körperlichen Zusammenbruch ignoriert. Es folgte eine Phase der ängstlichen Ungewissheit bis zur Diagnosestellung des SLE. Später setzte sich die Patientin engagiert mit der Krankheit auseinander und veränderte ihren privaten und beruflichen Lebensentwurf.

3.3.2 Krankheitsbewältigung und Stress

Krankheit kann analog zu anderen psychosozialen Stressoren als ein Lebensereignis aufgefasst werden, welches die Bewältigungsressourcen der erkrankten Person und ihres Umfeldes beansprucht. Entsprechend sind auch die psychophysiologischen Auswirkungen auf den Organismus mit anderen Stressoren vergleichbar, diese können wiederum einen Einfluss auf den Krankheitsverlauf haben.

Krankheit kann als Stressor verstanden werden

Das transaktionale Stressmodell von Lazarus und Folkman

Der transaktionale Ansatz von Lazarus (Lazarus, 1993) nimmt eine wechselseitige Person-Umwelt-Interaktion an, in der sowohl die Person aktiv handelnd auf die Umwelt einwirkt als auch die Umwelt zum Verhalten der Person beiträgt. Die Person leistet somit selbst einen aktiven Beitrag zum Stress- beziehungsweise Bewältigungsgeschehen. Darüber hinaus postuliert Lazarus, dass diese Interaktion einen prozesshaften Charakter hat, indem die stressvolle Auseinandersetzung einem dynamischen Anpassungsprozess entspricht, dies bezeichnet Lazarus als »transaktional« (▶ Abb. 3.4).

> »Psychologischer Stress bezieht sich auf eine Beziehung mit der Umwelt, die vom Individuum im Hinblick auf sein Wohlergehen als bedeutsam bewertet wird, aber zugleich Anforderungen an das Individuum stellt, die dessen Bewältigungsmöglichkeiten beanspruchen oder überfordern.«
> (Lazarus & Folkman, 1986)

Bewertungsprozesse

Im Mittelpunkt dieser Stressdefinition stehen folgende zwei Bewertungsprozesse:

- Bezüglich des Wohlbefindens: Primäre Bewertung
- Bezüglich der verfügbaren Ressourcen: Sekundäre Bewertung

Bei den primären Bewertungen schätzt die Person die Anforderungen als irrelevant, positiv oder stresshaft ein, wobei die stresshaften Transaktionen in drei Arten unterschieden werden:

1. Schaden/Verlust (bei eingetretener Beeinträchtigung)
2. Bedrohung (bei Antizipation einer Schädigung)
3. Herausforderung (Bewältigung einer schwierigen Situation erscheint möglich)

Diese drei stressbezogenen Transaktionen führen dazu, dass Bewältigungsmaßnahmen mobilisiert werden. In der sekundären Bewertung vollzieht das Individuum eine Einschätzung seiner Ressourcen und Möglichkeiten im

Das Verhältnis zwischen Anforderung und eingeschätzter Resilienz entscheidet über Stress-Reaktion

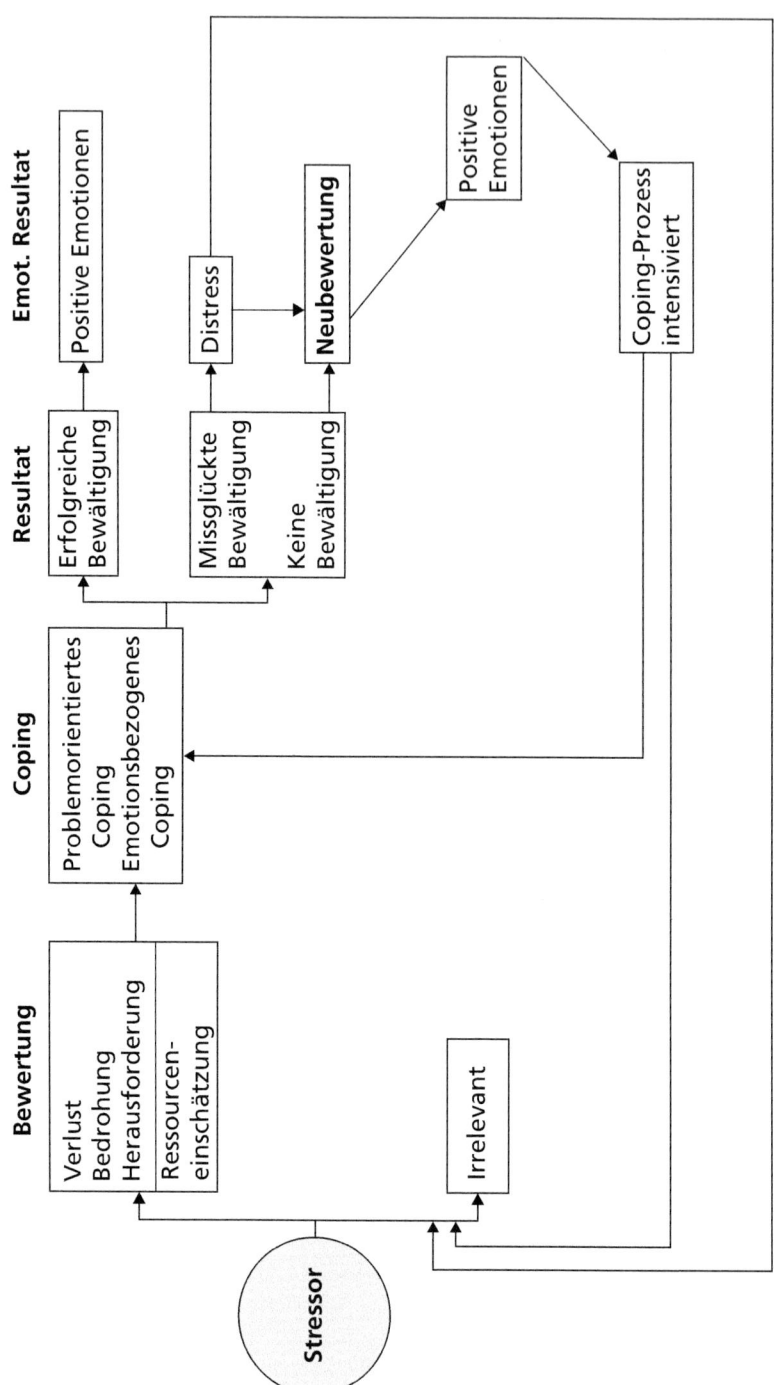

Abb. 3.4: Das transaktionale Stressmodell von Lazarus (modifiziert nach Folkman, 1997)

Hinblick auf einen erfolgreichen Abschluss der stressbezogenen Auseinandersetzung. Nach Lazarus (1993) ist die Einschätzung der persönlichen Ressourcen von zentraler Bedeutung, ob eine Stresssituation als bedrohlich oder herausfordernd erlebt wird.

Emotions- und problembezogenes Coping

Stressbewältigung (Coping) wird von Lazarus und Folkman (1986) definiert als Prozess der Handhabung (»management«) jener externen oder internen Anforderungen, die vom Individuum als die eigenen Ressourcen beanspruchend oder übersteigend betrachtet werden. Die zur Erfüllung dieser Aufgaben eingesetzten Bewältigungsstrategien lassen sich zwei Funktionen zuordnen: dem emotions- und dem problembezogenen Coping. Problembezogen ist die Stressbewältigung dann, wenn die Person sich direkt mit den Bedingungen befasst, von denen eine Schädigung, Bedrohung oder Herausforderung ausgeht. Unter emotionsbezogener (»palliativer«) Stressbewältigung verstehen Lazarus und Folkman jene Anstrengungen, die primär auf die Emotionsregulierung gerichtet sind. Insbesondere in seinen neueren Veröffentlichungen betont Lazarus, dass dieselbe Bewältigungsstrategie beide Funktionen haben kann.

Dyadisches Coping

Das Stressmodell von Lazarus und Folkman bezieht sich auf die individuelle Stressverarbeitung. Das sog. Dyadische Coping (Bodenmann, 1997) entspricht einer Erweiterung dieses Models unter Einbezug einer systemischen Perspektive. Es geht um die Fähigkeit, wie Paare gemeinsam mit Belastungen umgehen können; das dyadische Coping beinhaltet den gemeinschaftlichen Prozess der Problembewältigung. Die Krankheit eines Betroffenen betrifft immer auch den Angehörigen, sie ist eine gemeinsame Erfahrung im Sinne einer sog. »we-disease« (Falconier & Kuhn, 2019).

Abhängig von der vorbestehenden Qualität der Paarbeziehung, aber auch anderen Faktoren kann das dyadische Coping für die Partner positive oder negative Effekte (Bodenmann, 1997) haben.

Positive dyadische Prozesse sind u. a.:

1. Gemeinsame Bewältigung (common dyadic coping) mit gemeinsamer praktischer (problemorientierter) und auch emotionaler Unterstützung
2. Supportives Coping (supportive dyadic coping) – eine Partner:in unterstützt die belastete Partner:in beispielsweise durch praktische Hilfe oder emotionale Unterstützung
3. Delegierte Bewältigung (delegated dyadic coping) – eine Partner:in übernimmt komplett bestimmt Aufgaben des anderen

Negative Prozesse dyadische Prozesse sind u. a.:

Dyadisches Coping mit systemischer Perspektive auf Stressbewältigung

1. Feindliches dyadisches Coping (hostile daydic coping) – die nicht betroffene Partner:in reagiert abschätzig, desinteressiert oder sarkastisch
2. Ambivalentes dyadisches Coping (ambivalent dyadic coping) – die nicht betroffene Partner:in zeigt sich ambivalent in der Unterstützung des Betroffenen
3. oberflächliches dyadisches Coping (superficial dyadic coping) – der nicht betroffene Partner unterstützt, aber ohne persönliche und emotionale Beteiligung

Dyadisches Coping hat große Effekte auf die Krankheitsbewältigung

In den letzten Jahren wurde die Bedeutung der partnerschaftlichen Unterstützung in der Krankheitsbewältigung intensiv untersucht (Bodenmann et al., 2019). Bei verschiedenen Erkrankungen wie Krebs (Traa et. al., 2015; Drabe et al., 2013) oder chronisch obstruktiver Lungenkrankheit (Meier et al., 2012) zeigte sich eindrücklich, wie zentral die partnerschaftliche Unterstützung bei der Bewältigung einer schweren Krankheit oder eines traumatischen Verlusterlebnisses (Bergsträsser et al., 2015) ist.

3.3.3 Ziele der Krankheitsbewältigung

Krankheitsbewältigung und Adaptation

Das generelle Ziel des Bewältigungsvorganges besteht in möglichst guter Anpassung der Person an die Anforderungen des veränderten Zustandes durch die Krankheit (Affleck et al.,1987). Mit anderen Worten bedeutet dies, dass sich die Person auf die neue, durch die Krankheit bedingte Situation möglichst optimal einzustellen vermag.

Krankheitsbewältigung ist dynamisch und bezweckt bestmögliche Adaptation

Im Krankheitsverlauf ist die betroffene Person immer wieder zu neuen Adaptationsleistungen an die sich verändernde Lebenssituation gezwungen (Krankheitsverarbeitung). Im Rahmen der Krankheitsverarbeitung sind aus Sicht einer Patient:in daher je nach Zeitpunkt unterschiedliche Bewältigungsstrategien erforderlich. Bei einer chronischen Krankheit z. B. kann zu Beginn des Krankheitsverlaufes unter dem Schock der Diagnosestellung die emotionale Stabilisierung das wichtigste Ziel sein. Im weiteren Verlauf kann die krankheitsbezogene Optimierung der Therapie zwecks Erhaltung der körperlichen Leistungsfähigkeit zentral werden. Später, bei Progredienz der Krankheit, kann bei Bedrohung der familiären oder beruflichen Rolle oder des Lebens die Frage nach einer neuen Lebensorientierung bzw. die Auseinandersetzung mit Sinnfragen zentraler Zielpunkt der Krankheitsbewältigung sein.

Akzeptanz als Voraussetzung für gelingende Krankheitsbewältigung

Akzeptanz spielt eine sehr wichtige Rolle bei der Verarbeitung einer chronischen Krankheit (Graham et al., 2016). Akzeptanz der Krankheit bedeutet, dass die Betroffenen die Tatsache ihrer Erkrankung akzeptieren und anerkennen, dass sie eine chronische Krankheit haben, die ihr Leben beeinflusst. Dies ermöglicht es ihnen, sich auf die Bewältigung und Behandlung der Krankheit zu konzentrieren und Strategien zu entwickeln, um ihre Gesundheit und Lebensqualität zu verbessern. Hohe Akzeptanz kann auch dazu beitragen, dass Betroffene besser mit Stress und Unsicherheit umgehen und eine positive Einstellung zur Krankheitsbewältigung entwickeln. Eine niedrige Akzeptanz kann hingegen zu erhöhtem Stress und Angst führen, was wiederum negative Auswirkungen auf die Gesundheit haben kann (Graham et al., 2016). Es ist wichtig anzumerken, dass die Akzeptanz der Krankheit kein passiver Prozess ist, sondern eine aktive Auseinandersetzung mit der Situation beinhaltet. Es geht darum, die Krankheit als Teil des eigenen Lebens zu akzeptieren und gleichzeitig Strategien zu entwickeln, um die Auswirkungen auf das Leben und die Gesundheit zu minimieren.

Resilienz

Große Longitudinalstudien bei chronischer Krankheit, wie z. B. chronischer Polyarthritis (Norton et al., 2011), zeigen auf, dass individuelle Adaptationsprozesse, erfasst mittels Symptomen von Angst und Depression, sehr unterschiedlich verlaufen. Insgesamt weisen die Daten darauf hin, dass meist mehr als drei Viertel aller von schweren Krankheiten Betroffenen nach 5–10 Jahren ohne Unterstützung eine befriedigende Adaptation schaffen; bei ca. 25–30 % ergeben sich behandlungsbedürftige Symptomwerte.

25 % aller chronisch Erkrankten benötigen psychiatrisch-psychologische Unterstützung

Wie kommt es dazu, dass über 70 % der Patient:innen sich so gut auf die Herausforderung einer chronischen Krankheit einstellen können? Mit dem Konzept der Salutogenese (abgeleitet von lateinisch *salus*, »Gesundheit«, und *genesis*, altgriechisch »Geburt«, »Entstehung«) entwickelte der israelische Medizinsoziolge Aaron Antonovsky ein wegweisendes Modell, in welchem Gesundheit und Krankheit als Pole derselben Dimension »Leben« verstanden werden (Antonovsky, 1987). Abhängig vom individuellen Resilienzpotenzial, dem sogenannten »Kohärenzsinn«, aber auch den auf die Person einwirkenden bio-psycho-sozialen Faktoren findet eine kontinuierliche Bewegung auf dem Gesundheits-Krankheits-Kontinuum statt. Niemand ist ganz gesund, und solange jemand lebt, ist auch niemand ausschließlich krank. Der Gesundheitszustand hängt davon ab, wie gut es der Person gelingt, interne und externe Anforderungen mit Hilfe von internen und externen Schutzfaktoren zu bewältigen. Erfolgreiche Bewältigung lässt persönliche Fähigkeiten wachsen und fördert die Chancen auf Gesundheit. Ein Übermaß an Anforderungen bei gleichzeitigem Mangel an Ressourcen rückt das Individuum näher zum Krankheitspol.

Salutogenese: Was fördert Gesundheit?

Als Resilienz ist die Fähigkeit einer Person definiert, relativ stabile psychische und physische Funktionen aufrechtzuerhalten oder wiederherzustellen, wenn sie mit belastenden Lebensereignissen und Widrigkeiten konfrontiert wird (Seiler & Jenewein, 2019). Das Gesamtmaß der Resilienz ist abhängig von biologischen Faktoren (Gen-Umgebungs-Interaktion), Persönlichkeitsfaktoren (z. B. Optimismus, Kontrollüberzeugungen), aber auch die soziale Unterstützung (Kalisch et al., 2015). Letztere ist definiert als ein Support-System durch Familie, Freunde und nahe Bekannte und ist für die langfristige Bewältigung schwerer Krankheit von zentraler Bedeutung (Somasundaram & Devamani, 2016). Für die klinische Arbeit im KL-Bereich

Resilienz als Widerstandskraft bei belastenden Lebensereignissen und Widrigkeiten

ist es daher wichtig, das soziale Umfeld der Patient:innen in den Prozesse einzubeziehen und dieses zu unterstützen.

Erfolg der Krankheitsbewältigung

Die Coping-Forschung hat sich seit über 30 Jahren intensiv mit der Frage beschäftigt, wie der Erfolg einer Krankheitsbewältigung zu erfassen ist und ob es beschreibbare Muster von erfolgreichem und ungeeignetem Coping gibt (Affleck et al., 1987).

Einfluss von Krankheitsbewältigung auf Mortalität ist gering

Als zentrale Parameter des Erfolges der Krankheitsbewältigung haben sich in der psychosozialen Forschung die psychische Befindlichkeit (Angst, Depression) sowie die gesundheitsbezogene Lebensqualität etabliert. Früher wurden, insbesondere bei Karzinom-Erkrankungen, Veränderungen der somatischen Parameter bzw. der Mortalität erwartet und gemessen. Nach gründlicher Kontrolle dieser Studien mit Berücksichtigung weiterer beeinflussender Faktoren zeigte sich, dass der direkte Einfluss der Krankheitsbewältigung auf die Mortalität gering ist.

Krankheitsbewältigung als dynamische Anpassung an sich wandelnde Herausforderungen

Aufgrund der großen Unterschiede bezüglich der zu bewältigenden Krankheiten, Krankheitsphasen und unterschiedlicher persönlicher und situativer Voraussetzungen von Patient:innen ist es nicht einfach, allgemein gültige Aussagen zu geeignetem bzw. ungeeignetem Coping zu machen. So konnte eine Langzeitstudie über fünf Jahre bei Patientinnen mit Brustkrebs nicht nur aufzeigen, dass die Bewältigungsmuster sich über die Zeit verändern, sondern dass auch ihre Wirksamkeit variiert (Heim et al., 1997). Eine verleugnende oder ablenkende Haltung vermag beispielsweise zwar während der Chemotherapie die Patientinnen emotional zu entlasten, ist aber bei Rezidiven ungeeignet. Auffallend ist, dass es leichter gelingt aufzuzeigen, welche Art der Bewältigung nicht hilft, als dass positive Zusammenhänge belegt werden können. Dies dürfte daran liegen, dass die positiven Einwirkungen stärker von den jeweiligen persönlichen und situativen Bedingungen abhängen und weniger generalisierbar sind. Trotzdem können abschließend folgende Feststellungen mit Vorbehalt formuliert werden:

Gute oder geeignete Bewältigung setzt ein aktives, zupackendes Verhalten der Patient:in voraus, verbunden mit der Befähigung, soziale und emotionale Ressourcen zu mobilisieren, d. h. vom Umfeld Unterstützung zu erwirken. Eine realistische Einschätzung der Problemsituation und der sich daraus ergebenden Optionen trägt ebenso zu geeigneter Anpassung bei wie ein Akzeptieren unveränderlicher Bedingungen. Phasenbezogen kann auch Verleugnen oder Ablenken entlastend wirken.

Ungeeignet oder negativ wirkende Bewältigung zeichnet sich durch eine passive, grüblerische, selbst- oder fremdanklagende, oft auch resignative Haltung aus, wobei der soziale Rückzug auch die Unterstützung von außen (Familie, Arzt) erschwert.

Qualität der therapeutischen Unterstützung: Beziehung, Plausibilität und Expertise entscheidend

Im Rahmen einer schweren Krankheit ist auch die Qualität des medizinisch-therapeutischen Systems von zentraler Bedeutung für die Krankheitsbewältigung. Bei Krebspatient:innen wurde die Unterstützung durch Ärzt:innen und Pflege direkt nach der Ehepartner:in, aber vor der Familie und Freund:innen als zweitwichtigster sozialer Unterstützungsfaktor eingestuft (Lüddeckens et al., 2008). Differenzierte Analysen der Wirksamkeit der therapeutischen Unterstützung im Rahmen eines sog. Kontextuellen-Therapiemodells (Wampold, 2017) zeigen auf, dass aus Sicht der Patient:innen drei Ebenen des Vertrauens die Wirksamkeit der therapeutischen Unterstützung bestimmen (Büchi & Haas, 2017):

- Beziehung = Vertrauen in die Person
- Plausibilität = Vertrauen in den therapeutischen Prozess
- Expertise = Vertrauen in die Fachkompetenz

Die klinische Arbeit in der KL-Psychiatrie, welche neben der Behandlung der psychiatrischen Symptomatik insbesondere auch der interdisziplinären und interprofessionellen Vernetzung in komplexen medizinischen Systemen dient, kann somit wichtige Effekte auf die Krankheitsbewältiung haben (Kurt et al., 2012): Je mehr eine Patient:in der Person und der Fachkompetenz einer KL-Ärzt:in/Psycholg:in vertraut und je plausiber diese die medizinisch-psychiatrischen Prozesse vermitteln kann, desto wirksamer kann sie deren Krankheitsbewältigung unterstützen.

Literaturauswahl

Büchi, S., Buddeberg, C., Klaghofer, R. et al. (2002). Preliminary validation of PRISM (Pictorial Representation of Illness and Self Measure) – A brief method to assess suffering. *Psychotherapy and Psychosomatics, 71*(6), 333–341.
Cassel, E. J. (1982). The nature of suffering and the goals of medicine. *The New England journal of medicine, 306*(11), 639–645.
Folkman, S. (1997). Positive psychological states and coping with severe stress. *Social science & medicine, 45*(8), 1207–1221.
Sensky, T. (2020). Mental pain and suffering: The »universal currencies« of the illness experience? *Psychotherapy and Psychosomatics, 89*(6), 337–344.

Literatur

Antonovsky, A. (1987). The salutogenic perspective: Toward a new view of health and illness. *Advances 4*(1), 47–55.
Affleck, G., Tennen, H., Pfeiffer, C., Fifield, J. (1987). Appraisals of control and predictability in adapting to a chronic disease. *Journal of personality and social psychology, 53*(2), 273.

Bodenmann, G. (1997). Dyadic coping-a systematic-transactional view of stress and coping among couples: Theory and empirical findings. *European Review of Applied Psychology, 47,* 137–140.

Bodenmann, G., Falconier, M. K., Randall, A. K. (2019). Dyadic coping. *Frontiers in Psychology 10,* 1498.

Bergstraesser, E., Inglin, S., Hornung, R., Landolt, M. A. (2015). Dyadic coping of parents after the death of a child. *Death studies, 39*(3), 128–138.

Büchi, S., Buddeberg, C., Klaghofer, R. et al. (2002). Preliminary validation of PRISM (Pictorial Representation of Illness and Self Measure) – A brief method to assess suffering. *Psychotherapy and Psychosomatics, 71*(6), 333–341.

Büchi, S., Buddeberg, C. (2004). Subjektive Krankheitskonzepte — Krankheitsbewältigung. In C. Buddeberg (Hrsg.), *Psychosoziale Medizin* (S. 409–430). Springer.

Büchi, S. (2011). »Leiden vergeht – gelitten haben nie.« Seelische Spuren von Krankheit und Verlust. In K. Schärer (Hrsg.), *Spuren Lesen*. Chronos.

Büchi, S., Haas, S. (2017). Das Patientenvertrauen im Fokus. *Bulletin des médecins suisses, 98*(25), 829–831.

Cassel, E. J. (1982). The nature of suffering and the goals of medicine. *The New England journal of medicine, 306*(11), 639–645.

Davis, C. G., Nolen-Hoeksema, S., Larson, J. (1998). Making sense of loss and benefiting from the experience: Two construals of meaning. *Journal of personality and social psychology, 75*(2), 561.

Drabe, N., Wittmann, L., Zwahlen, D. et al. (2013). Changes in close relationships between cancer patients and their partners. *Psycho-oncology, 22*(6), 1344–1352.

Falconier, M. K., Kuhn, R. (2019). Dyadic coping in couples: A conceptual integration and a review of the empirical literature. *Frontiers in Psychology, 10,* 571.

Folkman, S. (1997). Positive psychological states and coping with severe stress. *Social science & medicine, 45*(8), 1207–1221.

Frankl, V. E. (2005). *Ärztliche Seelsorge: Grundlagen der Logotherapie und Existenzanalyse*. Paul Zsolnay Verlag.

Gerdes, N., Weis, J. (2000). Zur Theorie der Rehabilitation. In J. Bengel, U. Koch (Hrsg.), *Grundlagen der Rehabilitationswissenschaften* (S. 41–68). Springer.

Graham, C. D., Gouick, J., Krahé, C., Gillanders, D. (2016). A systematic review of the use of Acceptance and Commitment Therapy (ACT) in chronic disease and long-term conditions. *Clin Psychol Rev. 46,* 46–58.

Heim, E., Valach, L., Schaffner, L. (1997). Coping and psychosocial adaptation: Longitudinal effects over time and stages in breast cancer. *Psychosom Med, 59*(4), 408–418.

Harbauer, G., Ring, M., Schuetz, C. et al. (2013). Suicidality assessment with PRISM-S —Simple, fast, and visual: A brief nonverbal method to assess suicidality in adolescent and adult patients. *Crisis: The Journal of Crisis Intervention and Suicide Prevention, 34*(2), 131.

Kalisch, R., Müller, M. B., Tüscher, O. (2015). A conceptual framework for the neurobiological study of resilience. *Behavioral and Brain Cciences, 38,* e92.

Kassardjian, C. D., Gardner-Nix, J., Dupak, K. et al. (2008). Validating PRISM (Pictorial Representation of Illness and Self Measure) as a measure of suffering in chronic non-cancer pain patients. *The Journal of Pain, 9*(12), 1135–1143.

Krikorian, A., Limonero, J. T. (2012). An integrated view of suffering in palliative care. *Journal of Palliative Care, 28*(1), 41–49.

Krikorian, A., Limonero, J. T., Corey, M. T. (2013). Suffering assessment: A review of available instruments for use in palliative care. *Journal of Palliative Medicine, 16*(2), 130–142.

Kurt, H., Büchi, S., Haring, C., Pycha, R. (2012). Spannungsfeld Psychosomatik und Psychiatrie. *Der Nervenarzt, 83*(11), 1391–1398.

Lüddeckens, T., Mörgeli, H., Zwahlen, D. et al. (2008). Therapiewünsche und Behandlungszufriedenheit bei ambulanten Krebspatienten und deren Ehepartnern. *Praxis, 97*(23), 1223–1230.

Meier, C., Bodenmann, G., Moergeli, H. (2012). Dyadic coping among couples with COPD: A pilot study. *Journal of Clinical Psychology in Medical Settings, 19*, 243–254.

Lazarus, R. S., Folkman, S. (1986). Cognitive theories of stress and the issue of circularity. In H. Mortimer, R. Trumbull (Hrsg.), *Dynamics of stress: Physiological, psychological and social perspectives* (63–80). Plenum Press.

Lazarus, R. S. (1993). Coping theory and research: Past, present, and future. *Psychosomatic Medicine, 55*(3), 234–247.

Norton, S., Sacker, A., Young, A., Done, J. (2011). Distinct psychological distress trajectories in rheumatoid arthritis: findings from an inception cohort. *Journal of Psychosomatic Research, 71*(5), 290–295.

Orbach, I., Mikulincer, M., Sirota, P., Gilboa-Schechtman, E. (2003). Mental pain: A multidimensional operationalization and definition. *Suicide and Life-Threatening Behavior, 33*(3), 219–230.

Peter, N., Kleinjung, T., Horat, L. et al. (2016). Validation of PRISM (Pictorial Representation of Illness and Self Measure) as a novel visual assessment tool for the burden of suffering in tinnitus patients. *Health and Quality of Life Outcomes, 14*, 1–9.

Reinhardt, S., Bischof, G., Grothues, J.(2006). Performance of the pictorial representation of illness and self measure in individuals with alcohol dependence, alcohol abuse or at-risk drinking. *Psychotherapy and psychosomatics, 75*(4), 249-256.

Ring M., Harbauer G., Haas S. (2014). Validierung des Suizidalitätseinschätzungsinstrumentes PRISM-S (Pictoral Representation of Illness Self Measure - Suicidality). *Neuropsychiatr, 28*(4), 192–197.

Seiler, A., Jenewein, J. (2019). Resilience in cancer patients. *Frontiers in Psychiatry, 10*, 208.

Sensky, T. (2020). Mental pain and suffering: The »universal currencies« of the illness experience? *Psychotherapy and Psychosomatics, 89*(6), 337–344.

Somasundaram, R. O., Devamani, K. A. (2016). A comparative study on resilience, perceived social support and hopelessness among cancer patients treated with curative and palliative care. *Indian Journal of Palliative Care, 22*(2), 135.

Stucki, G., Kostanjsek, N., Ustün, B., Cieza, A. (2008). ICF-based classification and measurement of functioning. *European Journal of Physical and Rehabilitation Medicine, 44*(3), 315–328.

Tedeschi, R. G., Calhoun, L. G. (2004). Posttraumatic growth: Conceptual foundations and empirical evidence. *Psychological inquiry, 15*(1), 1–18.

Traa, M. J., De Vries, J., Bodenmann, G., Den Oudsten, B. L. (2015). Dyadic coping and relationship functioning in couples coping with cancer: A systematic review. *British Journal of Health Psychology, 20*(1), 85–114.

Wampold, B. E. (2017). *Die Psychotherapie-Debatte: Was Psychotherapie wirksam macht.* Hogrefe AG.

Wittmann, L., Schnyder, U., Büchi, S. (2012). PRISM (Pictorial Representation of Illness and Self Measure): A new method for the assessment of suffering after trauma. *Journal of Traumatic Stress, 25*(1), 94–97.

4 Psychotherapeutische Interventionen

Fritz Stiefel, Wolfgang Söllner und Laurent Michaud

> **Lernziele:**
>
> - Kennenlernen verschiedener psychotherapeutischer Kurzinterventionen im KL-Dienst
> - Indikationen für unterschiedliche psychotherapeutische Verfahren erkennen
> - Systemische Aspekte und unbewusste szenische Konstellationen verstehen
> - Probleme der therapeutischen Beziehung im KL-Dienst identifizieren

Körperliche Erkrankungen können als Angriff auf die Integrität und Identität erlebt werden

Körperliche Erkrankungen können verschiedene Auswirkungen auf das psychische Erleben haben. Sie können beispielsweise als Angriff auf die Integrität oder Identität erlebt werden, während der kindlichen Entwicklung gemachte Erfahrungen mit Abhängigkeiten reaktivieren, Beziehungskonstellationen und Verhaltensmuster verändern oder die Menschen zum Nachdenken über ihre Vergangenheit oder den Sinn des Lebens einladen. Psychotherapie beschäftigt sich genau mit diesen Themen und kann somit hilfreich sein, wenn Menschen durch Krankheiten in psychische Schwierigkeiten gelangen. Gleichzeitig muss hier auch gesagt werden, dass es Menschen gibt, die mit der Aufarbeitung von psychischen Schwierigkeiten während einer schweren Krankheit überfordert sind und bei denen die Unterstützung darin besteht, dass ihr Erleben »normalisiert« wird, was nicht bedeutet, dass sie vielleicht später die Kraft finden, über Zusammenhänge zwischen Vergangenheit und Gegenwart und zwischen Gefühlen, Gedanken und Verhaltensmustern nachzudenken. Ziel dieses Kapitels ist es, eine Übersicht zu psychotherapeutischen Interventionen für Menschen mit körperlichen Erkrankungen zu präsentieren und die Herausforderungen an die Therapeuten bei dieser Arbeit zu diskutieren.

Psychotherapeutische Interventionen im Konsiliar-/Liaison(KL)-Dienst sind meist auf eine oder einige wenige Sitzungen beschränkt. Gleichwohl können sie sehr hilfreich und wirkungsvoll sein (Stein et al., 2020). Wenn mit dem KL-Dienst eine psychiatrische oder psychosomatische *Institutsambulanz* verbunden ist, können Patient:innen nach einer Kurzintervention im KL-Dienst in der Ambulanz weiter (u. U. auch von derselben Therapeut:in) behandelt werden. Institutsambulanzen bieten den Vorteil, speziell auf körperlich Kranke abgestimmte Behandlungen, auch in Gruppen und als multimodale Verfahren, anbieten zu können. In der Folge werden wir psychotherapeutische Kurzinterventionen im KL-Dienst und weiterführende ambulante Verfahren getrennt beschreiben.

4.1 Psychotherapeutische Kurzinterventionen im Konsiliar-/Liaisondienst

Akut oder chronisch körperlich Kranke, die stationär behandelt werden, sind in einer Ausnahmesituation. Entweder sind sie gerade von einer schweren Krankheit oder einem Unfall betroffen oder sie müssen sich als chronisch Kranke wiederkehrend mit einer Verschlechterung ihrer Erkrankung auseinandersetzen. Ihre körperliche Integrität ist bedroht, manchmal existenziell bedroht. Die Folgen sind Angst, Unsicherheit, Gefühle von Hilflosigkeit und Ohnmacht. Die verschiedenen psychischen Bewältigungs- und Abwehrmechanismen sind in ▶ Kap. 3 beschrieben.

Jede schwerere Krankheit führt dazu, dass die betroffene Person bewusst oder unbewusst in einen Zustand der psychischen Regression gerät, in dem sie auf Unterstützung, Hilfe und Trost angewiesen ist und dies herbeiwünscht. Sie erlebt Ärzt:innen und andere helfende Personen als »Retter in der Not«, wie sie als Kind (im günstigen Fall) die Eltern oder andere elterliche Personen erlebt hat.

Schwere Erkrankungen führen zu einem Zustand der Regression

KL-Therapeut:innen können bei der psychischen Bewältigung der Erkrankung oder durch Unfälle ausgelösten Beeinträchtigungen hilfreich sein. Ihre Aufgabe ist dabei, nicht nur eine eventuelle psychische Komorbidität zu erkennen und Empfehlungen zu ihrer Behandlung zu geben, sondern auch im oft hektischen und hochtechnologisch geprägten Krankenhausbetrieb der Patient:in als einfühlsame Gesprächspartner:innen zur Verfügung zu stehen, Angst zu lindern und die Patient:in in der Krisensituation manchmal ein Stück weit zu begleiten. In diesem Kontext wird jede psychotherapeutische Intervention vorwiegend supportiv sein, geprägt von

- einer Sicherheit vermittelnden, haltenden Einstellung (*holding function*; Winnicott, 1974),
- *Mirroring*, einem verstehenden Einfühlen, wobei die Therapeut:in nicht gefühlsmäßig das erlebt, was die Patient:in erlebt, aber von deren Erleben berührt wird und dies auch zum Ausdruck bringt (Knol et al., 2020), und
- *Containing*, bei dem die Therapeut:in heftige Emotionen der Patient:in – z. B. unterdrückte Wut auf Behandelnde oder Angehörige – zunächst in sich klärt und verarbeitet und erst in einer für die Patient:in im Kontext verständlichen und akzeptablen ›entgifteten‹ Form anspricht, wenn es für sie verträglich ist (Bion, 1997).

Ressourcen der Patient:in sollen von der Therapeut:in aktiv geklärt, aufgegriffen (»Was hat Ihnen in früher erlebten Krisensituationen geholfen?«) und unterstützt werden. Die supportiv-ressourcenorientierte Haltung betrifft jede Methode der Psychotherapie, sei sie psychodynamisch, verhaltenstherapeutisch oder systemisch. Die Basis dafür ist die einfühlsame, der Patient:in Raum gebende und – soweit die Patient:in in der aktuellen Situation dazu in der Lage ist – ihre Situation und ihre Emotionen klärende und taktvoll ansprechende Gesprächsführung. Darüber hinaus haben sich verschiedene, meist methodenübergreifende psychotherapeutische Techniken im CL-Dienst bewährt.

4.1.1 Psychoedukation und verhaltenstherapeutische Techniken

Häufig geht es zunächst um die bessere Bewältigung von Angst und Hilflosigkeit

Wissen um die eigene Erkrankung, ihre psychischen Folgen und Möglichkeiten ihrer psychischen Bewältigung vermindert bei den meisten Menschen Angst und Hilflosigkeit (Doering et al., 2000; Gündel et al., 2007). Allein das Ansprechen der Angst und ihre Entpathologisierung (»Realangst als sinnvolle psychophysische Reaktion auf Bedrohung«) hilft, sie zu vermindern. Die Vermittlung des Wissens um die Erkrankung und ihre Behandlung ist die Aufgabe des gesamten Behandlungsteams. Die KL-Therapeut:in kann hier einen wesentlichen Beitrag liefern, indem sie die Patient:in nicht nur über die psychosozialen Begleitumstände oder Auslöser der Erkrankung und mögliche Bewältigungsschritte informiert (z. B. bei chronischen Schmerzerkrankungen oder Risikofaktoren bei anderen chronischen Erkrankungen, wie Diabetes oder Koronare Herzkrankheit), sondern die Wissensvermittlung im Kontext der aktuellen Bewältigungsstrategien einer Patient:in versteht und aufgreift. Sie muss sich dabei eng mit den übrigen Behandler:innen abstimmen (siehe dazu ein Beispiel in ▸ Kap. 17.1).

Psychoedukation wird häufig mit *verhaltenstherapeutischen Techniken* kombiniert, insbesondere bei der Behandlung von Angststörungen oder von Schmerzzuständen (▸ Kap. 13 und ▸ Kap. 24). Dabei werden dysfunktionale Kognitionen (z. B. Katastrophisieren) und Verhaltensmuster (z. B. sozialer Rückzug und Schonverhalten) geklärt und mit der Patient:in alternative Bewältigungsmuster erarbeitet, geübt und durch positives Feedback verstärkt.

4.1.2 Entspannungs- und imaginative Verfahren

Traditionelle Entspannungsmethoden wie die *Muskelrelaxation nach Jacobson* oder das *Autogene Training* haben sich zur Verminderung von Angst, Unruhe und Schlafstörungen sowie zur Operationsvorbereitung und besseren Schmerzbewältigung bewährt und sind im stationären Bereich gut einsetzbar. Sie können gut mit imaginativen Verfahren kombiniert werden. Ursprünglich als psychodynamisch orientierte Methoden entwickelt (Katathym-imaginative Therapie; Leuner, 1998), wurden sie von Reddemann

(Imaginative Traumatherapie, 2004) zur psychischen Stabilisierung in der Traumatherapie weiterentwickelt. Imaginative Übungen wie der »sichere Ort« oder die »Tresorübung« sind bei Menschen in Krisensituationen hilfreich anwendbar. Sie sind nicht nur angstlösend, sondern vermitteln der Therapeut:in auch bildhaft einen Einblick in die aktuelle emotionale Verfassung der Patient:innen und ermöglichen so, diese taktvoll anzusprechen (Söllner et al., 2002).

Fallbeispiel 1:

Frau L., eine aus Russland stammende Lehrerin, hatte nach einer abdominellen Operation eine Peritonitis und einen Platzbauch entwickelt. Sie war mehrfach intensivmedizinisch behandelt worden, wo sie in delirante Zustände geraten war. Sie litt unter Albträumen mit Szenen aus dem Krankenhaus. Nach Abheilen der Infektion sollte eine erneute Operation zum Verschluss des Platzbauches stattfinden. Frau L. hatte Panik, wenn sie daran dachte, sie litt unter Schlafstörungen und ihr erhöhter Blutdruck war nur schwer einstellbar. Der hinzugezogene KL-Psychosomatiker machte in der zweiten Visite mit der Patientin eine Entspannungsübung und bat sie dann, sich mit geschlossenen Augen einen sicheren und für sie guten Ort zu erinnern und vorzustellen. Frau L. imaginierte ihr Ferienhäuschen und den Garten um dieses herum, den sie sehr liebte. Der Therapeut ließ sie die Farben, Geräusche und Gerüche beschreiben. Sie konnte sich dabei gut entspannen und schlief während der ersten Imagination ein. Bei der nächsten Visite, zwei Tage später, erzählte die Patientin, dass sie oft an ihren Garten denke und sie das sehr beruhige. Sie habe große Sehnsucht, wieder dorthin zu kommen. In den nächsten zwei Wochen kam der Konsiliar zwei- bis dreimal pro Woche für eine halbe Stunde zur Patientin, um mit ihr ähnliche Übungen zu machen. Bei einer neuerlichen Imagination ihres Gartens tauchte ihre älteste Tochter im Bild auf. Sie konnte danach über ihre schwierige Beziehung zu dieser sprechen, was sie erleichterte. Es traten keine Angstattacken mehr auf, die Angst vor der Operation und einer möglichen intensivmedizinischen Behandlung war realitätsangepasst und beherrschbar, sie konnte besser schlafen und der Blutdruck war wieder gut einstellbar. Die Operation verlief komplikationslos (detaillierterer Fallbericht in Söllner, 2018b).

4.1.3 Psychodynamisch orientierte Kurzinterventionen

Ein für im KL-Dienst tätige Psychotherapeut:innen interessanter Ansatz ist das sogenannte *Psychodynamic Life Narrative* (PLN) von Milton Viederman (Viederman, 1984, 2002; Viederman & Blumberg, 1993). Das PLN eignet sich vor allem dann, wenn wenig Zeit zur Verfügung steht. Krankheit wird als Krise verstanden, verbunden mit einem gestörten psychischen Gleichgewicht, Regression, Re-Aktualisierung alter Konflikte, intensiver Übertragung und dem Bedürfnis, sich mit dem eigenen Lebenslauf auseinanderzusetzen. Ziel der Therapie, welche auf wenige Sitzungen beschränkt sein kann, ist, mit der Patient:in die psychodynamische Logik ihrer Reaktion auf die Erkrankung zu verstehen. Die therapeutische Intervention schafft somit ein Gefühl von wiedergefundener Kontrolle, fördert die Allianz und das Gefühl, verstanden zu sein, erlaubt der Patient:in, sich besser zu akzeptieren, und vermittelt eine Anerkennung der bisher geleisteten Arbeit mit den biographischen Herausforderungen. Das folgende Fallbeispiel (Stiefel et al., 2018) illustriert diesen Ansatz.

Fallbeispiel 2:

Eine 45-jährige Patientin, welche die Psychologin im KL-Dienst im Rahmen einer Studie (Krenz et al., 2009) basierend auf dem Ansatz von Viedermans Psychodynamic Life Narrative kontaktierte, berichtete in der ersten Begegnung, dass sie sich vor allem mit der Frage beschäftige, warum gerade sie erkrankt sei, habe sie ihr Leben doch so gut wie möglich und gesund gestaltet. In der zweiten Stunde sprach die Patientin von einer intensiven Angst, die sie nach der letzten Konsultation nach einem Telefongespräch mit ihrer Mutter überkam. Während dieses Gesprächs informierte die Patientin ihre Mutter, dass sie von nun an durch die anstehende Chemotherapie sehr in Anspruch genommen sein werde, worauf die Mutter erwiderte: »Und wer wird sich nun um meinen Garten kümmern?« Wütend schrie die Tochter die Mutter an (ohne sich danach zu erinnern, was sie genau gesagt hatte) und beendete das Gespräch ohne »auf Wiedersehen« zu sagen. Nach diesem Wutausbruch befiel sie diese intensive Angst, welche sie seither begleite. Die Exploration der Angst durch die KL-Psychologin ergab, dass sie nach dem Wutausbruch eintrat und damit verbunden war, dass sich die Patientin in ihrer Reaktion nicht wiedererkannte. Nie hatte sie derart mit ihrer Mutter, um die sie sich kümmerte, gesprochen und nie hatte sie aggressive Gefühle ihr gegenüber verspürt. Der Lebenslauf der Patientin, welcher in der ersten Konsultation erhoben wurde, war vom Tod des Vaters geprägt, der starb, als die Patientin drei Jahre alt war, dem Aufwachsen in ärmlichen Verhältnissen und der fehlenden Solidarität der Einwohner des ländlichen Dorfes, die ihre Mutter als »Mère courage« und sie als ihren »kleinen Soldaten« bezeichneten. Das weitere Leben war von viel Aufopferung geprägt und einer Ehe mit einem sie vernachlässigenden Mann. Die Intervention der Psychologin bestand darin, dass sie der Patientin folgende Interpretation der Angst anbot: In einer sie lebensbedrohenden Situation, sozusagen mit dem »Rücken zur Wand«, reagierte sie verständlicherweise mit Wut in einem Moment, in dem sie eigentlich Hilfe benötigte und sich stattdessen mit den Sorgen der Mutter konfrontiert sah. Diese Reaktion sei umso verständlicher angesichts ihres Lebens, das von Aufopferung geprägt war. Die Wut wurde somit verständlich, legitimiert und die Patientin musste sich nicht angstvoll als »verändert und unverständlich« erleben. Die

Psychologin konnte nun mit der Patientin besprechen, ob ihre Wut vielleicht ein Ausdruck eines Neuanfangs sein könnte, um ihre Bedürfnisse besser wahrzunehmen, und ein Ansporn, ihr früheres Verhalten kritisch zu hinterfragen.

Wentzlaff und Mitarbeiter (2018) haben in der KL-Arbeit eine auf den jeweiligen Leitaffekt (Angst, Wut, Trauer) fokussierte kurztherapeutische Methode entwickelt, bei der sie bildhafte und kreative Elemente (Arbeit mit Symbolen, Metaphern, Mythen und Märchen) einsetzen.

Fallbeispiel 3:

Die KL-Psychosomatikerin wird zu einem Konsil zu einem 58-jährigen Patienten gebeten. Herr U. wurde auf derselben Abteilung schon mehrfach wegen eines immer wieder entgleisten Bluthochdrucks behandelt. Er hätte immer wieder ohne Rücksprache mit dem Hausarzt seine Medikation geändert. Er ist verärgert, dass die Ärzte ihm nicht besser helfen könnten und auf Station kritisch und fordernd. Im Gespräch mit der Therapeutin berichtet er, dass er am Arbeitsplatz sehr unter Druck stehe und sich durch den neuen, jüngeren Chef immer wieder auch vor den Kollegen kritisiert und entwertet fühle. Die Psychosomatikerin versteht den Ärger und die Wut des Patienten als unbewusste Abwehrstrategie gegen Gefühle von Ohnmacht. Um dies dem Patienten zu verdeutlichen, verwendet sie Metaphern wie »den Hamster am Laufrad« oder den »Tiger im Käfig«. Mit diesen Bildern kann sich der Patient identifizieren. Er fühlt sich in seiner hilflosen Wut über die Situation am Arbeitsplatz, seine Krankheit und seinen Körper, der ihm das Leben vermiest, in seiner Not verstanden. In weiteren Visiten nutzt die KL-Therapeutin die sogenannte »Sisyphos-Liste«, auf der der Patient in jeweils eine Spalte eintragen soll, welche seiner Reaktionen geeignet und welche ungeeignet seien, seine Situation zu verbessern. Er kann dadurch erkennen, dass er mit manchen seiner Verhaltensweisen »mit dem Kopf gegen die Wand« rennt, immer noch wütender wird und seine Umgebung verärgert. In der Folge bessert sich seine Mitarbeit an der Behandlung und der Blutdruck. Nachdem die KL-Therapeutin das Stationsteam über den psychodynamischen Hintergrund des Verhaltens von Herrn U. kurz informiert hat, ist das Team erleichtert und tritt Herrn U. zugewandter gegenüber (ausführliches Fallbeispiel bei Wentzlaff et al., 2018).

4.2 Weiterführende psychotherapeutische Verfahren bei körperlich Kranken

Eine Eigenheit der Psychotherapie mit körperlich Kranken ist, dass viele Patient:innen ohne die Erkrankung wohl nie psychotherapeutische Hilfe in Anspruch genommen hätten. Die Erkrankung wird als Zäsur mit der Vergangenheit erlebt und motiviert Patient:innen, psychotherapeutische Hilfe zu suchen. Andererseits wird die Verarbeitung der Erkrankung durch die Biographie und mitmenschliche Beziehungsmuster geprägt, wobei die Psychotherapie hier Ordnung und Sinnstiftung ermöglicht. Dies ist in unterschiedlicher Art realisierbar: Für manche Patient:innen geht es vor allem darum, sich mitteilen zu können, andere nutzen die Psychotherapie, um über sich oder ihre Beziehungen nachzudenken (Krenz et al., 2014). Je nach Verlauf der Erkrankung können sich die psychotherapeutischen Ziele (konfrontierend, unterstützend) ändern, beispielsweise aufgrund der Schwere der Erkrankung oder wenn die existenzielle Bedrohung die Abwehr der Patient:in verstärkt (De Vries & Stiefel, 2018). Es geht somit bei der Psychotherapie im medizinischen Umfeld nicht immer darum, Einsicht in das psychische Erleben zu gewinnen, sondern auch um die Anpassung an die Erkrankung und die Bewältigung der damit verbundenen Herausforderungen (Strauß et al., 2013).

Eine besondere Situation ergibt sich, wenn Patient:innen zur Psychotherapie zugewiesen werden, die dies von sich aus nicht wünschen oder sogar ablehnen. Häufig sind dies Patient:innen mit funktionellen körperlichen Beschwerden (somatischen Belastungsstörungen). Diese fühlen sich dann mit ihren körperlichen Beschwerden, hinter denen sie ausschließlich somatische Ursachen vermuten, nicht ernst genommen und zur Psychotherapeut:in abgeschoben (Söllner & Stein, 2015). Der Umgang mit diesen Patienten wird ausführlich in ▶ Kap. 15 erläutert.

4.2.1 Kognitive und verhaltenstherapeutische Psychotherapie (KVT)

KVT ist ein breites Methodenspektrum

Kognitive Verhaltenstherapie (KVT) ist ein breites Methodenspektrum, welches verschiedene Ansätze umfasst. Ziel dieser Interventionen ist es, psychisches Leid zu mindern und Anpassung zu erleichtern. Dies geschieht vor allem durch das Bewusstmachen der Gefühle und ihrer Verbindungen zu Gedanken und Verhalten sowie durch die Modifizierung von Gedanken und Verhaltensweisen, welche Anpassung an Lebensherausforderungen erschweren. Ziele der Therapie können somit das Wahrnehmen von inadäquaten Krankheitsvorstellungen sein, aber auch das Erwerben von Fertigkeiten, um besser mit der Erkrankung umgehen zu können. Grundlegende Annahme dieser therapeutischen Ansätze ist, dass das Bewusstsein eine wichtige Bedeutung in der Beeinflussung von psychischem Leiden und psychischen Störungen haben kann. Zum Bewusstsein gehören Gefühle, Gedanken,

Vorstellungen, Glaubenssysteme, Urteile und Vorurteile, welche alle in Frage gestellt und somit modifiziert werden können, was die Anpassung an schwere Erkrankungen erleichtern kann (Penedo et al., 2004, 2006).

Kognitive und verhaltenstherapeutische Psychotherapien werden in der Literatur vor allem in Zusammenhang mit Symptomkontrolle psychischer Beschwerden, wie Progressionsangst, aber auch körperlicher Beschwerden, wie Übelkeit, Fatigue und Schmerzen, erwähnt (Stiefel & Bernard, 2008; Herschbach et al., 2010). Die Behandlungen können in dyadischen oder Gruppen-Sitzungen durchgeführt werden, aber bieten sich auch für Interventionen mit schriftlichem oder audio-registriertem Material oder mittels Video-Konferenzen an (Cluver et al., 2005; Anderson et al., 2006).

Als klinisches Beispiel für diesen Ansatz kann die Situation eines Krebspatienten dienen, der seine Lage als hoffnungslos erlebt und sich vom Leben zurückzieht (de Vries & Stiefel, 2018). Ein Therapeut würde hier versuchen, mit dem Patienten die Gefühle und Gedanken zu identifizieren, welche diesen Rückzug begleiten, und erfragen, ob diese ihm helfen, seine persönlichen Werte im Leben wahrzunehmen. Dank der Exploration der Werte können Gründe eruiert werden, sich dem Leben wieder zu nähern, und die Motivation erhöht werden, wieder mit anderen Menschen Beziehungen einzugehen und neue Erfahrungen des Lebens zuzulassen.

4.2.2 Psychodynamische Psychotherapie im somatischen Setting

Einsichtsorientierte Ausrichtung psychodynamischer Therapien zielt darauf, unbewusste Inhalte bewusst zu machen, repetitive Beziehungsmuster zu analysieren und Verbindungen zwischen aktuellem Erleben und der biographischen Entwicklung herzustellen. *Stützende psychodynamische Therapien* versuchen angstauslösende Faktoren zu mindern, Bewältigung der durch die Erkrankung gegebenen Herausforderungen zu ermöglichen und der Patient:in ein Gefühl von Schutz und Getragensein zu geben (Beutel, 2000; Gabbard, 2014; Söllner, 2018). Einsichtsorientierte und stützende Psychotherapien befinden sich auf einem Kontinuum und Therapeut:innen und Patient:innen bewegen sich auf diesem Kontinuum je nach den aktuellen Umständen (Bedrohung durch die Erkrankung, psychische Energie der Patient:in, Lebensereignisse etc.). In der psychodynamischen Arbeit mit körperlich Kranken ist es wichtig, die Hintergründe psychischer Symptome und Veränderungen zu klären, z. B. ob ein depressives Zustandsbild bei einer an Parkinson erkrankten Frau durch die motorische Verlangsamung bei gleichbleibenden beruflichen Aufgaben ausgelöst wurde, mit einer veränderten Selbstwahrnehmung und vermindertem Selbstwertgefühl verbunden ist oder aufgrund eines realen oder imaginierten Rückzugs des Ehemanns in der Beziehung entstanden ist. Der therapeutische Ansatz ist je nach Ursache unterschiedlich: Konzentration auf ein zu strenges Über-Ich, Exploration von vorbestehenden Selbstzweifeln oder Erleben von Beziehung und Intimität (Krenz et al., 2014).

Fallbeispiel 4:

Eine rund 40-jährige Patientin mit Brustkrebs wurde nach einer Chemotherapie wegen einer Depersonalisationssymptomatik an den KL-Psychiater zugewiesen, nachdem sie die von einem anderen Psychiater vorgeschlagene psychopharmakologische Behandlung trotz hohen Leidensdrucks abgelehnt hatte. In den ersten fünf Sitzungen wurde geduldig die Situation der Patientin und ihr subjektives Erleben der Erkrankungen exploriert, wobei sie manchmal nur mitteilen konnte, dass sie große Angst habe und Hilfe brauche. Sie berichtete, dass die Depersonalisation erstmals aufgetreten sei, nachdem sie den durch die Chemotherapie induzierten Haarausfall nicht mehr mit einer Perücke überdeckte und mit sehr kurzen nachgewachsenen Haaren einem ihr unbekannten Mann begegnete, der sie mit »Bonjour Monsieur ...« ansprach. Seither litt sie in Intervallen immer wieder an dem Gefühl, nicht in ihrem Körper zu sein und »neben sich herzulaufen«. In den folgenden Gesprächen stellte sich heraus, dass sie weniger darauf reagierte, als Mann angesprochen zu werden (sie hatte einen männlichen Habitus und weder sie noch ihr Ehemann sahen darin ein Problem), sondern dass diese Worte sie an eine traumatische Szene ihrer Jugend erinnerte, die sie seither verdrängt hatte. Als sie zwölf Jahre alt war, hatte die Mutter völlig unerwartet und plötzlich die Familie verlassen und der offensichtlich gänzlich überforderte und sicher psychisch auffällige Vater kam am nächsten Morgen in ihr Zimmer und schnitt ihr mit den Worten »Ich habe keine Zeit, dir die Haare zu richten; jetzt wirst du eine Frisur wie dein Bruder und ich haben, wir leben von nun an in einem Männerhaushalt!« ihre geliebten Zöpfe ab. Das traumatische Erlebnis und die damit verbundenen Gefühle der Trauer und Scham hatte die Patientin mit einer beruflichen und privaten Überaktivität überdeckt. Unter dieser schmerzlichen Einsicht »re-personalisierte« sich die Patientin und war zu einer vertiefenden psychodynamischen Psychotherapie motiviert, die in den nächsten drei Jahren mit wöchentlichen Sitzungen durchgeführt wurde.

Der kranke Körper steht im Zentrum der psychotherapeutischen Behandlung

Der kranke Körper steht im Zentrum der Aufmerksamkeit und somit auch der psychotherapeutischen Behandlung. Dabei geht es nicht nur um die Milderung von Körperbeschwerden, wie Fatigue, Übelkeit oder Schmerz, sondern auch um die Bewältigung der narzisstischen Kränkung, die der kranke Körper mit sich bringt. Der Körper, der vorher eine »Quelle von Wohlbefinden und Lust« (Sartre, 2006) sowie von Selbstwert war, richtet sich durch die Krankheit gegen einen selbst und wird zur Bedrohung und Quelle von Unlust und Schmerz (Söllner, 2016). Das Leben mit dem kranken Körper und den dadurch bedingten Beeinträchtigungen erfordert, das verletzte Selbst zu stärken und neue Lebensfreude und Selbstwert wiederzugewinnen (Kruse & Wöller, 1995). Psychodynamische, ressourcen- und erlebnisorientierte Therapieverfahren haben hier einen großen Stellenwert.

> »Das Ernstnehmen körperlicher Erkrankungen, anstatt diese in einem unverantwortlichen Panpsychismus zu psychologisieren, und die analytische Bearbeitung der subjektiven Krankheitstheorien des Patienten gibt der psychoanalytischen Methode einen großen Spielraum. Vom Befinden des Patienten und seinem Körperbild ausgehend, kann die Fürsorge des Analytikers bei körperlichen Erkrankungen sehr viel weiter gehen, als es ein falsch verstandenes Abstinenzprinzip zulässt.«
> (Thomä & Kächele 1990, S. 572)

Bei existenziell bedrohlichen Erkrankungen bedeutet es, »dem Leben neben der Erkrankung wieder Raum zu geben« (Gutberlet, 2009). Viele Patient:innen stellen sich in existenziellen Krisensituationen Fragen, was ihnen im Leben wirklich wichtig ist und wie sie die ihnen verbliebene Zeit verbringen und nützen wollen. Das Aufgreifen existenzieller Fragen stellt eine besondere Nähe zwischen Patient:in und Therapeut:in her und erfordert aufseiten der Therapeut:in ein großes Maß an Selbstreflexion (Vogel, 2013). Beispiele für *Existenzielle Therapieverfahren*, die bei der Behandlung körperlich Kranker entwickelt wurden, sind die Existential Psychotherapy (Yalom, 2015), die Meaning-centered Psychotherapy (Breitbart et al., 2010) oder die CALM-Therapie (Managing Cancer and Living Meaningfully; Rodin et al., 2018).

Ein weiterer interessanter Ansatz für psychodynamisch orientierte Therapeut:innen, die mit körperlich Kranken arbeiten, ist das *Drei-Säulen-Modell*, welches auf die beeinträchtigte Selbstwertregulierung fokussiert. Gerade bei depressiven Verstimmungen ist der Selbstwert durch (1) verminderte Spiegelung wichtiger Bezugspersonen oder unverarbeitete Größen-Phantasien (Ideal-Selbst), (2) den kränkenden Vergleich mit gesunden Personen (Ideal-Objekt) und (3) den Verlust von handlungs- und leistungsorientierter Anerkennung (Über-Ich) beeinträchtigt (Mentzos, 2010).

In der Arbeit mit körperlich Kranken hat sich auch die *Kombination mit kreativen Therapiemethoden* bewährt, weil nicht verbale Methoden oft einfacher und rascher das emotionale Erleben zum Ausdruck bringen und es dann weiter therapeutisch bearbeitet werden kann. Psychodynamisch orientierte Therapie mit Malen und Gestalten wurde insbesondere in der Arbeit mit onkologischen und anderen schwerkranken Patient:innen im Einzel- und im Gruppensetting angewandt (Frick et al., 2008; Söllner, 2018b).

4.2.3 Systemische Psychotherapie und körperliche Erkrankung

Systemische Therapien basieren auf Theorien, welche Systeme, wie eine Familie, als eine organisierte Einheit verstehen. Von Bedeutung ist dabei nicht nur das Funktionieren einzelner Elemente, vielmehr geht es darum, deren Beziehungen und wechselseitige Einflüsse zu verstehen (Sameroff,

1983; Minuchin, 1988). Systemisch orientierte Therapeut:innen versuchen die Kommunikation und Interaktionen auf der Ebene des Systems (Partnerschaft, Familie, Gruppe, Institution) zu erfassen und wenden spezifische Techniken an und explorieren Variablen, wie familiäre Kohäsion und Hierarchie sowie Rollenverständnis, Regeln und Verantwortung der Mitglieder (Bressoud et al., 2007). Für die therapeutische Arbeit mit Familien im KL-Dienst verweisen wir auf ▶ Kap. 5.

Die *Beziehungs-Ethik* (Boszormenyi-Nagy et al., 2014) verweist auf die Prinzipien der Gleichheit und Reziprozität in Familien und der *familiäre Mythos* (Neuburger, 1997) auf gemeinsame und von allen Mitgliedern respektierte Werte, Glaubenssysteme und Bindungsgefühle; zu den häufigsten gehören der Erhalt der familiären Einheit, das Vermeiden von Konflikten oder das Aufrechterhalten von religiösen, moralischen oder sozialen Verpflichtungen. Diese Werte werden durch explizite und/oder implizite Regeln erhalten, welche flexibel oder rigide angewandt werden, je nachdem ob das System eher offen und evolutiv oder verschlossen und homöostatisch ist (Guex et al., 1998).

Erkrankungen bedeuten immer auch Verlust, erfordern Trauerarbeit und Anpassung an eine neue Realität

Je nach »Beziehungs-Ethik«, Grad der Offenheit und der Veränderungsmöglichkeiten, kann Trauerarbeit erleichtert oder verhindert werden. In rigid organisierten Familien, welche eher nach außen geschlossen sind, kann die Inanspruchnahme von Hilfe als bedrohend erlebt, die Interventionen der Pflegenden als belastend empfunden und Trauerarbeit und notwendige Veränderungen behindert werden. Die *Family-focused grief therapy* (FFGT) ist ein Beispiel für eine systemische präventive Kurzintervention für Familien, die Verluste erlebt haben. Sie basiert auf der Annahme, dass die Familie das wichtigste unterstützende Element ist (Kissane et al., 2006). Ziel dieser Therapie ist, das Funktionieren der Familie zu optimieren und Trauerarbeit zu ermöglichen. Die FFGT ist eine manualisierte, zeitlich limitierte Intervention (4–8 Sitzungen mit einer Dauer von 90 Minuten), welche sich über eine Zeitspanne von 9–18 Monate erstreckt. Inhaltlich wirkt diese Therapie durch eine Verbesserung der intrafamiliären Kommunikation, Kohäsion und Konfliktverarbeitung.

Eine sowohl psychodynamisch als auch systemisch orientierte psychotherapeutische Intervention basiert auf dem Konzept, dass kollusive Partner:innen dieselben ungelösten und unbewussten Themen teilen (*Kollusion*; Willi, 2012). Die Partner:innen vermeiden aufgrund der kollusiven Konstellation, sich mit dem unbewussten und unbewältigten Thema auseinanderzusetzen (Externalisierung), was die Beziehung verfestigt oder zerbrechen lässt, je nachdem, ob die Haltung gegenüber dem Thema gleich oder gegensätzlich (und somit polarisiert) ist (Stiefel et al., 2023).

Fallbeispiel 5:

Ein Beispiel für eine orale Kollusion ist eine seit 40 Jahren bestehende Ehe, in der der Mann immer als Empfänger Zuwendung und Unterstützung durch die sich aufopfernde Ehefrau erfuhr, ohne Gegenleistungen zu erbringen. Die schwere Erkrankung der Ehefrau führte zu keiner

Veränderung dieses Musters, was die Ehefrau in eine depressive Krise stürzte. In zwei Sitzungen konnte die kollusive Dynamik angesprochen und Veränderungen bewirkt werden. Dabei war das Ziel nicht, die kollusive Konstellation zu durchbrechen (was angesichts der begrenzten Lebenserwartung und des begrenzten Zeitfensters unrealistisch erschien), sondern lediglich die kollusive Dynamik abzuschwächen. Beide Partner hatten eine frühkindliche Entwicklung mit Entbehrungen erlebt, der Ehemann kompensierte dies später mit der Position des »ewig Gefütterten«, und die Ehefrau mit der Genugtuung, »füttern zu können« und somit die passiv erduldete »Unterernährung« als Kind mit einer aktiven Rolle als »fütternde Erwachsene« zu kompensieren.

Spezielle *Kurzinterventionen am Lebensende* sind u. a. die Dignity Therapie (Chochinov et al., 2005), in der unter Einbeziehung der Angehörigen in 2–3 Sitzungen auf wichtige Lebensereignisse Bezug und gemeinsam Abschied genommen wird.

4.2.4 Gruppentherapien im somatischen Setting

Die psychotherapeutische Behandlung in kleinen Gruppen (insbesondere in relativ homogenen Gruppen von Patient:innen mit derselben oder einer ähnlichen Erkrankung) hat bei der Behandlung körperlich Kranker einen besonderen Stellenwert. Patient:innen fühlen sich in einer Gruppe von Mitbetroffenen besonders gut verstanden und unterstützen sich gegenseitig auf vielfache Weise – emotional und praktisch (z. B. durch Teilen von Informationen über Unterstützungsangebote). Gruppenangebote können symptomzentriert oder supportiv-ressourcenorientiert sein. Häufig sind beide Elemente kombiniert. Gruppentherapien werden meist im Anschluss an eine stationäre Behandlung zur besseren Bewältigung der Erkrankung angeboten. Manchmal werden während der akuten medizinischen Behandlung bereits einige einzeltherapeutische Sitzungen durch den KL-Dienst durchgeführt, welche dann als Gruppentherapie ambulant fortgeführt werden (stepped care, z. B. Fritzsche et al., 2011). Oft werden psychoedukative Elemente und Entspannungsverfahren in die Gruppenprogramme inkludiert (Gündel et al., 2007).

Gruppentherapien für die Behandlung körperlich Kranker von besonderem Wert

- Ein Beispiel für einen *symptomzentrierten Ansatz* ist die Gruppenkurztherapie zur Behandlung von Progressionsangst bei Krebspatienten (Herschbach et al., 2010; Tauber et al., 2019). Dabei werden in vier doppelstündigen verhaltenstherapeutisch orientierten Sitzungen dysfunktionale Ängste analysiert und alternative Bewältigungsmöglichkeiten erprobt.
- Ein Beispiel für eine ressourcenorientierte Therapie ist die *supportiv-expressive Gruppentherapie* für Krebspatient:innen nach Spiegel und Classen (2000), bei der der Fokus der auf 12 bis 20 Sitzungen begrenzten oder nicht zeitlich limitierten psychodynamisch-orientierten Behandlung auf der Bewältigung heftiger Emotionen und durch die Erkrankung

aktualisierter Konflikte (z. B. im familiären Umfeld) und der Stärkung von Ressourcen liegt (deutsches Manual: Reuter & Spiegel, 2016).
- Ein Beispiel für ein multimodales, verschiedene methodische Elemente integrierendes Verfahren ist die im Rahmen der SPIRR-CAD-Studie entwickelte *Gruppentherapie für Patienten mit einer Koronaren Herzkrankheit*, die an einer depressiven Verstimmung leiden. Bei der in 25 Sitzungen über ca. ein Jahr stattfindenden Behandlung werden zur Verminderung von psychosozialen Risikofaktoren und zur besseren psychischen Bewältigung der Erkrankung psychoedukative, verhaltenstherapeutische (Programme zur Bewältigung von Stress und von durch unbewältigten Ärger ausgelöstem Bluthochdruck) und psychodynamische Elemente (zur Verbesserung zwischenmenschlicher Interaktionen und Förderung von Ressourcen) kombiniert (Fritzsche et al., 2011; Herrmann-Lingen et al., 2016).

4.3 Psychologische und spirituelle Dimensionen in der Medizin

In der sich zunehmend individualisierenden Gesellschaft hat ein Wandel von der Religion zur Spiritualität stattgefunden, welcher sich im Spital im spirituellen Begleiter, der den Priester abgelöst hat (Bourquin et al., 2021), und im ganzheitlichen bio-psycho-sozio-spirituellen Modell manifestiert (Koenig et al., 2012). Als grundsätzliche Eigenschaften der Spiritualität nennen Puchalsky et al. (2009): »[S]pirituality […] refers to the way individuals seek and express meaning and purpose and the way they experience […] connectedness«. Diese Eigenschaften spielen aber auch in der Anthropologie, Theologie, Literatur, Philosophie oder der Psychopathologie und Psychologie eine Rolle, was zu Abgrenzungsschwierigkeiten führt (Bourquin et al., 2021). Zudem wird die Arbeit der spirituellen Begleiter:in folgendermaßen definiert: (1) Menschen zuhören, wenn sie über sich selbst sprechen, (2) ihre Werte identifizieren und (3) menschliche Präsenz zeigen (Gordon et al., 2011). Diese Eigenschaften sind jedoch auch in der Arbeit jeder Kliniker:in zu finden. Es stellen sich somit Fragen der Indikation, wann eine spiritueller Begleiter:in (Seelsorger:in) gerufen wird. Diesbezüglich haben Boston et al. (2011) in ihrem systematischen Review über existenzielles Leiden in der Palliativmedizin festgestellt, dass in der Literatur Verwirrung bezüglich der Definition von Spiritualität herrscht und Spiritualität oft mit Existenzialismus gleichgesetzt wird. Abgrenzungsprobleme ergeben sich mit der Religion, die oft als Teil der Spiritualität verstanden wird; umgekehrt ist aber Spiritualität ein Teil der Religion (Bsp. Sufismus im Islam oder Kabbalah im Judentum) (Jobin, 2012).

KL-Psychiater:innen, -Psychosomatiker:innen und -Psycholog:innen sollten – wie alle Kliniker:innen – ein offenes Ohr für die spirituellen Bedürfnisse der Patient:innen haben und mit den spirituellen Begleiter:innen zusam-

Liaison-Therapeut:innen sollen ein offenes Ohr für die spirituellen Bedürfnisse der Patienten haben

menarbeiten oder sie zuziehen, wenn sie diesen Bedürfnissen nicht gerecht werden können. In der Liaison mit den Klinikern sollten sie darauf achten, dass sie diese ihre Aufgabe nicht auf den Körper der Patient:in reduzieren und die psycho-sozio-spirituellen Aspekte des Krankseins – unter dem Slogan der ganzheitlichen Medizin – an Spezialist:innen delegieren.

4.4 Das Arbeiten in der Triade: Therapeutische Beziehung, Übertragung und Gegenübertragung

Die mit körperlich Kranken arbeitende Psychotherapeut:in muss sich bewusst sein, dass die Erkrankung Abhängigkeit verursacht, welche die bereits asymmetrische Beziehungskonstellation zwischen Patient:in und Therapeut:in intensiviert und somit Übertragung auch bei kurzen Interventionen favorisiert. Dies kann sich beispielsweise zu Beginn der Therapie als Idealisierung der Therapeut:in manifestieren.

Die kranke und existenziell bedrohte Patient:in erlebt die Therapeut:in einerseits als »reales« zwischenmenschliches Gegenüber (personale Begegnung) und andererseits projiziert sie aufgrund der mit der Erkrankung verbundenen Regression aus ihren frühen Lebenserfahrungen herrührende, zunächst meist unbewusste Wünsche und Ängste auf sie. Frühere Beziehungsmuster werden auf die Therapeut:in übertragen (z. B. der Wunsch nach einem »allmächtigen Retter«), welche darauf ihrerseits mit Gegen-Übertragung und mit eigenen Beziehungsmustern (Eigenübertragung) reagiert (z. B. mit Übernahme der Idealisierung oder mit deren Ablehnung und Distanzierung). Diese unbewussten Beziehungsanteile können die therapeutische Allianz unterstützen, aber auch zu Enttäuschung und Wut führen, wenn Wünsche nach Heilung durch die Therapeut:in nicht erfüllt werden. Es gilt, die idealisierende Übertragung zunächst zu akzeptieren, ohne in narzisstische Größen- oder Retter-Phantasien zu verfallen (Rodewig, 1995; Jimenez et al., 2012; Söllner, 2018a). Gerade bei Patient:innen mit schweren und zum Tod führenden Krankheiten können die in der Therapeut:in ausgelösten Gefühle der Ohnmacht oder Angst zu Verleugnung der die Patient:in bedrohenden Erkrankungen führen oder aber zu »manischer Abwehr«, indem der Psychotherapie Kräfte zugeschrieben werden, welche sie nicht hat. Heilsversprechen durch immer wieder auftauchende »Psycho-Gurus« können als Ausdruck manischer Abwehr begriffen werden.

Übertragungsphänomene entstehen auch in der Beziehung mit der überweisenden Somatiker:in und ihrem Team. Dabei können ähnliche Phänomene beobachtet werden: Idealisierung und – bei anhaltenden psychischen Schwierigkeiten der Patient:in – Entwertung der KL-Therapeut:in, Rivalität um die Beziehung mit der Patient:in oder Kritik des

Die therapeutische Beziehung ist durch zwischenmenschliche Begegnung und durch Übertragung geprägt

somatischen Teams durch die Therapeut:in. Regelmäßige Kontakte zwischen den Behandelnden und der Therapeut:in und in schwierigen Fällen eine gemeinsame Fallbesprechung oder Supervision (▶ Kap. 6) können hilfreich sein, um allfällige Konflikte oder Spaltungsphänomene zu identifizieren. Schlussendlich sollte die Therapeut:in darauf achten, in ihrer Gegenübertragung nicht durch depressive Grundstimmungen – angesichts des Verlusterlebens der Patient:in – zu stark kontaminiert zu werden und so in eine entmutigende Dynamik zu verfallen, welche auch den Wert der Therapie in Zweifel ziehen und zu Therapieabbrüchen führen kann. Gerade für im KL-Dienst tätige Psychotherapeut:innen ist somit das Bewusstsein eigener Reaktionen auf Verlusterlebnisse und das Erkennen der eigenen Angst vor dem Tod von großer Bedeutung.

Die im medizinischen Umfeld tätige Psychotherapeut:in befindet sich in der Situation einer Triade, da sie konsiliarisch als Drittperson beigezogen wird. *Triaden* sind anspruchsvoll wegen des Komplexitätsgrades der Kommunikation und der Beziehungskonstellation (Söllner & Lampe, 1997; Ludwig et al., 2011). Die Psychotherapeut:in wird von der Patient:in und von der Zuweiser:in auf unterschiedliche Weise – ohne ihr Zutun, manchmal bevor sie in Erscheinung tritt – wahrgenommen. So kann beispielsweise die unter Zeitdruck stehende Somatiker:in erhoffen und gleichzeitig befürchten, dass die Psychotherapeut:in mehr Zeit für die Patient:in hat oder einfühlsamer ist. Bei der Patient:in kann die Konsultation das Gefühl auslösen, von der eigenen Ärzt:in fallengelassen oder abgeschoben zu werden (Ludwig et al., 2011).

> Die Triade kann Projektionen, Spaltung und Rivalität zwischen Zuweiser und Konsiliarius auslösen

Die Psychotherapeut:in ist somit gut beraten, aufmerksam zu verfolgen, wie sie »ins Spiel gebracht« und erlebt wird. Was ist der manifeste und latente Konsultationsgrund (siehe Thiel et al., 1998)? Was ist die Indikation für eine Zuweisung zur Psychotherapie? Wie wird die Therapeut:in von den Beteiligten erlebt? Um diesen Fragen gerecht zu werden, hilft der Ansatz des *szenischen Verstehens* (Argelander, 1970). Die unbewusste Beziehungsgestaltung findet im KL-Dienst wie auf einer Bühne statt, auf der die Patient:in, deren Angehörige, die Ärzt:innen, das Pflegeteam und die KL-Therapeut:in in verschiedenen Rollen und Szenen auftreten und interagieren. Alle Beteiligten bringen ihre eigenen Beziehungserfahrungen, Wünsche und Ängste mit, die ihr Verhalten in der aktuellen Situation prägen, und lösen damit bei den anderen entsprechende Gegenübertragungen und Reaktionen aus. Das Verstehen dieses den Beteiligten meist unbewussten Interaktionsgefüges lässt Rückschlüsse auf heftige Übertragungsreaktionen der Patient:in, aber auch auf unbewältigte Probleme im Behandlungsteam zu. Da die KL-Therapeut:in Teil der Szene und des szenischen Agierens ist, benötigt es bei schwierigen Patient-Team-Therapeut-Interaktionen meist die Sicht von geschulten und mit dem institutionellen Kontext vertrauten Dritten in Form von Fallsupervision oder Balint-Gruppe, um ein solches Verständnis zu erreichen (Söllner, 2018a). Im szenischen Verstehen spielt auch der institutionelle Kontext eine Rolle, der durch räumliche und zeitliche Elemente, Anweisungen, Vorgehensweisen oder Regeln auf die Beteiligten einwirkt.

Literaturauswahl

Fritzsche, K. (2005). Psychotherapie bei lebensbedrohlich Erkrankten. *Psychotherapeut*, 50, 281–289.
Söllner, W. (Hrsg.) (2018), *Kranker Körper – kranke Seele. Psychotherapie mit körperlich Kranken*. Springer.
Stiefel, F., Stein, B., Söllner, W. (2018) Psychodynamische Aspekte im Konsiliar- und Liaisondienst. In: H. Hierdeis, M. Scherer (Hrsg.), *Psychoanalyse und Medizin* (S. 243–270). Vandenhoeck & Rupprecht.
Viederman, M. (2002). Active engagement in the consultation process. *Gen Hosp Psychiatry*, 24(2), 93–100.
Vogel, R. T. (2013). *Existentielle Themen in der Psychotherapie*. Kohlhammer.

Literatur

Anderson, K. O., Cohen, M. Z., Mendoza, T. R. et al. (2006). Brief cognitive-behavioral audiotape interventions for cancer-related pain: Immediate but not long-term effectiveness. *Cancer*, 107(1), 207–214.
Argelander, H. (1970). Die szenische Funktion des Ichs und ihr Anteil an der Symptom- und Charakterbildung. *Psyche*, 24, 324–345.
Beutel, M. (2000). Psychodynamische Kurztherapien. *Psychotherapeut*, 45, 203–213.
Bion, W.R. (1997). *Lernen durch Erfahrung*. Suhrkamp.
Boston, P., Bruce, A., Schreiber, R. (2011). Existential suffering in the palliative care setting: An integrated literature review. *J Pain Sympt Management*, 41(3), 604–618.
Boszormenyi-Nagy, I., Grunebaum, J., Ulrich, D. (2014). Contextual therapy. In *Handbook of Family Therapy* (S. 200-238). Routledge.
Bourquin, C., Stiefel, F., Ryser, P.Y. et al. (2021). A new kid on the block? The spiritual practitioner in the modern hospital. *Palliat Support Care*, 19(3), 388–389.
Breitbart, W., Rosenfeld, B., Gibson, C. et al. (2010). Meaning-centered group psychotherapy for patients with advanced cancer: a pilot randomized controlled trial. *Psycho-Oncology*, 19, 21–28.
Bressoud, A., Real del Sarte, O., Stiefel, F., et al. (2007). Impact of family structure on long-term survivors of osteosarcoma. *Support Care Cancer*, 15, 525–531.
Chochinov H. M., Hack T., Hassard T., et al. (2005). Dignity therapy: a novel psychotherapeutic intervention for patients near the end of life. *J Clin Oncol*, 23, 5520–5525.
Cluver, J. S., Schuyler, D., Frueh, B. C. et al. (2005). Remote psychotherapy for terminally ill cancer patients. *Journal of Telemedicine and Telecare*, 11(3), 157–159.
De Vries, M., Stiefel, F. (2018). Psychotherapy in the oncology setting. *Psychooncology*, 145–161.
Doering, S., Katzlberger, F., Rumpold, G. et al. (2000). Videotape preparation of patients before hip replacement surgery reduces stress. *Psychosom Med*, 62(3), 365–373.
Frick E., Stigler M., Georg H. et al. (2008). Tumor patients in psychodynamic psychotherapy including daydreaming: Can imagery enhance primary process and positive emotions? *Psychotherapy Res*, 18, 444–453.
Fritzsche, K. (2005). Psychotherapie bei lebensbedrohlich Erkrankten. *Psychotherapeut*, 50, 281–289.
Fritzsche, K., Albus, C., Jordan, J. et al. (2011). Einzel- und Paarintervention für depressive Koronarpatienten: Therapiemanual, Qualitätssicherung und erste Er-

fahrungen im Rahmen einer randomisierten kontrollierten Interventionsstudie. *Psychotherapeut, 56*, 325–336.

Gabbard, G. O. (2014). *Psychodynamic psychiatry in clinical practice: The DSM-IV Edition*. American Psychiatric Pub.

Gordon, T., Kelly, E., Mitchell, D. (2017). *Spiritual Care for Healthcare Professionals: Reflecting on Clinical Practice*. London: CRC Press.

Guex, P., Célis-Gennart, M., Stiefel, F. (1998). Cancer et famille. In M. Vannotti, M. Célis-Gennart (Hrsg.), *Malades et Familles* (S. 57–71). Médecine et Hygiène.

Gündel, H., Hümmeler, V., Lordick, F. (2007). Welche Tumorpatienten profitieren von einer interdisziplinären Psychoedukation im Rahmen der Tumortherapie? *Z Psychosom Med Psychother, 53*(4), 324–338.

Gutberlet, S. (2009). Psychotherapie mit Krebspatienten: Erfahrungen mit stationärer und ambulanter Psychoonkologie. *Psychologische Medizin, 20*(3), 15–19.

Herrmann-Lingen, C., Beutel, M. E., Bosbach, A. et al. (2016). A Stepwise Psychotherapy Intervention for Reducing Risk in Coronary Artery Disease (SPIRR-CAD): Results of an observer-blinded, multicenter, randomized trial in depressed patients with coronary artery disease. *Psychosom Med, 78*(6), 704–715.

Herschbach, P., Berg, P., Waadt, S. et al. (2010). Group psychotherapy of dysfunctional fear of progression in patients with chronic arthritis or cancer. *Psychother Psychosom, 79*(1), 31–38.

Jobin, G. (2012). *Des religions à la spiritualité: une appropriation biomédicale du religieux dans l'hôpital*. Lumen vitae.

Jiménez, X., Thorkelson, G. (2012). Medical countertransference and the trainee: identifying a training gap. *J Psychiatry Practice, 18*(2), 109–117.

Kissane, D. W., McKenzie, M., Bloch, S. et al. (2006). Family focused grief therapy: A randomized, controlled trial in palliative care and bereavement. *Am J Psychiatry, 163* (7), 1208–1218.

Knol, A. S. L., Huiskes, M., Koole, T. et al. (2020). Reformulating and mirroring in psychotherapy: A conversation analytic perspective. *Front Psychol, 11*, 318.

Koenig, H. G., King, D., Carson, V. B. (2012). *Handbook of religion and health*. Oup Usa.

Krenz, S., Rousselle, I., Guex, P., Stiefel, F. (2009). Follow-up of the cancer patient, maintaining self-identity. *Revue Medical Suisse, 190*(5), 360–363.

Krenz, S., Godel, C., Stagno, D. et al. (2014). Psychodynamic interventions in cancer care II: A qualitative analysis of the therapists' reports. *Psychooncology, 23*(1), 75–80.

Kruse, J., Wöller, W. (1995). Das »Trauma« der Erkrankung – Krise der Selbstwertregulation bei Krebskranken. *Z Psychosom Med Psychother, 41*(4), 370–385.

Lemogne, C., Cole, P., Consoli, S. M., Limosin, F. (2018). Le patient dont les symptômes physiques sont attribués à une cause psychologique. In P. Cole, S. M. Consoli, F. Limosin (Hrsg.), *La Psychiatrie de Liaison* (S. 252–266). Lavoisier.

Leuner, H. C. (1998). *Lehrbuch der Katathym-imaginativen Psychotherapie*. Hans Huber.

Ludwig, G., Verdu, B., Stiefel, F. (2011). Konzeptuelle Überlegungen zur psychodynamisch orientierten Konsiliar- und Liaison-Psychiatrie. *Psychodynamische Psychotherapie, 10*, 69–77.

Ludwig, G., Krenz, S., Zdrojewski, C. et al. (2014). Psychodynamic interventions in cancer care I: Psychometric results of a randomized controlled trial. *Psycho-Oncology, 23*(1), 65–74.

Mentzos, S. (2010). *Lehrbuch der Psychodynamik*. Vandenhoeck & Ruprecht.

Minuchin, P. (1988). Relationships within the family: A systems perspective on development. In R. A. Hinde, J. Stevenson-Hinde (Hrsg.), *Relationships within families: mutual influences* (S. 7–26). Wiley.

Neuburger, R. (1997). *Le mythe familial*. ESF Sciences Humaines, Collection Art de la Psychothérapie.

Oberhoff, B. (2002). Szenisches Verstehen in der institutionellen Supervision. In H. Pühl (Hrsg.), *Supervision* (S. 195–211). Leutner.

Penedo, F. J., Dahn, J. R., Molton, I. et al. (2004). Cognitive-behavioral stress management improves stress management skills and quality of life in men recovering from treatment of prostate carcinoma. *Cancer, 100*, 192–200.

Penedo, F. J., Dahn, J. R., Shen B.-J. et al. (2006). A randomized clinical trial of group-based cognitive behavioral stress management in localized prostate cancer: Development of stress management skills improves quality of life and benefit finding. *Ann Behav Med, 14*, 100–112.

Puchalski, C., Ferrell, B., Virani, R. et al. (2009). Improving the quality of spiritual care as a dimension of palliative care: The report of the Consensus Conference. *J Palliat Med, 12*(10), 885–904.

Reddemann, L. (2004). *Psychodynamisch Imaginative Traumatherapie (PITT). Das Manual.* Pfeiffer.

Reuter, K., Spiegel, D. (2016). *Psychische Belastungen bei Krebserkrankungen.* Hogrefe.

Rodewig, K. (1995). Körperliche Krankheit in Übertragung und Gegenübertragung. *Psyche, 49*(6), 564–580.

Rodin G., Lo C., Rydall A. et al. (2018) Managing Cancer and Living Meaningfully (CALM): A randomized controlled trial of a psychological intervention for patients with advanced cancer. *J Clin Oncol, 36*, 2422–2432.

Sameroff, A. J. (1983). Developmental systems: context and evolution. In P. H. Mussen, W. Kessen (Hrsg.), *Handbook of child psychology: history, theory, and methods* (S. 237–294). Wiley.

Sartre, J. P. (2014/1943). *Das Sein und das Nichts* (18. Aufl.). Rowohlt.

Söllner, W., Lampe, A. (1997). Arzt, Patient und Psychotherapeut: Interaktion und Kooperation im Krankenhaus unter beziehungsanalytischen Gesichtspunkten. In F. Herberth, J. Maurer (Hrsg.), *Die Veränderung beginnt im Therapeuten: Anwendungen der Beziehungsanalyse in der psychoanalytischen Theorie und Praxis* (S. 279–294). Brandes & Apsel.

Söllner, W., Gross, R., Maislinger, S. (2002). Psychotherapeutic interventions in melanoma patients. *Rec Results Cancer Res, 160*, 362–369.

Söllner, W., Stein, B. (2015). Somatoforme Störungen im psychosomatischen Konsiliar-Liaisondienst. *Ärztliche Psychotherapie, 10*(1), 12–21.

Söllner, W. (2016). Psychotherapie mit körperlich Kranken aus psychodynamischer Perspektive – Vom Umgang mit existentieller Bedrohung. *Psychotherapie im Dialog, 17*(1), 38–42.

Söllner, W. (2018a). Besonderheiten der therapeutischen Beziehung. In W. Söllner (Hrsg.), *Kranker Körper – kranke Seele. Psychotherapie mit körperlich Kranken* (S. 51–64). Springer.

Söllner, W. (2018b). Besonderheiten der therapeutischen Technik. In W. Söllner (Hrsg.), *Kranker Körper – kranke Seele. Psychotherapie mit körperlich Kranken* (S. 65–82). Springer.

Spiegel D., Classen C. (2000). *Group therapy for cancer patients. A research-based handbook of psychosocial care*. Basic Books.

Stein, B., Mueller, M. M., Meyer, L. K., Söllner, W. (2020). Psychiatric and psychosomatic consultation-liaison services in general hospitals: A systematic review and meta-analysis of effects on symptoms of depression and anxiety. *Psychother Psychosom, 89*(1), 6–16.

Stiefel, F., Bernard, M. (2008). Psychotherapeutic interventions in palliative care. In Mari Lloyd-Williams (Hrsg.), *Psychosocial issues in Palliative Care* (S. 161–178). Oxford University Press.

Stiefel, F., Bourquin, C., Saraga, M. (2023). Collusion Revisited: A Narrative Review of Dyadic Collusions. *Journal of Contemporary Psychotherapy, 53*, 333–341.

Stiefel, F., Guex, P. (2008). Stress in health care workers. *Revue Medicale Suisse, 1444*(4), 424–427.

Stiefel, F., Nakamura, K., Terui, T., Ishitani, K. (2017). Collusions Between Patients and Clinicians in End-of-Life Care: Why Clarity Matters. *J Pain Sympt Management, 53*(4), 776–782.

Stiefel, F., Stein, B., Söllner, W. (2018) Psychodynamische Aspekte im Konsiliar- und Liaisondienst. In: H. Hierdeis, M. Scherer (Hrsg.), *Psychoanalyse und Medizin* (S. 243–270). Vandenhoeck & Rupprecht.

Strauß B., Tefikow S., Rosendahl J. (2013). Psychosoziale Interventionen bei körperlichen Erkrankungen. *Psychother Psych Med, 63*, 6–11.

Tauber, N. M., O'Toole, M. S., Dinkel, A. et al. (2019). Effect of psychological intervention on fear of cancer recurrence: A systematic review and meta-analysis. *J Clin Oncol, 37*(31), 2899.

Thiel, A., Söllner, W. Schüßler, G. (1997). Wie lautet die Konsilanforderung – und was wird tatsächlich vom psychotherapeutischen Konsiliar erwartet? *Z Psychosom Med Psychoanal, 43*, 233–246.

Thomä, H., Kächele, H. (2006). Lehrbuch der psychoanalytischen Therapie. Band 1: Grundlagen (3. Aufl., S. 38–52). Springer.

Verdu, B., Ludwig, G., Roussell, I. et al. (2009). La fonction de Moi auxiliaire dans la prise en charge des douloureux chroniques. *Revue Médicale Suisse, 190*(5), 356–359.

Verdu, B., Krenz, S., Ludwig, G., Stagno, D. (2010). Psychotherapy in the somatic field – what specificities? *Revue Medical Suisse, 6*(263), 1772–1773.

Viederman, M. (1984). The active dynamic interview and the supportive relationship. *Comprehensive Psychiatry, 25*(2), 147–157.

Viederman, M., Blumberg, H. (1993). The anatomy of a consultation: A teaching method. *Gen Hosp Psychiatry, 15*, 183–192.

Viederman, M. (2002). Active engagement in the consultation process. *Gen Hosp Psychiatry, 24*(2), 93–100.

Vogel, R. T. (2013). *Existentielle Themen in der Psychotherapie*. Kohlhammer.

Wentzlaff, E., Gutberlet, S., Söllner, W. (2018). Psychodynamische Kurztherapie mit körperlich Kranken: Vom kreativen therapeutischen Umgang mit Leitaffekten. In W. Söllner (Hrsg.), *Kranker Körper – kranke Seele. Psychotherapie mit körperlich Kranken* (S. 83–94). Springer.

Willi, J. (2012). *Die Zweierbeziehung: Das unbewusste Zusammenspiel von Partnern als Kollusion*. Rowohlt.

Winnicott, D. W. (1974). *Reifungsprozesse und fördernde Umwelt*. Kindler.

Yalom, I. D. (2015). *Existenzielle Psychotherapie*. EHP-Verlag Andreas Kohlhage (amerikan. Erstausgabe 1980).

5 Betreuung Angehöriger im Kontext familienorientierter Medizin

Martin von Wachter

> **Lernziele:**
>
> - Erkennen psychosozialer Krankheitsfolgen und Wechselwirkungen
> - Stufenweise Indikationsstellung für die Einbeziehung der Familie
> - Interventionen für Angehörigengespräche
> - Hilfreiche Fragen in Familiengesprächen
> - Umgang mit Schwierigkeiten in familiären Beziehungen

5.1 Niemand ist alleine krank

Anhaltende Erkrankungen stellen nicht nur für die Betroffenen, sondern auch für ihre Partner:in und Angehörigen eine Herausforderung dar. Mit einer längeren Erkrankung gehen nicht selten viele Verluste einher, und es kommt zu sozialen Einschränkungen. Der Verlauf und der Umgang mit einer Erkrankung werden durch familiäre, partnerschaftliche, soziale und biographische Aspekte beeinflusst (Hartmann et al., 2010). Oft rücken Paare und Familien in dieser Phase besonderer Belastung enger zusammen, um sich gegenseitig Mut zu machen und gemeinsame Ressourcen zu aktivieren. Dennoch sind sie den psychosozialen Krankheitsanforderungen mitunter nicht ausreichend gewachsen und fühlen sich überfordert, unsicher und hilflos im Umgang mit der Erkrankung. Manche Partner:innen erleben die Auswirkungen einer Erkrankung sogar gravierender als die Patient:innen selbst (Keller et. al., 1998). Nicht selten kommt es zu Konflikten oder zu einer Distanzierung. Wie unter einem *Brennglas* kann die Krankheit positive oder auch negative Verhaltensweisen in einer Partnerschaft zum Vorschein bringen bzw. verstärken: Gute Partnerschaften werden oft besser und schwierige scheitern manchmal (Hendrischke, 2010). Hinzu kommt, dass Partner:in, Angehörige und Eltern sich von ihren Behandler:innen mit ihren Wünschen, Ängsten und Informationsbedürfnissen häufig nicht angemessen wahrgenommen fühlen. Mangelnde Informationen können zu dysfunktionalen Reaktionen führen und dazu beitragen, die Erkrankung aufrechtzuerhalten. Auf der anderen Seite ist die Familie die wichtigste Ressource und spielt bei der primären Versorgung chronischer Erkrankungen eine bedeutende Rolle. Beides legt nahe, die Familienmitglieder möglichst frühzeitig in die Behandlung einzubeziehen (Hendrischke & von Wachter, 2016; Herrmann et al., 2023).

5.2 Stufenschema für die Einbeziehung von Angehörigen in die Behandlung

Die Notwendigkeit der Einbeziehung der Familienmitglieder in die Behandlung und Entscheidungsprozesse wird stark von der Schwere der Erkrankung und vom Ausmaß der bio-psycho-sozialen Wechselwirkungen bestimmt. Lebensbedrohliche Erkrankungen, von krisenhaften oder unsicheren Verläufen geprägte Erkrankungen bedürfen eher der konsiliarischen Einbeziehung der Angehörigen. Aber auch Art des Umgangs mit der Erkrankung ist ausschlaggebend, wenn es darum geht, Partner:in bzw. Angehörige in das Setting einzubeziehen.

Anschaulich ist die Indikation im von Doherty und Baird entwickelten Stufenschema zur Integration von Familien in den Behandlungsablauf dargestellt (▶ Tab. 5.1)

Tab. 5.1: Stufenschema zur Integration von Familien (Doherty & Baird, 1987)

Stufe	Beispiele	Intervention
1. Alltagserkrankung	Pneumonie, arterielle Hypertonie	Keine Einbeziehung der Angehörigen nötig, da ein komplikationsloser Behandlungsverlauf zu erwarten ist
2. Chronische Erkrankungen mit geringen psychosozialen Belastungen und günstigem Behandlungsverlauf	Z.B. Altersdiabetes oder kardiovaskuläre Erkrankungen	Beratung der Angehörigen, Schulungen
3. Schwerwiegende, somatische Erkrankungen mit erheblichen bio-psycho-sozialen Wechselwirkungen	Apoplex, Herzinfarkt oder chronische Schmerzstörungen	Psychoedukation, emotionale Unterstützung, Begleitung in der Bewältigung, Einbeziehung der Partner:in oder der Angehörigen bei der Mitteilung von Diagnosen, geplanten Untersuchungs- bzw. Behandlungsschritten oder der Übermittlung schlechter Nachrichten

Stufe	Beispiele	Intervention
4. Erkrankungen mit unklarer Prognose, Krankheiten mit schwerwiegenden bio-psycho-sozialen Wechselwirkungen, mit unbefriedigendem Behandlungsverlauf, lebensbegrenzende Erkrankungen	Krebs, MS, Transplantationen	Begleitende Paar- und Familiengespräche, systemische Familienmedizin, Angehörigengruppen
5. Erkrankungen, die durch schwierige interaktionelle Probleme im Gesundheitssystem oder in der Familie geprägt sind	High Utilizer, Essstörungen, somatoforme Störungen	Paar- und Familientherapie

Tab. 5.1: Stufenschema zur Integration von Familien (Doherty & Baird, 1987) – Fortsetzung

5.3 Krankheitsphasen

John Roland unterscheidet drei Krankheitsphasen, die unterschiedliche Anforderungen an die Familie stellen (Roland, 1994; Altmeyer & Kröger, 2003). Die Übergänge zwischen den Phasen bedeuten zusätzliche Anforderungen und Anpassungsleistungen für die Familie.

(1) In der *Akutphase* geht es um Diagnostik und die Mitteilung der Diagnose. Die Familie setzt sich inhaltlich mit der Diagnose und den damit drohenden Konsequenzen auseinander. In dieser Phase können unter Umständen Ängste und Befürchtungen entstehen, je nachdem, welche Vorerfahrungen die Familienmitglieder mit Erkrankungen gemacht haben. Hoffen, Bangen, Abwarten und viele Kontakte zum medizinischen System prägen diese Phase. Viele Familien rücken in dieser Phase enger zusammen und versuchen, sich gegenseitig zu unterstützen. Es bedarf wiederholt gut verständlicher, ausführlicher Aufklärungsgespräche im Beisein der Angehörigen und einer Kooperation zwischen den einzelnen Behandler:innen. Im Idealfall wirkt das vermittelte Wissen entlastend, entängstigend, zeigt Zukunftsperspektiven auf und gibt Hoffnung.

Übergänge zwischen Krankheitsphasen bedeuten erhöhte Anpassungsleistungen

Fragen an die Familienmitglieder:

- »Was bewirkt die Krankheit bei Ihnen?«
- »Welche Erfahrungen haben Sie im Gesundheitssystem gemacht?«
- »Was glauben Sie, welche Ursache die Erkrankung hat?«

(2) An die akute Phase schließt sich eine *chronische Phase* an. Das hohe Tempo in der Akutphase, wo sich alles um die Behandlung und die Patient:in dreht, kann in der Regel nicht in der chronischen Phase fortgeführt werden. Hier versucht die Familie, neue Wege im Umgang mit der Krankheit im Alltag zu finden und sich an die Einschränkungen anzupassen.

Bestimmte Alltagsrituale und Aufgabenbereiche müssen geändert werden, was zu einer veränderten Rollenzuweisung innerhalb der Partnerschaft oder in der Familie führen kann. Eine berufliche Umorientierung kann die Folge sein. Dieser Übergang erfordert eine hohe Anpassungsleistung und ist eine erste Sollbruchstelle. Möglicherweise bleiben Familien gedanklich noch in der akuten Phase und wünschen weitere Diagnostik und mehr Unterstützung durch das medizinische System. Sie tun sich schwer, die Erkrankung zu akzeptieren und in die neue Phase überzuwechseln.

Aufbau einer neuen Normalität

Hier steht der Aufbau einer neuen Normalität im Vordergrund. Familien, die es gewohnt sind anzupacken, fangen zum Beispiel an, in der häuslichen Umgebung leichte Umbauten vorzunehmen. Andere Familien, die vorher schon ein reges soziales Leben pflegten, holen sich zum Beispiel Hilfe von außen und profitieren vom Austausch mit anderen Betroffenen. Selbsthilfegruppen leisten hier einen wertvollen Beitrag. In dieser Phase geht es auch um Balanced-Coping, also darum, der Krankheit und den damit verbundenen Einschränkungen einen Platz im Leben zuzuweisen (Haun, 2023): einerseits sich damit zu beschäftigen, aber auf der anderen Seite auch wieder Bereiche zu identifizieren, die von der Krankheit unberührt bleiben und unabhängig davon weitergeführt werden können.

> Tipp: Im Beisein der Angehörigen wird die Patient:in z. B. gefragt: »In welchen Bereichen brauchen Sie Unterstützung und in welchen Bereichen wollen Sie eigenständig wieder Aufgaben übernehmen?« »Was ist bei Ihnen trotz der Beschwerden unangerührt geblieben?« »Wie kann trotz der Beschwerden Normalität aufrechterhalten werden?«.

Sterbebegleitung und Abschied nehmen

(3) In der *terminalen Phase* geht es um Sterbebegleitung und darum, Abschied zu nehmen. Die pflegerischen Aufgaben nehmen hier eher zu. Auch dieser Übergang erfordert Veränderungen und neue Aufgaben. Es geht um die Entscheidung, welche therapeutischen Maßnahmen noch sinnvoll sind und wo palliative Maßnahmen zum Einsatz kommen. Es geht darum, zu klären, wo die Patient:in sterben will und ob eine letzte Phase zuhause ermöglicht werden kann. Manchmal besteht die letzte Möglichkeit, bisher Unausgesprochenes noch auszusprechen. Hier geben Sie der Familie Raum für Trauer und Abschied. Hilfreich sind Rituale. In dieser Phase rückt die Familie oft wieder näher zusammen.

5.4 Krankheit als Verlusterfahrung

Eine chronische Krankheit bedeutet oft Verlusterfahrungen Krankheit bedeutet Verluste für die betroffene Familie. Es geht nicht nur um den Verlust der Gesundheit und der Lebensqualität, sondern auch um den Verlust der Unbeschwertheit und der Zukunftsperspektiven. Die Familie muss sich oft auf eine neue Realität und auf die Bedürfnisse und Einschränkungen der erkrankten Person einstellen. Es ist wichtig zu erkennen, dass diese Verluste sowohl individuell als auch familiär erlebt werden. Jedes Familienmitglied kann in unterschiedlichem Maße betroffen sein. Das Verständnis und die Anerkennung dieser Verluste sind entscheidend für die emotionale Unterstützung der betroffenen Familie und ihrer Angehörigen (Hendrischke & von Wachter, 2016).

Krankheit bedeutet Verlust

Mögliche krankheitsbedingte Verluste:

Für die betroffene Person:

- Autonomie
- soziale Kontakte
- finanzielle Sicherheit
- Intimität
- Kontrolle
- Flexibilität
- Entscheidungsfreiheit
- körperliche Integrität
- Handlungsspielraum

Für die Partner:in:

- emotionale und körperliche Nähe
- gemeinsame Sexualität
- gemeinsame Interessen
- bisheriger Lebensstandard
- Bewegungsfreiheit und Freizeit

Für die Kinder:

- identitätsstiftende Möglichkeiten
- Unbefangenheit
- emotionaler Kontakt zu den Eltern
- Sicherheit
- Zeit für Freizeitaktivitäten mit den Eltern
- Zukunftspläne

Auf der anderen Seite bietet die Krankheit die Chance, Prioritäten neu zu setzen und dass sich die Familie ihrer Stärken bewusst wird. Das gegenseitige Helfen kann auch sinnstiftend sein (Altmeyer & Kröger, 2003).

5.5 Entwicklungsphasen der Familienmitglieder

Es ist wichtig zu berücksichtigen, in welcher Entwicklungsphase sich die Familie befand, als die Krankheit ausbrach. Möglicherweise standen wichtige Veränderungen wie ein Auszug der Kinder, eine berufliche Neuorientierung, eine Familiengründung, ein Kinderwunsch, der Eintritt in den Ruhestand oder ein Umzug in ein Altersheim bevor. Die Erkrankung kann solche Entwicklungsschritte blockieren oder verzögern. In den Familiengesprächen geht es darum, anstehende Entwicklungsschritte zu identifizieren und die Familie zu motivieren, ihre geplante Entwicklung, soweit es geht, fortzusetzen oder gegebenenfalls in einer modifizierten Form wiederaufzunehmen (Roland, 2018).

Erkrankung kann Entwicklungsschritte blockieren

Fallbeispiel:

Eine 50-jährge Patientin erkrankt an einem Mamma-Karzinom und muss sich einer langwierigen und belastenden Behandlung unterziehen. Im psychoonkologischen Konsil während der Chemotherapie berichtet sie, dass sie sich Sorgen um ihre älteste Tochter macht. Die Tochter hatte geplant, im nächsten Jahr ihr Studium zu beginnen. Aufgrund der Erkrankung beschließe sie nun, eine kürzere Ausbildung anzufangen, um frühzeitig selbständig zu werden. Im Rahmen der psychoonkologischen Betreuung wird die Familie zum Gespräch eingeladen. Befürchtungen der Tochter können offen ausgesprochen und relativiert werden. Sie wird von der Mutter ermutigt, ihre Entscheidung zu überdenken. Durch offene Kommunikation und gemeinsame Anstrengungen kann die Familie ihre Entwicklung fortsetzen und die Krankheit als Herausforderung besser meistern.

Werkzeug: Genogramm-Interview

Für das Verständnis der Erkrankung, sowohl für die Patient:innen als auch für die Behandler:innen, ist es sinnvoll, nach Vorerkrankungen, auch in früheren Generationen, und dem Umgang mit diesen zu fragen. Hier lohnt sich das Anlegen eines krankheitsbezogenen Genogramms. So können bedeutende biographische, soziale und medizinische Daten sowie Informationen über Familienbeziehungen, Krankheitsüberzeugungen und

Ressourcen in der Familie auf einen Blick erfasst werden (McGoldrick et al., 2008).

- Welche Angehörigen sind für die Patient:in wichtig und unterstützend?
- Gab oder gibt es in der Familie ähnliche Erkrankungen?
- Gibt es in der Familie andere Familienmitglieder, die aktuell erkrankt sind?
- Wie wurde in der Familie früher mit ernster Krankheit oder mit lebensbedrohlichen Situationen umgegangen? Wie wurde darüber berichtet?
- Wer unterstützt wie in der Familie?

5.6 Angehörigengespräche

In vielen Fällen äußern Patient:innen den Wunsch, dass ihre Partner:innen zu Gesprächen hinzukommen. Angehörige zum Gespräch hinzuziehen ist leichter in der Notaufnahme, wenn Angehörige draußen warten oder wenn Sie auf Station nachfragen, wann Angehörige zu Besuch kommen.

Bei den kurzen Liegezeiten im Krankenhaus ist es oft nicht möglich, die Angehörigen im Konsildienst mit einzubinden. Hier kann auf verschiedene Anlaufstellen, Beratungsangebote und Selbsthilfegruppen in der Region verwiesen werden. Behandelnde sollten Informationen parat haben, welche Anlaufstelle für welche Problemstellungen geeignet ist und empfohlen werden kann (Flyer mitgeben).

Wenn ein Familiengespräch konkret vereinbart wird, ist es wichtig zu betonen, dass das Ziel darin besteht, die Familie zu unterstützen und gemeinsam Strategien zu entwickeln, um den Umgang mit der Erkrankung zu erleichtern. Zu Beginn des Gesprächs wird das Kommen aller Beteiligten gewürdigt. Die Grundhaltung dabei ist, dass die Familie nicht für die Krankheit verantwortlich, sondern ebenfalls davon betroffen ist und somit eine wichtige Ressource für die Bewältigung der Krankheit darstellt (Altmeyer & Hendrischke, 2013). Oftmals leidet die ganze Familie unter der Erkrankung, und das Zusammenleben wird beeinträchtigt. Am Anfang kann es hilfreich sein, zunächst die Belastungen der Familie zu erfragen:

Familie ist oft wichtigste Ressource für Krankheitsbewältigung

- Welche Belastungen entstehen durch die Krankheit für die Familie?
- Was belastet die Partner:in?
- Welche Veränderungen in der Familie sind durch die Erkrankung schon eingetreten, sind zu erwarten oder werden befürchtet?
- Wo geht er/sie mit seinen/ihren Beschwerden hin?

- Wie viel Raum nimmt die Erkrankung im Alltag auf einer Skala von 0–10 ein?
- Wie oft wird in der Familie über die Erkrankung gesprochen?
- Was glauben die Familienangehörigen ist die Ursache ihrer Erkrankung?

Familiengespräch ist Forum, um über Themen zu sprechen, die sonst nicht angesprochen werden

Das Familiengespräch dient als Forum, um über Themen zu sprechen, die sonst möglicherweise nicht angesprochen werden, sei es aus Rücksichtnahme gegenüber der Partner:in oder aufgrund des Unwissens darüber, wie das Thema angesprochen werden soll, oder aus Angst, ein Familienmitglied zu verletzen. Das Schonen eines Familienmitglieds führt jedoch häufig zu Missverständnissen, und es bleiben unerfüllte Wünsche und Bedürfnisse ungesagt. Das Familiengespräch bietet die Möglichkeit, diese Wünsche und Bedürfnisse auszusprechen und gemeinsam nach Lösungen zu suchen, die für alle Beteiligten erfüllbar sind. Die Familie soll motiviert werden, auch negative Gefühle offen auszusprechen.

Fragen nach Auswirkungen:

- Wie wirkt sich die Erkrankung auf die einzelnen Familienmitglieder aus?
- Gibt es Unterschiede?
- Wie wird mit den durch die Erkrankung entstandenen Gefühlen wie Angst, Wut und Enttäuschung umgegangen?
- Haben sich die Beziehungen in der Familie verändert?
- Welche positiven Veränderungen hat die Erkrankung in der Familie bewirkt?
- Welche Verluste hat sie bewirkt?
- Gibt es Zeiten, in denen die Familie mit der Erkrankung besser umgehen kann?
- Was hat die Familie in dieser Zeit anders gemacht?
- Was wünscht sich die Partner:in im Umgang mit der Erkrankung?
- Was wünscht die Partner:in sich für die Beziehung?
- Gibt es unausgesprochene Wünsche?

Wertschätzen der bisherigen Bewältigungsversuche

In den Familiengesprächen geht es nun darum, das Geleistete der Familie im Umgang mit der Erkrankung zu würdigen und den Zusammenhalt in der Familie hervorzuheben. Der Fokus liegt darauf, bisherige Lösungsversuche wertzuschätzen. Auch wenn sich im Gespräch vermeintlich dysfunktionale Verhaltensweisen zeigen, jedes Familienmitglied hat seine Art und Weise mit der Erkrankung umzugehen. Es gibt Phasen, während derer sich ein Mitglied zurückzieht oder ein anderes sehr offen mit der Erkrankung im Freundeskreis umgeht. All dies wird im Familiengespräch als normale und häufige Verhaltensweise und derzeit beste Verarbeitungsmöglichkeit wertgeschätzt (Altmeyer & Hendrischke, 2013). Dadurch wir auch die gegenseitige Toleranz in der Partnerschaft gefördert.

Anschließend wird gemeinsam nach weiteren Möglichkeiten gesucht, um die Beeinträchtigungen zu mindern. Hierbei ist es wichtig, auch die bereits vorhandene Balance im Umgang mit der Erkrankung zu berücksichtigen, zum Beispiel im Haushalt, am Arbeitsplatz oder in der Freizeit. Ein möglicher Ansatz wäre, nach den Erfahrungen und dem Bewährten zu fragen und gemeinsam zu überlegen, welche Strategien in der Vergangenheit erfolgreich waren und welche weiteren Schritte unternommen werden könnten, um den Umgang mit der Erkrankung zu verbessern (von Wachter, 2003). Spätestens jetzt stellen sich Fragen nach der Verteilung zusätzlicher Aufgaben und Pflegeleistungen in der Familie. Hier kann es auch zu Veränderungen in der Berufstätigkeit mit finanziellen Belastungen kommen. Es geht darum, welche finanziellen Hilfen die Familien in Anspruch nehmen können und dass die Familie ein Maß der Unterstützung findet, das alle Familienangehörigen über längere Zeit durchhalten können. Denn das Tempo und das Zurückstellen der Bedürfnisse in der Akutphase können in der Regel in der chronischen Phase nicht fortgeführt werden. Im Gespräch kann es auch um Hoffnung auf gute Zeiten nach der Erkrankung gehen. »Es kommen wieder bessere Zeiten.« Hier kann auch empfohlen werden, sich mit anderen Betroffen und deren Partner:innen auszutauschen (Selbsthilfe).

Verteilung der Aufgaben in der Familie

Fragen nach Ressourcen:

- Wie haben sich die Familienangehörigen bei früheren Erkrankungen gegenseitig unterstützt?
- Wer hat wen unterstützt?
- Welche Ressourcen gibt es in der Familie? Welche Ressourcen gab es vor der Erkrankung?
- Gibt es schon eine gewisse Balance im Umgang mit der Erkrankung?
- Was hat sich bisher bewährt? Wo hat der Umgang mit früheren Krisen bereits gut geklappt? Was hat dabei geholfen? Was haben Sie damals gebraucht?
- Wo ist Unterstützung nötig? Wo kann die betroffene Person wieder selbst aktiv werden?
- Welche Werte und Lebensziele gibt es in der Familie? Welchen kann trotz der Erkrankung nachgegangen werden?

Fallbeispiel:

Auf die Frage nach früheren Ressourcen berichtet eine Patientin im Konsilgespräch, dass sie und ihr Mann, als sich kennen lernten, sich gegenseitig vorgelesen haben. Diese Ressource konnte wieder genutzt werden, obwohl die Patientin krankheitsbedingt oft im Bett lag.

Schwierigkeiten

Manchmal stehen Angehörige einem Gesprächsangebot ablehnend gegenüber. Sie äußern, dass sie kein Angehörigengespräch benötigen, da es ja in erster Linie um die Betroffene oder den Betroffenen geht. Die eigenen Belastungen und Emotionen werden in dieser Phase häufig verdrängt oder hinten angestellt. Patient:innen selbst erkennen oft aber die Bedeutung von Gesprächen für ihre Angehörigen. In vielen Fällen äußern sie den Wunsch, dass ihre Partner:in ebenso Unterstützung in Form von Gesprächen in Anspruch nehmen sollten.

Verleugnung

Manchmal wollen Angehörige die Erkrankung der Partner:in ausblenden und bezeichnen die Betroffenen als »geheilt«. Angehörige möchten möglicherweise dadurch ihre Partner:in schützen und der betroffenen Person das Gefühl geben, dass alles in Ordnung ist, auch wenn sie wissen, dass dies nicht der Fall ist. In anderen Fällen ist es ein Versuch, die Realität zu verleugnen oder zu relativieren, um mit der emotionalen Belastung und der Rezidivangst besser umgehen zu können. Für die Betroffenen kann es sehr schwierig sein, mit dieser Art von Vermeidung der Angehörigen umzugehen. Sie spüren, dass ihre Bedürfnisse und Gefühle nicht ernst genommen werden und dass es ihnen nicht möglich ist, offen über ihre Krankheit und ihre Ängste zu sprechen. Dies kann zu einem Gefühl der Kränkung und Isolation führen sowie die psychische Belastung verstärken. Angehörigengespräche ermöglichen hier aber eine bewusste Auseinandersetzung mit den eigenen Gefühlen, was unter Umständen erst die Grundlage für eine effektivere Unterstützung darstellt. Im Angehörigengespräch ist es wichtig, solche möglichen Hintergründe zu erklären, um wieder Vertrauen zu gewährleisten. Familien sollten auch ermutigt werden Konflikte im Verlauf, trotz der Erkrankung, anzusprechen und auszutragen. Angehörige lernen das Verhalten der Betroffenen nicht als persönlichen Vorwurf zu erleben. Oft kann so soziale Isolation durch die Krankheit reduziert werden.

Selbstfürsorge der Angehörigen

Balance zwischen Fürsorge und Selbstfürsorge

Auch die Selbstfürsorge der Angehörigen ist wichtig. Wenn sich Angehörige um ihre eigenen Bedürfnisse kümmern, können sie ihre Energie besser nutzen, um der betroffenen Person zu helfen. Gleichzeitig kann dies auch Schuldgefühle bei den Betroffenen reduzieren, da sie wissen, dass ihre Angehörigen auch auf sich achten. Eine gute Balance zwischen Fürsorge für den Erkrankten und Selbstfürsorge ist daher entscheidend für eine erfolgreiche Bewältigung der Situation. Dazu gehören frühere Ressourcen, soziale Kontakte außerhalb der Familie und Sport. Im Angehörigengespräch können die Betroffenen der Partner:in explizit die Erlaubnis dafür geben. Es ist »kein Verrat«, wenn die Partner:in auch etwas alleine unternimmt (McDaniel et al., 1997). Auch sinnvolle Besuchszeiten im Krankenhaus können dabei besprochen werden.

Metapher »Krankheit als der ungebetene Gast«

Die Metapher »Krankheit als der ungebetene Gast« hilft, ein besseres Verständnis für die Krankheit zu entwickeln und das Coping zu verbessern. Wie ein unerwarteter Besucher taucht die Krankheit ohne Einladung plötzlich auf und bleibt, was das alltägliche Leben beeinträchtigt und verändert. Der Vergleich mit einem »ungebetenen Gast« verdeutlicht die Gefühle von Überforderung, Unbehagen und Hilflosigkeit, die mit einer schweren Erkrankung einhergehen können.

Balanced-Coping

Wie ein unerwünschter Gast benötigt auch eine chronische Erkrankung Aufmerksamkeit und Pflege. Die Einschränkungen und Symptome, die mit der Krankheit einhergehen, können den Fokus von alltäglichen Aktivitäten weglenken und verhindern, dass Betroffene ihr Leben adäquat weiterführen können. »Schafft der Gast es, alle Aufmerksamkeit auf sich zu lenken und Sie 24 Stunden zu beschäftigen?« Die Familie will dem Gast keinen Raum und keine Zeit widmen oder kämpft dagegen an und versucht den »Gast« unter Kontrolle zu halten oder aus dem Leben zu verbannen. Anstatt gegen die Krankheit anzukämpfen, kann es hilfreich sein, die bewusste Entscheidung zu treffen, sie zu akzeptieren und die Energie, die man sonst in den Kampf gegen die Krankheit gesteckt hätte, für andere Dinge zu nutzen.

Akzeptanz

Ähnlich wie bei der Unterbringung eines ungebetenen Gastes, kann es hilfreich sein, einen bestimmten Platz für die Krankheit im Leben zu finden. »Wie gelingt es Ihnen, ihn auf einen Platz zu verweisen, den Sie bestimmen? Wo im Haus hat er seinen Platz? Im Wohnzimmer? Im Keller? Auf dem Dachboden? Im Gästezimmer? Wie schaffen Sie es, mit diesem Quälgeist umzugehen?« Es kann nützlich sein, begrenzte Zeiträume zu definieren, in denen sich die Familie intensiver mit der Krankheit beschäftigt, um Raum für das Leid zu geben, sich auszutauschen und gemeinsam Strategien zu entwickeln.

Einbeziehung von Kindern

Die Einbeziehung von Kindern in den Umgang mit der Erkrankung eines Angehörigen ist von Bedeutung für ihre emotionale Gesundheit und Bewältigungsfähigkeit. Betroffene wollen ihren Kindern oft nicht zu viel zumuten. Auch kleine Kinder spüren in der Regel, dass etwas nicht stimmt.

Die Krankheit oder z. B. das Wort »Krebs« sollte dabei nicht tabuisiert werden. Die betroffenen Patient:innen werden darin bestärkt, mit ihren Kinder über die Krankheit altersgerecht zu sprechen. Es ist ratsam, durch offene Fragen Kinder zu ermutigen, ihre Gedanken und Gefühle zu äußern. Offene Gespräche ermöglichen es den Kindern, ihre Fragen und Sorgen zu teilen sowie Ängste und belastende Phantasien abzubauen.

Auch kleinen Kindern erklären

Wenn Kinder das Gefühl haben, dass sie über die Krankheit von Angehörigen sprechen können, ohne dabei Zurückweisung oder Verschwiegenheit zu erfahren, reduziert dies die Wahrscheinlichkeit, dass sie falsche Informationen von anderen Quellen, z. B. auf dem Schulhof, Glauben schenken. Betroffene können ihren Kindern auch sagen: »Im Internet steht viel Schlimmes, wenn du googlest, dann frage auch mich.« Bei jüngeren Kindern ist es wichtig zu erklären, dass die Erkrankung nicht ansteckend ist, und sie auch keine Schuld an der Erkrankung haben, dass der andere Elternteil oder Großeltern für sie da sind. Ältere Kinder fürchten lange Trennungen bei Krankenhausaufenthalten oder den Tod des Elternteils. Kinderhospizdienste kümmern sich auch um Kinder, deren Eltern erkrankt sind.

> **Fragen:**
>
> - Was wurde den Kindern über die Krankheit erzählt und wie?
> - Wie kommen die Kinder unterschiedlich mit der Erkrankung zurecht?
> - Welche Entwicklungsschritte der einzelnen Familienmitglieder stehen an?

Literaturauswahl

Altmeyer, S., Hendrischke, A. (2013). *Einführung in die systemische Familienmedizin*. Carl-Auer Verlag.

Haun, M. W. (2023). Systemische Familienmedizin – Grundlagen, Wirksamkeit und klinische Implementierung. *KONTEXT – Zeitschrift für systemische Perspektiven, 54* (3), 215–225.

Hendrischke, A. (2010). Niemand ist alleine krank. PiD – Psychotherapie im Dialog, *11* (2), 134–139.

Herrmann, M., Kalitzkus, V., Wilm, S. (2023). Familienmedizin, Systemische Familientherapie, Systemische Familienmedizin. Plädoyer für eine familienorientierte Primärversorgung von morgen. *Ärztliche Psychotherapie 18*(4), 255–259.

McDaniel, S. H., Hepworth, J., Doherty, W. J. (1997). *Familientherapie in der Medizin. Ein bio-psycho-soziales Behandlungskonzept für Familien mit körperlich Kranken*. Carl-Auer.

Literatur

Altmeyer, S., Kröger, F. (2003). *Theorie und Praxis der Systemischen Familienmedizin*. Vandenhoeck & Ruprecht.

Altmeyer, S., Hendrischke, A. (2013). *Einführung in die systemische Familienmedizin*. Carl-Auer Verlag.

Doherty, W. J., Baird, M. (1987). *Family-centered medical care: a clinical casebook*. Guilford Press.

Hartmann, M., Bäzner, E., Wild, B. et al. (2010). Effects of interventions involving the family in the treatment of adult patients with vhronic physical diseases: A meta-analysis. *Psychotherapy and Psychosomatics, 79*, 136–148.

Haun, M. W. (2023). Systemische Familienmedizin – Grundlagen, Wirksamkeit und klinische Implementierung. *KONTEXT – Zeitschrift für systemische Perspektiven, 54* (3), 215–225.

Hendrischke, A. (2010). Niemand ist alleine krank. PiD – Psychotherapie im Dialog, *11* (2), 134–139.

Hendrischke, A., von Wachter, M. (2016). Systemische Familien-Psychoedukation in der Psychosomatischen Medizin. In J. Bäuml, B. Behrendt, P. Henningsen, G. Pitschel-Walz (Hrsg.), *Handbuch der Psychoedukation für Psychiatrie, Psychotherapie und Psychosomatische Medizin*. Schattauer.

Herrmann, M., Kalitzkus, V., Wilm, S. (2023). Familienmedizin, Systemische Familientherapie, Systemische Familienmedizin. Plädoyer für eine familienorientierte Primärversorgung von morgen. *Ärztliche Psychotherapie 18*(4), 255–259.

Keller, M., Henrich, G., Beutel, M. et al. (1998). Wechselseitige Belastung und Unterstützung bei Paaren mit einem Krebskranken. *Psychother Psych Med, 48*, 358–368

McDaniel, S. H., Hepworth, J., Doherty, W. J. (1997). *Familientherapie in der Medizin. Ein bio-psycho-soziales Behandlungskonzept für Familien mit körperlich Kranken*. Carl-Auer.

McGoldrick, M., Gerson, R., Petry, S. (2008). *Genogramme in der Familienberatung*. Huber.

Rolland, J. S. (1994). *Families, illness and disability – an integrative treatment model*. Basic Books.

Rolland, J. S. (2018). *Helping couples and families navigate illness and disability: An integrated approach*. Guilford Press.

von Wachter, M. (2003). Schmerzkrankheit in der Familie. In: S. Altmeyer, F. Kröger (Hrsg.), *Theorie und Praxis der Systemischen Familienmedizin*. Vandenhoeck & Ruprecht.

6 Teaminterventionen

Barbara Stein und Leyla Güzelsoy

Unter dem Begriff Liaisonversorgung werden im deutschsprachigen Raum Kooperationsansätze verstanden, die neben der Versorgung von Patient:innen und Angehörigen das Behandlungsteam durch eine engere Zusammenarbeit und unterschiedliche teamorientierte Interventionen unterstützen.

> **Lernziele:**
>
> - Entwickeln eines Verständnisses der Bedeutsamkeit der Liaisonversorgung
> - Vermittlung von Kenntnissen über die notwendigen Rahmenbedingungen für Teaminterventionen durch KL-Dienste
> - Kenntnisse über Möglichkeiten und Grenzen von Teaminterventionen
> - Kennenlernen von ausgewählten teamorientierten Interventionsmöglichkeiten durch KL-Dienste

6.1 Warum teamorientierte Interventionen durch Liaisondienste?

Hohe Belastungen des Personals im Krankenhaus

Das Krankenhauspersonal ist mit einer Vielzahl von Belastungen konfrontiert, die sich aus dem Arbeitskontext und den organisatorischen Strukturen ergeben. Der Umgang mit schwer kranken und sterbenden Patient:innen und deren Angehörigen ist emotional herausfordernd. Hinzu kommen Unsicherheit und Gefühle der Überforderung im Umgang mit komplexen, unvorhersehbaren Situationen, belastenden Patientenschicksalen sowie das Gefühl, nicht ausreichend Unterstützung und Wertschätzung durch Vorgesetzte, aber auch durch Patient:innen und Kolleg:innen zu erhalten. Konflikte am Arbeitsplatz, im Team und mit Vorgesetzten können zu einer zusätzlichen psychischen Belastung führen. Hohe Arbeitsdichte, Zeitdruck, Schichtdienst, unregelmäßige Arbeitszeiten und Überstunden aufgrund von Personalmangel, Belegungs- und Ökonomisierungsdruck führen zu Stress, beruflicher Unzufriedenheit und körperlichen Beschwerden (Gündel et al., 2020).

Hohe Arbeitsbelastung und fehlende Anerkennung haben negative Folgen für die Gesundheit der Krankenhausmitarbeiter:innen und in Folge einen negativen Einfluss auf die Qualität der Gesundheitsversorgung. Ein erhöhter Krankenstand des Personals, insbesondere aufgrund psychischer Erkrankungen, Kündigung und Personalfluktuation, führt zu einer weiteren Verschlechterung der Arbeitsbedingungen im Krankenhaus (Institut für Betriebliche Gesundheitsförderung, 2023). Die Bewältigung dieser Belastungen erfordert gezielte Strategien zur Unterstützung des Personals. Teamorientierte Interventionen der KL-Dienste können als eine Maßnahme eines betrieblichen Gesundheitsmanagements verstanden werden, da sie durch emotionale Entlastung und Förderung psychosozialer Kompetenzen Schutzfaktoren von Mitarbeiter:innen unterstützen und so zu einem gesundheitsfördernden Arbeitsklima beitragen können (Niecke et al., 2022).

Gefährdete Mitarbeitergesundheit

In den letzten Jahren ist der Stellenwert der professionellen kommunikativen Kompetenz in der ärztlichen und pflegerischen Aus- und Weiterbildung gewachsen (Jünger et al., 2015; Jünger & Köllner, 2003). Dennoch fühlen sich Krankenhausmitarbeiter:innen im Umgang mit als schwierig erlebten Patient:innen (u. a. Pat. mit psychischen Störungen, chronisch Erkrankte und Sterbende) oder in belastenden Arbeitskontexten (z. B. auf Intensivstationen) häufig überfordert und wünschen sich eine psychische Mitversorgung ihrer Patient:innen durch KL-Dienste. Rund ein Drittel aller Krankenhauspatient:innen weist krankheitswertige psychische Symptome auf (Krautgartner et al., 2006). Dies wird jedoch häufig durch die somatischen Behandler:innen nicht oder zu spät erkannt (Söllner et al., 2001) und daher nicht fachgerecht psychiatrisch, psychosomatisch oder psychologisch behandelt – mit negativen Folgen für Patient:innen und Angehörige sowie für das Gesundheitssystem (Friederich et al., 2002; Burgmer et al., 2004).

Fehlende psychosoziale Kenntnisse

6.2 Ziele und Methoden von Teaminterventionen

Teaminterventionen zielen auf eine verbesserte psychosoziale Versorgung von Patient:innen im Allgemeinkrankenhaus durch:

- Entlastung und Unterstützung des medizinischen Personals,
- Förderung psychosozialer Kenntnisse und kommunikativer Kompetenzen
- sowie Unterstützung gesundheitsförderlicher Arbeitsbedingungen.

Teaminterventionen (siehe Kasten) können sich an einzelne Mitarbeiter:innen, eine Berufsgruppe (z. B. Pflegeteam) oder eine multiprofessionelle Gruppe (z. B. Stationsteam) wenden. Inhaltlich kann dabei eine einzelne

Mitarbeiter:innen oder Team im Mittelpunkt

Patient:in im Fokus stehen (z. B. Bedeutung psychosozialer Faktoren bezüglich deren Krankheitsverlauf). Es können jedoch fallbasiert auch übergreifende, die intra- oder interprofessionelle Zusammenarbeit betreffende Aspekte behandelt und eine gemeinsame Strategie entwickelt werden (z. B. Zusammenarbeit im Team bei Therapiezieländerung im Rahmen einer Fallsupervision). Teaminterventionen können situativ bedarfsorientiert durchgeführt werden (z. B. Mitarbeiterberatung in Krisensituation) oder Teil eines mehrdimensionalen, integrierten Versorgungskonzepts wie bspw. bei proaktiven KL-Diensten (Oldham et al., 2021; Sharpe et al., 2020) sein.

> **Methoden der Teaminterventionen**
>
> - Mündliche und schriftliche Rückmeldung
> - Teilnahme an Visite/Übergabe
> - Teilnahme an Teambesprechungen
> - Supervisionen und Fallbesprechung
> - Balint-Gruppen-Arbeit
> - Fort-/Weiterbildung (z. B. Kommunikationstraining)
> - Kriseninterventionsteams
> - Psychosoziale Beratung und Coaching für Mitarbeiter:innen

6.3 Effekte von Teaminterventionen

Leitlinien zur KL-Versorgung empfehlen die Implementierung von Liaisondiensten aufgrund positiver Effekte für die Patientenversorgung und die Zufriedenheit des medizinischen Behandlungspersonals (Herzog et al., 2003; Leentjens et al., 2018). Regelmäßige Anwesenheit psychosozialer Expert:innen auf Station, integrierte und standardisierte Screening- und Assessmentprozesse sowie in den Stationsablauf fest verankerte interdisziplinäre Fallbesprechungen führen zu einer besseren Identifikation von Patient:innen mit psychosozialem Behandlungsbedarf und nachfolgend zu einer verbesserten Versorgung. Teaminterventionen erhöhen die Konsultationsrate und bewirken, dass empfohlene psychosoziale Behandlungsmaßnahmen auch umgesetzt werden, da die Konsiliar:innen dies auf Station selbst übernehmen oder Verständnis für einen gemeinsamen Behandlungsplan entwickelt wurde.

Teaminterventionen stärken Resilienz des Personals und verbessern die Versorgungsqualität

Fort- und Weiterbildung mit praxisbezogener Wissensvermittlung und Supervision erhöhen die psychosoziale Kompetenz. So kann eine einstündige Fortbildung mit schriftlichen Behandlungsanweisungen und nachfolgenden Fallbesprechungen die Prävalenz von Deliren bei älteren Patient:innen im Allgemeinkrankenhaus signifikant reduzieren (Tabet et al., 2005). Metaanalysen zeigen, dass Kommunikationstrainings nachhaltig kommunikative Kompetenz verbessern (Barth & Lannen, 2011). Ärzt:innen und Pflegepersonen fühlen sich sicherer im Umgang mit schwierigen Situationen, erleben sich als kompetenter, haben weniger kommunikative Probleme und ein besseres Zeitmanagement (Söllner et al., 2007; Stiefel et al., 2010). Teamsupervision durch Liaisondienste stärkt die Zufriedenheit und Resilienz der Mitarbeiter:innen.

Hinsichtlich ökonomischer Zielaspekte wie Reduktion der Liegezeit oder der Quote ungeplanter Wiederaufnahmen zeigt sich die Studienlage heterogen. Es gibt jedoch Hinweise auf positive Kosteneffekte nach Teaminterventionen bei der Versorgung von Langliegern, älteren, schwer kranken und multimorbiden Patient:innen (Orsak et al., 2018; Söllner & Kruse, 2003). Zusammengefasst lässt sich festhalten, dass Teaminterventionen durch KL-Dienste zu einer besseren Versorgung und Entlastung des Personals beitragen.

6.4 Rahmenbedingungen von Teaminterventionen

Teaminterventionen benötigen spezifische Rahmenbedingungen, um im institutionellen Kontext effektiv zu sein. Aufgrund personeller und zeitlicher Ressourcen sind Liaisonaktivitäten insbesondere in den Versorgungbereichen sinnvoll, in denen die Beteiligten besonders belastenden und konflikthaften Situationen ausgesetzt sind (u. a. Intensiv-, Aufnahme-, onkologische Stationen). Die somatische Abteilung sollte den Bedarf an psychosozialer Unterstützung des Teams nicht nur wahrnehmen, sondern auch aktiv unterstützen (z. B. Möglichkeit der Fallbesprechungen in der Arbeitszeit). Eine mündliche (günstiger jedoch schriftliche) Kooperationsvereinbarung zwischen dem KL-Dienst und der Abteilung, die teamorientierte Interventionen in Anspruch nehmen möchte, beschreibt:

Klare Zielsetzung und gute Planung sind Voraussetzungen für erfolgreiche Liaisonversorgung

- Bedarf, Erwartungen und Ziele,
- Umfang und Form der teamorientierten Maßnahmen,
- Zielgruppe (intra- oder interprofessionell),
- bereitgestellte Ressourcen (z. B. personelle Zuständigkeit für die Organisation, Freistellung der Mitarbeiter:innen, Räumlichkeiten, Gegenfinanzierung).

Auf Seiten des KL-Dienstes ist u. a. zu klären:

- in welchen Abteilungen und mit welcher Zielsetzung Liaisontätigkeit implementiert wird,
- welche Maßnahmen in Anbetracht des Unterstützungsbedarfs der Abteilung/Station geeignet sind,

- welche Liaisonmitarbeiter:innen die notwendigen Kompetenzen haben bzw. darin unterstützt werden, diese zu entwickeln,
- welche zeitlichen Ressourcen zur Verfügung stehen,
- wie Qualitätssicherung und Supervision sichergestellt wird,
- wie die Leistungen dokumentiert und ggf. gegenfanziert werden.

6.5 Formen der Teaminterventionen

6.5.1 Teilnahme an Visite

Gemeinsame Visite als Chance

Die Visite ist ein wichtiges Instrument zwischen verschiedenen Berufsgruppen und Hierarchien, um sich über Patient:innen auszutauschen und den Wissensstand zu synchronisieren. Für Patient:innen ist sie als ein täglicher Kontakt sehr bedeutsam. Während der Visite nehmen Ärzt:innen tendenziell die aktive Rolle ein, während Patient:innen sich eher passiv verhalten. In der Visite stehen häufig körperliche Befunde/Untersuchungen im Fokus, sodass eine Kommunikation zur Befindlichkeit und Symptomlast der Patient:innen kaum erfolgt bzw. Belastungen übersehen werden.

Fallbeispiel:

Während der wöchentlichen gemeinsamen Visite auf einer gynäkologischen Station wird eine 22-jährige Patientin mit ausgeprägten Unterbauchschmerzen bei Verdacht auf Endometriose vom Team als »Problempatientin« beschrieben, bei der keine Symptomkontrolle gelänge, die nachts bis zu zehnmal die Glocke betätige, obgleich sie tagsüber wenig schmerzgeplagt wirke, wenn sie rauchen ginge. Dies verärgert die Pflegekraft sichtlich. Die Konsiliarin erfragt, ob nach Symptomen der Angst und Panik gefragt wurde, was verneint wird. Bei Eintritt in das Zimmer wird die Gesprächsführung anfänglich von der Assistenzärztin übernommen. Im Bett liegt eine in Embryonalstellung gekrümmte Patientin. Gefragt nach Schmerzen gibt sie, den Blickkontakt meidend, an, dass der Schmerz unerträglich sei. Angst bzw. Panik verneint sie flüsternd. Dies führt zu einem dezenten Kopfschütteln und wissenden Blickkontakt von der Pflegekraft zur Konsiliarin. Derweil nickt die Ärztin und schaut dabei in die Tageskurve. Als die Konsiliarin sich in das Gespräch einbringt und nach innerer Unruhe und vegetativen Begleitsymptomen wie Engegefühl und Dyspnoe fragt, wird dies von der Patientin bejaht. Bei weiterer Exploration bezüglich des Beginns der Schmerzen und möglichen auslösenden Ereignissen fängt die Patientin zu weinen an. Die Konsiliarin verabredet sich daraufhin mit ihr nach der Visite. Im Anschluss erfolgen mehrere Gespräche, in denen die Patientin von Gewalterfahrung berichtet. Auf eine erneute Laparoskopie kann verzichtet werden.

> **Tipps für die Umsetzung Im KL-Dienst**
>
> Die Teilnahme von KL-Mitarbeiter:innen an Visiten auf somatischen Stationen ist zwar zeitaufwändig, aber unter mehreren Aspekten lohnenswert. Der Fokus der Konsiliar:in auf psychosozialen Faktoren kann als ein niedrigschwelliges Modell für einen patientenzentrierten Kommunikationsstil dienen, wenn diese während der Visite direkt mit den Patient:innen spricht. Patient:innen mit psychosozialem Betreuungsbedarf können identifiziert und über die KL-Mitbehandlung aufgeklärt werden. Wichtig ist, dass alle Beteiligten informiert sind, die Visitenteilnahme verlässlich, regelmäßig und mit personeller Kontinuität der Konsiliar:innen erfolgt (z. B. 1 × pro Woche).

6.5.2 Supervision und Fallbesprechung

Fallbesprechung und Supervision sind in der Psychosozialen Medizin unverzichtbar. In anderen Bereichen der Medizin konnten sich diese Methoden der professionellen Reflexion und Weiterbildung noch nicht fest etablieren. Beide Ansätze dienen der Verbesserung der beruflichen Praxis, unterscheiden sich jedoch im Fokus, der Zielsetzung und Struktur. Supervision bietet einen breiten Rahmen für berufliche und persönliche Entwicklung und beinhaltet das Überdenken der eigenen Rolle sowie der Beziehungsdynamik. Fallbesprechungen sind hingegen enger gefasst und zielen auf die fachliche Diskussion und Problemlösung in Bezug auf konkrete Fälle oder Situationen.

Notwendigkeit von Supervision und Fallbesprechung auch in der somatischen Medizin

Adhoc Fallbesprechungen

Fallbeispiel:

Eine Intensivstation meldet eine 42-jährige Patientin nach Suizidversuch und mehrwöchiger Sedierung mit der Bitte um Unterstützung der Patientin zum psychosomatischen Konsil an. Im Kontakt zeigt sich die psychopharmakologisch behandelte tracheostomierte Patientin nicht vollständig orientiert, affektiv niedergedrückt. Nach dem Patientenkontakt tauscht sich die Konsiliarin vor dem Patientenzimmer mit der beim Gespräch anwesenden Pflegekraft aus. Gemeinsam informieren sie den Stationsarzt im Stationsstützpunkt und den zufällig anwesenden Seelsorger über den Gesprächsverlauf. Aus der Perspektive der vier Berufsgruppen werden die Informationen über die Krankheitsgeschichte und den aktuellen Zustand der Patientin zusammengetragen und Überlegungen für die weitere Behandlung ausgetauscht. Der Stationsarzt kann seine Betroffenheit als auch sein Unverständnis bezüglich des Suizidversuches der Patientin äußern, aber auch seine eigene Belastung durch den hohen Krankenstand auf Station. Gemeinsam werden die Schritte für die nächsten Tage sowie die Aufgaben der einzelnen Berufsgruppen festgelegt. Nach circa 25 Minuten wird das gemeinsame Gespräch beendet und die Hauptergebnisse in der Krankenakte festgehalten.

> **Tipps für die Umsetzung im KL-Dienst**
>
> Fallbesprechungen im KL-Dienst stellen eine wichtige Möglichkeit der fallbezogenen psychosozialen Fortbildung des medizinischen Behandlungspersonals dar (Kantner-Rumpelmar, 2002). Die Form der Fallbesprechungen können variieren: Sie können unmittelbar nach dem Konsilgespräch stattfinden, dann oft ungeplant mit den zu diesem Zeitpunkt zuständigen Ärzt:innen und/oder Pflegenden. Diese niederschwelligen Besprechungen finden meist im Stations- oder Arztzimmer statt. Bei Behandlungsfällen, die ein ganzes Stationsteam belasten, wird eine Fallbesprechung mit etwas Vorlaufzeit und zeitlich günstig am Rande von Übergabezeiten geplant. Besonders effektiv ist eine Fallbesprechung, wenn alle Berufsgruppen vertretend sind, die in den Behandlungsfall involviert sind. Der Übergang zur Teamsupervision ist fließend (s. u.).
>
> Neben dem Austausch über die Situation der Patient:in motiviert die KL-Mitarbeiter:in die Beteiligten, auch über ihre Gefühle und Erleben bezüglich des Falles zu sprechen. Dabei muss unbedingt der situative Kontext (z. B. Zeittaktung auf Station) beachtet werden. Psychoedukativ kann die KL-Mitarbeiter:in in verständlicher Form Wissen vermitteln, das zum Verständnis des Falles beitragen kann (z. B. psychodynamische Funktion von Abwehrprozessen oder biographische Zusammenhänge). Die Planung des weiteren Vorgehens schließt die Fallbesprechung ab.

Teamsupervision

Teamsupervision ist mehrdimensional

Supervision ist ein beratungsorientierter Prozess, in dem die Teilnehmer:innen einzeln oder in einer Gruppe unter Anleitung ihre beruflichen Erfahrungen, Herausforderungen und das eigene Handeln reflektieren. Ziel ist die persönliche und berufliche Weiterentwicklung, Verbesserung der Qualität der Patientenbetreuung, Unterstützung im Umgang mit beruflichen Belastungen sowie Burnout-Prävention. Supervision fokussiert nicht nur auf konkrete Fälle, sondern bezieht auch Dynamiken im Team, institutionelle Rahmenbedingungen und die persönliche Entwicklung der Mitarbeiter:innen mit ein.

Tipps für die Umsetzung im KL-Dienst

An Supervision wird häufig die Hoffnung geknüpft, das Arbeitsklima und die berufliche Zufriedenheit zu verbessern. Zur Vermeidung unrealistischer Erwartungen sollten der Auftrag und die Rahmenbedingungen vor Beginn des Supervisionsprozesses geklärt werden. Die KL-Mitarbeiter:in hat durch ihre

Feldkompetenz detaillierte Kenntnisse von ärztlichen und pflegerischen Tätigkeiten und ist mit den Arbeitsbedingungen und Problemfeldern vertraut. Thematisch werden in Teamsupervisionen fallbezogene Konflikte (z. B. Tod von Patient:innen, Therapielimitationen, frustrane Behandlungsverläufe, Umgang mit heftigen Emotionen), aktualisierte eigene Konflikte (z. B. Rollenkonflikte, Überforderungsgefühle, Abgrenzungsprobleme), interpersonelle Teamkonflikte (z. B. zwischen Teammitgliedern, Berufsgruppen, Hierarchieebenen) sowie arbeitsbezogene organisatorische und strukturelle Defizite (z. B. Personalmangel, Arbeitsverdichtung, Bürokratie, Leistungsdruck) angesprochen.

Bei der Durchführung hat sich ein strukturiertes problem- und lösungsorientiertes Vorgehen bewährt (▶ Tab. 6.1). Um das Potenzial der Gruppe zu nutzen, ist es hilfreich, eine aktive Beteiligung durch ein anfängliches Blitzlicht, Stellungnahmen zur Problembeschreibung oder in der Abschlussrunde einzufordern. Der Austausch über die unterschiedlichen Wahrnehmungen der Teammitglieder stößt Entwicklungsprozesse an und fördert die Teamkohäsion. Latente Konflikte, mangelnde Wertschätzung, Schuldzuschreibungen nach außen (»der Vorstand«) oder Geltungsbedürfnisse Einzelner können die Supervisor:in herausfordern. Das Einordnen der Erfahrungen des Teams durch psychologische Erklärungsansätze kann zu einem besseren Verständnis und Entlastung führen.

Ohne Struktur wenig Effekt

Balint-Gruppen

Im deutschsprachigen Raum haben sich Balint-Gruppen als ein spezifisches Supervisionsmodell breit etablieren können und sind verpflichtender Bestandteil der fachärztlichen Weiterbildung in Fachgebieten der Psychosozialen Medizin, aber auch somatischer Fachdisziplinen. Die Supervisionsmethode ist eine spezielle Anwendung psychodynamischer Theorien und zielt auf die Reflexion bewusster und unbewusster zwischenmenschlicher Kommunikation in der Arzt-Patienten-Beziehung. Im Austausch mit anderen erlernen die Teilnehmer:innen der Balint-Gruppe, ihre eigenen Gefühle und Wahrnehmungen für ein vertieftes diagnostisch-therapeutisches Verständnis zu nutzen. Ziel ist der bewusste Umgang mit der professionellen Rolle und Verbesserung der Kompetenz der Beziehungsgestaltung im Patientenkontakt (Fritzsche & Geigges, 2016). Klassische Balint-Gruppen sind geschlossene Kleingruppen mit 8–12 Teilnehmer:innen, die sich regelmäßig zu meist 90 Minuten unter Anleitung einer geschulten Leiter:in treffen.

Tipps für die Umsetzung im KL-Dienst

Der Balint-Gruppen-Ansatz ist eine klassische Methode der Fallsupervision und enthält Elemente, die auch in anderen Supervisionsformen und von allen Berufsgruppen im Gesundheitssystem gewinnbringend genutzt werden können. Eine berufsgruppenheterogene Zusammensetzung der Teilnehmer:innen stärkt das gegenseitige Verständnis und unterstützt die Entwicklung interprofessioneller Lösungsansätze.

Balint-Gruppen brauchen einen hierarchiefreien Raum

Tab. 6.1: Ablauf einer Teamsupervision im Krankenhaus

Schritt	Inhalt
Vor	
Vorbereitung	Klärung der Rahmenbedingungen mit Teamleitung: • Klärung der Ziele und Erwartungen an die Teamsupervision • Zeitpunkt und -raum: innerhalb der Arbeitszeit, Frequenz, Dauer (zw. 60–90 min) • Festlegung des Ortes: ungestört von Telefon/Piepser oder Notfällen • Teilnehmer:innen (TN): mono- oder interprofessionell, beteiligte Hierarchieebenen, Freiwilligkeit
Teamsupervision	
Teamsupervision: Begrüßung	Festlegen des Ablaufes der Supervision Erklären der Rahmenbedingung, Zeitrahmen, Kommunikationsregeln Einbezug der TN durch Blitzlicht: »Wie geht es Ihnen in diesem Moment?«
Themenfindung	Sammeln anstehender Themen (auf Flipchart?), gemeinsame Festlegung auf Thema/Fall Klärung, mit welchem Ziel über das Thema/den Fall gesprochen wird (»Wann würden Sie zufrieden mit der Supervision nach Hause gehen?«)
Problemdefinition und Erarbeitung individueller Perspektiven	Bei Fallarbeit: Zusammenstellung der Fakten der Behandlungsgeschichte zur Synchronisierung des Wissensstands Problemdefinition (z. B. »anspruchsvolle Pat., klingelt häufig, kann daher meine Arbeit nicht erledigen«) Schilderung jedes TN über persönliche Erfahrungen und Gefühle Erfassen der Auswirkungen auf Einzelne und Team Verdeutlichung unterschiedlicher Perspektiven
Hypothesenbildung und Erklärungsmodelle	Suchen nach Erklärungsmodellen zum besseren Verständnis des Problems (z. B. Edukation psychologischer Erklärungskonzepte)
Entwicklung von Lösungsansätzen	Ideen und Lösungsansätze sammeln unter Nutzung der Kompetenz der Gruppe (»Sie haben ja alle viel Berufserfahrung. Wie sind Sie bisher …?«) Strukturieren der Lösungsansätze (z. B. handlungsorientiert, Einstellungsebene, teambezogen, Stationsstrukturen usw.) »Probehandlung«: mögliche Ansätze in Gedanken durchspielen
Zusammenfassung	Zusammenfassen des Prozesses und der Ergebnisse durch Supervisor:in Vereinbaren und Festlegen konkreter Schritte und Zuständigkeiten
Abschlussrunde	Blitzlicht: »Was nehmen Sie heute mit?« Dank für die Teilnahme und die Bereitschaft zum Austausch Verabschiedung
Nach	
Nachbereitung	Dokumentation und Leistungserfassung

Die traditionelle Balint-Arbeit hat jedoch dann Grenzen, wenn berufliche Abhängigkeiten zwischen den Teilnehmer:innen bestehen. Arbeiten diese in derselben Abteilung oder nehmen Vorgesetzte an der Balintgruppe teil, ist eine vertrauensvolle, angstfreie Reflexion eigener Gefühle und Gedanken oft nur eingeschränkt möglich. Daher eignet sich dieser Supervisionsansatz weniger für Stationen oder Abteilungen, jedoch abteilungsübergreifend und insbesondere für die Fort- und Weiterbildung von Fachpersonal.

6.5.3 Fort- und Weiterbildung

Fort- und Weiterbildungsangebote dienen der Förderung psychosozialer Kompetenzen. Angebote können sowohl themenbezogen (z. B. im organmedizinischen Alltag relevante psychische Störungen), fallorientiert (»Der besondere Fall«) oder kooperationsbezogen sein (z. B. Vorstellung der Versorgungsleistungen des KL-Dienstes). Auch arbeitspsychologisch ausgerichtete Seminare zu umschriebenen Themen wie Umgang mit Herausforderungen, eigenen Grenzen, Deeskalationstraining, Shared Decision Making, Kommunikationstraining, Umgang mit Burnout, Stärkung der Resilienz, Aktivierung von Ressourcen etc. können durch KL-Dienste angeboten werden.

Kommunikationstraining

Im deutschsprachigen Raum wurden in den letzten Jahrzehnten eine Vielzahl von postgradualen Kommunikationstrainings entwickelt und wissenschaftlich überprüft (Barth & Lannen, 2011). Es ist unterdessen gesichert, dass Skilltrainings eine langfristige Verbesserung kommunikativer Fertigkeiten erreichen. Wesentliche Faktoren für ein wirkungsvolles Kommunikationstraining sind eine zeitliche Mindestdauer von 20 Unterrichtseinheiten und ein hoher Anteil von praktischen Übungselementen wie Rollenspiel, der Einsatz von Schauspielpatient:innen oder videobasiertes Feedback (Stiefel et al., 2010). Je praxisnäher auf die Bedürfnisse und kommunikativen Schwierigkeiten der Teilnehmer:innen bezogen das Training ist, umso leichter kann es im Berufsalltag umgesetzt werden. Hilfreich zur Verstetigung sind zudem sich dem Training anschließende Supervisionen, in denen das Erlernte überprüft und verfestigt wird.

Kommunikative Fertigkeiten sind trainierbar

Kommunikationstrainings beziehen sich meist auf besonders herausfordernde Situationen (z. B. Mitteilung schlechter Nachrichten, Umgang mit Aggressivität, Angehörigengespräche, Aufklärung zur Studienteilnahme, Entscheidungsfindung) oder Behandlungssettings (wie Palliativstation, genetische Beratung) (Hartung et al., 2018). Beispielhaft wird das Kommunikationstraining KoMPASS vorgestellt (▶ Tab. 6.2). Ein Überblick über weitere Trainingsprogramme findet sich bei Wünsch et al. (2021).

Tab. 6.2: KoMPASS – Kommunikative Kompetenz zur Verbesserung der Arzt-Patient-Beziehung durch strukturierte Schulung (Vitinius et al., 2013)

Beschreibung des KoMPASS-Programms	
Umfang	Workshop (20 UE) plus eine Auffrischungssitzung (6 UE) nach 4–6 Monaten
Teilnehmer:innen	8–12 Teilnehmer:innen und 2 Trainer:innen
Theorie	Praxisorientierte Wissensvermittlung zu den Themen: • Grundlagen patientenzentrierter Gesprächsführung • Umgang mit Emotionen • Überbringen schlechter Nachrichten • Sterben und Tod in der Kommunikation mit Patient:innen
Selbstreflexion	CIR-basierte Fallarbeit: • Sammeln der Anliegen der Teilnehmer:innen anhand von CIR-Fallbeispielen • Sichtung und Bearbeitung der CIR in Kleingruppen (Diskussion, Selbsterfahrung, Rollenspiele, Schauspieler-basiertes Training)
Praxis	Übung an Fallbeispielen: • Aufklärungsgespräch nach Skript mit Schauspielpatient:in (Videoaufnahme) • Strukturiertes Feedback und Reflexion in Kleingruppen (4–6 Teilnehmer:innen, je eine Trainer:in, eine Schauspieler:in)
Material	Reader mit Handout und Literatur
Evaluation	Prä-/Post-Messung Fragebogen und standardisierte Videoaufnahmen

Tipps für die Umsetzung im KL-Dienst

Kommunikationstrainings haben viele positive Effekte: Die Teilnehmer:innen fühlen sich sicherer im Umgang mit Patient:innen, erleben sich als kompetenter und zeigen ein besseres Zeitmanagement. Hinzu kommt, dass durch die gemeinsame Trainingserfahrung eine vertrauensvolle Zusammenarbeit zwischen dem KL-Dienst als Trainingsleiter:in und den somatischen Teams gestärkt wird. Allerdings sind Kommunikationstrainings organisatorisch aufwändig und in der Durchführung zeitintensiv. Hilfreich sind institutionelle Ressourcen, die das Seminarmanagement von der Bewerbung über das Anmeldeprozedere bis zum Catering übernehmen. Bei der Auswahl der Teilnehmer:innen sollte beachtet werden, dass diese sich im Training in Rollenspielen etc. persönlich exponieren. Hierarchisch bedingte Abhängigkeiten oder eine enge Zusammenarbeit, z. B. auf einer Station, kann dazu führen, dass sich die Teilnehmer:innen weniger öffnen können und so die Lernerfahrung beeinträchtigt wird.

6.5.4 Psychosoziale Beratung und Coaching für Mitarbeiter:innen

Fallbeispiel:

Eine Pflegekraft fragt den KL-Mitarbeiter in einem unbeobachteten Moment: »Ich habe da ein Problem – kann ich das mal mit Ihnen besprechen?« Der Konsiliar vereinbart daraufhin einen zeitnahen Gesprächstermin im eigenen Büro. Bei dem Gespräch wird das Anliegen der Pflegekraft besprochen und geklärt, ob weitere Unterstützung notwendig ist. Der Konsiliar vermittelt die Ratsuchende in ambulante Weiterbehandlung. Das Gespräch erfolgt ohne offizielle Dokumentation.

Umso besser ein KL-Dienst integriert ist, desto eher wenden sich Mitarbeiter:innen mit der Bitte um persönliche Unterstützung an diesen. Diese niederschwellige psychologische Beratung kann auf Zuruf eingefordert werden, sie kann jedoch auch durch standardisierte Angebote im Tätigkeitsprofil eines KL-Dienstes fest verankert sein (Meyer et al., 2020). Im Kontext der Corona-Pandemie entwickelten KL-Dienste spezifische, mitarbeiterorientierte Angebote (z. B. Telefonhotlines, Entlastungsgruppen, Einzelkontakte in Krisensituationen), um Belastungen des Krankenhauspersonals frühzeitig aufzufangen (Schaefert et al., 2022; Holl et al., 2023). Klärung des Anliegens, psychodiagnostische Einschätzung, psychologische Beratung und Krisenintervention, Motivierung und Vermittlung zu psychosozialen Behandlungsmöglichkeiten stehen bei Mitarbeiterberatungen im Fokus. Da zumeist keine Refinanzierung dieser Leistungen und keine personengebundene Dokumentation erfolgt, ist eine offizielle Beauftragung des KL-Dienstes durch die Krankenhausleitung empfehlenswert. Formuliert werden sollten dabei Umfang, Zuweisungswege, Erreichbarkeit, das mögliche Aufgabenspektrum sowie die Informationsdissemination der psychologischen Mitarbeiterunterstützung.

Gute Vernetzung ermöglicht niederschwelliges Beratungsangebot für Mitarbeiter:innen

6.6 Grenzen der Teamintervention durch KL-Dienste

KL-Dienste können ein professionelles Betriebliches Gesundheitsmanagement (BGM) unterstützen, aber nicht ersetzen. Dessen Ziel ist die systematische Entwicklung von betrieblichen Strukturen und Prozessen, die die Mitarbeitergesundheit und -motivation erhalten und fördern. Die meist präventiven Maßnahmen gehen weit über die Möglichkeiten und Ziele der KL-Dienste hinaus, da sie die gesamte Organisation und Prozessabläufe betreffen.

Enge Zusammenarbeit mit Betrieblichem Gesundheitsmanagement ist sinnvoll

Teamentwicklung profitiert von der Moderation durch einen externen Coach. KL-Dienste sind für fallbezogene Teamprozesse hilfreich, sind jedoch als interne Dienstleister auch Teil des Krankenhausgefüges und daher in ihren Wirkungsmöglichkeiten begrenzt. Bei Teaminterventionen sollten KL-Dienste gut abwägen, ob sie ausreichend unabhängig und neutral sind.

Die primäre Aufgabe eines KL-Dienstes ist die Patientenversorgung. Für Teaminterventionen stehen in der Regel nur begrenzte Ressourcen zur Verfügung, die im Rahmen eines strategischen Gesamtkonzeptes der KL-Versorgung eingesetzt werden sollten. Meist jedoch beruhen Liaisonaktivitäten auf einem besonderen Engagement einer Mitarbeiter:in. Es besteht dann die Gefahr, dass eine langfristige Begleitung eines Teams aufgrund des Mangels von Zeit- und Personalressourcen nicht kontinuierlich gewährleistet werden kann.

Literaturauswahl

Niecke, A., Sonntag, B., Niecke, I. (2022). Supervision in der Intensivmedizin – zwischen Fallarbeit und Teamentwicklung. In T. Deffner, U. Janssens, B. Strauß (Hrsg.), *Praxisbuch Psychologie in der Intensiv- und Notfallmedizin* (S. 303–305). MWV Medizinische Wissenschaftliche Verlagsgesellschaft.

Schaefert, R., Stein, B., Meinlschmidt, G. et al. (2022). COVID-19-Related Psychosocial Care in General Hospitals: Results of an Online Survey of Psychosomatic, Psychiatric, and Psychological Consultation and Liaison Services in Germany, Austria, and Switzerland. *Frontiers in psychiatry*, 13, 870984.

Söllner, W., Kruse, J. (2003). Wirksamkeit von CL-Interventionen. In T. Herzog, B. Stein, M. Wirsching (Hrsg.), *Qualitätsmanagement in Psychotherapie und Psychosomatik* (S. 54–69). Thieme.

Söllner, W., Gutberlet, S., Wentzlaff, E. et al. (2007). Förderung der kommunikativen Kompetenz von Ärzten – Trainingsseminare für Ärzte im Rahmen psychosomatischer Konsiliar-Liaison-Dienste. In H.-C. Deter (Hrsg), *Allgemeine Klinische Medizin – Ärztliches Handeln im Dialog als Grundlage einer modernen Heilkunde* (S. 145–158). Vandenhoeck & Ruprecht.

Vitinius, F., Sonntag, B., Barthel, Y. et al. (2013). KoMPASS – Konzeption, Implementierung und Erfahrungen mit einem strukturierten Kommunikationstraining für onkologisch tätige Ärzte. *Psychother Psychosom Med Psychol*, 63(12), 482–488.

Literatur

Barth, J., Lannen, P. (2011). Efficacy of communication skills training courses in oncology: A systematic review and meta-analysis. *Ann Oncol*, 22(5), 1030–1040.

Burgmer, M., Fiori, W., Bunzemeier, H. et al. (2004). Komorbidität psychischer Störungen im DRG-System – Einfluss auf die Verweildauer und Erlössituation an einem deutschen Universitätskrankenhaus. *Psychother Med* Psychol, 50(3), 306–316

Friederich, H.-C., Hartmann, M., Bergmann, G., Herzog, W. (2002). Psychische Komorbidität bei internistischen Krankenhauspatienten. Prävalenz und Einfluss auf die Liegedauer. *Psychother Med Psychol*, 52(7), 323–328.

Fritzsche, K., Geigges, W. (2016). Die Balintgruppe. In K. Fritzsche, W. Geigges, D. Richter, M. Wirsching (Hrsg.), *Psychosomatische Grundversorgung* (S. 311–320). Springer Verlag.

Gündel, H., Born, M., Drews, A. et al. (2020). Gesundheit von Krankenhauspersonal: Kaum Spielräume für Verbesserungen. Dtsch Arztebl, 117(47), A-2281/B-1927

Hartung, T. J., Kissane, D., Mehnert, A. (2018). COMSKIL Communication Training in Oncology – Adaptation to German Cancer Care Settings. *Recent Results Caner Res*, 210, 191–205.

Herzog, T., Stein, B., Söllner, W., Franz, M. (2003). Leitlinie und Quellentext für den psychosomatischen Konsiliar- und Liaisondienst. In T. Herzog, B. Stein, M. Wirsching (Hrsg.), *Qualitätsmanagement in Psychotherapie und Psychosomatik* (S. 1–162). Thieme.

Holl, J., Berning, A., Benetik, M. et al. (2023). Psychosoziale Belastung und psychosoziale Unterstützung für Fachkräfte im Gesundheitswesen während der COVID-19-Pandemie. *Die Psychotherapie*, 68(2), 96–105.

Institut für Betriebliche Gesundheitsförderung (BGF) (2023). *Branchenbericht 2023. Auswertung der Arbeitsunfähigkeitsdaten der AOK-versicherten Beschäftigten.* www.bgf-institut.de/wir-ueber-uns/service/gesundheitsberichte/

Jünger, J., Köllner, V. (2003). Integration eines Kommunikationstrainings in die klinische Lehre – Beispiele aus den Reformstudiengängen der Universitäten Heidelberg und Dresden. *Psychother Psychosom Med Psychol* 53(2), 56–64.

Jünger, J., Mutschler, A., Kröll, K. et al. (2015). Ärztliche Gesprächsführung in der medizinischen Aus- und Weiterbildung: Das Nationale longitudinale Mustercurriculum Kommunikation. *Med Welt*, 66, 189–192.

Kantner-Rumplmair, W. (2022). Formen und Funktionsdynamik von Fallbesprechungen auf Intensivstationen. In T. Deffner, U. Janssens, B. Strauß (Hrsg.), *Praxisbuch Psychologie in der Intensiv- und Notfallmedizin* (S. 299–302). MWV Medizinische Wissenschaftliche Verlagsgesellschaft.

Krautgartner, M., Alexandrowicz, R., Benda, N., Wancata, J. (2006). Need and utilization of psychiatric consultation services among general hospital inpatients. *Soc Psychiatry Psychiatr Epidemiol*, 41(4), 294–301.

Leentjens, A. F. G., van Baalen, A., Kuijpers, H. J. H. et al. (2018). The revised guideline on consultation-liaison psychiatry of the Netherlands Psychiatric Association. *J Psychosom Res*, 110, 12–14.

Meyer S., Tecklenburg, A., Brehmer, M., de Zwaan, M. (2022). Psychologisches Coaching als Unterstützungsangebot für die Pflegefachpersonen der Medizinischen Hochschule Hannover. In T. Deffner, U. Janssens, B. Strauß (Hrsg.), *Praxisbuch Psychologie in der Intensiv- und Notfallmedizin* (S. 307–310). MWV Medizinische Wissenschaftliche Verlagsgesellschaft.

Niecke, A., Sonntag, B., Niecke, I. (2022). Supervision in der Intensivmedizin – zwischen Fallarbeit und Teamentwicklung. In T. Deffner, U. Janssens, B. Strauß (Hrsg.), *Praxisbuch Psychologie in der Intensiv- und Notfallmedizin* (S. 303–305). MWV Medizinische Wissenschaftliche Verlagsgesellschaft.

Orsak, C., Thomas, A., Brown, E. (2018). Evaluation of the value of team-based psychiatric consultation in a general hospital setting. *Int J Psychiatry Med*, 53(4), 282–291.

Oldham, M. A., Desan, P. H., Lee, H. B. et al. (2021). Proactive consultation-liaison psychiatry: American Psychiatric Association resource document. *J Acad Consultation-Liaison Psychiatry*, 62(2), 169–185.

Schaefert, R., Stein, B., Meinlschmidt, G. et al. (2022). COVID-19-Related Psychosocial Care in General Hospitals: Results of an Online Survey of Psychosomatic, Psychiatric, and Psychological Consultation and Liaison Services in Germany, Austria, and Switzerland. *Frontiers in psychiatry*, 13, 870984.

Sharpe, M., Toynbee, M., Walker, J. (2020). Proactive Integrated Consultation-Liaison Psychiatry: A new service model for the psychiatric care of general hospital inpatients. *Gen Hosp Psychiatry*, 66, 9–15.

Söllner, W., Kruse, J. (2003). Wirksamkeit von CL-Interventionen. In T. Herzog, B. Stein, M. Wirsching (Hrsg.), *Qualitätsmanagement in Psychotherapie und Psychosomatik* (S. 54–69). Thieme.

Söllner, W., DeVries, A., Steixner, E. et al. (2001). How successful are oncologists in identifying patient distress, perceived social support, and need for psychosocial counselling? *British Journal of Cancer*, 84, 179–185.

Söllner, W., Gutberlet, S., Wentzlaff, E. et al. (2007). Förderung der kommunikativen Kompetenz von Ärzten – Trainingsseminare für Ärzte im Rahmen psychosomatischer Konsiliar-Liaison-Dienste. In H.-C. Deter (Hrsg), *Allgemeine Klinische Medizin – Ärztliches Handeln im Dialog als Grundlage einer modernen Heilkunde* (S. 145–158). Vandenhoeck & Ruprecht.

Stiefel, F., Barth, J., Fallowfield, L. et al. (2010). Communication skills training in oncology: A position paper based on a consensus meeting among European experts in 2009. *Ann Oncol*, 21, 204–207.

Tabet, N., Hudson, S., Sweeney, V. (2005). An educational intervention can prevent delirium on acute medical wards. *Age Ageing*, 34(2), 152–156.

Vincent-Höper, S., Stein, M., Pohling, U. (2020). Arbeitsbelastung im Krankenhaus: Gemeinsam gegen die Ökonomie. Dtsch Arztebl, 117(22-23), A-1143/B-963.

Vitinius, F., Sonntag, B., Barthel, Y. et al. (2013). KoMPASS – Konzeption, Implementierung und Erfahrungen mit einem strukturierten Kommunikationstraining für onkologisch tätige Ärzte. *Psychother Psychosom Med Psychol*, 63(12), 482–488.

Wünsch, A., Bergelt, C., Götze, H. et al. (2021). Kommunikationstrainings für onkologisch tätige Ärzt*innen in Deutschland. Forum. Das offizielle Magazin der Deutschen Krebsgesellschaft e. V., Jg 21, 5. 391–395.

7 Psychopharmakotherapie

Philipp Bohny und Oliver Matthes

> **Lernziele:**
>
> - Kenntnis der wichtigsten Besonderheiten der Indikationsstellung und Verordnung von Psychopharmaka in der KL-Psychiatrie und -Psychosomatik
> - Darstellung der Prinzipien der Medikation im Schnittstellenbereich zwischen Psychiatrie und Somatik
> - Benennung relevanter pharmakokinetischer und pharmakodynamischer Interaktionen sowie Risiken häufig genutzter Substanzen
> - Exemplarische Übersicht häufig genutzter Substanzen inkl. Dosierungen und Besonderheiten

7.1 Einleitung

Wie in allen anderen psychiatrischen Subdisziplinen, folgt der Einsatz von Psychopharmaka stets einem fundierten Nutzen/Risiko-Assessment und, wo immer verfügbar, evidenzbasierten Leitlinien. Aufgrund ihrer Schnittstellenfunktion an der Grenze zu somatomedizinischen Fachbereichen sowie der damit naturgemäß verbundenen Selektion einer Zielgruppe von schwer somatisch kranken und älteren Patient:innen gilt es, in ihrer Anwendung spezifische Besonderheiten zu beachten (Nair, 2015).

Psychopharmakotherapie ist ein essenzielles Instrument der KL-Psychiatrie und -Psychosomatik

7.2 Grundlegende Aspekte zur Medikation in der Konsiliar- und Liaisonpsychiatrie und Psychosomatik

Um den Einsatz einer psychopharmakotherapeutischen Intervention lege artis beurteilen zu können, ist zunächst eine möglichst umfassende Kenntnis

Psychopharmakotherapie im KL-Kontext folgt spezifischen Grundsätzen

über die medizinische Gesamtsituation der betroffenen Patienten:in notwendig; nebst den aktuellen somatischen Diagnosen beinhaltet dies insbesondere die Ergebnisse diagnostischer Laboruntersuchungen (Blutbefunde, Drogen-Urinproben, Liquorpunktion etc.), bildgebender Verfahren (CT oder MRI des Neurokraniums, evtl. PET etc.), relevanter elektrophysiologischer Diagnostik (insbes. EKG, EEG) sowie möglicher Einschränkungen zentraler Organsysteme (hepatische und renale Funktion, kardiovaskuläres System). Von zentraler Bedeutung sind zudem die gegenwärtig verschriebenen Medikamente (inkl. Dosierungen und Dauer der Verschreibung), wobei auch komplementärmedizinische Präparate sowie Nahrungs-Supplemente und bei jüngeren Frauen orale Antikonzeptiva nicht vergessen werden dürfen. Eine möglichst ausführliche Kenntnis der Anamnese (inkl. Medikamenten-, Allergie- und Familienanamnese) kann ebenfalls wegweisend sein.

Ist eine Indikation gestellt, sollen schließlich folgende Prinzipien beim Verschreiben einer neuen Medikation beachtet werden (▶ Kasten 7.1):

Kasten 7.1: Leitlinien des Einsatzes von Psychopharmaka in der KL-Psychiatrie und -Psychosomatik (adaptiert nach Nair, 2015)

- Dosierungen sollten so niedrig wie möglich, jedoch gleichzeitig so hoch wie nötig gewählt werden; bei älteren Patienten:innen bewährt sich der Grundsatz »Start low, go slow«.
- Wann immer vertretbar, empfiehlt sich die Anwendung von Substanzen, welche sich in der persönlichen Anamnese der betreffenden Patient:in bereits früher bewährt haben und die gut vertragen wurden.
- Bei Umstellungen komplexer Pharmakotherapien empfiehlt es sich, möglichst jeweils nur eine Änderung pro Zeiteinheit durchzuführen, um die Kausalität psychotroper Effekte optimal beurteilen zu können.

7.2.1 Einfluss der Rahmenbedingungen

Medikamentöse Entscheidungen sind im KL-Kontext oft schnell zu treffen

Das konsiliar- und liaisonpsychiatrische und -psychosomatische Setting weist bezüglich Therapie einige spezifische Unterschiede gegenüber der Behandlung in einem regulären ambulanten Rahmen oder in einer psychiatrischen Klinik auf. Hierunter fällt z. B., dass therapeutische Entscheidungen im Wesentlichen auf das Hier und Jetzt fokussiert und wenig längerfristig ausgerichtet sind. Oft ist die Psychiater:in die einzige psychiatrisch geschulte Fachperson im Behandlungsteam, die Patienten:innen sind fast alle somatisch krank und Entscheidungen müssen oft sehr rasch und in unvollständiger Kenntnislage der Anamnese getroffen werden. Dies gilt im Wesentlichen auch für den pharmakologischen Teil, weswegen Erfahrung, Pragmatismus, gute Kommunikation mit allen Mitbehandelnden und ein klinisches Fingerspitzengefühl entscheidend sein können.

7.2.2 Leitlinien-Orientierung

Unabhängig von den Besonderheiten des konsiliar- und liaisonpsychiatrischen und -psychosomatischen Behandlungssettings richten sich die grundsätzlichen psychopharmakologischen Therapieempfehlungen Setting-unabhängig nach den korrespondierenden Diagnose-spezifischen Leitlinien der evidenzbasierten Medizin (EbM). Entsprechende Beispiele verfügbarer Empfehlungen sind insbesondere die S3-Leitlinien der Deutschen Gesellschaft für Psychiatrie und Psychotherapie, Psychosomatik und Nervenheilkunde e. V. (DGPPN), die Empfehlungen der Österreichischen Gesellschaft für Psychiatrie, Psychotherapie und Psychosomatik (ÖGPP), die Behandlungsempfehlungen der Schweizerischen Gesellschaft für Psychiatrie und Psychotherapie (SGPP) sowie auch die Treatment Guidelines and Consensus Papers der World Federation of Societies of Biological Psychiatry (WFSBP), welche alle regelmäßig aktualisiert und online frei verfügbar sind.

Medikamentöse Behandlung an störungsspezifischen Leitlinien orientieren

7.2.3 Schnittstellenkommunikation

Die Erfahrung lehrt, dass psychopharmakologische Empfehlungen in Konsiliarberichten in der Praxis leider oft unpräzise formuliert, lückenhaft, widersprüchlich, nicht begründet oder im gegebenen Behandlungskontext nur unrealistisch umsetzbar sind (▶ Tab. 7.1). Dies erzeugt nicht nur ein erhebliches Risiko für Missverständnisse, sondern ist auch eine potenziell relevante Quelle für Behandlungsfehler und folgende Komplikationen. Insuffizient formulierte Empfehlungen führen zu Irritationen bei den Konsil-empfangenden Behandler:innen, was reziprok wiederum einen negativen Einfluss auf deren interprofessionelle Zusammenarbeit mit der Psychiatrie haben kann. Entsprechend ist seitens der KL-Psychiater:in/-Psychosomatiker:in auf eine möglichst präzise und gut erklärende Darstellung empfohlener psychopharmakologischer Intervention/-en zu achten, was nicht nur zu einer Verbesserung des Behandlungs-Outcome und einer Stärkung der interdisziplinären Allianz beiträgt, sondern auch juristisch zur eigenen Absicherung sinnvoll ist (z. B. für den Fall einer potenziellen Haftungsfrage in Zusammenhang mit einer medikamentösen Nebenwirkung). Ebenfalls beachtet werden sollte, dass aus dem Konsiliarbericht klar hervorgeht, welche Fachperson im Weiteren welche Aufgabe ausführen sollte.

Vollständigkeit und Klarheit medikamentöser Empfehlungen im Konsiliarbericht von großer Bedeutung

Problem	Beispiel/-e im Text	Verbesserungsoption/-en
Unpräzise Formulierung	• »Bei guter Toleranz wird rasches Anpassen des Sertralin empfohlen.« (→ Problem: Dosisschritte und Intervalle sind nicht benannt.)	• »Bei guter Toleranz des Sertralin wird ein Aufdosieren um 25 mg alle 7 Tage bis 100 mg tgl. empfohlen.«

Tab. 7.1: Häufige Fehler bei psychopharmakologischen Empfehlungen in Konsiliarberichten

Tab. 7.1: Häufige Fehler bei psychopharmakologischen Empfehlungen in Konsiliarberichten – Fortsetzung

Problem	Beispiel/-e im Text	Verbesserungsoption/-en
	• »Im Verlauf wird die Medikation reevaluiert.« (→ *Problem: Es ist unklar, wer reevaluiert und wann.*)	• »Wir empfehlen, dass Sie die Medikation innerhalb der nächsten 2 Wochen reevaluieren.«
Lückenhafte Empfehlung	• »Sofern nichts dagegen spricht, kann versuchsweise Olanzapin gegeben werden.« (→ *Problem: Kontraindikationen sind nicht benannt, Dosierung und Applikationsweg fehlen.*)	• »Bei Fehlen entsprechender Kontraindikationen (insbes. Normalisierung der QTc-Zeit, Blutbild und Elektrolyte regelrecht) kann versuchsweise Olanzapin p.o. 10 mg gegeben werden.«
Widersprüchlichkeit	• »Bei dieser Patientin liegt keine Indikation für eine Therapie mit Antidepressiva vor. […] Wir empfehlen den Beginn von Duloxetin 60 mg 1× tgl.« (→ *Problem: Die empfohlene Verordnung ist aus der Beurteilung heraus nicht nachvollziehbar.*)	• »Bei dieser Patientin liegt formal keine Indikation für eine Therapie mit Antidepressiva vor. […] Aufgrund ihres atypischen Verlaufs, des hohen Leidensdrucks sowie der Komorbidität mit einem chronischen Schmerzsyndrom, empfehlen wir dennoch den Beginn von Duloxetin 60 mg 1× tgl.«
Fehlende Begründung/Erklärung	• »Procedere: Wiedervorstellung b. Bed.« (→ *Problem: Es ist nicht klar, wie die Empfehlung zustande kommt.*)	• »Procedere: Aufgrund der anamnestischen Angaben sowie des aktuellen klinischen Bilds kann ggw. keine Indikation für eine Medikation gestellt werden. Wir empfehlen demnach zunächst ein abwartendes Vorgehen. Eine Wiedervorstellung ist jederzeit möglich.«
Unrealistische, nicht umsetzbare Empfehlung	• »Einsetzen von Lamotrigin und Aufdosieren nach Schema bis 200mg tgl.« (→ *Problem: zu lange Dauer der Therapieempfehlung*)	• »Einsetzen von Lamotrigin 25mg tgl., Aufdosieren nach Schema in Koordination mit Nachbehandler.«
	• »Bei nächtlicher Agitation Gabe von Haloperidol 1 mg i. v. auf der Station.« (→ *Problem: z. B. keine Möglichkeit zur kardialen Monitorisierung verfügbar*)	• »Bei nächtlicher Agitation Erwägung von Verlegung auf Überwachungsstation und Gabe von Haloperidol i. v. 1 mg unter kardialem Monitoring empfohlen.«

7.3 Interferenzen zwischen Psychopharmaka-Gabe und somatischer Morbidität

Die verschiedenen Ebenen, auf welchen erkrankungs- und Therapie-assoziierte biologische Faktoren bei somatisch kranken Patient:innen die Indikationsstellung, Verträglichkeit, Metabolisierung sowie assoziierte Risiken von Psychopharmaka beeinflussen, sind im konsiliar- und liaisonpsychiatrischen und -psychosomatischen Assessment unbedingt zu berücksichtigen.

Komplexe wechselseitige Beeinflussungen und Abhängigkeiten bei Psychopharmakagabe

7.3.1 Indikation für Psychopharmaka

Schwer somatisch erkrankte Patient:innen, wie sie im konsiliar- und liaisonpsychiatrischen und -psychosomatischen Dienst im Spital oft gesehen werden, weisen per se ein erhöhtes Risiko auf, eine therapiebedürftige psychische Störung zu entwickeln (z. B. depressive Episoden bei koronarer Herzkrankheit, Delir bei Polytrauma, Anpassungsstörung bei Malignom-Diagnose etc.). Damit steigt bei diesen Patient:innen auch die Wahrscheinlichkeit, dass die Indikation für die Verschreibung von Psychopharmaka besteht.

7.3.2 Veränderungen der Pharmakokinetik

Pharmakokinetik umfasst die Gesamtheit der Prozesse, denen ein Arzneimittel im Körper unterliegt (»Was macht der Körper mit dem Arzneimittel?«); man unterscheidet hierbei die Prozesse der Aufnahme, der Verteilung, der Ausscheidung und der Metabolisierung.

Absorption, Distribution, Metabolisierung und Elimination

Die Aufnahme von oral verabreichten Medikamenten kann durch Nahrung, pH-Wert, Veränderungen der Darmflora, Krankheiten oder andere Medikamente, die die Magen- oder Dünndarmfunktion beeinflussen, verändert werden (Bsp.: reduzierte Aufnahme von Eisen aus alkalischem Magenmilieu). Die Aufnahme von intramuskulären Injektionen hängt unter anderem von der Muskelmasse und der Gewebedurchblutung ab (Bsp.: beschleunigte Freisetzung aus Muskel ins Blut bei Atrophie). Dies ist beispielsweise in der Praxis relevant, wenn es um alternative Applikationswege für eine psychiatrische Medikation geht.

Die Verteilung eines Arzneimittels wird durch viele Faktoren, beispielsweise seine Lipidlöslichkeit, die Proteinbindung (z. B. bei Eiweiß-Mangelalimentation), den pH-Wert (z. B. bei metabolischer Azidose) oder den Blutfluss (z. B. bei kardiogenem Schock), beeinflusst; diese können bei Herz-, Leber- und Nierenfunktionsstörungen relevant verändert sein.

Medikamente werden über den Leberstoffwechsel und/oder über die renale Clearance ausgeschieden. Die hepatische Clearance von Medikamenten kann bei Lebererkrankungen – beispielsweise bei Zirrhose – über verminderten Blutfluss und einer Abnahme der intrinsischen Stoffwechselkapazität von Enzymen beeinflusst werden. Die renale Clearance von Medikamenten kann bei Nierenversagen beeinträchtigt sein. In solchen Fällen ist eine Dosieranpassung durch eine niedrige Anfangsdosis und langsames Eindosieren erforderlich. Der Arzneimittelstoffwechsel in der Leber erfolgt in zwei Phasen: Phase-I-Reaktionen umfassen Oxidation, Reduktion und Hydrolyse. Diese Prozesse erhöhen die Wasserlöslichkeit des Medikaments und können Stoffwechselprodukte erzeugen, die chemisch aktiv und potenziell giftig sind. Cytochrom-P450-Enzyme sind die Hauptenzyme des Phase-I-Stoffwechsels, die wichtigsten Vertreter sind die Isoformen CYP3A4 und CYP2D6. Pharmakogenetisch gibt es Genvarianten, beispielsweise einen CYP2D6-Polymorphismus, der zu klinisch relevanten Unterschieden in der Enzymaktivität und damit der Verstoffwechselung von Arzneimitteln führt. Phase-II-Reaktionen umfassen beispielsweise die Konjugationswege der Glucuronidierung und Acetylierung (Nair in Leigh & Streltzer 2015).

Bei einer Induktion des Metabolismus kommt es zur Abnahme des Medikamentenspiegels, bei Hemmung entsprechend zu einer Erhöhung (Bsp.: Hemmung des Risperidon-Abbaus durch Fluoxetin, einen CYP2D6-Induktor, was durch relative Spiegel-Erhöhung zu typischen Dosis-abhängigen Nebenwirkungen wie extrapyramidalen Symptomen führt).

7.3.3 Veränderungen der Pharmakodynamik

Pharmakodynamische Wechselwirkungen beziehen sich auf die Interaktion von Medikamenten am beabsichtigten Wirkort; so könnte beispielsweise bei einer Kombination von serotonergen Substanzen wie Monoaminooxidase-Hemmer mit einem Serotonin-Wiederaufnahmehemmer aufgrund der additiven Wirkung ein Serotonin-Syndrom ausgelöst werden (Nair in Leigh & Streltzer, 2015).

Somatisch kranke Patient:innen stehen oft unter der Behandlung mit verschiedenen, potenziell interaktionsrelevanten Medikamenten, was bei der Neuverordnung mit Psychopharmaka zu berücksichtigen ist.

Weitere typische und klinisch relevante Beispiele sind die Induktion eines Long-QT-Syndroms (z. B. unter der Kombination von Quetiapin und Amiodaron) oder anticholinerge Überstimulation (z. B. unter Imipramin und Scopolamin).

Für die konsiliarische Praxis sollten bei der Auswahl der Wirksubstanz Interaktionen bedacht und berücksichtigt werden. Indikationen für Psychopharmaka sind bei psychiatrischer und somatischer Komorbidität besonders sorgfältig zu prüfen, um unnötige Polypharmazie zu vermeiden. Therapeutisches Drug Monitoring und elektronische Datenbanken für Interaktionschecks wie Open Drug Database (https://ch.oddb.org/) oder MediQ (mediq.ch) sollten regelhaft zum Einsatz kommen.

7.3.4 Nutzen-Risiko-Abwägung, Aufklärung und partizipative Entscheidungsfindung

Bei der Anwendung von Psychopharmaka im konsiliarpsychiatrischen/-psychosomatischen Setting kommt der sorgfältigen, oftmals interdisziplinären Nutzen-Risiko-Abwägung sowie der Aufklärung und damit der partizipativen Entscheidungsfindung, dem Shared Decision Making, eine besonders große Rolle zu. Nebst Involvierung einer möglichst breiten anamnestischen Basis ist das Prinzip des »Primum nil Nocere« als Leitsatz der Vermeidung weiteren Schadens sinnvoll (Michler, 2005). Shared Decision-Making als Prozess erfordert neben der gemeinsamen Entscheidungsfindung auch einen konsequenten Miteinbezug und die Mitgestaltung durch alle beteiligten Professionen, weshalb es im konsiliarpsychiatrischen/-psychosomatischen Setting besonders bedeutungsvoll ist.

Optimale Lösungen erfordern Augenmaß, klinische Erfahrung, Pragmatismus und gute Kommunikation

Bei der Verwendung von Psychopharmaka sollte der individuelle Nutzen-Risiko-Aspekt im Rahmen des bio-psycho-sozialen Krankheitsmodells im Mittelpunkt aller Überlegungen stehen. Dabei müssen die psychische Erkrankung, mögliche Begleiterkrankungen und Umweltfaktoren berücksichtigt werden. Die Entscheidung für ein bestimmtes Psychopharmakon hängt von der Verträglichkeit und den zu erwartenden Nebenwirkungen ab. Zusätzlich können die persönlichen Erfahrungen der Ärzt:in und aktuelle Studiendaten in das Gespräch und die Entscheidung einfließen (Müller, 2020).

Fallbeispiel: Eine typische Ausgangslage

Eine 76-jährige Patientin mit einer bekannten paranoiden Schizophrenie aus dem örtlichen Altersheim wird im Rahmen einer bakteriellen Pneumonie mit Fieber und leichter Allgemeinzustandsverschlechterung hospitalisiert. Nach Installation einer resistenzgerechten Antibiotika-Therapie kommt es zwar rasch zu einem Rückgang der Entzündungszeichen, die periphere Sauerstoffsättigung normalisiert sich, parallel jedoch entwickelt die Patientin nächtliche Verwirrtheitszustände, Bauchschmerzen und im EKG neu eine QTc-Zeitverlängerung von 510 ms Da das psychopathologische Syndrom am ehesten der bekannten Psychose zugeordnet wird, wird das Clozapin unverändert weitergegeben. In der Laborkontrolle findet sich noch immer eine moderate Leukozytose, eine Neutropenie liegt nicht vor, das CRP ist rückläufig und bis auf eine leichte Hyponatriämie und diskrete Erhöhung der hepatischen Transaminasen findet sich im Wesentlichen ein regelrechter Befund. Unter der Gabe von Lorazepam verschlimmert sich die Situation des nun als Delir interpretierten Zustands in der nächsten Nacht. Der hinzugezogene KL-Psychiater vermutet eine relative Spiegelerhöhung des Clozapins als typische Nebenwirkung einer Pneumonie; die Untersuchung ergibt einen Spiegel von 3,2 μmol/l (obere therapeutische Grenze ca. 1,84 μmol/l). Unter einer Halbierung des Clozapins sowie Ersatz der delirogenen Benzodiazepine durch kleine Dosen Quetiapin kommt es rasch zu einer Besserung des Delirs. Unter dem Absinken des Clozapins remittieren schließlich auch das Long-QT-Syndrom sowie die Bauchschmerzen, welche Ausdruck einer iatrogenen anticholinergen Subileus gewesen sind.

Nach wenigen Tagen kommt es schließlich erneut zu Unruhe bei der Patientin, jedoch nicht mehr mit klarer zirkadianer Schwankung. Sie entwickelt paranoide Ideen, wird als in sich gekehrt wahrgenommen und führt Selbstgespräche. Mit der Hypothese einer nun aufgrund der kurzen Halbwertszeit des Clozapins reduzierten antipsychotischen Abdeckung und damit Beginn einer Exazerbation der Schizophrenie wird vorsichtig und unter korrekter Kontrolle des Blutbilds das Clozapin wieder eindosiert. In einem Vergleich der aktuellen Laborwerte mit den Vorbefunden des behandelnden Hausarztes wird deutlich, dass die leichte Leberwerterhöhung und Hyponatriämie bereits lange vorbestehend waren und als Nebenwirkung der Clozapin-Therapie interpretiert wurden. Die Patientin kann schließlich in stabilem somatischem und psychischem Zustand zurück in ihr Altersheim und in die ambulante Weiterbehandlung entlassen werden.

7.4 Häufig verwendete Substanzen

7.4.1 Anxiolytika/Tranquilizer, Antidepressiva, Antipsychotika, Mood-Stabilizer und ausgewählte weitere Wirkstoffe

Tab. 7.2: Benzodiazepine

Wichtige Vertreter	Indikationen, Bsp. Anwendung	Besonderheiten	Ausgewählte Interaktionen	Anpassung bei Leber-/Niereninsuffizienz (LI/NI)	Halbwertszeit	Max. Dosierung
Lorazepam:	Akute Angst Anspannungszustände Katatonien (inkl. Stupor, Mutismus) Schlaflosigkeit Adjuvante Sedation bei affektiven und psychotischen Störungen	Hochwirksame Wahl bei Panik und Stupor Möglicherweise erhöhtes Risiko für Abhängigkeitsbildung Keine signifikante Beeinflussung der Clearance durch Leberinsuffizienz	Clozapin (erhöhtes Risiko für Sedation, Sialorrhoe, Ataxie) Theophyllin, Aminophyllin (schwächen Wirkung von Diazepam) Valproat (erhöht Lorazepam-Spiegel) Probenecid (verringert Clearance von Lorazepam)	Bei LI keine Dosisanpassung nötig Bei leichter und mäßiger NI keine Dosisanpassung nötig, bei schwerer NI Dosisanpassung nötig	9–19 h	7,5 mg/d
Diazepam:	Akute (selten auch chronische) Angst Anspannungszustände Delirium tremens Ausgeprägte vegetative Symptome bei psychosomatischen Syndromen	Kumulationsrisiko	Clozapin (erhöhtes Risiko für Synkopen und Hypopnoe) Cimetidin, Disulfiram, Fluoxetin, Fluvoxamin, Ketoconazol, Omeprazol, Valproat (hemmen Diazepam-Abbau) Phenytoin (beschleunigt Diazepam-Abbau) CYP2C19-Inhibitoren (erhöhen Diazepam-Spiegel) CYP2C19-Induktoren (senken Diazepam-Spiegel)	Bei leichter und mäßiger LI Dosisanpassung nötig, bei schwerer LI kontraindiziert Bei NI keine Dosisanpassung nötig	30–56 h	40 mg/d

Tab. 7.2: Benzodiazepine – Fortsetzung

Wichtige Vertreter	Indikationen, Bsp. Anwendung	Besonderheiten	Ausgewählte Interaktionen	Anpassung bei Leber-/ Niereninsuffizienz (LI/NI)	Halbwertszeit	Max. Dosierung
Oxazepam:	Akute (selten auch chronische) Angst Anspannungszustände Durchschlafstörungen Ängstliche Depressionen Alkoholentzug	Sichere Substanz ohne aktive Metaboliten	Valproat (verstärkt Wirkung von Oxazepam)	Bei leichter LI keine Dosisanpassung nötig, bei mäßiger LI Dosisanpassung nötig, bei schwerer LI kontraindiziert. Bei leichter und mäßiger NI keine Dosisanpassung nötig, bei schwerer NI Dosisanpassung nötig	4–15 h	120 mg/d
Midazolam:	Kurzzeittherapie von Einschlaf-/Schlafrhythmusstörungen	Ausschließlich Reservesubstanz in der Psychiatrie	CYP3A4/5-Inhibitoren (erhöhen Midazolam-Spiegel) CYP3A4/5-Induktoren (senken Midazolam-Spiegel)	Bei leichter und mäßiger LI Dosisanpassung nötig, bei schwerer LI kontraindiziert. Bei leichter und mäßiger NI keine Dosisanpassung nötig, bei schwerer NI Dosisanpassung nötig	1,5–2,5 h	15 mg/d

Tab. 7.3: Selektive Serotonin-Wiederaufnahmehemmer (SSRI)

Wichtige Vertreter	Indikationen, Bsp. Anwendung	Besonderheiten	Ausgewählte Interaktionen	Anpassung bei Leber-/Niereninsuffizienz (LI/NI)	Halbwertszeit	Max. Dosierung
Citalopram:	Depressive Episoden Panikstörung Agoraphobie Zwangsstörung	Weit verbreitetes SSRI mit guter Verträglichkeit Verlängert QT-Zeit dosisabhängig Weitgehend Gewichtsneutralität	MAO-Hemmer (cave: serotonerges Syndrom) Pinozid (QTc-Zeitverlängerung)	Bei LI Dosisreduktion nötig Bei leichter und mäßiger NI keine Dosisanpassung nötig, bei schwerer NI Dosisreduktion	38–48 h	40 mg/d
Sertralin:	Depressive Episoden Panikstörung Agoraphobie Zwangsstörung Posttraumatische Belastungsstörung Soziale Phobie	Gut bewährte Substanz mit positiven Effekten bei Angst und PTBS Substanz der Wahl bei Depression nach Myokardinfarkt	MAO-Hemmer, Serotonergika, Sumatriptan (cave: serotonerges Syndrom) CYP2D6- und CYP3A4/5-Inhibitoren (erhöhen Sertralin-Spiegel) CYP2D6-Substrate (deren Spiegel durch Sertralin reduziert wird) Pimozid (Spiegel wird durch Sertralin erhöht)	Bei leichter und mäßiger LI Dosisreduktion nötig, bei schwerer LI kontraindiziert Bei NI keine Dosisanpassung nötig	22–36 h	200 mg/d

Tab. 7.3: Selektive Serotonin-Wiederaufnahmehemmer (SSRI) – Fortsetzung

Wichtige Vertreter	Indikationen, Bsp. Anwendung	Besonderheiten	Ausgewählte Interaktionen	Anpassung bei Leber-/Niereninsuffizienz (LI/NI)	Halbwertszeit	Max. Dosierung
Fluoxetin:	Depressive Episoden Bulimia nervosa	Gewichtsabnahme möglich Lange HWZ verhindert faktisch Absetzsymptome	MAO-Hemmer, L-Tryptophan (cave: serotonerges Syndrom) Substrate von CYP2D6, CYP3A4 und CYP2C (Spiegel steigt an)	Bei LI Dosisreduktion nötig Bei leichter NI keine Dosisanpassung nötig, bei mäßiger und schwerer NI Dosisreduktion	24–144 h	80 mg/d

Tab. 7.4: Serotonin-Noradrenalin-Wiederaufnahme-Inhibitoren (SNRI)

Wichtige Vertreter	Indikationen, Bsp. Anwendung	Besonderheiten	Ausgewählte Interaktionen	Anpassung bei Leber-/Niereninsuffizienz (LI/NI)	Halbwertszeit	Max. Dosierung
Venlafaxin:	Depressive Episoden Generalisierte Angststörung Soziale Phobie Panikstörung Agoraphobie	Potente Substanz bei schweren Depressionen Keine Gewichtszunahme, keine Sedation Blutdruck-Anstieg häufig Bei Sistierung oft Absetz-Effekte	MAO-Hemmer Diuretika, ACE-Hemmer (cave: Hyponatriämie) CYP2C19-Inhibitoren (erhöhen Venlafaxin-Spiegel)	Bei LI Dosisreduktion Bei leichter NI keine Dosisanpassung nötig, bei mäßiger und schwerer NI Dosisreduktion	3–5 h	375 mg/d

Tab. 7.4: Serotonin-Noradrenalin-Wiederaufnahme-Inhibitoren (SNRI) – Fortsetzung

Wichtige Vertreter	Indikationen, Bsp. Anwendung	Besonderheiten	Ausgewählte Interaktionen	Anpassung bei Leber-/Niereninsuffizienz (LI/NI)	Halbwertszeit	Max. Dosierung
Duloxetin:	Depressive Episoden Generalisierte Angststörung Neuropathische Schmerzen	Kaum QTc-Zeitverlängerung Keine Beeinflussung der Krampfschwelle	MAO-Hemmer, Serotonergika (cave: serotonerges Syndrom) Substrate von CYP2D6 (Spiegel wird durch Duloxetin erhöht)	Bei LI kontraindiziert Bei leichter und mäßiger Dosisanpassung, bei schwerer NI kontraindiziert	9–19 h	120 mg/d

Tab. 7.5: Trizyklika

Wichtige Vertreter	Indikationen, Bsp. Anwendung	Besonderheiten	Ausgewählte Interaktionen	Anpassung bei Leber-/Niereninsuffizienz (LI/NI)	Halbwertszeit	Max. Dosierung
Amitriptylin:	Depressive Episoden Verschiedene Schmerzsyndrome (neuropathische Schmerzen, Migräne, chron. Spannungskopfschmerzen)	Gut wirksame Substanz, aber enge therapeutische Breite Antidepressivum, von welchem in einigen Ländern parenterale Form zur Verfügung steht	MAO-Hemmer (cave: serotonerges Syndrom) Anticholinergika (cave: anticholinerges Syndrom) CYP1A2-Inhibitoren (erhöhen Amitriptylin-Spiegel) CYP2D6-Inhibitoren (erhöhen Amitriptylin-Spiegel)	Bei leichter und mäßiger LI enges Dosis-Monitoring, bei schwerer LI kontraindiziert Bei NI keine Dosisanpassung nötig	10–28 h	150 mg/d (in Klinik ggf. 300 mg/d)

Tab. 7.5: Trizyklika – Fortsetzung

Wichtige Vertreter	Indikationen, Bsp. Anwendung	Besonderheiten	Ausgewählte Interaktionen	Anpassung bei Leber-/ Niereninsuffizienz (LI/NI)	Halbwerts-zeit	Max. Dosierung
			CYP3A4-Induktoren (senken Amitriptylin-Spiegel)			
Trimipramin:	Depressive Episoden Chronische Schmerzsyndrome	Stark sedierend, schlafregulierend (bei zugleich Erhalt der Schlafarchitektur) Häufig Gewichtszunahme	MAO-Hemmer, Serotonergika (cave: serotonerges Syndrom) Anticholinergika (cave: anticholinerges Syndrom) CYP2D6-Inhibitoren (erhöhen Trimipramin-Spiegel)	Bei leichter und mäßiger LI Dosisreduktion, bei schwerer LI kontraindiziert Bei leichter und mäßiger NI Dosisreduktion, bei schwerer NI kontraindiziert	23–24 h	300 mg/d

7 Psychopharmakotherapie

Tab. 7.6: Andere

Wichtige Vertreter	Indikationen, Bsp. Anwendung	Besonderheiten	Ausgewählte Interaktionen	Anpassung bei Leber-/Niereninsuffizienz (LI/NI)	Halbwertszeit	Max. Dosierung
Vortioxetin:	Depressive Episoden	SRI, 5HT-Modulator Kaum Verlängerung der QTc-Zeit, Senkung der Krampfschwelle oder sex. Nebenwirkungen Positive Effekte auf Kognition Häufig gastrointestinale Nebenwirkungen	MAO-Hemmer, Serotonergika (cave: serotonerges Syndrom) CYP2D6- und CYP3A4-Inhibitoren (erhöhen Vortioxetin-Spiegel)	Bei leichter und mäßiger LI keine Dosisanpassung nötig, bei schwerer LI Dosisreduktion Bei leichter und mäßiger NI keine Dosisanpassung nötig, bei schwerer NI Dosisreduktion	37–77 h	20 mg/d
Bupropion:	Depressive Episoden	NDRI Unterstützende Eigenschaften bei Nikotin-Entzug Hervorragende Wirksamkeit bei ADHS-Patient:innen mit komorbider Depression Ausgeprägter CYP2D6-Inhibitor Starke Krampfschwellensenkung	MAO-Hemmer Dopaminergika (cave: Psychose-Entwicklung) CYP2B6-Induktoren (senken Bupropion-Spiegel)	Bei leichter LI keine Dosisanpassung nötig, bei mäßiger LI Dosisanpassung, bei schwerer LI kontraindiziert Bei leichter NI keine Dosisanpassung nötig, bei mäßiger NI Dosisreduktion, bei schwerer NI kontraindiziert	9–25 h (div. aktive Metaboliten)	300 mg/d

Tab. 7.6: Andere – Fortsetzung

Wichtige Vertreter	Indikationen, Bsp. Anwendung	Besonderheiten	Ausgewählte Interaktionen	Anpassung bei Leber-/ Niereninsuffizienz (LI/NI)	Halbwertszeit	Max. Dosierung
Mirtazapin:	Depressive Episoden	Kaum sex. Nebenwirkungen NaSSA Potent antidepressive Substanz, rasch wirksam Dosisabhängige Sedation (tiefe Dosis: schlaffinduzierend; höhere Dosis: anregend) Gewichtszunahme und Restless-Legs-Syndrom häufig	MAO-Hemmer und Serotonergika (cave: serotonerges Syndrom) Inhibitoren von CYP3A4 (erhöhen Mirtazapin-Spiegel) Induktoren von CYP3A4 (senken Mirtazapin-Spiegel) Inhibitoren von CYP3A4 (erhöhen Mirtazapin-Spiegel)	Bei LI Dosisanpassung nötig Bei leichter NI keine Dosisanpassung nötig, bei mäßiger und schwerer NI Dosisanpassung nötig	20–40 h	45 mg/d
Trazodon:	Depressive Episoden	SRI, 5HT$_{2A}$-Agonist Gut wirksam bei ängstlichen Co-Symptomen Ausgeprägt sedierende Effekte Kaum sex. Nebenwirkungen, bei Männern selten aber Gefahr von Priapismus	MAO-Hemmer und Serotonergika (cave: serotonerges Syndrom) Inhibitoren von CYP3A4 (erhöhen Trazodon-Spiegel) Carbamazepin (reduziert Trazodon-Spiegel)	Bei LI Dosisanpassung nötig Bei NI Dosisanpassung nötig	5–8 h	600 mg/d

Tab. 7.6: Andere – Fortsetzung

Wichtige Vertreter	Indikationen, Bsp. Anwendung	Besonderheiten	Ausgewählte Interaktionen	Anpassung bei Leber-/Niereninsuffizienz (LI/NI)	Halbwertszeit	Max. Dosierung
			Phenytoin und Digoxin Spiegel werden durch Trazodon erhöht) Phenothiazine (Hypotonie)			
Agomelatin:	Depressive Episoden Generalisierte Angststörung	Melatoninrezeptor-Agonist, 5HT$_{2C}$-Antagonist Substanz mit allgemein gut akzeptiertem Wirkprofil Nicht anticholinerg, kaum sex. Funktionsstörungen Transaminasen-Kontrolle vor Behandlungsbeginn	CYP1A2-Inhibitoren erhöhen Agomelatin-Spiegel	Bei LI kontraindiziert Bei leichter/mäßiger NI keine Dosisanpassung, bei schwerer NI unklar (sicher: Dosisreduktion)	1–2 h	50 mg/d

Tab. 7.7: Klassische Antipsychotika

Wichtige Vertreter	Indikationen, Bsp. Anwendung	Besonderheiten	Ausgewählte Interaktionen	Anpassung bei Leber-/Niereninsuffizienz (LI/NI)	Halbwertszeit	Max. Dosierung
Haloperidol:	Schizophrenie Schizoaffektive Störung Delir Mittelschwere und schwere Manie Akute psychomotorische Erregungszustände bei psychotischen Störungen Psychotische und aggressive Symptome bei demenziellen Syndromen Tic-Störung	Butyrophenon Hochpotentes, weiterhin unverzichtbares Antipsychotikum Steht auch als parenterale Applikation (Notfallsituationen) und lang wirksames i. m.-Depot zur Verfügung Dosisabhängig hohes Risiko für QTc-Zeit-Verlängerung und EPS	Substanzen mit ausgeprägtem Potenzial für QTc-Zeitverlängerung (z. B. Amiodaron, Sertindol, Methadon) Dopaminergika (Wirkungsreduktion) Substrate von CYP2D6 (erhöht deren Spiegel) Inhibitoren von CYP3A4 und CYP2D6 (erhöhen Haloperidol-Spiegel)	Bei LI Dosisanpassung nötig Bei leichter und mäßiger NI keine Dosisanpassung nötig, bei schwerer NI Dosisreduktion nötig	24 h Depot: 3 Wo	20 mg/d
Chlorprothixen:	Psychotische Störungen mit psychomotorischer Agitation Manie Unruhe im Alkohol-Entzug	Trizyklisches Antipsychotikum Niedrigpotentes Antipsychotikum mit beruhigender Wirkung	Substanzen mit ausgeprägtem Potenzial für QTc-Zeitverlängerung (z. B. Amiodaron, Sertindol, Methadon)	Bei leichter und mäßiger LI ggf. Dosisanpassung nötig, bei schwerer LI kontraindiziert Bei leichter und mäßiger NI keine	15 h	300 mg/d, ggf. mehr

Tab. 7.7: Klassische Antipsychotika – Fortsetzung

Wichtige Vertreter	Indikationen, Bsp. Anwendung	Besonderheiten	Ausgewählte Interaktionen	Anpassung bei Leber-/ Niereninsuffizienz (LI/NI)	Halbwertszeit	Max. Dosierung
	Erregungs- und Angstzustände bei depressiven und neurotischen Störungen Verhaltensstörungen bei Intelligenzminderung Schwere chronische Schmerzzustände	Anticholinerge Eigenschaften	Inhibitoren von CYP2D6 (erhöhen Chlorprothixen-Spiegel)	Dosisanpassung nötig, bei schwerer NI Dosisreduktion nötig		
Pipamperon:	Chronische Psychosen	Butyrophenon Niedrigpotentes Antipsychotikum mit beruhigender Wirkung Aufgrund allgemein guter Verträglichkeit, keinen anticholinergen Effekten und tiefem Interaktionsrisiko oft im gerontopsychiatrischen Bereich genutzt	Substanzen mit ausgeprägtem Potenzial für QTc-Zeitverlängerung (z. B. Amiodaron, Sertindol, Methadon)	Bei leichter und mäßiger LI keine Dosisanpassung nötig, bei schwerer LI Dosisreduktion nötig Bei NI ggf. Dosisanpassung nötig	19,5 ± 2,5 h	360 mg/d

Tab. 7.8: Atypika

Wichtige Vertreter	Indikationen, Bsp. Anwendung	Besonderheiten	Ausgewählte Interaktionen	Anpassung bei Leber-/Niereninsuffizienz (LI/NI)	Halbwertszeit	Max. Dosierung
Quetiapin:	Schizophrenie; Manische Episoden bei bipolarer Störung; Depressive Episoden bei bipolarer Störung; Rezidivprophylaxe bei bipolarer Störung; Augmentation bei depressiver Episode	Dibenzothiazepin; Leicht sedierend, differenzielles Rezeptorenprofil nach Dosierung; Breite Indikationspalette; Dosisabhängige QTc-Zeit-Verlängerung	Substanzen mit ausgeprägtem Potenzial für QTc-Zeitverlängerung (z. B. Amiodaron, Sertindol, Methadon); Inhibitoren von CYP3A4 (erhöhen Quetiapin-Spiegel); Carbamazepin, Phenytoin (reduzieren Quetiapin-Spiegel)	Bei LI Dosisanpassung nötig; Bei NI keine Dosisanpassung nötig	7 h	800 mg/d
Olanzapin:	Schizophrenie; Manische Episode bei bipolarer Störung; Rezidivprophylaxe manischer Syndrome	Trizyklisches Antipsychotikum; Breit wirksames, bewährtes Atypikum mit sedierenden, stimmungsstabilisierenden und antipsychotischen Eigenschaften; Steht auch als parenterale Applikation (Notfallsituationen) zur Verfügung	Substanzen mit ausgeprägtem Potenzial für QTc-Zeitverlängerung (z. B. Amiodaron, Sertindol, Methadon); Inhibitoren von CYP1A2 (erhöhen Olanzapin-Spiegel); Induktoren von CYP1A2 (senken Olanzapin-Spiegel)	Bei leichter und mäßiger LI keine Dosisreduktion nötig, bei schwerer LI Dosisreduktion; Bei NI meist keine Dosisanpassung nötig	♂: 29 h; ♀: 39 h; Cave: $T_{½}$ erhöht sich stark mit Alter	20 mg/d

Tab. 7.8: Atypika – Fortsetzung

Wichtige Vertreter	Indikationen, Bsp. Anwendung	Besonderheiten	Ausgewählte Interaktionen	Anpassung bei Leber-/ Niereninsuffizienz (LI/NI)	Halbwertszeit	Max. Dosierung
		Risiko zur Ausbildung metabolischen Syndroms Cave: keine parenterale Applikation zusammen mit Benzodiazepinen (Risiko Atemstillstand)	Benzodiazepine und andere atemdepressive Substanzen (Wirkpotenzierung) Rauchen (senkt dosisabhängig Olanzapin-Spiegel)			
Risperidon:	Psychotische Störungen Manische Episode bei bipolarer Störung Aggressivität bei Alzheimer-Demenz Störung des Sozialverhaltens bei Erwachsenen mit unterdurchschnittlicher intellektueller Leistungsfähigkeit oder mentaler Retardierung	Benzisoxazol-Derivat Breit wirksames, potent antipsychotisches Atypikum Risiko für EPS und Prolaktin-Erhöhung Steht auch als lang wirksames i.m.-Depot zur Verfügung	Substanzen mit ausgeprägtem Potenzial für QTc-Zeitverlängerung (z. B. Amiodaron, Sertindol, Methadon) Inhibitoren von CYP3A4, CYP2D6 und p-GP (erhöhen Risperidon-Spiegel) Induktoren von CYP3A4, CYP2D6 und p-GP (senken Risperidon-Spiegel) Dopaminergika (Wirkungsreduktion)	Bei LI Dosisanpassung nötig Bei NI Dosisanpassung nötig	Risperidon: 3 h Aktive Metaboliten: ca. 24 h Depot: inkonstant (volle Elimination ca. 7,5 Wo nach Inj.)	16 mg/d
Aripiprazol:	Schizophrenie Manische Episode bei Bipolar-I-Störung	Phenylpiperazinylchinolinon Mittelpotenter Partial-Agonist an D_2-/$_3$- und	Inhibitoren von CYP3A4 und CYP2D6 (erhöhen Aripiprazol-Spiegel)	Bei leichter und mäßiger LI keine Dosisanpassung nötig, bei	75 h Ca. 8 % kaukasischer Pat.	30 mg/d

Tab. 7.8: Atypika – Fortsetzung

Wichtige Vertreter	Indikationen, Bsp. Anwendung	Besonderheiten	Ausgewählte Interaktionen	Anpassung bei Leber-/Niereninsuffizienz (LI/NI)	Halbwertszeit	Max. Dosierung
	Rezidivprophylaxe manischer Episode	5HT$_{1A}$-Rezeptoren Kaum Sedation, hohes Risiko für Akathisie Zunehmende Rolle in Augmentationsbehandlungen Steht auch als lang wirksames i.m.-Depot zur Verfügung	Induktoren von CYP3A4 und CYP2D6 (senken Aripiprazol-Spiegel)	schwerer LI Dosisreduktion Bei NI meist keine Dosisanpassung nötig	*metabolisieren Aripiprazol langsamer (146 h)* Depot: 28 d	
Clozapin:	Therapieresistente Schizophrenie Chronische Suizidalität bei schizoaffektiven Störungen Psychose bei M. Parkinson	Trizyklisches Antipsychotikum Größte Bedeutung in der Behandlung therapieresistenter Schizophrenien Antiaggressiver und nachweislich Suizid-präventiver Effekt Einsatz aufgrund assoziierter Risiken (Agranulozytose, Myokarditis, Ileus) nur unter Leitlinien-konformer Überwachung	Substanzen mit ausgeprägtem Potenzial für QTc-Zeitverlängerung (z. B. Amiodaron, Sertindol, Methadon) Inhibitoren von CYP1A2, CYP3A4 und CYP2D6 (erhöhen Clozapin-Spiegel), Bsp. Fluvoxamin Induktoren von CYP1A2, CYP3A4 und CYP2D6 (senken Clozapin-Spiegel) Substanzen mit myelodepressivem Potenzial	Bei leichter und mäßiger LI Dosisanpassung nötig, bei schwerer LI kontraindiziert Bei leichter und mäßiger LI Dosisanpassung nötig, bei schwerer NI kontraindiziert	12 h	900 mg/d

7 Psychopharmakotherapie

Tab. 7.8: Atypika – Fortsetzung

Wichtige Vertreter	Indikationen, Bsp. Anwendung	Besonderheiten	Ausgewählte Interaktionen	Anpassung bei Leber-/Niereninsuffizienz (LI/NI)	Halbwertszeit	Max. Dosierung
		Aufgrund sehr schwachen Antagonismus an D_1-, D_2-, D_3- und D_5-Rezeptoren Einsatz auch bei untolerierbaren EPS Ausgeprägte Abbau-Blockade durch Fluvoxamin wird oft therapeutisch genutzt	(z. B. Cotrimoxazol, Metamizol), Wirkpotenzierung Coffein (erhöht Clozapin-Spiegel) Rauchen (senkt Clozapin-Spiegel)			

Tab. 7.9: Mood-Stabilizer

Wichtige Vertreter	Indikationen, Bsp. Anwendung	Besonderheiten	Ausgewählte Interaktionen	Anpassung bei Leber-/Niereninsuffizienz (LI/NI)	Halbwertszeit	Max. Dosierung
Lithium:	Manie Hypomanie Prophylaxe affektiver	Mineralsalz Bewährte, in der Regel gut akzeptierte Substanz mit potenten	Serotonergika (serotonerges Syndrom) Metronidazol, NSAR, ACE-Hemmer, AT2-Blocker,	Bei LI keine Dosisanpassung nötig Bei leichter und mäßiger NI Dosisreduktion	ca. 24 h	Variabel, i. d. R. ca. 1.800 mg/d

I Allgemeine Grundlagen

Tab. 7.9: Mood-Stabilizer – Fortsetzung

Wichtige Vertreter	Indikationen, Bsp. Anwendung	Besonderheiten	Ausgewählte Interaktionen	Anpassung bei Leber-/ Niereninsuffizienz (LI/NI)	Halbwerts- zeit	Max. Dosierung
	Episode bei bipolarer Störung Augmentation bei depressiver Episode	stimmungsstabilisieren- den Eigenschaften Geringe therapeutische Breite Hohes Risiko für Krampfschwellensen- kung und Arrhythmien Cave: Teratogenität im 1. Trimenon	Diuretika u. a. (können den Lithium-Spiegel erhöhen) Harnstoff, Xanthine, alka- linisierende Substanzen (können den Lithium-Spie- gel senken) Psychotropika mit erhöh- tem neurotoxischem Risiko (inkl. Alkohol)	nötig, bei schwerer NI kontraindiziert		maßgebend Li-Spiegel max. 1,2 mmol/l
Valproat:	Manische Episode bei bipolarer Störung Rezidivprophylaxe von Manien	Antikonvulsivum Potent antimanisch, oft auch zur Verbesserung der Impulskontrolle eingesetzt Relativ hohes Neben- wirkungspotenzial (Ge- wichtszunahme, Seda- tion, Hepatotoxizität) Wegen Teratogenität bei Schwangeren kon- traindiziert	Substrate von CYP2C9 und CYP3A (Valproat erhöht deren Spiegel) Primidon, Lamotrigin, Zido- vudin, Rufinamid, Propofol, Nimodipin (Valproat erhöht Spiegel) Phenytoin, Felbamat, Olan- zapin (Valproat senkt Spie- gel) Cimetidin, Erythromycin (erhöhen Valproat-Spiegel) Mefloquin, Felbamat, Rifampicin, Carbapeneme,	Bei leichter LI Dosisre- duktion nötig, bei mä- ßiger und schwerer LI kontraindiziert Bei NI ggf. Dosisanpas- sung	ca. 10,6 h	Ca. 25 mg/d pro kg KGew

Tab. 7.9: Mood-Stabilizer – Fortsetzung

Wichtige Vertreter	Indikationen, Bsp. Anwendung	Besonderheiten	Ausgewählte Interaktionen	Anpassung bei Leber-/ Niereninsuffizienz (LI/NI)	Halbwertszeit	Max. Dosierung
			Östrogene, Metamizol (senken Valproat-Spiegel) Carbamazepin, Topiramat (neurotoxisches Potenzial steigt) Substanzen mit hepatotoxischem Potenzial (Potenzierung des Risikos) Substanzen mit myelosuppressivem Potenzial (Potenzierung des Risikos)			
Lamotrigin:	Prävention depressiver Episoden bei bipolarer affektiver Störung	Antikonvulsivum Oft als Augmentation eingesetzt Aufgrund Risikos von Stevens-Johnson-Syndrom sehr langsame Aufdosierung nötig	Valproat (erhöht Lamotrigin-Spiegel) Carbamazepin, Ritonavir, Östrogene, Phenytoin, Primidon, Olanzapin, Rifampicin, Phenobarbital (senken Lamotrigin-Spiegel) Topiramat (Spiegel wird durch Lamotrigin erhöht) Levonorgestrel (pot. Reduktion des kontrazeptiven Effekts)	Bei LI ggf. Dosisreduktion nötig Bei NI Dosisanpassung	29,5 ± 5,5 h	400 mg/d

Tab. 7.10: Weitere Wirkstoffe

Wichtige Vertreter	Indikationen, Bsp. Anwendung	Besonderheiten	Ausgewählte Interaktionen	Anpassung bei Leber-/ Niereninsuffizienz (LI/ NI)	Halbwertszeit	Max. Dosierung
Methylphenidat:	ADHS	Psychostimulans I.A. Substanz der 1. Wahl bei Ersttherapie einer ADHS Steht in verschiedenen bewährten, auch retardierten, Formen zur Verfügung Zusätzlich wichtige Rolle bei Fatigue, Narkolepsie, iatrogener Sedation u. a. Gegebenes Missbrauchspotenzial Cave: psychotische Symptome, Tics und Anorexie als Nebenwirkung	MAO-Hemmer (cave: serotonerges Syndrom) Vasopressoren (cave: hypertensive Krise) Zentral wirksame α2-Agonisten (erhöhtes Risiko für Nebenwirkungen inkl. Tod) Dopaminergika (Risiko psychotischer Symptome)	Bei LI unklar Bei NI whs. keine Dosisanpassung nötig	2 h *Erhebliche Variabilität je nach Galenik der multiplen Präparate*	60 mg/d
Atomoxetin:	ADHS	Selektiver NA-Wiederaufnahmehemmer	MAO-Hemmer (Kombination kontraindiziert)	Bei leichter LI keine Dosisreduktion nötig,	3,6 h	150 mg/d

Tab. 7.10: Weitere Wirkstoffe – Fortsetzung

Wichtige Vertreter	Indikationen, Bsp. Anwendung	Besonderheiten	Ausgewählte Interaktionen	Anpassung bei Leber-/ Niereninsuffizienz (LI/ NI)	Halbwertszeit	Max. Dosierung
		Weniger potente Therapie-Option, jedoch kein Missbrauchspotenzial Cave: Hypertonie-Risiko	Substanzen mit ausgeprägtem Potenzial für QTc-Zeitverlängerung (z. B. Amiodaron, Sertindol, Methadon) CYP2D6-Inhibitoren (erhöhen Atomoxetin-Spiegel) Vasoaktiva, insbes. Noradrenergika (kardiovaskuläre Nebenwirkungen) Krampfschwellensenkende Substanzen (erhöhtes Risiko epileptischer Anfälle)	bei mäßiger und schwerer LI Dosisanpassung nötig Bei NI keine Dosisanpassung nötig	*Deutlich länger bei Poor Metabolizern*	
Buprenorphin:	Substitution bei Opioidabhängigkeit	Opioidrezeptoragonist/-antagonist Recht sichere, i. A. akzeptierte Alternative zu Methadon	MAO-Hemmer (Kombination kontraindiziert) Opioide, Benzodiazepine und andere Substanzen mit sedierendem Potenzial, inkl. Alkohol (Potenzierung Risiko für Atemdepression und Koma) CYP3A4-Inhibitoren (erhöhen Buprenorphin-Spiegel)	Bei leichter LI whs. Dosisreduktion nötig Bei NI keine Dosisanpassung nötig	Komplex aufgrund verschiedener Faktoren (Reabsorption, Lipophilie u. a.) Wirkdauer ca. 24 h	20 mg/d

Tab. 7.10: Weitere Wirkstoffe – Fortsetzung

Wichtige Vertreter	Indikationen, Bsp. Anwendung	Besonderheiten	Ausgewählte Interaktionen	Anpassung bei Leber-/Niereninsuffizienz (LI/NI)	Halbwerts-zeit	Max. Dosierung
			CYP3A4-Induktoren (senken Buprenorphin-Spiegel)			
Zolpidem:	Insomnie	Non-Benzodiazepin Besonders guter Effekt auf Einschlafen Wenig Kumulationsrisiko Abhängigkeitsentwicklung (aber geringer als unter Benzodiazepinen)	Benzodiazepine, Anästhetika, Opioide und andere ZNS-Depressoren, inkl. Alkohol (Risiko potenzierter Sedation bis Koma) Sertralin, Fluvoxamin, Ciprofloxacin (erhöhen Zolpidem-Spiegel) Inhibitoren von CYP1A2 und v. a. CYP3A4 (erhöhen Zolpidem-Spiegel) Induktoren von CYP1A2 und v. a. CYP3A4 (senken Zolpidem-Spiegel)	Bei LI Dosisreduktion nötig Bei NI ggf. Dosisanpassung nötig	2,4 ± 0,2 h	10 mg/d

Literaturauswahl

Nair, B. (2015). Psychopharmacology in medicaly ill patients. In H. Leigh, J. Streltzer (Hrsg.), *Handbook of Consultation-Liaison Psychiatry* (2. Aufl., S. 99–114). Springer.

Literatur

Khawam, E. A., Laurencic, G., Malone Jr, D. A. (2006). Side effects of antidepressants: An overview. *Cleve Clin J Med*, 73(4), 351–353.
Benkert, O., Hippius, H. (2023). *Kompendium der Psychiatrischen Pharmakotherapie* (14. Aufl.). Springer.
Desai, A. K. (2004). Psychotropic side effects of commonly prescribed medications in the elderly. *Primary Psychiatry*, 11(8), 27–34.
Michler M (2005) Ärztliche Ethik. In: Würzburger medizinhistorische Mitteilungen. Band 24, 2005, S. 268–281, (Primum nil nocere).
Müller T, Volz H-P (2020) SOP Aufklärung über Psychopharmaka. Pflichtangaben. *PSYCH up2date*; 14(04): 280-283.
Pachi, A., Bratis, D., Moussas, G. et al. (2013). Psychiatric morbidity and other factors affecting treatment adhearence in pulmonary tuberculosis treatment. *Tuberculosis Research and Treatment*, 2013, 1–37.
Turjanski, N., Lloyd, G. G. (2005). Psychiatric side effects of medications: recent developments. *Advances in Psychiatric Treatment*, 11, 58–70.
Tango, R C. (2003). Psychiatry side effects of medications prescribed in internal medicine. *Dialogues in Clinical Neuroscience*, 5, 155–165.
Gupta, A., Chadda, R. K. (2016). Adverse psychiatric effects of non-psychotropic medications. *BJ Psych Advances*, 22, 325–334.
Stroup, T., Gray, N. (2018). Management of common adverse effects of antipsychotic medications. *World Psychiatry*, 17(3), 341–356.
Lenz, M., Buhse, S., Kasper, J. (2012). Entscheidungshilfen für Patienten. *Dtsch Arztebl Int*, 109, 401–408.
Lencer R, Korn D. (2015). Adhärenz in der Psychopharmakologie. Psychotherapeutische Strategien zur Adhärenzförderung. *Nervenarzt*, 86, 637–648.
Nair, B. (2015). Psychopharmacology in medicaly ill patients. In H. Leigh, J. Streltzer (Hrsg.), *Handbook of Consultation-Liaison Psychiatry* (2. Aufl., S. 99–114). Springer.
www.compendium.ch

8 Rechtliche Fragestellungen

Urs Hepp, Jolana Wagner-Skacel, Sabrina Mörkl und Christine Norra

> **Lernziele:**
>
> Kenntnisse der wichtigsten rechtlichen Grundlagen im Rahmen der konsiliar- und liaisonpsychiatrischen- und psychosomatischen Tätigkeit, insbesondere:
>
> - Evaluation der Urteilsfähigkeit
> - Somatische Behandlungen ohne Einwilligung Betroffener
> - Voraussetzungen für Unterbringung gegen den Willen Betroffener
> - Voraussetzungen für psychiatrische Behandlungen ohne Einwilligung Betroffener

In der konsiliar- und liaisonpsychiatrischen Tätigkeit stellt sich oft die Frage, ob jemand in Bezug auf eine als notwendig erachtete Behandlung urteilsfähig ist. Jede Behandlung oder invasive Diagnostik (dazu gehört z. B. auch ein Röntgenbild) ohne Einwilligung der betroffenen Person stellt eine Verletzung der körperlichen (und psychischen) Integrität dar. Eine urteilsfähige Person darf eine Behandlung ablehnen, selbst wenn die Nicht-Behandlung schwerwiegende Folgen bis hin zum Tod haben kann. Behandlungen gegen den Willen sind grundsätzlich nicht erlaubt, abgesehen von gesetzlich klar geregelten Ausnahmefällen. In gewissen Situationen muss eine Person auch gegen ihren geäußerten Willen zurückbehalten oder in eine Institution eingewiesen werden. Auch das ist rechtlich klar geregelt.

8.1 Evaluation der Urteilsfähigkeit

Das Gesetz geht grundsätzlich von der Urteilsfähigkeit aus. Die Beurteilung erfolgt nur, wenn begründete Zweifel an der Urteilsfähigkeit bestehen. Die Urteilsfähigkeit ist kein medizinischer, sondern ein juristischer Begriff. Sie kann nur entweder erhalten oder aufgehoben sein, es gibt juristisch keine »verminderte« Urteilsfähigkeit. Die Urteilsfähigkeit ist weder durch das Alter noch eine bestimmte Diagnose generell aufgehoben. Sie ist immer individuell zu einem bestimmten Zeitpunkt und in Bezug auf eine spezifische Entscheidung zu beurteilen (zeitliche und sachliche Relativität der Urteilsfähigkeit). Diese kann sich im Verlauf auch ändern (z. B. Rauschzustand). Auch Minderjährige können je nach Entwicklungsstand in Bezug auf medizinische Entscheidungen urteilsfähig sein, es gibt hier keine konkrete Altersgrenze. Die Urteilsfähigkeit hängt auch von der Komplexität und der langfristigen Tragweite einer Entscheidung ab. Da es sich bei medizinischen Eingriffen um höchstpersönliche Rechte handelt, müssen urteilsfähige Minderjährige immer selbst in eine Behandlung einwilligen, eine Vertretung durch die Eltern ist nicht zulässig.

Schweiz

Nur eine urteilsfähige Patient:in kann rechtswirksam in eine medizinische Behandlung einwilligen. Ist eine Person urteilsunfähig und es liegt keine Patientenverfügung vor, übernehmen Vertretungspersonen die Rolle im Entscheidungsprozess. Die Vertretung bei medizinischen Maßnahmen ist im Gesetz hierarchisch klar und abschließend geregelt (ZGB Art. 378). Falls keine vertretungsberechtigte Person verfügbar ist, wird die Kindes- und Erwachsenenschutzbehörde (KESB) einbezogen In dringenden Fällen ist es nicht immer möglich, eine vertretungsberechtigte Person oder die KESB einzubeziehen. In diesen Fällen ergreifen die Ärzt:innen medizinische Maßnahmen nach dem mutmaßlichen Willen und den Interessen der urteilsunfähigen Person (ZGB Art. 379). Eine unterlassene Nothilfe wäre ein strafrechtliches Vergehen (StGB Art. 128).

Die Schweizerische Akademie der Medizinischen Wissenschaften (SAMW) hat ein Formular zur Evaluation der Urteilsfähigkeit entwickelt, das sowohl ein strukturiertes Vorgehen als auch die Dokumentation ermöglicht (SAMW, 2019).

Urteilsfähigkeit im Schweizer Recht

Deutschland

Auf Grundlage der ärztlichen Aufklärung für die konkrete Behandlungsmaßnahme muss die Patient:in (1) Bedeutung, Tragweite und Risiken der ärztlichen Maßnahme erkennen und verstehen (Einsichtsfähigkeit) und (2) das Für und Wider abwägen (Steuerungsfähigkeit), sich darüber ein eigenes Urteil bilden (Urteilsfähigkeit) und nach dieser Einsicht handeln können (Handlungsfähigkeit). Fehlt eines der beiden Elemente, ist der Wille unfrei. Ärztliche Eingriffe einschließlich freiheitsentziehender Maßnahmen bei einwilligungs*un*fähigen Patient:innen erfordern die Ersatzeinwilligung durch einen gesetzlich benannten Betreuer (§ 1814 BGB) oder Bevollmächtigen. Generell ist zu prüfen, ob die betroffene Person zuvor bei voller Geschäftsfähigkeit andere rechtsverbindliche Maßnahmen getroffen hat: Patientenverfügungen (*§ 1901a Absatz 1 BGB*), Behandlungsvereinbarungen, Betreuungsverfügungen (§ 1816 BGB), Vorsorgevollmachten (§ 1904 V S. 2 BGB) oder ob das Ehegattennotvertretungsrecht angewendet werden kann (§ 1358 BGB).

Urteilsfähigkeit im deutschen Recht

In dringenden Fällen und wenn keine vertretungsberechtigte Person einbezogen werden kann, kann – unter der Voraussetzung, dass eine Gefahr für ein geschütztes Rechtsgut besteht (Leben, Gesundheit, Freiheit, Ehre, Eigentum, Besitz), für das gegenwärtig ein Schaden eintreten kann, wenn nicht sofort gehandelt wird – im »rechtfertigenden Notstand« (§ 34 StGB) behandelt werden.

Österreich

Urteilsfähigkeit im österreichischen Recht

Wenn die behandelnde Ärzt:in die Patient:in für nicht entscheidungsfähig hält, so hat sie nachweislich die Beiziehung von Angehörigen oder Vertrauenspersonen oder »anderen im Umgang mit Menschen in solchen schwierigen Lebenslagen besonders geübten Fachleuten« zu veranlassen, die als »Unterstützer« gelten können, um eine Entscheidungsfähigkeit zu erlangen. Wenn die Patient:in nicht entscheidungsfähig ist und eine gewählte oder gesetzliche Vertreter:in hat, so darf die Behandlung nur mit dessen schriftlichem Einverständnis durchgeführt werden (§ 36, Absatz 2, UBG. Gibt es keine gewählte oder gesetzliche Vertreter:in, darf die Patient:in ohne Einwilligung und Zustimmung behandelt werden, es ist jedoch unverzüglich ein Patientenanwalt zu verständigen (§ 36, Absatz 3, UBG).

8.2 Unterbringung gegen den Willen Betroffener

In gewissen Situationen kann eine Einweisung in eine geeignete Institution auch gegen den geäußerten Willen von Betroffenen erfolgen. Dies ist gesetzlich klar geregelt und darf nur erfolgen, wenn alle weniger einschneidenden Maßnahmen ausgeschöpft wurden.

Schweiz

Unterbringung gegen Betroffenenwillen im Schweizer Recht

In der Schweiz gelten psychische Störungen, geistige Behinderung oder schwere Verwahrlosung (abschließend) als Voraussetzung für eine fürsorgerische Unterbringung. Eine Person darf in einer geeigneten Einrichtung untergebracht werden, wenn die nötige Behandlung oder Betreuung nicht anders erfolgen kann. Die Belastung von Angehörigen ist zu berücksichtigen, kann aber für sich alleine nicht als Voraussetzung für eine Einweisung dienen (ZGB Art. 426). Im Gesetzestext wird interessanterweise Selbst- und/ oder Fremdgefährdung nicht erwähnt, sondern lediglich die Behandlungs- und Betreuungsbedürftigkeit. In der Praxis spielt aber das Vorliegen einer Selbst- und/ oder Fremdgefährdung i. d. R. sehr wohl eine Rolle.

Für die Anordnung der Unterbringung und die Entlassung wird vom Gesetz (ZGB Art. 428) primär die Erwachsenenschutzbehörde als zuständig bezeichnet. Die Kantone können Ärzt:innen bezeichnen, die neben der Kindes- und Erwachsenenschutzbehörde eine Unterbringung während einer Dauer von höchstens sechs Wochen anordnen können (ZGB Art. 429). In der Praxis erfolgt die überwiegende Mehrheit der fürsorgerischen Unterbringungen durch eine ärztliche Anordnung, wobei zu beachten ist, dass die einweisende Ärzt:in nicht in die eigene Institution einweisen darf.

Österreich

In Österreich ist die Unterbringung im »Bundesgesetz über die Unterbringung psychisch kranker Personen in Krankenanstalten« (Unterbringungsgesetz – UbG) geregelt. Grundsätzlich wird zwischen einer Unterbringung auf eigenen Wunsch (auf Verlangen) und einer Unterbringung gegen den Willen (ohne Verlangen) unterschieden. Jedenfalls müssen für die Unterbringung immer folgende drei Kriterien zutreffen (§ 3, UBG): (1) eine psychische Erkrankung liegt vor, (2) es besteht eine ernstliche und erhebliche Gefahr für Leben oder Gesundheit der Patient:innen selbst oder für andere und (3) eine ausreichende Behandlung ist außerhalb der Abteilung nicht möglich. Der Begriff »ernstlich« bedeutet hierbei, wenn mit sehr hoher Wahrscheinlichkeit eine Gefahr eintritt, und »erheblich«, dass die drohende Schädigung der Gesundheit besonders schwer sein muss.

Unterbringung gegen Betroffenenwillen im österreichischen Recht

In der Psychiatrie erfolgt dann eine »Feinprüfung« durch die Abteilungsleiter:innen auf das Vorliegen der Unterbringungskriterien und eine erneute Abklärung von Alternativen inkl. schriftlicher Dokumentation. Ein fachärztliches Zeugnis wird erstellt und dieses zusammen mit einer Meldung der Unterbringung an das zuständige Bezirksgericht und an die Patientenanwaltschaft übermittelt. Ebenso muss eine Information an Vertrauenspersonen und Angehörige der Patient:innen erfolgen. Eine Information der Angehörigen muss in jedem Fall erfolgen, auch wenn die Patient:in dies ablehnt. Bei Nichtaufnahme der Patient:in ist eine angemessene Weiterversorgung zu dokumentieren und ebenso eine Information an Angehörige und Vertrauenspersonen zu geben, außer die Patient:in widerspricht dieser Informationsweitergabe. Die Exekutive muss informiert werden, wenn keine Unterbringung nach Einweisung erfolgt, eine Gewaltschutzmaßnahme (wie z. B. Betretungsverbot) vorliegt, wenn eine Fremdgefährdung besteht und die Unterbringung beendet wurde. Die Erstanhörung der Patient:in durch eine gerichtliche Kommission (bestehend aus einem externen Sachverständigen, der Patientenanwaltschaft, der Richter:in und der Abteilungsleitung) muss binnen vier Tagen nach Aufnahme erfolgen.

Deutschland

In Deutschland gilt für nicht einwilligungsfähige psychisch Kranke einerseits die öffentlich-rechtliche Unterbringung nach den »Psychisch-Kranken-

Unterbringung gegen Betroffenenwillen im deutschen Recht

Gesetzen (PsychKG)« bzw. Gesetz über Unterbringung bzw. Hilfen und Schutzmaßnahmen und andererseits die zivilrechtliche Unterbringung nach den Betreuungsrechtsgesetzen (§ 1831 BGB).

Im PsychKG ist die freiheitsentziehende Unterbringung psychisch Kranker im Fall akuter Selbst- oder Fremdgefährdung in einem psychiatrischen Fachkrankenhaus nach Landesrecht geregelt. Daher existieren 16 verschiedene, wenngleich im Prinzip ähnliche Regelungen (man sollte den Gesetzestext des eigenen Bundeslandes kennen!). Übereinstimmend benannt sind psychische oder seelische Krankheiten oder Störungen, Unterschiede ergeben sich bei Suchterkrankungen oder geistiger Behinderung. Der Krankheitswert der vorliegenden Symptome muss so schwerwiegend sein, dass dieser einer körperlich begründbaren oder schizophrenen Psychose gleichkommt. Die Gesundheitsgefährdung muss so ausgeprägt sein, dass sie das verfassungsrechtliche Gut der Freiheit beschränkt, etwa durch Selbstgefährdung durch schwere Selbstverletzung, vitalbedrohliche akute Verweigerung der Einnahme von Medikamenten oder Flüssigkeit oder Fremdgefährdung durch schwere Körperverletzung, lebensgefährdende Verhaltensweisen. Fehlende Behandlungsbereitschaft rechtfertigt allein keine Unterbringung. Die vorliegende psychische Erkrankung darf nicht anders (z. B. durch eine ambulante Therapie oder eine freiwillige stationäre Behandlung) abzuwenden sein.

Hier ist die konsiliarische Tätigkeit als beratend (ggf. auch eine ärztliche Stellungnahme abgebend), aber keineswegs generell als ausführend zu verstehen. Jede approbierte Ärzt:in kann einen PsychKG-Antrag stellen. Das Zeugnis für die Ordnungsbehörde ist dagegen von Fachärzt:innen im Gebiet der Psychiatrie und Psychotherapie oder gebietserfahrenen Ärzt:innen auszustellen. Das Zusammenwirken der örtlichen Ordnungsbehörde mit sozialpsychiatrischen Diensten auf Landes- und Kommunalebene differiert ebenfalls. Bei Gefahr im Verzug kann die Ordnungsbehörde eine sofortige Unterbringung (§ 14 PsychKG NRW) ohne vorherige gerichtliche Entscheidung vornehmen, wenn ein ärztliches Zeugnis über einen entsprechenden Befund vorliegt, der nicht älter als vom Vortag ist; sie muss dann aber unverzüglich beim zuständigen Amtsgericht den Antrag auf Unterbringung stellen. In der Regel muss der vorläufig Untergebrachte binnen 24 Stunden vom Amtsgericht angehört werden.

Nach dem *Betreuungsgesetz (BGB)* ist für betreute Personen die Unterbringung zur Abwendung einer Selbstgefährdung in psychiatrischen Krankenhäusern oder geschützten Einrichtungen bundeseinheitlich zivilrechtlich geregelt. Sie ist nach § 1831 BGB (1) durch den Betreuer nur zulässig: Erstens, weil aufgrund einer psychischen oder geistigen oder seelischen Behinderung der betreuten Person die Gefahr besteht, dass diese sich selbst tötet oder erheblichen gesundheitlichen Schaden zufügt, oder zweitens, weil zur Abwendung eines drohenden erheblichen gesundheitlichen Schadens eine Untersuchung des Gesundheitszustandes, eine Heilbehandlung oder ein ärztlicher Eingriff notwendig ist, die Maßnahme ohne die Unterbringung nicht durchgeführt werden kann, und die betreute Person aufgrund einer psychischen Krankheit oder geistigen oder seelischen Behinderung die

Notwendigkeit der Unterbringung nicht erkennen oder nicht nach dieser Einsicht handeln kann. *Beachte:* Bei Fremdgefährdung kann für die betreute Person die Unterbringung nur nach PsychKG (!) beantragt werden.

Der rechtlich bestellte Betreuer benötigt für den Antrag auf Unterbringung beim Betreuungsgericht die formale Befugnis für die Aufgabenkreise »Gesundheitssorge« und »Aufenthaltsbestimmung«. Die betroffene Person wird persönlich durch eine Richter:in angehört und durch eine Fachärzt:in für Psychiatrie oder eine gebietserfahrene Ärzt:in nach persönlicher Untersuchung begutachtet (sog. Sachverständigengutachten). Die die Unterbringung anregende Klinikärzt:in darf nicht zum Gutachter bestellt werden. Im Eilfall ist eine einstweilige Unterbringung möglich.

8.3 Behandlung ohne Einwilligung Betroffener

Schweiz

Erfolgt eine Behandlung einer psychisch erkrankten Person im Rahmen einer fürsorgerischen Unterbringung gemäß ZGB Art. 426, muss ein Behandlungsplan erstellt werden. Unter der Voraussetzung, dass ohne Behandlung der betroffenen Person ein ernsthafter gesundheitlicher Schaden droht oder das Leben oder die körperliche Integrität Dritter ernsthaft gefährdet ist und die betroffene Person bezüglich ihrer Behandlungsbedürftigkeit urteilsunfähig ist, kann eine »Behandlung ohne Zustimmung« angeordnet werden (ZGB Art. 434). Vorerst müssen aber angemessene und weniger einschneidende Maßnahmen geprüft werden. Diese »Zwangsbehandlungen« stellen eine absolute »ultima ratio« dar. In Notfallsituationen kann eine Behandlung ohne Zustimmung gemäß ZGB Art. 435 erfolgen.

Behandlung ohne Einwilligung Betroffener im Schweizer Recht

Österreich

Wenn die Patient:in nicht entscheidungsfähig ist, und eine Vertreter:in hat, darf sie nur mit Zustimmung der Vertreter:in behandelt werden. Ebenso muss bei besonderen Heilbehandlungen eine Zustimmung der Vertreter:in vorliegen. Hat die Patient:in keine Vertreter:in, darf sie ohne Einwilligung und Zustimmung behandelt werden, wenn keine Entscheidungsfähigkeit besteht. Von einer solchen Behandlung ist jedoch unverzüglich die Patientenanwaltschaft zu unterrichten. Wenn die Patient:in jedoch zu erkennen gibt, dass sie diese Behandlung ablehnt, muss die Behandlung unterbleiben und das Unterbringungsgericht im Vorhinein über die Zulässigkeit der Behandlung entscheiden. Erfolgt eine Behandlung nicht im Konsens mit den Patient:innen, ist dies unverzüglich der Patientenanwaltschaft zu melden. Die Patient:in darf sich eine Vertretung selbst wählen. Diese hat eine

Behandlung ohne Einwilligung Betroffener im österreichischen Recht

Vollmacht für das UbG-Verfahren und ggf. auch für eine Behandlungsentscheidung, wenn die Patient:in entscheidungsunfähig ist. Als gesetzliche Vertreter:innen gelten: Vorsorgebevollmächtigte, Erwachsenenvertreter:innen, Erziehungsberechtigte. Im Falle einer »Gefahr in Verzug«, das bedeutet, wenn ohne sofortige Behandlung eine erhebliche Gesundheitsschädigung oder starke Schmerzen auftreten würden, sind die Ärzt:innen verpflichtet, unverzüglich zu handeln und dürfen nicht darauf warten, dass ein gesetzlicher Vertreter oder das Gericht eine Entscheidung trifft.

Deutschland

Behandlung ohne Einwilligung Betroffener im deutschen Recht

Auf Grundlage des PsychKG (z. B. § 18–26 PsychKG NRW) sind Zwangsbehandlungen zur Abwendung einer gegenwärtigen erheblichen (1) Selbstgefährdung oder (2) Gefährdung besonderer Rechtsgüter Dritter unter bestimmten Voraussetzungen zulässig. Für die untergebrachte Person muss ein individueller Behandlungsplan für medizinisch notwendige Maßnahmen erstellt und ihr erläutert werden. Nur wenn sie nicht einwilligungsfähig ist und ohne die Behandlung Lebensgefahr oder erhebliche Gefahren für ihre Gesundheit oder die dritter Personen im Rahmen der Unterbringung drohen (§ 18,4 PsychKG NRW), darf unter bestimmten Voraussetzungen (§ 18,5 PsychKG NRW) eine Zwangsbehandlung gegen den natürlichen Willen erfolgen. Eine vorliegende Patientenverfügung ist zu beachten. Zuvor muss das zuständige Gericht auf Antrag der ärztlichen Leitung zugestimmt haben.

Wenn dagegen bei der nach Betreuungsrecht untergebrachte Patient:in die Einwilligungsfähigkeit in eine medizinische Untersuchung und Behandlung und ärztlichen Eingriff nicht gegeben ist, aber nur so ein drohender erheblicher gesundheitlicher Schaden oder Lebensgefahr abgewendet wird, kann der Betreuer (mit Aufgabenkreis »ärztliche Behandlung« oder »Gesundheitssorge«) oder Bevollmächtigte (für medizinische Behandlung) unter bestimmten Voraussetzungen (§ 1832 Absatz 1 BGB) in eine medizinische Zwangsbehandlung einwilligen. Es darf nur bei einer solchen Selbstgefährdung (!) zwangsbehandelt werden, andernfalls beschränkt sich der Klinikaufenthalt im Rahmen der Unterbringung auf die reine Verwahrung. Die ärztliche Zwangsmaßnahme muss dem in einer Patientenverfügung niedergelegten Willen, früher geäußerten Behandlungswünschen bzw. mutmaßlichem Willen (§ 1827 BGB) entsprechen. Der Betreuer muss die Genehmigung beim Betreuungsgericht (§ 1832 Absatz 2 BGB) beantragen, das zuvor ein Sachverständigengutachten einholt und die betroffene Person persönlich anhört. Eine vorläufige, richterlich angeordnete Zwangsbehandlung ist nicht zulässig. Im Gerichtsbeschluss muss die Behandlung konkret zu Präparat, Dauer (nicht mehr als sechs Wochen) etc. festgelegt werden. Im Eilfall kann das Gericht auf Antrag des Betreuers bzw. Bevollmächtigten mitsamt kurzem ärztlichem Attest (einer psychiatrieerfahrenen Ärzt:in) eine Zwangsbehandlung auch einstweilig verfügen.

Literatur

Schweizerische Akademie der Medizinischen Wissenschaften (SAMW) (2019). *Urteilsfähigkeit in der medizinischen Praxis*. SAMW (www.samw.ch/richtlinien).

Gather, J., Noeker, M., Juckel, G. (Hrsg.) (2017), *LWL-Standard zur Vermeidung, Anwendung und Dokumentation von freiheitsentziehenden Maßnahmen und Zwangsbehandlungen in der Psychiatrie*. Pabst Science Publishers.

Dreßing, H., Habermeyer, E. (Hrsg.) (2020), *Psychiatrische Begutachtung*. Urban & Fischer.

9 Ethische Fragestellungen

Tanja Krones

Ethische Fragestellungen stellen sich für Fachpersonen in der Konsiliar-/Liaisonpsychiatrie und -psychosomatik jeden Tag. Klinisch-ethische Kompetenzen zu erwerben und weiterzuentwickeln ist daher für eine exzellente Praxis in diesem Feld von ebenso hoher Bedeutung wie für Somatiker:innen oder Psychiater:innen, die in der Akut- oder Langzeitpsychiatrie arbeiten. Die Fallkonstellationen, mit denen Konsiliarpsychiater:innen in der Akutsomatik konfrontiert werden, sind jedoch sehr häufig ethisch akzentuiert. Nicht selten werden, wenn fachethische Strukturen in der Institution vorhanden sind (zentral im Sinne speziell angestellter klinischer Ethiker:innen und/oder dezentral durch ethisch weitergebildete Fachpersonen aus den Kliniken oder Beizug von extern, Marckmann, 2022; Krones & Monteverde, 2020; Ranisch et al., 2021), beide Disziplinen nacheinander oder gemeinsam involviert oder involvieren sich gegenseitig. Auch die klinische Ethik beruht auf der Grundlage eines ganzheitlichen, umfassenden bio-psycho-sozialen Ansatzes, der die Wertfragen (»value-based medicine«) in den Blick nimmt, sodass vielfältige Synergien genutzt werden können.

> **Lernziele:**
>
> - Kenntnisse über Grundlagen und Instrumente klinischer Ethik
> - Wissen-Skills-Haltungen: Kenntnisse ethischer Grundlagen konsiliarpsychiatrischen/-psychosomatischen Handelns
> - Reflexion über paradigmatische Fragestellungen und Kenntnis adäquater Lösungsmöglichkeiten
> - »Pain points«: Kenntnis und Reflexion ethischer Probleme in der Konsiliarpsychiatrie auf der Mikro-, Meso- und Makroebene

9.1 Klinische Ethik heute – ein kurzer Refresher

Klinische Ethik befasst sich theoretisch und praktisch mit ethischen Problemen in der Gesundheitsversorgung

Während die philosophische Ethik und Bioethik sich meist analytisch-theoretisch mit »Phänomenen der Moral und der moralischen Normen, soweit diese nicht den Charakter empirischer Theorien haben« (Birnbacher, 2006, S. 29), befasst, ist die klinische Ethik eine praktische (Handlungs-)

Disziplin. Diese unterstützt die direkt betroffenen Akteur:innen bei Wertfragen in Entscheidungsprozessen und stärkt zusammen mit den anderen professionellen Berufsgruppen eine gute Kulturentwicklung auf der konkreten täglichen Einzelfallebene, in Teamsituationen, auf der Mesoebene der Organisation und der (berufs-)politischen Makroebene. Ethische Theorien werden hierbei als Instrumente verstanden, die sich in der Praxis bewähren müssen und in Prozesse ethischer Entscheidungsfindung sowie spitalinterne und übergreifende Leitlinien, Fort- und Weiterbildungen einfließen (Fletcher et al., 2005; Marckmann, 2022). Hierbei lassen sich drei grundlegende Bereiche unterscheiden:

1. Das »ethisch Gute«: das, was von durchschnittlichen moralischen Akteur:innen als moralisch richtig, wünschenswert angesehen wird (z. B. ethische Prinzipien und Menschenrechte achten, vulnerable Gruppen schützen, Stärkung der Patient:innenautonomie)
2. Das »ethisch Problematische«: das, was von durchschnittlichen moralischen Akteur:innen als moralisch schlecht, verhindernswert angesehen wird (z. B. Fehler vertuschen, Machtmissbrauch, bewusste Verletzung ethischer Prinzipien wie stark paternalistisches Handeln bei urteilsfähigen Personen)
3. »Ethische Dilemmata«: nicht »Win-win«-, häufig »Lose-lose«-Situationen, »Zwickmühlen«, in welchen gleichermaßen relevante ethische Prinzipien oder primäre Berufspflichten kollidieren (z. B. Triage-Situationen, Autonomie-Fürsorgekonflikte bei Zwangsbehandlungen, Ringen um Therapieziele bei chronisch und schwer kranken Patient:innen)

Je nach Fragestellung sind unterschiedliche Herangehensweisen und Fertigkeiten hilfreich, um die Wertfragen sinnvoll zu adressieren. Grundsätzlich geht es in der klinischen Ethik nicht allein darum, die bestmöglich begründete Lösung zu finden, sondern auch hilfreich für die direkt involvierten Personen zu sein, Prinzipien nicht nur zu reflektieren, sondern auch zu realisieren.

Die hierfür notwendigen klinisch-ethischen Kompetenzen auf Seiten der Gesundheitsfachpersonen lassen sich hierbei in den Dimensionen Wissen, Fertigkeiten und Haltungen kategorisieren.

Klinisch-ethische Kompetenzen umfassen Wissen, Fertigkeiten und Haltungen

Tab. 9.1: Dimensionen klinisch-ethischer Kompetenzen

Dimension	Kategorien	Beispiele
Wissen	1. Ethische Theorieansätze 2. Grundunterscheidungen und Spannungsfelder 3. Instrumente ethischer Entscheidungsfindung 4. Klinisch-ethisch relevante Rechtsgrundlagen 5. Klinisch-ethisch relevante Richt- und Leitlinien	Ad 1: Deontologische Ethik, Tugendethik, Konsequentialistische Ethik, Prinzipienethik, Diskursethik, Care-Ethik, Kasuistik, Narrative Ethik Ad 2: Ethik/Moral; Fakten/Werte; Ethisches Dilemma/Ethisches Problem; Ethik/Recht Ad 3: Klinischer Pragmatismus, Prinzipienorientierte Falldiskussion, Moral Case Deliberation, Care-/narrativethisch orientierte Exploration

Tab. 9.1: Dimensionen klinisch-ethischer Kompetenzen – Fortsetzung

Dimension	Kategorien	Beispiele
		Ad 4: Verfassungsrechtliche Wurzeln klinischen Handelns (u. a. Recht auf Gesundheitsversorgung, Schutz vor Würdeverletzungen); Strafrechtlich (nicht) relevante Tatbestände (u. a. Körperverletzung, Schweigepflichtverletzung, unterlassene Hilfeleistungen, Tötung); Zivilrechtliche Grundlagen (u. a. Vertretungsrechte, Behandlungs- und Aufklärungspflichten, Zwangsmaßnahmen, familien- und vertragsrechtliche Fragen) Ad 5: Medizinethische Richtlinien der Bundes- und Landesärztekammern (D), der Schweizerischen Akademie der Medizinischen Wissenschaften (SAMW, CH), der Fachgesellschaften und der einzelnen Institutionen zu Patientenverfügungen, Zwangsmaßnahmen, Blutgabe bei Zeugen Jehovas, Triage, Sterbehilfe, assistiertem Suizid, Versorgung von Menschen ohne Krankenversicherung
Fertigkeiten	1. Erkennen und Unterscheidung ethischer Fragestellungen 2. a) Anfrage, b) Teilnahme und c) Moderation ethischer Fallbesprechungen 3. Realisierung von relevanten ethischen Prinzipien 4. Umgang mit ethischen Problemen 5. Schaffung von Räumen und Rahmenbedingungen für gute ethische Deliberationen und Praxen	Ad 1: Erkennen von ethischen Problemen (z. B. Machtmissbrauch, Gewissensfragen, Aushalten von begründetem Dissens) und ethischen Dilemmata (z. B. Autonomie/Fürsorge- oder Autonomie-Gerechtigkeitskonflikte), Unterscheidung und Erkennen des Verhältnisses von Fakten und Werten, ethischen, rechtlichen und psychosozialen Komponenten in klinischen Fall- und Teamsituationen Ad 2: a) Konstruktives Speak-up respektive Entgegennahme von Speak-up in Bezug auf das mögliche Vorliegen ethischer Probleme im Team, b) diskursethische und grundlegende kommunikative Fertigkeiten wie aktives Zuhören, Ich-Botschaften, Selbstreflexion eigener moralischer Intuitionen in Fallbesprechungen, c) allgemeine (Fokus auf die Gruppe, Zeit- und Strukturmanagement, Zielorientierung des gemeinsam getragenen Behandlungsplans) und spezifisch klinisch-ethische Moderationsfertigkeiten (Übergang von der Fakten- zur Wertebene, Anerkennen begründeten Dissenses, gemeinsame Gewichtung der Wertargumente nach Gehalt statt Hierarchie)

Tab. 9.1: Dimensionen klinisch-ethischer Kompetenzen – Fortsetzung

Dimension	Kategorien	Beispiele
		Ad 3: Autonomie: Shared Decision Making, Advance Care Planning, biografisch/narrative Exploration und Einbringen der Patient:innenperspektive in Fallbesprechungen; Nicht-Schaden: Speak-up und konstruktives Feedback bei möglichen Fehlern, Kommunikation medizinischer Fehler an Patient:innen, Breaking bad news; Nutzen: Anwendung der Grundlagen evidenzbasierter Medizin im individuellen Fall, z. B. durch evidenzbasierte Entscheidungshilfen, Motivational Interviewing; Gerechtigkeit: Speak-up/Advocacy bei vulnerablen Gruppen (z. B. Suchterkrankten oder nicht krankenversicherten Patient:innen), transkulturelle Kompetenzen
Ad 4 und 5: Erkennung von moralischem Distress und Stärkung moralischer Resilienz, Speak-up- und Feedbackfertigkeiten bei moralischem Fehlverhalten; Advocacy für aktive Fehlerkultur im Team und in der Institution (z. B. Nutzung von Critical-Incident-Reporting-Systemen (CIRS), Morbiditäts- und Mortalitätskonferenzen); Advocacy für die Etablierung und Nutzung ethischer Fallbesprechungen, Debriefings, Care-Casemanagement
Haltungen	Aufrichtigkeit, Fürsorge, Selbst-Sorge, Empathie	Patient:innenorientierung; interprofessionelle Teamorientierung, kritische Selbstreflexion in Bezug auf eigene Biases und professionelle Grenzen, Mut zur Verantwortungsübernahme

9.2 Klinisch-ethische Kompetenzen in der Konsiliar-/Liaisonpsychiatrie

Wie bereits eingangs erwähnt, ergibt sich aus dem Handlungskontext, in welchem konsiliarpsychiatrische/-psychologische/-psychosomatische Fachpersonen im somatischen Akutspital involviert sind, einerseits, dass diese mit denselben Fragestellungen konfrontiert sind wie die anderen, primär somatisch ausgerichteten Mitglieder des Behandlungsteams, da gemeinsam die Verantwortung für die Behandlung und Betreuung der Patient:innen übernommen wird. Andererseits werden KL-Fachpersonen besonders oft bei

Ethische Fragestellungen sind in der KL-Psychiatrie eine wichtige, manchmal die zentrale Komponente

Patient:innen oder für Teambesprechungen hinzugezogen, in welchen ethische Fragestellungen und Wertfragen einen großen Anteil haben und manchmal sogar die Hauptfragestellung ausmachen. Daher haben klinisch-ethische Kompetenzen vielleicht einen noch höheren Stellenwert als bei den »normal somatisch« ausgerichteten Fachrichtungen im Akutspital. Diese ethische Akzentuierung in der täglichen Arbeit teilen KL-Dienste mit anderen Professionen im Akutspital wie der Palliativmedizin, dem Rechtsdienst, dem Sozialdienst, der Seelsorge, dem Qualitätsmanagement und der klinischen Ethik, sofern diese Dienste/Abteilungen in der jeweiligen Institution vorhanden sind. Tatsächlich, so zeigt die Erfahrung am Universitätsspital Zürich, in welchem die Verfasserin seit 2009 in Co-Leitung die Klinische Ethik vertritt, werden bei bestimmten Patient:innensituationen und Teamkonflikten nacheinander oder gleichzeitig alle oben genannten Disziplinen von den akutsomatisch ausgerichteten Fachpersonen involviert (z. B. bei der Urteilsfähigkeitsprüfung einer Patientin, die eine medizinische Behandlung abgelehnt hat) oder involvieren sich gegenseitig.

Ethische Fragestellungen werden meist im interprofessionellen Kontext gestellt und bearbeitet

Auf Leit- und Richtlinienebene und in Fort- und Weiterbildungen zu komplexen Fragestellungen arbeiten im besten Fall mehrere der Disziplinen und Professionen ebenfalls zu klinisch-ethisch relevanten Themen zusammen. Dazu zählen zum Beispiel Fragestellungen und paradigmatische Fallkonstellationen wie:

- Umgang mit schädlichem Substanzgebrauch und manipulatives Verhalten bei suchterkrankten Patient:innen
- Fragen zur Feststellung und Behandlung bei urteilsunfähigen respektive fraglich urteilsfähigen Patient:innen, z. B. Menschen im Delir, Menschen mit Demenz, Menschen mit Behinderungen, Kinder und Jugendliche
- Verhältnismäßigkeitsprüfung von fürsorgerischen Unterbringungen/Freiheits-/Bewegungsentzug
- Behandlungen gegen Widerstand oder gegen den geäußerten Willen
- Fragen zu Vertretungsberechtigung, mutmaßlichem Willen und Patientenverfügungen
- Umgang mit »schwiegen« Angehörigen
- Gewalt und Missbrauch in der Behandlung durch Mitglieder des Behandlungsteams oder vonseiten der Patient:innen und Angehörigen gegenüber dem Behandlungsteam
- Klärung von Therapiezielen und Einordnung von Sterbewünschen bei schwer kranken Patient:innen
- Abklärung der Motivation zur Organspende bei Lebendorganspende
- Psychosoziale Abklärungen bei Hormontherapien und geschlechtsangleichen Operationen bei nicht binären oder Transpersonen
- Entscheidungen zur Aufnahme auf die Warteliste bei soliden Organen
- Evaluation der Indikationen zum Schwangerschaftsabbruch
- Behandlung von inhaftierten Personen im Akutspital
- Unter- und Fehlversorgung von Patient:innen mit somatischen und psychiatrischen oder psychosomatischen Erkrankungen im somatischen Akutspital

9.2.1 Stärkung des »ethisch Guten«, Verringerung des «ethisch Problematischen»

In Bezug auf die unter ▶ Kap. 9.2 aufgeführten Themenbereiche gilt es zunächst, diese im Rahmen der drei eingangs erwähnten Bereiche zu betrachten: 1) der (weitgehenden) Einigung auf und Stärkung von ethisch guten, wünschenswerten Haltungen, Handlungen und Strukturen, 2) dem Ansprechen und der Verringerung ethischer Problemfelder und 3) dem Erkennen und der Behandlung ethischer Dilemmata (dazu ▶ Kap. 9.2.2).

Voraussetzung guter ethischer Praxis: kontinuierliche Weiterbildung in klinisch-ethischen Fragen

Ad 1: Die meist nicht explizit gemachten, tiefgehenden, geteilten wissenschafts- und medizintheoretischen Grundlagen guter ethischer Praxis, die bereits erwähnt wurden, sind ein bio-psycho-soziales Gesundheits- und Krankheitsverständnis, die Sensibilität für die Wichtigkeit differenzierter Therapieziele und einer Personen-/Patient:innenzentrierten Medizin. Diese stellt aus berufsethischer Perspektive zwar das Grundverständnis einer guten Medizin insgesamt dar, sichtbar in den Definitionen der Gesundheit durch die WHO, der Deklaration von Genf des Weltärztebundes, den Musterberufsordnungen und medizinethischen Richtlinien der Ärzteschaft oder den Lernzielkatalogen für Studierende der Medizin, Pflege, Hebammenwissenschaften und anderer Gesundheitsfachberufe. Auch der grundlegende Ansatz guter klinisch-ethischer Praxis des sogenannten »klinisch-ethischen Pragmatismus« (Fletcher et al., 2005) zielt darauf, bei der gemeinsamen Planung von Therapien die Wertfragen explizit in Anamnese, Diagnose und Entscheidungsfindung einzubeziehen.

Faktenbasierte Entscheidungsfindung	Fakten- und wertebasierte Entscheidungsfindung
Anamnese	Sammeln der relevanten medizinischen, wertbezogenen, strukturellen, kontextuellen Fakten
Diagnose/Differenzialdiagnose	Klinisch-ethische Diagnosen
Informiertes Einverständnis	Shared decision-making
Voraussetzung guter ethischer Praxis: kontinuierliche Weiterbildung in klinisch-ethischen Fragen	Gemeinsam definierte Therapieziele
Follow-Up	Periodische Evaluation

Tab. 9.2: Grundmodell fakten- und wertebasierter Entscheidungsfindung des klinisch-ethischen Pragmatismus

Im Akutspital liegt der Fokus jedoch – trotz der Behandlung von immer mehr hochbetagten, chronisch-komplex und schwer kranken Patient:innen – weiter primär auf Lebensrettung und einer »rein somatischen« Behandlung. Oft sind es Fachpersonen aus der KL-Psychiatrie, der klinischen Ethik, der Palliativmedizin oder den anderen genannten Professionen und Fachrichtungen, die eine Erweiterung des Fokus durch die Einbeziehung von psychisch und sozial relevanten Elementen und von Wertfragen in die Diskussion um aus Patient:innensicht sinnvolle und medizinisch realistische Therapieziele einbringen. Für die Erreichung des gemeinsamen Ziels einer guten, ganzheitlich verstandenen Medizin heißt dies zunächst, dass alle Fachpersonen in der KL-Psychiatrie die unter ▶ Kap. 9.1 genannten Wissensbestände, Fertigkeiten und Haltungen grundlegend entwickeln und weiterentwickeln müssen, da sie in manchen Fällen als erste oder gar einzige Disziplin bei ethisch relevanten Fragestellungen herangezogen werden.

Daher ergibt es zunächst – ganz banal gesprochen – Sinn, im Rahmen der Fort- und Weiterbildung auch Veranstaltungen zu besuchen, die sich mit der ethischen Dimension der klinischen KL-Praxis befassen, oder diese gemeinsam zu organisieren. Eine weitere wichtige Ressource ist die Kenntnis einschlägiger medizin-ethischer Richt- und Leitlinien für häufig vorkommende Fragestellungen. In Österreich werden diese beispielsweise von der Bioethikkommission des Bundeskanzleramts, in Deutschland vom Deutschen Ethikrat und der Zentralen Ethikkommission bei der Bundesärztekammer (ZEKO) oder in der Schweiz von der nationalen Ethikkommission im Bereich der Humanmedizin (NEK-CNE) und der Zentralen Ethikkommission der Schweizerischen Akademie der Medizinischen Wissenschaften (ZEK der SAMW) bereitgestellt. Zunehmend mehr evidenzbasierte Leit- und Richtlinien (halb-)staatlicher oder wissenschaftlicher Institute wie dem Ludwig Boltzmann Institut in Österreich, der medizinischen Fachgesellschaften oder von disziplinenübergreifenden Arbeitsgemeinschaften wie der AWMF in Deutschland werden zusammen mit Patient:innen und Ethiker:innen erarbeitet und integrieren ethische Inhalte explizit in den allgemeinen Behandlungsleitlinien.

Die SAMW (https://www.samw.ch/de/Publikationen/Richtlinien.html) hat beispielsweise zu fast allen der oben genannten Themen wie Zwangsbehandlungen, Feststellung von Urteilsunfähigkeit und Umgang mit urteilsunfähigen Personen, Behandlungspflichten bei inhaftierten Personen, Umgang mit Sterbewünschen, Palliative Care oder Lebendorganspende interdisziplinär und -professionell (leider jedoch anders als beispielsweise die AWMF ohne Einbezug von Patient:innen) erarbeitete medizinethische Richtlinien veröffentlicht, die meist von der FMH, der verfassten Ärzteschaft der Schweiz, in die Berufsordnung aufgenommen werden.

Im Sinne einer selbstreflexiven professionellen Kenntnis der eigenen Kompetenzen und ihrer Grenzen zählt zu einer guten ethischen Praxis auch, bei Anfragen, die über die eigenen Kompetenzen hinausgehen, dies kenntlich zu machen. Die Moderation ethischer Fallbesprechungen erfordert beispielsweise neben allgemeinen Moderationsskills fachlich spezifische Kompetenzen (▶ Tab. 9.1 sowie ▶ Tab. 9.2.) und ein vertieftes Verständnis ethischer Grundlagen. Auch wenn viele Fachpersonen aus der KL-Psychiatrie über hervorragende allgemeine Moderations-, Interventions- und Supervisionsfähigkeiten verfügen, sind die spezifisch klinisch-ethischen Inhalte hierbei in der allgemeinen fachpsychiatrischen Weiterbildung aktuell nicht oder nicht ausreichend adressiert. Manchmal führt die klinische Praxis in der KL-Psychiatrie dazu, dass sich Einzelne dazu entscheiden, sich spezifisch in der klinischen Ethik im In- und Ausland weiterzubilden: Sie besuchen zum Beispiel die Kurse der Akademie für Ethik in der Medizin (AEM) in ethischer Unterstützung oder Kurse in angewandter und klinischer Ethik, Medizin und Philosophie an Schweizer Universitäten (wie Luzern, Genf oder Zürich) oder privaten Instituten (z. B. Dialog Ethik) oder belegen Kurse in den USA wie den Harvard-Clinical-Ethics-Kurs, Moral Case Deliberation in den Niederlanden oder Care-/Pflegeethik an der Universität Leuven in Belgien, was sehr zu begrüßen ist.

Ad 2: Ethische Probleme zeigen sich sowohl in der gemeinsamen interprofessionellen Bearbeitung der oben exemplarisch aufgeführten Fragestellungen als auch in den Teams der KL-Psychiatrie/Psychosomatik selbst.

Eines der Problemfelder ergibt sich aus dem Umkehrschluss der zuvor dargestellten »ethisch guten« Praxis. Ist die Bereitschaft zur Fort- und Weiterbildung in ethischen Fragen nicht ausreichend vorhanden und sind daher Wissen, Fertigkeiten und Haltungen zu klinisch-ethischen Aspekten weniger ausgeprägt, kommt es in manchen Fällen dazu, dass eigentliche Wertfragen als »rein fachpsychiatrische Fakten« behandelt werden, allein nach »rechtlicher Klärung« gerufen wird oder ein moralischer Distress entsteht, wenn sich KL-Konsiliaria für eigentlich ethische Abwägungen instrumentalisieren lassen (z. B. bei Indikationsstellungen im Kontext von Organspende, geschlechtsangleichenden Operationen oder Schwangerschaftsabbrüchen).

Auch können genau wie in anderen Behandlungsteams auch innerhalb des KL-Teams ethische Probleme wie Machtmissbrauch, unkollegiales Verhalten oder eindeutige Verletzungen ethischer Prinzipien vorkommen. Aus der Außenperspektive der Verfasserin erscheint beispielsweise der Umgang zwischen Psychiater:innen, Psycholog:innen und Koleg:innen aus der Psychiatriepflege nicht immer von einer adäquaten interprofessionellen Wertschätzung auf Augenhöhe geprägt. Gleiches gilt für das Verständnis der teils unterschiedlich zu gewichtenden Fragestellungen und Erfahrungen in der Konsiliar- und Liaison- und der Akutpsychiatrie, beispielsweise im Umgang mit Sterbewünschen, Zwangsbehandlungen, fürsorgerischen Unterbringungen oder Therapiezieländerungen. Da Wertfragen anders als fachliche Fragen nicht der Hierarchie folgen, alle moralischen Akteur:innen ein Anrecht auf Beachtung ihrer Bedenken haben und ethische Fragestellungen im interprofessionellen Kontext gestellt werden, ist eine genuin interprofessionelle Ethik der heutige klinisch-ethische Standard (Krones & Monteverde, 2020).

Machtmissbrauch, Unkollegialität und Verletzung ethischer Prinzipien auch im KL-Team möglich

Bei ethischen Problemen ist ein adäquater Zugang sowohl auf der individuellen wie der strukturellen Ebene notwendig, um

- Probleme benennen zu können,
- die moralische Integrität aller Beteiligten zu erhalten und
- strukturelle Lösungen zu erarbeiten.

Das Benennen möglicher ethisch relevanter Probleme erfordert sowohl vom Individuum als auch vom Team und der Struktur, eine aktive Fehlerkultur zu

Benennen möglicher ethisch relevanter Probleme setzt aktive Fehlerkultur voraus

leben. Dazu gehört, Teammitarbeitende in Speak-up sowie konstruktivem Feedback-Geben und -Nehmen fortzubilden. Vor allem aber ist es wichtig, im Kader vorbildhaft für Strukturen einzustehen, die nachweislich zu einer solchen Kultur beitragen, wie Critical Incident Reporting Systems (CIRS), Morbiditäts- und Mortalitätskonferenzen oder niedrigschwellige ethische Fallbesprechungen, die von allen Mitgliedern des Behandlungsteams angemeldet und von den entsprechenden Fachdisziplinen und Abteilungen geprüft und durchgeführt werden dürfen, ohne dass beispielsweise vorgängig durch Vorgesetzte evaluiert wird, ob es sich »tatsächlich« um eine ethische Fragestellung oder »tatsächlich« um einen CIRS-Fall handelt. Die Förderung einer solchen Kultur ist nicht nur im Hinblick auf eine gute ethische Praxis als gelebtes »Nicht-Schadensprinzip« für Patient:innen relevant.

Da moralischer Distress und sogar »moral injury« auftreten können, wenn die Mitarbeitenden keine Möglichkeit haben, ihre moralischen Bedenken zu schildern oder andere Probleme zu benennen, und dies im schlimmsten Fall dazu führt, dass Menschen nicht nur in den inneren Rückzug gehen oder den Beruf verlassen, sondern sogar suizidgefährdet sind , ist eine ethisch valable, aktive Fehlerkultur auch für die Gesundheit der Mitarbeitenden und die Resilienz des Gesundheitswesens hoch relevant (Norman & Maguen, 2021).

Wenn in ethischen Einzelfallsituationen strukturelle Fragen und Probleme sichtbar werden, ist sorgfältig zu prüfen, ob diese organisationsethisch relevant sind (z. B. strukturelle Unter- und Fehlbehandlung von Menschen mit psychosomatischen Erkrankungen, grundlegende Entscheidung, ob der assistierte Suizid in den Räumen des Spitals nicht, in Ausnahmefällen oder in jedem begründeten Fall zulässig sein sollte (siehe dazu Krones [2018] und Krones & Monteverde [2022]) und daher von der klinischen Ethik auch auf organisationaler Ebene adressiert werden müssen oder ob bei interpersonalen Konflikten zum Beispiel – wenn vorhanden – eine Ombudsstelle für die Konfliktlösung besser geeignet ist.

9.2.2 Ethische Dilemmata und Bearbeitung paradigmatischer Fragestellungen

In einigen Fällen liegt der moralischen Intuition, dass etwas »nicht gut« ist, das »Gewissen ruft«, tatsächlich ein genuines ethisches Dilemma zugrunde: ein »Clash« primärer Berufspflichten, gleichermaßen relevanter Prinzipien, »Lose-lose«-Situationen in Bezug auf die intendierten oder nicht intendierten Konsequenzen einer Handlung, die wir als »Zwickmühlen« beschreiben. Diesen möchten wir häufig emotional oder kognitiv ausweichen, da Dilemmata ohne fundierte und strukturierte Bearbeitung in »ethisch sicheren« Räumen schwer zu ertragen sind. Typische Ausweichmanöver, die im vorherigen Abschnitt bereits angesprochen wurden und welche die Psychologie auch als Vermeidungs- und Verdrängungsstrategien in anderen Zusammenhängen kennt, sind unter anderem die Negierung des Wertekonflikts (»rein medizinische Frage«), der Versuch, die Verantwortung für die Beantwortung zu delegieren (»Was sagt die Chefin denn?«) oder die normative Frage legalistisch allein im rechtlichen Kontext zu verorten (»Das soll der Rechtsdienst klären«).

Hierdurch wird zwar eine Entscheidung herbeigeführt, das Einholen von ethisch relevanten bio-psycho-sozialen Fakten und Perspektiven und die notwendige gemeinsame Transparenzherstellung und Abwägung des zugrundeliegenden Wertekonflikts jedoch verhindert, sodass die Entscheidung nicht bestmöglich begründet, die Verletzung der Prinzipien nicht bewusst abgemildert und die moralische Integrität der involvierten Akteur:innen nicht gewürdigt wird. Im schlimmsten Fall werden hierdurch grundlegende Wertvorstellungen oder sogar Rechte von Patient:innen tangiert und verletzt. In der Moderation von ethischen Fragestellungen, denen ein Dilemma zugrunde liegt, gilt es,

- die ethischen Grundlagen zu erkennen (z. B. Autonomie-Fürsorge-Konflikt bei Zwangsmaßnahmen),
- die Situation zu analysieren, zu verhandeln und einen Konsens zu suchen und
- gemeinsam trotz manchmal weiter vorhandenem Dissens handlungsfähig zu bleiben.

Wie auch in ▸ Tab. 9.1 erwähnt, ist es hierbei die Aufgabe, die bei einem Dilemma zugrundeliegenden Wertekonflikte, welche sich meist auch in einem Dissens im Behandlungsteam ausdrücken, zu würdigen und bei der notwendigen Einigung auf ein gemeinsames weiteres Vorgehen im Blick zu haben, dass die »unterlegene« Auffassung im Team sich im Verlauf als die hilfreichere darstellen kann. Im Verständnis darüber, dass es sich nicht um Fragen von »falsch« und »richtig«, sondern um schmerzhafte Abwägungen handelt, können auch die moralische Resilienz und Ambivalenzfähigkeit als wichtige ethische Fertigkeiten gestärkt werden.

Weltweit gibt es zahlreiche Modelle und Instrumente ethischer Entscheidungsfindung und verschiedene ethische Theorien, die helfen, das zugrundeliegende Dilemma fundiert und strukturiert zu bearbeiten (▸ Tab. 9.1). Wie bei chirurgischen Instrumenten oder verschiedenen Behandlungsrichtungen ist hierbei nicht ein Modell oder eine Theorie besser als die andere: Es kommt auf das Problem und den Kontext an, welcher Ansatz für die Adressierung eines Dilemmas angemessen ist.

Grundsätzlich operieren alle strukturierten Entscheidungsfindungsmodelle auf einer »sokratischen« Basis: Es werden nicht Antworten gegeben, sondern relevante Fragen gestellt. Manche der Modelle (z. B. das sogenannte ZHAW-Modell der prinzipienorientierten Falldiskussion (Wallimann-Helmer & Keller, 2018)) sind primär für die Hilfestellung der eigenen Reflexion gedacht, andere haben einen primär verfahrensethischen Fokus, wie die Moral Case Deliberation, die häufiger in psychiatrischen Kontexten angewandt wird (Voskes et al., 2014).

Auch ethische Theorien sind je nach Kontext mehr oder weniger hilfreich. In ▸ Tab. 9.3 werden einige Beispiele aus der Praxis und Erfahrung der

Die Angemessenheit der Anwendung von ethischen Theorien und Instrumenten richtet sich nach dem Problem

Verfasserin für die Anwendung bei konsiliarpsychiatrischen Fragestellungen zusammengefasst.

Tab. 9.3: Bearbeitung ethischer Fragestellungen und Dilemmata in der KL-Psychiatrie

Fragestellung	Mögliche Bearbeitungsansätze
Therapiezielklärung bei schwerer Anorexia nervosa	Narrativ-ethische und wertebasierte Therapiezielklärung (Trachsel et al., 2015)
Dilemmata bei der Festlegung von Behandlungszielen nach Suizidversuch	Kasuistik (Krones, 2018)
Aufnahme von vulnerablen Gruppen auf die Warteliste bei Organtransplantation	Deontologische Ansätze (Thom et al., 2022)
Zwangsbehandlungen	Prinzipienorientierte Abwägungen (SAMW, 2018)
Indikation zum (späten) Schwangerschaftsabbruch	Care-ethische Überlegungen (NEK, 2019)

9.3 Zusammenfassung

Für eine gute KL-psychiatrische Praxis ist eine professionelle Integration der ethischen Aspekte in den Alltag von hoher Bedeutung. Eine wertschätzende Zusammenarbeit innerhalb der KL-Teams und in Zusammenarbeit mit den anderen Berufsgruppen in der Akutsomatik bildet die Grundlage einer interprofessionellen Ethik, die einer personenzentrierten bio-psycho-sozialen, wertebasierten Medizin verpflichtet ist. Die Fragestellungen und Ansätze sind vielfältig und entwickeln sich stetig weiter. Daher ist die kontinuierliche Fort- und Weiterbildung in klinisch-ethischen Fragen für professionelle Akteur:innen der KL-Psychiatrie jeder Kaderstufe unerlässlich, um den komplexen Problem- und Dilemmasituationen in der klinischen Praxis adäquat gerecht zu werden und moralischen Distress der Mitarbeitenden zu verringern.

Literaturauswahl

Fletcher J. C., Spencer E. M., Lombardo P. A (2005). *Introduction to Clinical Ethics.* University Publishing Group 2005.

Krones, T., Monteverde, S. (2022). Assistierter Suizid im Spital. Klinisch-ethische Perspektiven. In M. Coors, S. Farr (Hrsg.), *Seelsorge bei assistiertem Suizid* (S. 87–108). Theologische Verlag Zürich.

Marckmann, G. (Hrsg.) (2022), *Praxisbuch Ethik in der Medizin*. (2. Aufl.). Medizinisch Wissenschaftliche Verlagsgesellschaft.

Literatur

Birnbacher, D (2006). Bioethik. Zwischen Natur und Interesse. Suhrkamp.
Fletcher J. C., Spencer E. M., Lombardo P. A (2005). Introduction to Clinical Ethics. University Publishing Group 2005.
Krones, T. (2018). Suizidversuche in der Notfallmedizin. *Notfall Rettungsmed*, 21, 177–185.
Krones, T., Monteverde, S. (2020). Interprofessionelle klinisch-ethische Entscheidungsfindung am Beispiel der Intensivmedizin. In S. Monteverde (Hrsg.), *Handbuch Pflegeeethik. Ethisch denken und handeln in den Praxisfeldern der Pflege* (S. 315–326). Kohlhammer.
Krones, T., Monteverde, S. (2022). Assistierter Suizid im Spital. Klinisch-ethische Perspektiven. In M. Coors, S. Farr (Hrsg.), *Seelsorge bei assistiertem Suizid* (S. 87–108). Theologische Verlag Zürich.
Marckmann, G. (Hrsg.) (2022), *Praxisbuch Ethik in der Medizin*. (2. Aufl.). Medizinisch Wissenschaftliche Verlagsgesellschaft.
Nationale Ethikkommission im Bereich der Humanmedizin (NEK-CNE) (2019) *Zur Praxis des Abbruchs im späteren Verlauf der Schwangerschaft*. Bern
Norman, S. B., Maguen, S. (2021). *Moral Injury. US Department of Veterans Affairs*. https://www.ptsd.va.gov/professional/treat/cooccurring/moral_injury.asp.
Ranisch, R., Riedel, A., Bresch, F. et al. (2021). Das Tübinger Modell der »Ethikbeauftragten der Station«: Ein Pilotprojekt zum Aufbau dezentraler Strukturen der Ethikberatung an einem Universitätsklinikum. *Ethik in der Medizin*, 33(2), 257–274.
Schweizerische Akademie der medizinischen Wissenschaften SAMW (2018). *Zwangsmassnahmen in der Medizin*. Bern.
Thom, R. L., Dalle-Ave, A, Bunnik, E. M. et al. (2022). Inequitable Access to Transplants: Adults With Impaired Decision-Making Capacity. *Transpl Int.*, 35, 10084.
Trachsel, M., Wild, V., Biller-Andorno, N., Krones T. (2015). Compulsory Treatment in Chronic Anorexia Nervosa by All Means? Searching for a Middle Ground Between a Curative and a Palliative Approach. *The American Journal of Bioethics*, 15(7), 55–56.
Voskes, Y., Evenblij, K., Noorthoorn, E. (2014). Ethische Fall-Deliberation zu Freiheitseinschränkungen in der Psychiatrie. Dilemmata, Nutzen und Implementierung. *Psychiatr Prax.*, 41(7), 364–370.2.
Wallimann-Helmer, I., Keller, M. (2018). *Ethik für medizinische Berufe*. Versus Verlag.

II Psychische Störungen bei körperlich Erkrankten

10 Delir und Demenz

Josef Jenewein und Dan Georgescu

Delirante und demenzielle Syndrome sind die wichtigsten und häufigsten neuropsychiatrischen Störungen in der Konsiliar-/Liaisonpsychiatrie und -psychosomatik.

> **Lernziele:**
>
> - Erkennen der typischen Symptome und Verläufe unter Verwendung von diagnostischen Hilfsmitteln
> - Kenntnis patientenseitiger Risikofaktoren für präventive und therapeutische Maßnahmen
> - Kenntnisse über die wichtigsten medikamentösen und nichtmedikamentösen Behandlungsoptionen
> - Kenntnisse über die relevanten Psychopharmaka

10.1 Delir

10.1.1 Bio-psycho-soziale Zusammenhänge: Prävalenz, Pathogenese, Risikofaktoren

Das Delir (lat. *delirare* = aus der Furche geraten) ist ein häufiges und akutes, grundsätzlich reversibles neuropsychiatrisches Syndrom, das primär durch eine Störung des qualitativen Bewusstseins (Bewusstseinstrübung) gekennzeichnet ist. In der Literatur und Klinik werden verschiedene Bezeichnungen wie akute Verwirrtheit (engl.: acute confusional state), metabolische Enzephalopathie, Durchgangssyndrom, organisches Psychosyndrom usw. verwendet (Marcantonio, 2017). Nach den offiziellen diagnostischen Kriterien des DSM-5 liegt beim Delir eine akute und fluktuierende Störung der Aufmerksamkeit und des Bewusstseins vor, begleitet von Desorientierung (zeitlich, örtlich, situativ und autopsychisch), veränderter Psychomotorik, gelegentlich auch Halluzinationen und Wahn (▸ Abb. 10.1). Je nach Motorik kann ein hyperaktives (ca. 25 %) von einem hypoaktivem (30 %) Delir oder einer gemischten (45 %) Form unterschieden werden (Inouye et al., 2014). Vor allem hypoaktive Delirien werden häufig übersehen und haben deshalb

Viele verschiedene Namen, häufig und doch wenig bekannt

eine schlechtere Prognose. Die Gesamtprävalenz beträgt bei älteren Patient:innen im Allgemeinspital bis zu 56 % bzw. auf Intensivstationen zwischen 70 und 87 % (Pisani et al., 2003). Die Mortalitätsrate hospitalisierter deliranter Patient:innen ist mit 22 bis 76 % deutlich erhöht (Schubert et al., 2018).

Pathophysiologie und Pathogenese des Delirs ist unklar

Die Pathophysiologie und Pathogenese des Delirs ist in wesentlichen Aspekten noch ungeklärt. Die wichtigsten Hypothesen zur Pathophysiologie des Delirs fokussieren heute auf die Rolle der Neurotransmitter (Defizit an Acetylcholin und/oder ein Überschuss an Dopamin und Glutamat), die Bedeutung entzündlicher Prozesse sowie von chronischem Stress (Jenewein, 2007). Eine besondere Form des Delirs ist das Alkoholentzugsdelir (Delirium tremens). Die wichtigsten Alkoholentzugssymptome sind *vegetative Symptome* wie Hypertonie, Tachykardie, Schwitzen und Tremor sowie *psychische Symptome* wie Konzentrationsstörungen, psychomotorische Unruhe (Nesteln), ängstliche oder dysphorische Stimmung oder Reizbarkeit.

Multiple Risikofaktoren

Wenngleich die Pathogenese noch nicht völlig geklärt ist, gibt es ausreichend Kenntnis über Risikofaktoren. Diese lassen sich in prädisponierende (allgemeine) Risikofaktoren wie Alter, Geschlecht, Komorbiditäten, funktionelle Einschränkungen usw. und in präzipitierende (akute) Risikofaktoren wie Medikamente (anticholinerg, sedierend), Schmerzen, Anästhesie, Hypoxämie, Anämie usw. unterscheiden (▶ Tab. 10.1). Je mehr prädisponierende Faktoren vorhanden sind, umso weniger auslösende Faktoren sind für die Entstehung eines Delirs notwendig.

Tab. 10.1: Risikofaktoren für die Entwicklung eines Delirs (Ormseth et al., 2023)

Prädisponierende Faktoren	Präzipitierende Faktoren
Demografie:	*Immobilisation:*
• Alter ≥ 85: OR (odds ratio) = 2.9 • Männlich: OR = 0.8 • Bildung: OR = 0.9	• Freiheitseinschränkende Maßnahmen: OR = 7.0 • Blasenkatheter: OR = 2.6
Körperlicher Zustand:	*Medizinische Maßnahmen > 4:* OR = 4.4
• ADL (activities of daily living) > 1: OR = 3.7 • Sehstörung: OR = 4.1 • APACHE (Acute Physiology and Chronic Health Evaluation II) > 16: OR = 1.8 • Albumin ≤ 3.5 g/dl (Ernährungszustand): OR = 2.4	*Neue Diagnosen* (kardiale, neurologische): OR = 1.3 *Medikamente:* • Mehr als 3 neue Medikamente/Tag: OR = 1.7 • Mehr als 3 psychoaktive Substanzen: OR = 0.8
Kognitiver Zustand:	*Metabolische Veränderungen* (Glucose, Natrium, Kalium)
• MMSE < 24: OR = 5.3 • Demenz: OR = 5.8	*Infekte, Fieber* *Art und Dauer von chirurgischen Eingriffen*

10.1.2 Spezielle Fragestellungen im KL-Dienst: Diagnostik

Die Diagnose des Delirs erfolgt nach DSM-5 oder ICD-11. Da die Diagnose eines Delirs – insbesondere der hypoaktiven Form – nicht ganz einfach ist und Erfahrung braucht, wurden in letzter Zeit verschiedene standardisierte Assessments und Screenings entwickelt. Die etabliertesten Instrumente sind die *Confusion Assessment Method* (CAM, ▶ Abb. 10.1) sowie die CAM-ICU für Intensivstationen (▶ Abb. 10.2) für intubierte Patient:innen auf Intensivstationen. Als Screening-Instrumente, die insbesondere auch von Pflegefachpersonen gut eingesetzt werden können, um den Verlauf beurteilen zu können, haben sich die *Delirium Oberservation Scale* (DOS) sowie die *Intensive Care Delirium Screening Checklist* (ICDSC) als hilfreich erwiesen. Für die Unterscheidung des psychomotorischen Subtyps wurde die *Delirium Motor Subtype Scale* (DMSS) kürzlich übersetzt und validiert (Garcia Nunez et al., 2017).

Erkennen ist entscheidend: Diagnostik

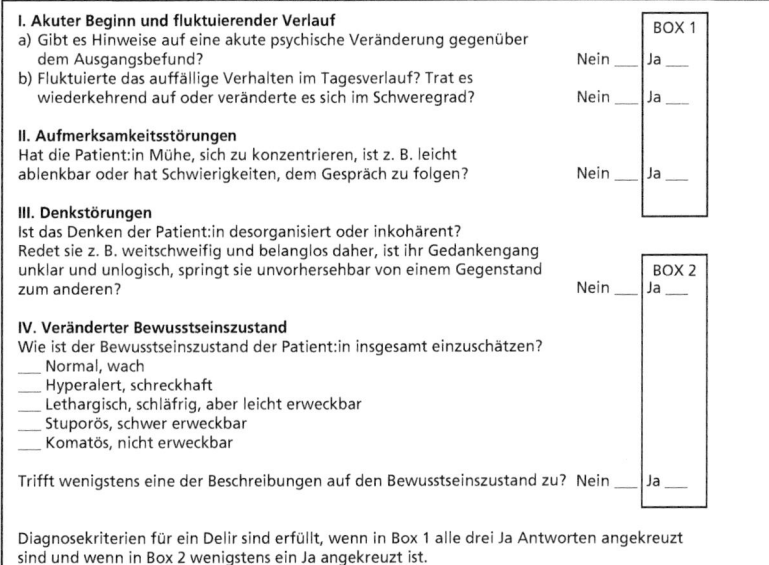

Abb. 10.1: Confusion Assessment Method (CAM) Kurzform (Bickel, 2007)

10.1.3 Spezielle Interventionen im KL-Dienst

Grundsätzlich sollte versucht werden, durch eine Reduktion von auslösenden Faktoren (▶ Tab. 10.1) die Entstehung eines Delirs zu verhindern. Eine Optimierung dieser Faktoren ist dann aber auch bei der Behandlung sehr effektiv. Betroffene Patient:innen sollten jederzeit Zugang zu Orientierungshilfen haben (große Wanduhr, Kalender, sichtbare Tafel mit Namen der Bezugspersonen, häufiges aktives Ansprechen, Fenster mit Tageslicht etc.) und regelmäßig mobilisiert werden. Der Einbezug (und Aufklärung) von

Behandeln rasch und richtig

vertrauten Menschen und Gegenständen kann Vertrauen, Ruhe und Compliance schaffen. Es sollte auf eine optimale Reizregulation (Lichtexposition, Beschallung etc.) geachtet werden, die möglichst der natürlichen Zirkadianik folgt. Weitere Maßnahmen betreffen Überprüfung von Medikamenten (anticholinerge, dopaminerge usw.) oder Alkoholmissbrauch in der Anamnese (Entzugsdelir), Behandlung von Infekten, Ausgleich von Flüssigkeit und Elektrolyten, Optimierung kardialer und pulmonaler Funktionen.

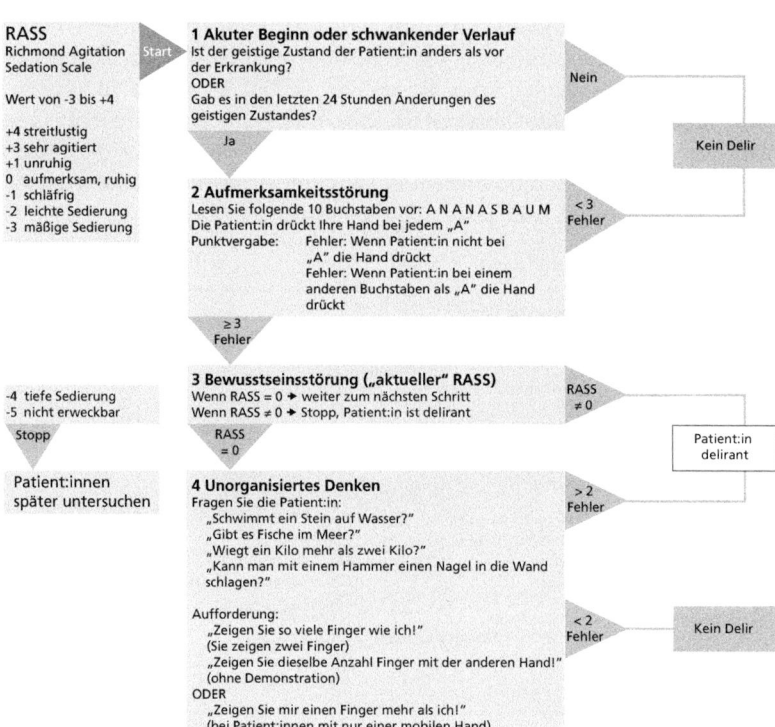

Abb. 10.2: CAM-ICU (Quelle: wikipedia.de; Nutzer: Lars Hgb [CC BY-SA 4.0])

Medikamentöse Maßnahmen sollten erst dann zum Einsatz kommen, wenn die nicht pharmakologischen Maßnahmen zu keiner Verbesserung führen oder eine ausgeprägte Symptomatik, insbesondere mit starker Agitation (Gefahr von Selbst- und Fremdverletzungen), Halluzinationen und Wahn, besteht. In einer 2019 publizierten Metaanalyse (Wu et al., 2019) zeigte sich, dass Haloperidol insbesondere in Kombination mit Lorazepam signifikant wirksamer war als Placebo (OR = 28.13). Bei Patient:innen mit mechanischer Beatmung auf Intensivstationen scheint Dexmedetomidin, ein selektiver adrenerger Alpha-2-Agonist, anderen Sedativa signifikant überlegen zu sein bezüglich Delirbehandlung und Dauer der Behandlung auf der Intensivstation (Lewis et al., 2022). Gesamthaft muss immer eine Risikoabwägung erfolgen, zumal sämtliche Medikamente (▶ Tab. 10.2) keine spezifische Zulassung und off-label eingesetzt werden.

Tab. 10.2: Psychopharmakologische Behandlung bei Delir und Demenz

Symptom/ Problem	Beispiele für Medikamente	Bemerkungen
Delir	*Antipsychotika (Selektion je nach klinischer Situation):*	Die optimalen Dosierungen sind sorgsam durch Titration anzustreben.
	• Haloperidol 0,5–5 mg/d	Wenig sedierend, hohes Risiko extrapyramidaler Nebenwirkungen, sehr wirksam; intravenöse Gabe unter EKG-Kontrolle möglich
	• Quetiapin 25–200 mg/d	Stärker sedierend, kaum extrapyramidale Nebenwirkungen
	• Risperidon 0,5–5 mg/d	Wenig sedierend, hohes Risiko extrapyramidaler Nebenwirkungen
	• Olanzapin 2,5–15 mg/d	Stärker sedierend, kaum extrapyramidale Nebenwirkungen, Wirkung weniger gut nachgewiesen
	• Aripiprazol 5–20 mg/d	Wenig sedierend, geringes Risiko extrapyramidaler Nebenwirkungen
	Benzodiazepine: • Lorazepam 0,5–2 mg/d • Diazepam 2,5–10 mg/d	Benzodiazepine werden primär zur Sedation bei starker Agitation oder zur Behandlung eines Alkoholentzugsdelirs eingesetzt (Mayo-Smith, 1997).
Demenz	*Antidementiva:* • Donepezil 5–10 mg/d • Rivastigmin 3–12 mg/d • Galantamin 8–24 mg/d • Memantin 5–20 mg/d	Antidementiva bilden zusammen mit den nichtpharmakologischen Interventionen die leitlinienkonforme Erstlinientherapie (Savaskan et al., 2024).
	Antipsychotika (zugelassen): • Haloperidol 0,5–3 mg/d • Risperidon 0,5–2 mg/d	Antipsychotika werden eingesetzt für die Behandlung von Agitation, Aggressivität und psychotischen Symptomen bei Alzheimer- und gemischter (mit vaskulärer oder Lewy-Bodies-Komponente) Demenz.
	Antipsychotika (Off-Label-Use): • Quetiapin 12,5–100 mg/d • Olanzapin 2,5–10 mg/d • Pipamperon 20–60 mg/d • Brexipiprazol 2–3 mg/d • Aripiprazol 5–15 mg/d	Für einige Off-Label-Antipsychotika ist die Wirksamkeit durch Studien belegt und ihr Einsatz durch Leitlinien empfohlen worden. Sie werden breit eingesetzt.
	Antidepressiva: • Citalopram 10–30 mg/d • Sertralin 50–100 mg/d • Duloxetin 30–60 mg/d • Moclobemid 300–600 mg/d	Für alle Antipsychotika und Antidepressiva gilt: Einsetzen erst nach ungenügendem Ansprechen auf nichtpsychopharmakologische Maßnahmen. Indikation, Kontraindikationen, Dosierung und Risiken (Komorbiditäten, Nebenwirkungen und Interaktionen) müssen regelmäßig überprüft werden.

10.2 Demenz

10.2.1 Bio-psycho-soziale Zusammenhänge: Prävalenz, Pathogenese, Risikofaktoren

Viele Ursachen für den kognitiven Abbau

Der Begriff Demenz (lat. »Weg vom Geist« bzw. »ohne Geist«) bezeichnet ein Syndrom, welches viele verschiedene primäre oder sekundäre Krankheiten des Gehirns umfasst, die alle eine Verschlechterung verschiedener kortikaler und subkortikaler Funktionen im Vergleich zum früheren Zustand zeigen. Allen Demenzformen gemeinsam sind die Abnahme der kognitiven Fähigkeiten (z. B. Gedächtnis, Sprachfähigkeit, Urteilsfähigkeit, Wiedererkennen von Personen oder Objekten, Planungsfähigkeit, Aufmerksamkeit, Informationsverarbeitung) und die Beeinträchtigung der Aktivitäten des täglichen Lebens. Demenzerkrankungen verlaufen meist progredient, weswegen auch das Krankheitsstadium bzw. der Schweregrad in der Diagnose präzisiert wird.

In der Regel handelt es sich um eine neurodegenerative oder zerebrovaskuläre Erkrankung, wobei auch andere Faktoren wie Infektionen (z. B. Neurosyphilis, HIV-Krankheit, Creutzfeld-Jakob-Krankheit), Substanzen (z. B. Alkohol, Anticholinergika), Malnutrition (mit z. B. Vitamin-B12-Mangel), renale, hepatische und endokrine Funktionsstörungen, Stoffwechselstörungen oder ZNS-Traumata eine Demenz verursachen können. Die häufigste Demenzform ist die Alzheimer-Demenz, gefolgt von der vaskulären Demenz, den Demenzen mit Lewy-Körperchen und der frontotemporalen Demenz. Es bestehen auch ätiologisch gemischte Demenzformen, die häufigste Mischform ist die Kombination von Alzheimer- und zerebrovaskulärer Pathologie.

Das Auftreten von psychiatrischen Symptomen und Verhaltensstörungen (Behavioral and Psychological Symptoms of Dementia, BPSD) ist eine häufige Manifestation im Verlauf der Erkrankung und typischer Anlass für ein psychiatrisches Konsilium. Innerhalb der BPSD werden dabei die *verhaltensbezogenen Symptome* (Aggressivität [verbal u/o körperlich], Agitiertheit, Umherwandern, Apathie, Enthemmung [z. B. sexuell, sozial unangemessenes Verhalten, Impulsivität, Risikoverhalten] und Sundowning) von den *psychiatrischen Symptomen* (Stimmungs- und Affektstörungen [Affektlabilität, Angst, Depressivität, Euphorie, Irritabilität] bzw. psychotische Symptome [Halluzinationen, Wahnvorstellungen]) unterschieden.

Ätiologie, Pathophysiologie und Pathogenese unterschiedlich

Die »Demenz« ist ein Überbegriff für eine breite Palette sehr unterschiedlicher Erkrankungen. Aus diesem Grund sind für die einzelnen Demenzformen verschiedene auslösende Faktoren und Krankheitsprozesse verantwortlich. Diese bewirken strukturelle und metabolische Veränderungen sowie Störungen der cholinergen, noradrenergen, dopaminergen, serotonergen und glutamatergen Neurotransmission. In der Folge davon sind spezifische kortikale und subkortikale kognitive Funktionseinbussen, psychopathologische Veränderungen und häufig auch Bewegungsstörungen (z. B. vaskuläres Parkinsonsyndrom) zu beobachten.

Neurodegenerative Erkrankungen sind durch eine fortschreitende Funktionsstörung von Synapsen, Neuronen, Gliazellen und deren Netzwerke gekennzeichnet. Neurodegenerative pathogenetische Prozesse betreffen je nach Ätiologie unterschiedliche Hirnregionen und Zelltypen und führen entsprechend zu verschiedenen klinischen Erscheinungsbildern. Pathologische Proteine weisen ein breites Spektrum biochemischer Modifikationen auf und können sich in Neuronen oder Gliazellen intrazellulär anreichern (z. B. neurofibrilläre Tau-Fibrillen, Pick-Einschlusskörperchen, Lewy-Körperchen) oder sich an extrazellulären Stellen wie Plaques (z. B. Alzheimer β-Amyloid-Plaques) ablagern.

Die vaskulären Demenzen entwickeln sich meistens allmählich als zerebrale Mikroangiopathie nach mehreren kleinen thromboembolischen Schlaganfällen mit konsekutiver Gewebenekrose und astroglialer Reaktion. Neben den Veränderungen der weißen Substanz, die mit Myelinverlust und axonalen Anomalien einhergehen, und dem neuronalen Verlust kann auch die Schädigung der Blut-Hirn-Schranke pathogenetisch relevant sein. Typische Risikofaktoren sind das metabolische Syndrom, Arteriosklerose, Vorhofflimmern, Bewegungsmangel und Rauchen. Je nach betroffener Region und entsprechendem neurokognitiven Defizitprofil unterscheidet man zwischen vorwiegend kortikalen, subkortikalen und kortiko-subkortikalen vaskulären Demenzen.

10.2.2 Spezielle Fragestellungen im KL-Dienst: Diagnostik

Die konsiliarpsychiatrischen Fragestellungen in einem allgemeinen Krankenhaus unterscheiden sich von denjenigen in einem Pflegeheim. Im Krankenhaus ist die Konsiliarpsychiater:in in der interdisziplinären Demenzdiagnostik involviert. Dort ist sie meistens zuständig für die psychopathologische Beurteilung und die Durchführung von neurokognitiven Screening-Tests (z. B. MMSE, Uhren-Test, DemTect, MoCA). Es wurden verschiedene evidenzbasierte Leitlinien zur Demenzdiagnostik im deutschsprachigen Raum publiziert (Bürge et al., 2018).

Differenzialdiagnose im konsiliarpsychiatrischen Setting

Ein weiteres konsiliarpsychiatrisches Thema und zugleich die größte diagnostische Herausforderung stellt die differenzialdiagnostische Abgrenzung zwischen einem Delir ohne Demenz, einer Demenz ohne Delir und einem Delir bei Demenz dar. Die Klärung der Frage, ob zusätzlich zur Demenz noch ein Delir vorliegt, ist besonders schwierig, da sich die pathophysiologischen Mechanismen beider Syndrome sowie das klinische Erscheinungsbild zum Teil überschneiden (▶ Tab. 10.3). Diese Differenzialdiagnose ist jedoch wesentlich, da sich die Behandlungsstrategien von Delir und Demenz deutlich unterscheiden. Eine sorgfältige Anamnese und klinische Exploration zusammen mit spezifischen Skalen helfen bei der Differenzierung. Für das Assessment von Delirien im Pflegeheim können neben CAM und DOS (▶ Kap. 10.1.2) auch das Informant Assessment of Geriatric Delirium (I-AGeD) (Rhodius-Meester et al., 2013) und der 4 'A's Test (4AT) (Bellelli et al., 2014) eingesetzt werden (Klöppel et al., 2020).

Für das Assessment von BPSD eignet sich am besten das Neuropsychiatric Inventory (NPI) (Cummings et al., 1994), weil es in einer validierten deutschsprachigen Version vorliegt und neben Häufigkeit und Schweregrad der verschiedenen Symptome auch die Belastung, welche die jeweilige Verhaltensweise für die Betreuenden mit sich bringt, erfasst (Klöppel et al., 2020). Da dieses Instrument jedoch mit einem gewissen Zeitaufwand verbunden ist, wurde darauf basierend die Kurzversion NPI-Q für die klinische Routine entwickelt (Kaufer et al., 2000). Für die Erfassung der Agitiertheit eignet sich am besten das Cohen-Mansfield Agitation Inventory (CMAI) (Cohen-Mansfield & Libin, 2004) das verschiedene Dimensionen und Schweregrade des Symptoms erfasst.

Tab. 10.3: Klinische Differenzialdiagnose Delir-Demenz

Syndrom	Delir	Demenz
Beginn	(Sub)akut	Meistens einschleichend
Dauer	Meistens begrenzt	Chronisch
Verlauf	(Rasch) fluktuierend	Stabil, fortschreitend
Vigilanz	Vermindert	Wach (Ausnahmen: z. B. Demenz mit Lewy-Körperchen)
Bewusstsein	Getrübt	Klar (Ausnahmen: z. B. Demenz mit Lewy-Körperchen)
Orientierung	Schwer gestört	Zunehmend gestört im Verlauf
Aufmerksamkeit	Stark vermindert	Zunehmend gestört im Verlauf
Gedächtnis	Stark vermindert	Zunehmend gestört im Verlauf
Gedankengang	Inkohärent, verlangsamt oder beschleunigt	Kohärenter
Wahn	Flüchtig, unsystematisiert	Seltener, eher systematisiert
Halluzinationen	Häufig (optisch)	Selten (Ausnahmen: z. B. Demenz mit Lewy-Körperchen, Demenz bei Morbus Parkinson)
Sprache	Inkohärent	Kohärenter (Ausnahmen: z. B. primär progrediente Aphasie)
Vegetative Symptome	Häufig	Selten (Ausnahmen: z. B. Demenz bei Morbus Parkinson, Demenz mit Lewy-Körperchen)

Tab. 10.3: Klinische Differenzialdiagnose Delir-Demenz – Fortsetzung

Syndrom	Delir	Demenz
Zirkadianer Rhythmus	Schwer gestört, Tag-Nacht-Umkehr	Sundowning, unterbrochener Schlaf
EEG	Ausgeprägte Veränderungen	Diskrete Veränderungen
Bildgebung (MRI, FDG-PET)	Meistens unspezifisch	Spezifische Veränderungen (z. B. Atrophien, ischämische Läsionen bzw. Hypometabolismus

10.2.3 Spezifische Interventionen im KL-Dienst

Die Diagnostik der Demenzen ist zwar einheitlich, die jeweilige Behandlungsstrategie ist jedoch spezifisch, in Abhängigkeit vom Typ der Demenzerkrankung und von den manifestierten BPSD. Als allgemeiner Grundsatz gilt die Priorisierung nichtpharmakologischer Maßnahmen (z. B. psychosoziale Interventionen, Kognition stabilisierende Therapien, psychotherapeutische Verfahren, spezialtherapeutische Angebote) in Kombination mit kognitionsunterstützenden Medikamenten bei denjenigen Demenztypen, welche auf Antidementiva ansprechen (z. B. Alzheimer- oder Parkinson-Demenz) (Savaskan et al., 2024). Für die verschiedenen BPSD werden syndromspezifische nichtpharmakologische Verfahren eingesetzt (z. B. Validationstherapie, Basale Stimulation, Bewegungsförderung, Aktivierungstherapie u. a.). Der Einsatz von Psychopharmaka muss indikationsgerecht erfolgen und auf einer Nutzen-Risiko-Analyse basieren, daher müssen vor deren Einsatz medizinische Untersuchungen (EKG, Laboruntersuchung) durchgeführt werden. Das Auftreten allfälliger Nebenwirkungen (z. B. extrapyramidale Symptome, zerebrovaskuläre Ereignisse, QTc-Verlängerungen, Stürze) muss regelmäßig überwacht werden. Da ältere Menschen oft mehrere Medikamente gleichzeitig einnehmen, werden Interaktionschecks der Medikamente empfohlen.

Eine besondere Herausforderung, die häufig zu Konsilien in Pflegeheimen führt, ist die Behandlung von Agitiertheit und aggressivem Verhalten im Verlauf der Alzheimer-Demenz. Neben den für diese Indikation zugelassenen Antipsychotika Risperidon und Haloperidol (▶ Tab. 10.2) liegen auch für andere Substanzen Daten vor, die einen Therapieeffekt nahelegen (Álvarez-Fernández et al., 2022; Lee et al., 2023). Bei der Behandlung der psychotischen Symptome (Wahn, Halluzinationen) wies eine Meta-Analyse auf eine bessere Wirksamkeit von Olanzapin und Aripiprazol verglichen mit anderen atypischen Antipsychotika hin, allerdings wurden auch häufige unerwünschte Wirkungen sowie ein erhöhtes Mortalitätsrisiko festgestellt (Yunusa et al., 2022). Beim Einsatz von Antipsychotika muss die tiefst mögliche Dosis angewendet werden. Neben der sorgfältigen Überwachung des Behandlungsverlaufs sollte darauf geachtet werden, dass die Behandlung

Nichtpharmakologische Interventionen haben Vorrang

nicht länger als nötig durchgeführt wird. Da viele Demenzkranke depressive Symptome zeigen, empfiehlt sich ein niederschwelliger Einsatz von Antidepressiva, wobei einige davon neben der stimmungsaufhellenden Wirkung auch andere Symptombereiche (z. B. Agitiertheit, Schlafstörungen) positiv beeinflussen können (Leyhe et al., 2017). Anticholinerg wirksame Medikamente (z. B. Phenothiazine, trizyklische Antidepressiva) sowie Benzodiazepine und Z-Substanzen (auch wegen des erhöhten Sturzrisikos) sind zu vermeiden.

Literaturauswahl

Bürge, M., Bieri, G., Brühlmeier, M., et al. (2018). Die Empfehlungen der Swiss Memory Clinics für die Diagnostik der Demenzerkrankungen Recommendations of Swiss Memory Clinics for the Diagnosis of Dementia. *Praxis*, 107(8), 435–451. https://doi.org/10.1024/1661-8157/a002948

Jenewein, J., Büchi, S. (2007). The neurobiology and pathophysiology of delirium. *Schweiz Arch Neurol Psychiatr*, 158, 360–367.

Marcantonio, E. R. (2017). Delirium in Hospitalized Older Adults. *New England Journal of Medicine*, 377(15), 1456–1466. https://doi.org/10.1056/NEJMcp1605501

Savaskan, E., Georgescu, D., Becker, S. et al. (2024). Empfehlungen für die Diagnostik und Therapie der Behavioralen und Psychischen Symptome der Demenz (BPSD). *Praxis*, 113(2), 34–43. https://doi.org/10.23785/PRAXIS.2024.01.001

Wu, Y. C., Tseng, P. T., Tu, Y. K. et al. (2019). Association of Delirium Response and Safety of Pharmacological Interventions for the Management and Prevention of Delirium: A Network Meta-analysis. *JAMA Psychiatry*, 76(5), 526–535. https://doi.org/10.1001/jamapsychiatry.2018.4365

Literatur

Álvarez-Fernández, B., Bernal-López, M. R., Gómez-Huelgas, R. (2022). Role of aripiprazole in the management of behavioural and psychological symptoms of dementia: a narrative review. *Psychogeriatrics*, 22(1), 137–144. https://doi.org/https://doi.org/10.1111/psyg.12787

Bellelli, G., Morandi, A., Davis, D. H., et al. (2014). Validation of the 4AT, a new instrument for rapid delirium screening: a study in 234 hospitalised older people. *Age Ageing*, 43(4), 496–502. https://doi.org/10.1093/ageing/afu021

Bickel, H. (2007, 2007/07/01). Deutsche Version der Confusion Assessment Method (CAM) zur Diagnose eines Delirs. *Psychosomatik und Konsiliarpsychiatrie*, 1(3), 224–228. https://doi.org/10.1007/s11800-007-0041-9

Bürge, M., Bieri, G., Brühlmeier, M., et al. (2018). Die Empfehlungen der Swiss Memory Clinics für die Diagnostik der Demenzerkrankungen Recommendations of Swiss Memory Clinics for the Diagnosis of Dementia. *Praxis*, 107(8), 435–451. https://doi.org/10.1024/1661-8157/a002948

Cohen-Mansfield, J., Libin, A. (2004). Assessment of agitation in elderly patients with dementia: Correlations between informant rating and direct observation. *International Journal of Geriatric Psychiatry, 19*(9), 881–891. https://doi.org/https://doi.org/10.1002/gps.1171

Cummings, J. L., Mega, M., Gray, K. et al. (1994). The Neuropsychiatric Inventory: comprehensive assessment of psychopathology in dementia. *Neurology, 44*(12), 2308–2314. https://doi.org/10.1212/wnl.44.12.2308

Kaufer, D.I., Cummings, J.L., Ketchel P., et al. (2000). Validation of the NPI-Q, a Brief Clinical Form of the Neuropsychiatric Inventory. *The Journal of Neuropsychiatry and Clinical Neurosciences, 12*(2), 233–239. https://doi.org/10.1176/jnp.12.2.233

Garcia Nunez, D., Boettger, S., Meyer, R., et al. (2017). Validation and Psychometric Properties of the German Version of the Delirium Motor Subtype Scale (DMSS). *Assessment, 26*(8), 1573–1581 1073191117744047. https://doi.org/10.1177/1073191117744047

Inouye, S. K., Westendorp, R. G., Saczynski, J. S. (2014). Delirium in elderly people. *Lancet, 383*(9920), 911–922. https://doi.org/10.1016/s0140-6736(13)60688-1

Jenewein, J., Büchi, S. (2007). The neurobiology and pathophysiology of delirium. *Schweiz Arch Neurol Psychiatr, 158*, 360–367.

Klöppel, S., Savaskan, E., Kuhn, R. et al. (2020). Erkennung psychiatrischer Symptome in der stationären Langzeitpflege. *Praxis, 109*(4), 301–308. https://doi.org/10.1024/1661-8157/a003394

Lewis, K., Alshamsi, F., Carayannopoulos, K. L. et al. (2022). Dexmedetomidine vs other sedatives in critically ill mechanically ventilated adults: a systematic review and meta-analysis of randomized trials. *Intensive Care Medicine, 48*(7), 811–840. https://doi.org/10.1007/s00134-022-06712-2

Lee, D., Slomkowski, M., Hefting, N. et al. (2023). Brexpiprazole for the treatment of agitation in Alzheimer dementia: A randomized clinical trial, *JAMA Neurology, 80*(12):1307–1316. https://doi.org/10.1001/jamaneurol.2023.3810

Leyhe, T., Reynolds III, C. F., Melcher, T. et al. (2017). A common challenge in older adults: Classification, overlap, and therapy of depression and dementia. *Alzheimer's & Dementia, 13*(1), 59–71. https://doi.org/https://doi.org/10.1016/j.jalz.2016.08.007

Marcantonio, E. R. (2017). Delirium in Hospitalized Older Adults. *New England Journal of Medicine, 377*(15), 1456–1466. https://doi.org/10.1056/NEJMcp1605501

Mayo-Smith, M. F. (1997). Pharmacological management of alcohol withdrawal. A meta-analysis and evidence-based practice guideline. American Society of Addiction Medicine Working Group on Pharmacological Management of Alcohol Withdrawal. *JAMA, 278*(2), 144–151. https://doi.org/10.1001/jama.278.2.144

Ormseth, C. H., LaHue, S. C., Oldham et al. (2023). Predisposing and precipitating factors associated With delirium: A systematic review. *JAMA Netw Open, 6*(1), e2249950. https://doi.org/10.1001/jamanetworkopen.2022.49950

Pisani, M. A., McNicoll, L., Inouye, S. K. (2003). Cognitive impairment in the intensive care unit. *Clin Chest Med, 24*(4), 727–737. http://www.ncbi.nlm.nih.gov/entrez/query.fcgi?cmd=Retrieve&db=PubMed&dopt=Citation&list_uids=14710700

Rhodius-Meester, H. F. M., van Campen, J. P. C. M., Fung, W. et al. (2013). Development and validation of the Informant Assessment of Geriatric Delirium Scale (I-AGeD). Recognition of delirium in geriatric patients. *European Geriatric Medicine, 4*(2), 73–77. https://doi.org/https://doi.org/10.1016/j.eurger.2012.11.006

Savaskan, E., Georgescu, D., Becker, S. et al. (2024). Empfehlungen für die Diagnostik und Therapie der Behavioralen und Psychischen Symptome der Demenz (BPSD). *Praxis, 113*(2), 34–43. https://doi.org/10.23785/PRAXIS.2024.01.001

Schubert, M., Schürch, R., Boettger, S. et al. (2018). A hospital-wide evaluation of delirium prevalence and outcomes in acute care patients – a cohort study. *BMC Health Serv Res, 18*(1), 550. https://doi.org/10.1186/s12913-018-3345-x

Wu, Y. C., Tseng, P. T., Tu, Y. K. et al. (2019). Association of Delirium Response and Safety of Pharmacological Interventions for the Management and Prevention of

Delirium: A Network Meta-analysis. *JAMA Psychiatry, 76*(5), 526–535. https://doi.org/10.1001/jamapsychiatry.2018.4365

Yunusa, I., Rashid, N., Demos, G. N. et al. (2022). Comparative Outcomes of Commonly Used Off-Label Atypical Antipsychotics in the Treatment of Dementia-Related Psychosis: A Network Meta-analysis. *Advances in Therapy, 39*(5), 1993–2008. https://doi.org/10.1007/s12325-022-02075-8

11 Alkoholkonsumstörungen

Carolin Laqua und Ronald Burian

> **Lernziele:**
>
> - Kenntnis häufiger Anfragen in Bezug auf Alkoholabhängigkeit/-missbrauch im KL-dienst
> - Erkennen/Überwachen von Alkoholentzugssymptomen sowie differenzialdiagnostische Abwägungen des Alkoholentzugsdelirs
> - Pharmakologische und therapeutische Behandlung von Entzugssyndromen
> - Somatische Kolleg:innen über den Umgang mit Alkoholkonsumstörungen beraten können

Fallbeispiel:

Ein 56-jähriger Patient wird aufgrund eines Schädel-Hirn-Traumas, welches er sich bei einem Sturz in der Häuslichkeit in alkoholintoxikiertem Zustand zugezogen hat, zur Überwachung stationär aufgenommen. Anamnestisch ist zu erfahren, dass es in der Vergangenheit bereits zu mehreren Stürzen – teilweise auch mit Frakturen – unter Alkoholeinfluss gekommen ist.

Am Tag nach der Aufnahme tritt ein mittelgradiges Alkoholentzugssyndrom mit Tremor, Hypertonie, Übelkeit, Schlafstörungen und innerer Unruhe auf, welches mit einem Diazepam-Festschema sowie Melperon, Clonidin sowie MCP bei Bedarf erfolgreich anbehandelt wird. Der Patient zeigt sich beim Kontakt mit der Konsiliarpsychiaterin ablehnend, er gibt an, vonseiten der Stationsärzte vorab nicht über ein Gespräch mit den psychiatrischen Kollegen informiert worden zu sein, außerdem habe er kein Anliegen und keinen Gesprächsbedarf. Die Konsiliarpsychiaterin validiert die Abneigung des Patienten gegen das Thematisieren der Alkoholproblematik, weist jedoch auf die vorliegende Entzugssymptomatik sowie auf die mehrfachen Sturzereignisse in alkoholintoxikiertem Zustand hin. Schließlich lässt sich der Patient doch auf ein Gespräch ein. Er beschreibt einen seit Jahren andauernden übermäßigen Alkoholkonsum mit einer starken Trinkmengensteigerung seit seiner Kündigung als Schlosser vor 3 Jahren auf ca. 8 Flaschen Bier à 0,5 Liter sowie eine halbe Flasche Korn täglich. Mit seiner Frau komme es deshalb vermehrt zu Streitigkeiten, sie habe ihm sogar schon mit der Scheidung gedroht. Für seine Frau würde er gerne abstinent leben, allerdings helfe ihm der Alkohol dabei, den Jobverlust und die dadurch verursachten finanziellen Nöte zumindest zeitweise zu vergessen. Es erfolgt eine Beratung bezüglich der Behandlungsoptionen. Unter Einbezug seiner Ehefrau entwickelt der Patient den Wunsch nach einer qualifizierten Alkoholentzugsbehandlung. Es wird ein Verlegungstermin mit der zuständigen psychiatrischen Klinik vereinbart, auch eine sich anschließende Entwöhnungsbehandlung wird von dem Patienten nicht mehr kategorisch ausgeschlossen.

11.1 Häufigkeit alkoholbezogener Störungen im Allgemeinkrankenhaus und klinische Aspekte

Alkoholbedingte Störungen als Hauptdiagnose sind sehr häufig in Allgemeinkrankenhäusern

Im Allgemeinkrankenhaus stellen alkoholbedingte Störungen und Alkoholfolgeerkrankungen pro Jahr die dritthäufigste Hauptdiagnose nach Geburten und Herzinsuffizienzen dar. Männer machen dabei mit über 70 % den Hauptanteil der Erkrankten aus (DESTATIS, 2017). Die häufigsten somatischen Diagnosen bei stationär behandelten Alkoholabhängigen machen Lebererkrankungen, neurologische Krankheitsbilder sowie kardiovaskuläre Erkrankungen aus (Arolt & Driessen, 1996).

Häufig fehlen Problembewusstsein und Behandlungsmotivation

In der Bevölkerung fehlt häufig, anders als bei anderen chronischen psychischen Erkrankungen wie beispielsweise der Depression, das Problembewusstsein und damit die Motivation zu einer Behandlung. Alkoholkonsum gehört in westlich geprägten Gesellschaften meist zur Normalität, die Alkoholabhängigkeit jedoch wird stigmatisiert. So neigen Betroffene nicht selten dazu, ihren Konsum zu leugnen oder zumindest zu bagatellisieren. Dadurch sind Zugang und Behandlungsangebote erschwert, die ärztliche Therapie bleibt oft auf Begleit- und Folgeerkrankungen der alkoholbedingten Störungen fokussiert. Die ursächliche Suchterkrankung wird dabei häufig nicht erkannt und/oder nicht adäquat behandelt (DGPPN/DG-Sucht: S3-Leitlinie, 2020).

Die Anfragen im psychiatrischen KL-Dienst beziehen sich besonders auf folgende Bereiche:

1. Diagnosesicherung und Therapiemotivation bei unentdeckten/unbehandelten und häufig von Patient:innen negierten Suchtproblemen
2. Beratung der Betroffenen bezüglich einer ambulanten, teilstationären oder stationären Suchtbehandlung
3. Medikamentöse Behandlung von Entzugssyndromen, häufig auch mit Übernahmeanfrage in die Psychiatrie

11.2 Diagnostik der Alkoholkonsumstörung

Wichtig ist zunächst die Rücksprache mit der Stationsärzt:in und dem Behandlungsteam, da die genauen Umstände und Fragestellung ausschlaggebend für die Bearbeitung des Konsils sowie die Intervention sind. Folgende Fragen sollten vornehmlich geklärt werden (Nickel et al., 2024):

Eine Zielklärung vor Bearbeitung des Konsils ist wichtig für den Erfolg der Konsilintervention

1. Wer ist der eigentliche »Auftraggeber« des Konsils? Die Patient:in selbst, Angehörige oder das Behandlungsteam?
2. Inwieweit steht die aktuelle Krankenhausbehandlung mit der Suchterkrankung in Zusammenhang?
3. Welche Auswirkungen hat die alkoholbezogene Störung auf den Verlauf der aktuellen Behandlung (Non-Compliance, Alkoholfolgeschäden)?

Für die Äußerung einer Verdachtsdiagnose reicht in der Regel die Durchführung eines Screeningverfahrens aus, an das sich ein diagnostisches und therapeutisch-motivierendes Gespräch anschließen sollte. Die aktuelle S3-Leitlinie empfiehlt zum Screening von riskantem Alkoholkonsum, schädlichem Alkoholgebrauch oder Alkoholabhängigkeit mit Empfehlungsgrad A den Alcohol Use Disorders Identification Test, kurz AUDIT. Seine Entwicklung wurde durch die WHO in Auftrag gegeben und ermöglicht eine diagnostische Einschätzung nach dem ICD-10- bzw. ICD-11-System. Anhand von zehn Fragen mit fünf möglichen Antwortmöglichkeiten (0–4 Punkte) wird auch das Trinkverhalten erhoben, welches Rückschlüsse auf riskanten oder missbräuchlichen Alkoholkonsum zulässt. Für den Fall, dass der AUDIT zu aufwändig ist, wird die Kurzform AUDIT-C empfohlen (▶ Kasten 11.1). Dieser besteht aus den ersten drei Fragen des AUDIT und es kann eine Gesamtpunktzahl von 0–12 Punkten vorliegen, wobei für Männer ein Cut-off-Wert von 5 Punkten und für Frauen eine Absenkung auf 4 Punkte empfohlen wird (DGPPN/DG-Sucht: S3-Leitlinie, 2020). Zum Screening auf chronischen Alkoholkonsum sollten AUDIT oder AUDIT-C möglichst mit einer Kombination aus indirekten Zustandsmarkern (z. B. GGT, MCV, CDT) eingesetzt werden. Die Bestimmung von Zustandsmarkern zum Nachweis von akutem Alkoholkonsum (EtOH in der Atemluft und im Blut, EtG und EtS im Urin) sind besonders für die Einschätzung wichtig, ob mit einem Alkoholentzugssyndrom zu rechnen ist (Arolt & Diefenbacher, 2004).

AUDIT bzw. AUDIT-C sind zum Screening alkoholbezogener Störungen empfohlen

Frage:	*»Wie oft trinken Sie Alkohol?«*
Antwort:	»Nie« (0 Punkte), »1x/Monat oder weniger« (1 Punkt), »2–4x/Monat« (2 Punkte), »2–3x/Woche« (3 Punkte), »4x/Woche oder häufiger« (4 Punkte)
Frage:	*»Wenn Sie an einem Tag Alkohol trinken, wie viele alkoholhaltige Getränke trinken Sie dann typischerweise?«*
Antwort:	»1 oder 2« (0 Punkte), »3 oder 4« (1 Punkt), »5 oder 6« (2 Punkte), »7–9« (3 Punkte), »10 oder mehr« (4 Punkte)

Kasten 11.1: Alcohol Use Disorders Identification Test – Consumption Items (AUDIT-C)

> Frage: »*Wie oft trinken Sie sechs oder mehr Gläser Alkohol bei einer Gelegenheit?*«
> Antwort: »Nie« (0 Punkte), »weniger als 1x/Monat« (1 Punkt), »1x/Monat« (2 Punkte), »1x/Woche« (3 Punkte), »täglich oder fast täglich« (4 Punkte)

Psychiatrische Komorbiditäten

Bei ca. 50 % der Fälle liegen komorbide psychische Störungen vor

Wichtig ist auch die Berücksichtigung psychiatrischer Komorbiditäten, die häufig neben der jeweiligen alkoholbezogenen Störung vorliegen. Es konnte gezeigt werden, dass fast die Hälfte (44,4 %) aller auf den internistischen und allgemeinchirurgischen Stationen behandelten Patient:innen mit der aktuellen Diagnose Alkoholabhängigkeit oder -missbrauch eine zusätzliche psychische Störung aufwiesen, v. a. organische Hirnsyndrome, depressive sowie Angststörungen (Arolt & Driessen, 1996).

11.3 Therapie der Alkoholabhängigkeit im Allgemeinkrankenhaus

11.3.1 Behandlung des Alkoholentzugssyndroms

Allgemeines

Rund 40–50 % der alkoholabhängigen Patient:innen entwickeln bei plötzlichem Unterbrechen der Alkoholzufuhr ein Alkoholentzugssyndrom mit körperlichen und/oder psychischen Entzugssymptomen bis hin zum Alkoholentzugsdelir. Da ein solcher – meist »unfreiwilliger« – Trinkstopp bei Aufnahme in ein Allgemeinkrankenhaus, z. B. nach Verletzungen oder bei schweren körperlichen Erkrankungen, oft der Fall ist, treten Entzugssymptome in der Regel noch während der stationären Behandlung auf. Entzugssyndrome bei alkoholkranken Patient:innen machen mit bis zu einem Viertel aller Anfragen einen Großteil aller angeforderten psychiatrischen Konsile aus, wobei systematische Reviews fehlen, um die tatsächliche Häufigkeit einzuschätzen (van Niekerk et al., 2022; Arolt & Diefenbacher, 2004).

Klinisches Bild des Alkoholentzugssyndroms

Vielgestaltiges klinisches Bild

Das klinische Bild eines Alkoholentzugs reicht von einer vegetativen Übererregung mit Schwitzen, Tachykardie, Hypertonie, Tremor, Übelkeit/Erbrechen und psychischen Symptomen wie Unruhe, Ängstlichkeit sowie

Schlafstörungen bis hin zu Entzugsdelirien mit Desorientiertheit, psychomotorischer Unruhe, Halluzinationen und zerebralen Krampfanfällen.

Ein Alkoholentzugssyndrom entwickelt sich meist innerhalb der ersten 24 Stunden nach dem letzten Alkoholkonsum und erreicht seinen Höhepunkt in den ersten drei Tagen. In der Regel kann mit dem Abklingen der Entzugssymptomatik nach sieben Tagen gerechnet werden.

Höhepunkt der Entzugssyndrome meist innerhalb drei Tagen nach Konsumende

Diagnostik und Differenzialdiagnostik des Alkoholentzugssyndroms

Grundsätzlich wird im KL-Dienst aufgrund der vielgestaltigen Symptomatik ein strukturiertes Vorgehen zur Diagnostik und Abschätzung des Schweregrades des Alkoholentzugssyndroms empfohlen. Zum sicheren symptomgesteuerten Entzug bieten sich aufgrund der Notwendigkeit einer engmaschigen Überwachung Skalen wie bspw. die Alkohol-Entzugs-Syndrom-Skala (AES-Skala, Wetterling & Veltrup, 1997) oder das international verwendete Clinical Institute Withdrawal Assessment for Alcohol (CIWA-A-Skala, Stuppaeck et al., 1994) an. Bei der AES-Skala werden die Symptome in zwei Gruppen unterteilt: Der erste Teilscore beinhaltet die vegetativen Symptome Herzfrequenz, diastolischer Blutdruck, Kerntemperatur, Atemfrequenz, Schwitzen und Tremor. Der zweite Teilscore bestimmt die psychischen Symptome psychomotorische Unruhe, Kontakt, Orientierung, Halluzinationen, Ängstlichkeit/Nervosität. Anhand des Gesamtscores, welcher alle zwei Stunden erhoben wird, wird dann die Indikation zur und Dosis der Medikamentengabe bestimmt. Da das Pflegepersonal auf somatischen Stationen meist nicht mit der Anwendung von Skalen vertraut ist, sollte möglichst eine Schulung in der Handhabung der verwendeten Skala erfolgen.

AES- oder CIWA-Skala geeignet zur Diagnostik und Überwachung des Alkoholentzugssyndroms

Alternativ zu einer strukturierten Skala kann ein festes Dosierschema gewählt werden, es liegt keine Evidenz für den Vorteil eines Vorgehens hinsichtlich der Auftretenswahrscheinlichkeit von Entzugskrampfanfällen oder -delirien vor (DGPPN/DG-Sucht: S3-Leitlinie, 2020). Erfahrungsgemäß bietet ein festes Entzugsschema im Konsildienst Vorteile gegenüber einem skalengestützten Vorgehen, da somatische Pflegekräfte nicht erst durch Psychiater:innen in der Anwendung geschult werden müssen.

Falls eine Alkoholentzugssymptomatik länger als sieben Tage nach beendetem Konsum besteht und es keinen Anhalt für Benzodiazepinabusus gibt (in diesem Fall ist ein verzögertes Auftreten der Entzugssymptomatik möglich), sollten andere Ursachen für ein Delir (▶ Kap. 10) wie bspw. metabolische Störungen, Infektionen oder eine Delir-Induktion, v. a. durch anticholinerge Medikamente, in Betracht gezogen werden (▶ Tab. 11.1). Insbesondere Letztere stellt aufgrund der Polypharmazie bei schwer kranken Patienten einen sehr häufigen Auslöser für Delirien im Allgemeinkrankenhaus dar.

Bei anhaltendem delirantem Entzugssyndrom: Differenzialdiagnostik intensivieren!

Tab. 11.1:
Häufige differenzialdiagnostische Ursachen eines Delirs im KL-Dienst (nach Arolt & Diefenbacher, 2004)

Mögliche Ursachen für ein Delir	Weiterführende Untersuchungen
Induktion durch Medikamente: • Anticholinergika	(Medikamenten-)Anamnese Klinische Zeichen: warme, trockene Haut, Mydriasis
Metabolische Störungen: • Elektrolytstörungen/Exsikkose • Hyperthyreose • Hypo-/Hyperglykämie • Hepato-Nephropathie	 Na^+, K^+, Ca^{2+}, Cl^- im Serum, Hämatokrit TSH Blutzucker γ-GT, ALAT, ASAT, Bilirubin, Kreatinin, NH_3
Infektionen/Sepsis, z. B.: • HWI • Pneumonie	Fieber, BSG, CRP, Leukozyten, Urin-/Blutkultur, evtl. Lumbalpunktion
Schädel-Hirn-Trauma	Anamnese, Neurostatus, cCT/cMRT
Hypoxie	Anamnese (z. B. Reanimation), pO_2, EKG
Hirnorganische z. B. vaskuläre Prozesse	Anamnese, Neurostatus, Risikofaktoren, cCT/cMRT
Demenz	(Fremd-!!)Anamnese Klinisch zusätzlich kognitive und Verhaltensstörungen
Wernicke-Korsakow-Syndrom	Alkoholanamnese Neurologischer Befund: Trias aus Ataxie, Okulomotorik- und Bewusstseinsstörung

Medikamentöse Strategien zur Behandlung eines Alkoholentzugssyndroms

Bei mittelschweren und schweren Alkoholentzugssyndromen sind medikamentöse Behandlungsstrategien immer empfohlen

Gängige Medikamente zur Alkoholentzugsbehandlung sind Clomethiazol, Benzodiazepine (v. a. Diazepam) sowie bei deliranter Symptomatik Haloperidol. Insbesondere auf Intensivstationen wird häufig auch zusätzlich zu Benzodiazepinen oder Clomethiazol Clonidin zur Behandlung von vegetativen Entzugssymptomen angewendet. Bei erhöhter Bereitschaft zu Entzugskrampfanfällen empfiehlt sich eine Gabe von Antikonvulsiva, wobei auch Benzodiazepine und Clomethiazol gute und vermutlich ausreichende antikonvulsive Eigenschaften besitzen. Es gilt, dass mittelschwere und schwere Alkoholentzugssymptome immer pharmakologisch behandelt werden sollten. Dennoch bietet es sich an, auch leichten Entzugssymptomen medikamentös entgegenzuwirken, insbesondere bei Patient:innen, die ein erhöhtes Komplikationsrisiko aufweisen (z. B. kardiovaskuläre Vorerkrankungen, anamnestischen Entzugskrampfanfälle, Delirien etc.).

Benzodiazepine reduzieren effektiv die Schwere und Häufigkeit von Alkoholentzugssymptomen sowie die Häufigkeit schwerer Entzugskomplikationen wie Delirien oder Alkoholentzugskrampfanfälle. Sie sollten aufgrund ihres Suchtpotenzials zeitlich begrenzt eingesetzt werden (DGPPN/ DG-Sucht: S3-Leitlinie, 2020). Da die meisten im Allgemeinkrankenhaus tätigen Ärzt:innen Erfahrung mit der Anwendung von Benzodiazepinen haben, stellt diese Substanzklasse häufig das Mittel der ersten Wahl zur Behandlung von Alkoholentzugssyndromen dar.

Clomethiazol ist aufgrund seines Nebenwirkungsprofils (Abhängigkeits-/ Missbrauchspotenzial, geringe therapeutische Breite, bronchiale Verschleimung) der stationären Behandlung vorbehalten. Es reduziert, ebenso wie Benzodiazepine, effektiv die Schwere und Auftretenshäufigkeit von Alkoholentzugssymptomen sowie die Häufigkeit schwerer Entzugskomplikationen (DGPPN/DG-Sucht: S3-Leitlinie, 2020). Sollte eine pharmakologische Entzugsbehandlung mit Clomethiazol gewählt werden, empfiehlt es sich, die Kolleg:innen der somatischen Stationen bezüglich der Anwendung zu beraten, da es sich doch um ein vor allem auf psychiatrischen Stationen eingesetztes Medikament handelt und somatischen Kolleg:innen häufig der Erfahrungswert in der praktischen Behandlung fehlt.

Sowohl Clomethiazol als auch Benzodiazepine können im Delir mit Haloperidol kombiniert werden (DGPPN/DG-Sucht: S3-Leitlinie, 2020). Wichtig zum Vermeiden einer Atemdepression ist, dass der Einsatz von Benzodiazepinen und Clomethiazol frühestens ab einem Blutalkoholwert von 1,0 Promille und unter engmaschiger Überwachung erfolgt.

> Häufig verwendet bei Alkoholentzug: Diazepam, Clomethiazol, bei Entzugsdelir zusätzlich Haloperidol

Alkohol wurde lange Zeit insbesondere von chirurgischen Kliniken zur Verhinderung eines Alkoholentzugssyndroms eingesetzt. Diese Praxis wird gegenwärtig in Allgemeinkrankenhäusern allerdings kaum noch beobachtet. Aus psychiatrischer Sicht ist die Verabreichung von Alkohol nicht empfehlenswert (DGPPN/DG-Sucht: S3-Leitlinie, 2020), da die Chance zum Alkoholentzug sowie zur weiteren Abstinenzmotivation bzw. Motivation zur Trinkmengenreduktion ungenutzt bleibt. Zudem weist die Verabreichung von Alkohol eine schlechte Steuerbarkeit und ein hohes Interaktionspotenzial mit somatischer und psychiatrischer Medikation auf.

Beratung des Behandlungsteams

Anhand des Ausprägungsgrades der vegetativen Entzugssymptome sollte eine Einschätzung vorgenommen werden, inwieweit eine Überwachung und Behandlung der betroffenen Patient:in auf einer peripheren somatischen Station möglich und sicher ist. Psychiater:innen sollten die Teams auf den somatischen Stationen bzgl. der medikamentösen und nichtmedikamentösen Behandlung sowie des weiteren Prozederes beraten. Zu klärende Fragestellungen sind häufig die Verlegung auf die Intensivstation bei komplizierten Alkoholentzugsdelirien oder auch die Verlegung auf spezialisierte Suchttherapiestationen bei somatisch minderschweren Erkrankungen, aber erhöhtem sucht-/psychotherapeutischem Interventionsbedarf, insbesondere bei Vorliegen relevanter psychiatrischer Komorbiditäten. Nach Möglichkeit sollte das somatische Team von der KL-Psychiater:in dabei unterstützt werden. So können schon während der somatischen Behandlung

> Sowohl Sicherheitsaspekte der Überwachung und notwendige Verlegungen als auch körperliche Erkrankungen zu berücksichtigen

Kontakte in weiterbehandelnde suchttherapeutische Einrichtungen geknüpft und verbindliche Terminabsprachen getroffen werden. Auch als unterstützend erlebte Familienangehörige sollten in die Planung miteinbezogen werden.

Bei der konsiliarischen Beratung zur pharmakologischen Alkoholentzugstherapie müssen körperliche Erkrankungen unbedingt mitberücksichtigt werden: Diazepam kann bei Leber-, Lorazepam dagegen bei Nierenfunktionsstörungen akkumulieren. Clomethiazol sollte aufgrund des Risikos der bronchialen Verschleimung nicht bei pulmonal vorerkrankten Patient:innen eingesetzt werden.

Stigmatisierende Einstellungen aufgreifen und thematisieren

Nicht selten begegnen Psychiater:innen bei der Beratung des somatischen Behandlungsteams stigmatisierenden Einstellungen in Bezug auf Abhängigkeitserkrankungen, wobei ihre Aufgabe darin besteht, diese aufzugreifen und zu thematisieren. Dabei erscheint es besonders wichtig, auf individualisierte Zielsetzungen bei unterschiedlichen Schweregraden der Abhängigkeit hinzuweisen (»Sicherung des Überlebens« bei somatisch schwer kranken Patient:innen vs. »absolute Abstinenz«) (Nickel et al., 2024).

11.3.2 Psychotherapeutische Interventionen zur Behandlung von Alkoholabhängigkeit/-missbrauch im Allgemeinkrankenhaus

Kurzinterventionen aus dem Bereich des Motivational Interviewing im Konsil-Setting geeignet

Im Konsil-Setting bieten sich aufgrund des chronischen Zeitmangels zur psychotherapeutischen Behandlung Kurzinterventionen an.

Bei Alkoholmissbrauch/schädlichem Gebrauch oder bei riskantem Alkoholkonsum kann schon eine »Minimalintervention« ausreichend sein. Diese besteht aus einem einfachen Ratschlag, welcher auf das Problemverhalten hinweist und eine Änderung (z. B. Trinkmengenreduktion, Abstinenz) empfiehlt.

Wichtig ist, zunächst zu klären, auf welchem Stand der Krankheitseinsicht bzw. Veränderungsmotivation sich die Patient:in befindet. Falls die Krankenhausaufnahme aufgrund einer somatischen Erkrankung erfolgt ist, die in direktem oder indirektem Zusammenhang mit dem Alkoholkonsum steht, bietet sich häufig die Chance, mögliche Diskrepanzen in der Selbst- und Problemwahrnehmung aufzudecken und diese zur Veränderungsmotivation zu nutzen. Dazu eignen sich besonders die Techniken des Motivational Interviewing (motivierende Gesprächsführung) nach Miller und Rollnick (2004), mithilfe derer man die Motivation zum Trinken (z. B. Entspannung) zugunsten einer Motivation zur Abstinenz (z. B. Konflikte mit Angehörigen zu vermeiden) abbaut. Die Motivation wird dabei als essenziell für die Verhaltensänderung eines Menschen angesehen. Die Gesprächsführung betont die Autonomie im Sinne der Eigenverantwortlichkeit der Veränderung der Patient:innen und bedient sich der »Evokation«, also des »Herauskitzelns« der bereits vorhandenen Änderungsmotivation und Ressourcen. Die Technik soll einen sogenannten »Change Talk« bei den Betroffenen auslösen, d. h., sie sollen motiviert werden, selbst ihren Wunsch nach

Veränderung und ihre Veränderungsmotivation zum Ausdruck zu bringen (Kremer, 2016).

Kurzinterventionen im Allgemeinkrankenhaus können dabei auch von speziell trainierten Pflegekräften ausgeführt werden. Die Wirksamkeit solcher Interventionen auf die Reduktion von problematischen Alkoholkonsummustern konnte in mehreren Studien überzeugend nachgewiesen werden (Gonzalez et al., 2020; Joseph et al., 2014).

Literaturauswahl

Arolt, V., Driessen, M. (1996). Alcoholism and psychiatric comorbidity in general hospital inpatients. *General Hospital Psychiatry*, *18*(4), 271–277.
DESTATIS (2017). »*Gesundheit. Diagnosedaten der Patienten und Patientinnen in Krankenhäusern (einschl. Sterbe- und Stundenfälle)*«; https://www.destatis.de/DE/Themen/Gesellschaft-Umwelt/Gesundheit/Krankenhaeuser/Publikationen/Downloads-Krankenhaeuser/diagnosedaten-krankenhaus-2120621167004.pdf?__blob=publicationFile
DGPPN/DG-Sucht (2020). *S3-Leitlinie: Screening, Diagnose und Behandlung alkoholbezogener Störungen*. *AWMF-Register Nr. 076-001*; https://register.awmf.org/assets/guidelines/076-001l_S3-Screening-Diagnose-Behandlung-alkoholbezogene-Stoerungen_2021-02.pdf
Kremer, G. (2016) Änderungsmotivation auf den Punkt gebracht – die Motivierende Gesprächsführung. In V. Braun, R. Burian, A. Diefenbacher (Hrsg.), *Arzt Patienten-Gespräche bei stressassoziierten Erkrankungen. Ressourcenorientierte Gesprächsführung in der Hausarztpraxis* (S. 20–22). De Gruyter.
Nickel K., Burian R., Härter M., Diefenbacher A. (2024). Konsiliar- und Liaisondienste für psychische Störungen. In L. Tebartz van Elst, E. Schramm, M. Berg (Hrsg.), *Psychiatrie und Psychotherapie*. Elsevier Urban & Fischer. (Im Druck).

Literatur

Arolt, V., Driessen, M. (1996). Alcoholism and psychiatric comorbidity in general hospital inpatients. *General Hospital Psychiatry*, *18*(4), 271–277.
Arolt, V., Diefenbacher, A. (2004). *Psychiatrie in der klinischen Medizin. Konsiliarpsychiatrie, -psychosomatik und -psychotherapie*. Steinkopff Verlag.
DESTATIS (2017). »*Gesundheit. Diagnosedaten der Patienten und Patientinnen in Krankenhäusern (einschl. Sterbe- und Stundenfälle)*«; https://www.destatis.de/DE/Themen/Gesellschaft-Umwelt/Gesundheit/Krankenhaeuser/Publikationen/Downloads-Krankenhaeuser/diagnosedaten-krankenhaus-2120621167004.pdf?__blob=publicationFile
DGPPN/DG-Sucht (2020). *S3-Leitlinie: Screening, Diagnose und Behandlung alkoholbezogener Störungen*. *AWMF-Register Nr. 076-001*; https://register.awmf.org/assets/guidelines/076-001l_S3-Screening-Diagnose-Behandlung-alkoholbezogene-Stoerungen_2021-02.pdf

Gonzalez, Y., Kozachik, S. L., Hansen, B. R. et al. (2020). Nurse-Led Delivery of Brief Interventions for At-Risk Alcohol Use: An Integrative Review. *J Am Psychiatr Nurses Assoc*, 26(1), 27–42.

Joseph, J., Basu, D., Dandapani, M., Krishnan, N. (2014). Are nurse-conducted brief interventions (NCBIs) efficacious for hazardous or harmful alcohol use? *A systematic review. Int Nurs Rev*, 61(2), 203–210.

Kremer, G. (2016) Änderungsmotivation auf den Punkt gebracht – die Motivierende Gesprächsführung. In V. Braun, R. Burian, A. Diefenbacher (Hrsg.), *Arzt Patienten-Gespräche bei stressassoziierten Erkrankungen. Ressourcenorientierte Gesprächsführung in der Hausarztpraxis* (S. 20–22). De Gruyter.

Miller, W. R., Rollnick S. (2004). Talking oneself into change: motivational interviewing, stages of change, and therapeutic process. *Journal of cognitive psychotherapy*, 18(4), 299–308.

Nickel K., Burian R., Härter M., Diefenbacher A. (2024). Konsiliar- und Liaisondienste für psychische Störungen. In L. Tebartz van Elst, E. Schramm, M. Berg (Hrsg.), *Psychiatrie und Psychotherapie*. Elsevier Urban & Fischer. (Im Druck).

Stuppaeck, C. H., Barnas, C., Falk, M. et al. (1994). Assessment of the alcohol withdrawal syndrome – validity and reliability of the translated and modified Clinical Institute Withdrawal Assessment for Alcohol scale (CIWA-A). *Addiction*, 89, 1287–1292.

van Niekerk, M., Walker, J., Hobbs, H. et al. (2022). The Prevalence of Psychiatric Disorders in General Hospital Inpatients: A Systematic Umbrella Review. *J Acad Consult Liaison Psychiatry*, 63(6), 567–578.

Wetterling, T., Veltrup, C. (1997). *Diagnostik und Therapie von Alkoholproblemen. Ein Leitfaden*. Springer Verlag.

12 Depression

Urs Hepp

> **Lernziele:**
>
> - Kenntnisse über Häufigkeit und Auswirkungen von Depressionen im somatischen Kontext
> - Kenntnisse über Diagnostik im somatischen Kontext
> - Kenntnisse über die Behandlung der Depression bei Menschen mit somatischen Erkrankungen

Fallbeispiel:

Eine 56-jährige Patientin ist wegen eines metastasierenden Karzinoms auf der onkologischen Abteilung hospitalisiert. Während der Hospitalisation treten Schlafstörungen auf und die Patientin wirkt niedergeschlagen, agitiert. Es wird ein psychiatrisches Konsil angefordert mit der Fragestellung, ob eine agitierte Depression vorliege und eine sedierende antidepressive Behandlung indiziert sei.

Der psychopathologische Befund zeigt eine traurig-depressive Stimmung, Antriebsmangel und Erschöpfbarkeit, innere Unruhe und Agitiertheit, Interesse- und Hoffnungslosigkeit, negative Zukunftsperspektiven und Schuldgefühle, Schlaf- und Appetitlosigkeit. Syndromaldeskriptiv liegt ein (agitiert) depressives Syndrom vor. Die Diagnose des Karzinoms wurde erst vor Kurzem gestellt, sodass die Depression als reaktiv erklärbar ist. Bei der Durchsicht der Medikation zeigt sich, dass sie Zytostatika erhält, die als unerwünschte Arzneimittelwirkung (UAW) depressive Verstimmungen zur Folge haben können. Zudem wird sie mit Kortikosteroiden behandelt, welche die Schlafstörungen und Agitiertheit erklären und die ebenfalls einen depressiogenen Effekt haben können. Im Gespräch mit der zuständigen Onkologin wird besprochen, dass die Kortikosteroide über einige Tage reduziert und dann abgesetzt werden können und eine Einmaldosierung am Morgen erfolgt. An den Zytostatika kann im Moment nichts verändert werden.

Durch die Reduktion der Kortikoide bessern sich die Schlafstörungen und die innere Unruhe. Die depressive Stimmung bleibt bestehen. Die Patientin erkundigt sich, ob sie ein pflanzliches antidepressives Präparat (Johanniskraut), das sie bereits früher einmal eingenommen habe, wieder einnehmen könne. Ein Interaktions-Check zeigt, dass dies zu erheblichen

Interaktionen führen würde. Die Patientin wünscht im Moment keine weiteren Medikamente, ist aber mit einer psychoonkologischen Begleitung einverstanden. Die depressive Stimmung bessert sich in der Folge.

12.1 Einleitung

12.1.1 Häufigkeit und Bedeutung von Depressionen im somatischen Kontext

12-Monats-Prävalenz für Depression bei 7 %, in somatischen Spitälern und Heimen deutlich höher

Die Lebenszeitprävalenz für Depressionen liegt bei 16–20 % (BÄK KBV AWMF, 2022). Die 12-Monats-Prävalenz von Depressionen liegt bei rund 7 % (Wittchen et al., 2011). Psychische Störungen werden oft nicht erkannt und bleiben unbehandelt. Dies hat negativen Konsequenzen auf individueller, gesellschaftlicher und volkswirtschaftlicher Ebene zur Folge (Schuler et al., 2020).

In somatischen Spitälern und Ambulatorien sind komorbide psychische Störungen noch häufiger als in der Allgemeinbevölkerung, werden aber auch im somatischen Kontext oft nicht erkannt (Burgmer et al., 2004; Gschoßmann, 2020; Häuser et al., 2005; Rose et al., 2011). Die Prävalenz psychischer Störungen in Akutspitälern wird sehr unterschiedlich angegeben und ist auch von der Patient:innenzusammensetzung abhängig, bewegt sich aber seit langem in der Größenordnung bis ca. 30 % (Häuser et al., 2005; Mayou & Hawton, 1986; Silverstone, 1996). In einer aktuellen Metaanalyse wurden Prävalenzen von 12–20 % für Depressionen, 8 % für Angststörungen und 15 % für Delirien gefunden, wobei die Zahlen je nach somatischem Setting stark nach oben variieren können (van Niekerk et al., 2022).

In somatischen Spitälern sind ältere Menschen überrepräsentiert. Die Häufigkeit depressiver Störungen nimmt im Alter nicht generell zu, bei hospitalisierten Patient:innen und Bewohner:innen von Heimen treten diese jedoch gehäuft auf. Die Symptome sind dieselben wie bei jüngeren Menschen, jedoch klagen die Betroffenen vermehrt über körperliche Beschwerden (Kok & Reynolds, 2017).

12.1.2 Depression und somatische Komorbidität

Folgen der Depression: häufigere und längere Hospitalisationen, geringere Adherence und Lebenserwartung

Psychische Beschwerden gehen allgemein mit einer erhöhten Inanspruchnahme medizinischer Leistungen einher. Bei Personen mit Depressionen liegen häufiger komorbide somatische Erkrankungen vor als bei Menschen ohne psychische Störungen. Rund drei Viertel der Personen mit starker psychischer Belastung oder schweren Depressionssymptomen haben gleichzeitig starke körperliche Beschwerden (Schuler et al., 2020). Menschen mit psychischen Störungen weisen eine deutlich erhöhte somatische Behandlungsbedürftigkeit auf und werden um den Faktor 2,5 (Frauen) respektive 3,1 (Männer) häufiger somatisch hospitalisiert im Vergleich zum Bevölkerungsdurchschnitt (Frick & Frick, 2010). Patient:innen mit psychiatrischer Komorbidität zeigen längere Spitalaufenthalte (Jansen et al., 2018; Tuch, 2018; Wood & Wand, 2014), höhere Inanspruchnahme der Gesundheitsversorgung (Jansen et al., 2018; Koopmans et al., 2005) sowie höhere Behandlungskosten (Jansen et al., 2018; Tuch, 2018; Wood & Wand, 2014) und die Behandlungsadherence ist schlechter. Die Lebenserwartung von Menschen mit Depression ist um 10–14 Jahre reduziert, wobei die verlorenen Lebensjahre primär auf Kosten somatischer Erkrankungen und natürlicher Todesursachen gehen (Laursen et al., 2016; Penninx et al., 2013).

12.1.3 Somatische Erkrankungen und komorbide Depression

Psychische Komorbiditäten bei somatisch erkrankten Menschen sind generell häufig, wobei rund ein Drittel der psychisch komorbiden Störungen Depressionen sind (Tuch, 2018).

Somatische Erkrankungen haben ein erhöhtes Depressionsrisiko

Die meisten akuten und chronischen somatischen Erkrankungen gehen mit erhöhter Prävalenz komorbider Depressionen einher (DGPPN BÄK KBV AWMF, 2015). Patient:innen nach Herzinfarkt z. B. weisen zwei- bis dreimal häufiger die Diagnose einer Depression auf als dies in der Normalbevölkerung der Fall ist; 10–15 % erfüllen die Kriterien für eine Major Depression und noch mehr zeigen erhöhte Depressionswerte (Lichtman et al., 2008). Patient:innen mit Depressionen haben wiederum ein zweifach erhöhtes Reinfarkt-Risiko in den zwei Jahren nach dem Erstereignis (Lichtman et al., 2008; Nicholson et al., 2006).

12.2 Diagnostik

Hauptsymptome der Depression:

- Depressive, gedrückte Stimmung
- Interessenverlust und Freudlosigkeit
- Antriebsmangel/erhöhte Ermüdbarkeit

Nebensymptome:

- Verminderte Konzentration und Aufmerksamkeit
- Vermindertes Selbstwertgefühl und Selbstvertrauen
- Schuldgefühle und Gefühle von Wertlosigkeit

Kasten 12.1: Kriterien der Depression gemäß ICD-10

- Negative und pessimistische Zukunftsperspektiven
- Suizidgedanken, erfolgte Selbstverletzung oder Suizidhandlungen
- Schlafstörungen
- Verminderter Appetit

Verschiedene, auch somatische Ursachen möglich

Bei der Diagnostik im Kontext des somatischen Spitals stellen sich verschiedene Herausforderungen:

Eine Schwierigkeit besteht darin, dass die Diagnose der Depression nach ICD-10 syndromal-deskriptiv ist. Es gibt keine biologischen Marker für Depressionen. Wir können ein depressives Syndrom beschreiben, aber die Ursache ist damit noch nicht geklärt. Eine Depression kann primär psychische Ursachen haben, sie kann aber auch in direktem Zusammenhang mit einer somatischen Pathologie stehen oder durch Neben- bzw. Wechselwirkungen von Medikamenten (UAW) verursacht sein.

Körperliche und psychische Symptome teils schwer abgrenzbar

Weiter lassen sich die von den Patient:innen geschilderten Symptome nicht immer als eindeutig somatisch oder psychisch bedingt einordnen. So können z. B. Antriebsmangel, erhöhte Ermüdbarkeit, Schlaf- und Appetitstörungen und Gewichtsverlust sowohl durch körperliche Erkrankungen als auch durch Depressionen verursacht sein. Auch vermindertes Selbstwertgefühl und pessimistische Zukunftsperspektiven müssen nicht immer durch eine Depression bedingt sein.

Zudem berichten Patient:innen spontan meist nicht die depressionsspezifischen Kernsymptome (▶ Kasten 12.1), sondern geben unspezifische Beschwerden wie Schlafstörungen, Appetitminderung, allgemeine Kraftlosigkeit, anhaltende Schmerzen oder andere körperliche Symptome an (▶ Kasten 12.2).

Kasten 12.2: Symptome, die von Patient:innen berichtet werden

- Allgemeine körperliche Abgeschlagenheit, Mattigkeit, Kraftlosigkeit
- Schlafstörungen (Ein- und Durchschlafstörungen, Früherwachen)
- Appetitstörungen, Magendruck, Gewichtsverlust, Obstipation, Diarrhöe
- Diffuser Kopfschmerz
- Druckgefühl in Hals und Brust, Globusgefühl
- Funktionelle Störungen von Herz und Kreislauf (z. B. Tachykardie, Arrhythmie, Synkopen), Atmung (z. B. Dyspnoe), Magen und Darm
- Schwindelgefühle, Flimmern vor den Augen, Sehstörungen
- Muskelverspannungen, diffuse Nervenschmerzen (neuralgiforme Schmerzen)
- Libidoverlust, Sistieren der Menstruation, sexuelle Funktionsstörungen
- Gedächtnisstörungen

Quelle: (BÄK KBV AWMF, 2022)

12.2.1 Diagnostische Instrumente

In der Praxis hat sich der »Zwei-Fragen-Test« (▶ Kasten 12.3) bewährt (Whooley et al., 1997). Die Sensitivität liegt bei 96 %, die Spezifität bei 57 %, der negative prädiktive Wert bei 98 % und der positiv prädiktive Wert bei 33 %.

»Zwei-Fragen-Test« im klinischen Alltag empfehlenswert

> 1. »Fühlten Sie sich im letzten Monat häufig niedergeschlagen, traurig bedrückt oder hoffnungslos?«
> 2. »Hatten Sie im letzten Monat deutlich weniger Lust und Freude an Dingen, die Sie sonst gerne tun?«

Kasten 12.3: »Zwei-Fragen-Test« nach Whooley

Im somatischen Kontext bewährt sich ebenfalls die »Hospital Anxiety and Depression Scale« (HADS; Herrmann et al., 1995), die zudem den Vorteil hat, dass sie sowohl Depression als auch Angst erfasst. Als Standarddiagnostik der Depression im Alter hat sich die »Geriatric Depression Scale« (GDS) bewährt, wobei hier meist die Kurzform mit 15 Items zum Einsatz kommt (Gauggel & Birkner, 1999). Als Fremdbeurteilungsskala kann die »Montgomery-Asberg Depression Rating Scale« (MADRS) verwendet werden (Neumann & Schulte, 1989). Diese Fragebogen sind dimensional, sie erfassen den Depressivitätsgrad, jedoch nicht die kategoriale Diagnose der Depression.

12.2.2 Screening

Aufgrund der Häufigkeit von Depressionen und gleichzeitig oft verpassten Diagnosen bei somatisch erkrankten Menschen, kommt oft der Ruf nach einem Screening auf. Allerdings konnte der Gewinn eines flächendeckenden Screenings am Beispiel des akuten koronaren Syndroms (Kronish et al., 2020) oder onkologischer Erkrankungen (Meijer et al., 2011) nicht generell nachgewiesen werden. Aufgrund der derzeitigen Evidenz kann die Implementierung allgemeiner Screenings für psychiatrische Störungen nicht empfohlen werden (Thombs et al., 2017). Screenings sind gegebenenfalls dann indiziert, wenn gezielte liaisonpsychiatrische Interventionen zur Verfügung stehen. Unter dieser Voraussetzung können sie Depressionen reduzieren, psychisches und physisches Befinden verbessern und Re-Hospitalisierungen reduzieren und einen klaren Kosten-Nutzen-Vorteil bringen (Chen et al., 2016; Stiefel et al., 2008).

Bisher mangelnde Evidenz für Nutzen genereller Screenings

12.2.3 Differenzialdiagnostische Überlegungen

Als Erstes sollte eine organische Ursache in Betracht gezogen werden. Hier ist die Liste möglicher Ursachen fast endlos: Es kommen endokrine Ursachen (z. B. Hypothyreose), neurologische Erkrankungen, zerebrovaskuläre Erkrankungen, Tumore (Metastasen, paraneoplastische Syndrome), Mangelerscheinungen (z. B. Vitamin-B-12-Mangel) etc. in Frage.

Organische Ursachen und UAW sollten vor einer pharmakologischen Behandlung immer ausgeschlossen werden.

Besonders sollten auch unerwünschte Arzneimittelwirkung (UAW) abgeklärt werden. Auch hier ist die Liste der möglichen Wirkstoffe sehr lang. Besonders häufig kommen Depressionen bei Behandlung mit Cortison, Antihypertensiva, Interferon-alpha vor. Bevor eine antidepressive Therapie angefangen wird, sollte geprüft werden, ob durch Anpassung der bestehenden Medikation eine Verbesserung erreicht werden kann, auch um der Polypharmazie vorzubeugen.

Die Abgrenzung zur Demenz im Frühstadium ist bei älteren Menschen nicht immer ganz einfach, zumal die Depression auch zu kognitiven Einbußen führen kann und Demenzen oft auch mit depressiven Symptomen einhergehen. Der Mini-Mental-Status-Test in Kombination mit dem Uhrentest kann sehr gut im Spitalsetting eingesetzt werden, um eine Demenz von einer Depression zu differenzieren.

Depressionen gehen oft auch mit anderen psychischen Erkrankungen einher, allen voran Angststörungen. Bei reaktiven Depressionen kommen differenzialdiagnostisch Anpassungsstörungen (leichtere depressive Zustände, die entweder vom Schweregrad oder der Dauern nicht die Kriterien einer Depression erreichen) und die posttraumatische Belastungsstörung in Frage.

12.3 Behandlung

Vor Behandlungsbeginn mögliche Ursachen beheben

Die Behandlung der Depression im somatischen Kontext unterscheidet sich nicht grundsätzlich und richtet sich nach gängigen Guidelines.

Ein häufiges Missverständnis ist, dass im Kontext von somatischen Erkrankungen die Depression als reaktiv beurteilt und daraus der Schluss gezogen wird, dass es keine Behandlung braucht. Nur weil man die Ursache Depression versteht, heißt das nicht, dass man sie nicht behandeln soll.

12.3.1 Pharmakologische Behandlung

Pharmakologische Behandlung bei mittel- bis schwergradigen Depressionen empfohlen

Entscheidend ist, zuerst somatische (Mit-)Ursachen – sofern möglich – zu eliminieren oder zu mildern. Dann sollte die aktuelle Medikation kritisch geprüft und – wo möglich – Anpassungen empfohlen werden. Eine antidepressive Medikation ist nur bei mittelgradigen und schweren Depressionen sinnvoll. Die Wahl des Antidepressivums richtet sich weniger nach der Wirkung als nach den Nebenwirkungen. So kann ein sedierender Effekt genutzt werden, um Schlafstörungen zu begegnen, wobei ev. Sedativa ersetzt werden können. Ein appetitsteigernder Effekt kann bei Menschen mit Appetitlosigkeit therapeutisch genutzt werden. Zu beachten sind anticholinerge Wirkungen bei älteren Antidepressiva (Trizyklika), die auch in der Schmerzbehandlung zum Einsatz kommen, da diese delirogen sein können. Bei SSRI ist der Einfluss auf die Blutgerinnung zu berücksichtigen. Eine positive Behandlungsanamnese früherer Behandlungen mit Antidepressiva spricht für die Wahl desselben Wirkstoffs. Der mögliche Nutzen einer pharmakologischen antidepressiven Therapie sollte aber immer gegenüber den UAW abgewogen werden (z. B. erhöhtes Sturzrisiko bei Polypharmazie). Angaben zu spezifischen Substanzen finden sich in ▶ Kap. 7.

Peri- und postnatale Depressionen stellen eine besondere Herausforderung in der KL-Psychiatrie dar. Das Risiko einer Depression und deren Auswirkungen während der Schwangerschaft und postpartal stehen dem fetalen Risiko gegenüber. Bei depressiven Frauen mit Kinderwunsch und bei peri- und postnatalen Depressionen müssen Nutzen und Risiken einer pharmakologischen Behandlung sehr genau abgewogen werden. Moodstabilizers wie Lithium und Valproat können teratogen sein und sollten, wenn immer möglich, vor einer Schwangerschaft abgesetzt werden bzw. sollten nur unter einer zuverlässigen Antikonzeption an Frauen im gebärfähigen Alter verschrieben werden. Falls dennoch eine Schwangerschaft unter Medikation auftritt, muss eine fachspezifische Beratung erfolgen. Bei stillenden Müttern muss ebenfalls eine gynäkopsychiatrische Beratung erfolgen. Depressionen können die Mutter-Kind-Interaktion beeinträchtigen und die frühe Bindung erschweren (siehe dazu auch ▶ Kap. 13).

Besondere Vorsicht im KL-Dienst ist beim Einsatz von phytotherapeutischen Substanzen geboten (zumal diese von Patient:innen oft selbständig ohne ärztliche Verordnung eingenommen und als unproblematisch eingestuft werden). Am bekanntesten sind Johanniskraut-Präparate, die aufgrund einer Induktion der Cytochrome P450 mit Immunsuppressiva, Zytostatika, Antikoagulantien und hormonalen Kontrazeptiva interagieren und deren Metabolismus beschleunigen können.

12.3.2 Nichtpharmakologische Behandlung

Weitere leitlinienkonforme Interventionen sind Hilfe zur Selbsthilfe und Stärkung von Selbstmanagement-Fähigkeiten durch Psychoedukation, Bibliotherapie, niedrigschwellige gesprächsbasierte Interventionen und Psychotherapie. Diese Interventionen können durch digitale Anwendungen ergänzt und unterstützt werden (BÄK KBV AWMF, 2022).

Bei leichten Depressionen sind nichtpharmakologische Interventionen sinnvoll

Auch andere nicht pharmakologische Behandlungen wie Lichttherapie und Schlafentzug können in Einzelfällen erfolgreich eingesetzt werden.

12.3.3 Suizidalität

Depressionen gehen mit einem erhöhten Suizidrisiko einher. Zudem stellen (chronische) somatische Erkrankungen einen Risikofaktor für Suizidalität dar. Die Suizidalität soll immer offen und direkt angesprochen werden. Der Einsatz von Fragebogen und Screenings wird nicht empfohlen, da diese dem klinischen Gespräch nicht überlegen sind (Quinlivan et al., 2017). Gegebenenfalls müssen Sicherungsmaßnahmen getroffen werden (Sitzwache, Abschließen von Fenstern, kein Einzelzimmer etc.).

Die Suizidalität muss immer abgeklärt werden

Literaturauswahl

BÄK, KBV, AWMF (Hrsg.) (2022). *Nationale VersorgungsLeitlinie Unipolare Depression – Langfassung, Version 3.0. 2022.* Bundesärztekammer (BÄK) – Kassenärztliche Bundesvereinigung (KBV) – Arbeitsgemeinschaft der Wissenschaftlichen Medizinischen Fachgesellschaften (AWMF). www.leitlinien.de/depression

van Niekerk, M., Walker, J., Hobbs, H. et al. (2022). The Prevalence of psychiatric disorders in general hospital inpatients: A systematic umbrella review. *J Acad Consult Liaison Psychiatry, 63*(6), 567–578 https://doi.org/10.1016/j.jaclp.2022.04.004

Tuch, A. (2018). Somatisch-psychische Komorbidität in Schweizer Akutspitälern. Prävalenz und Inanspruchnahme. *Obsan Bulletin 1/2018.*

Literatur

BÄK, KBV, AWMF (Hrsg.) (2022). *Nationale VersorgungsLeitlinie Unipolare Depression – Langfassung, Version 3.0. 2022.* Bundesärztekammer (BÄK) – Kassenärztliche Bundesvereinigung (KBV) – Arbeitsgemeinschaft der Wissenschaftlichen Medizinischen Fachgesellschaften (AWMF). www.leitlinien.de/depression

Burgmer, M., Fiori, W., Bunzemeier, H. et al. (2004). Komorbidität psychischer Störungen im G-DRG-System – Einfluss auf die Verweildauer und Erlössituation an einem deutschen Universitätsklinikum. *Z Psychosom Med Psychother, 50*(3), 306–316. https://doi.org/10.13109/zptm.2004.50.3.306

Chen, K. Y., Evans, R., Larkins, S. (2016). Why are hospital doctors not referring to Consultation-Liaison Psychiatry? – a systemic review. *BMC Psychiatry, 16*(1), 390. https://doi.org/10.1186/s12888-016-1100-6

DGPPN, BÄK, KBV, AWMF (Hrsg.) (2015). *S3-Leitlinie/Nationale VersorgungsLeitlinie Unipolare Depression – Langfassung, 2. Auflage. Version 5.* https://doi.org/10.6101/AZQ/000364

Frick, U., Frick, H. (2010). *»Heavy Use« in der stationären Psychiatrie der Schweiz? Ergebnisse aus der Medizinischen Statistik der Krankenhäuser. (Obsan Dossier 11).* Schweizerisches Gesundheitsobservatorium.

Gauggel, S., Birkner, B. (1999). Validität und Reliabilität einer deutschen Version der Geriatrischen Depressionsskala (GDS). *Zeitschrift für Klinische Psychologie, 28,* 18–27.

Gschoßmann, J. D. (2020). *Prävalenzen von psychiatrischen Komorbiditäten bei somatisch behandelten Patienten an Allgemeinkrankenhäusern – ein Vergleich des Liaisonmodells zum Konsiliarmodell.* Erlangen-Nürnberg.

Häuser, W., Grandt, D., Schäfer, H. et al. (2005). Abbildung komorbider psychischer Störungen bei internistischen Patienten im G–DRG–System. *Psychother Psych Med 55,* 442–446.

Herrmann, C., Buss, C., Snaith, R. P. (1995). *HADS-D Hospital Anxiety and Depression Scale – Deutsche Version. Ein Fragebogen zur Erfassung von Angst und Depressivität in der somatischen Medizin. Testdokumentation und Handanweisung.* Huber.

Jansen, L., van Schijndel, M., van Waarde, J., van Busschbach, J. (2018). Health-economic outcomes in hospital patients with medical-psychiatric comorbidity: A systematic review and meta-analysis. *PloS one, 13*(3), e0194029. https://doi.org/10.1371/journal.pone.0194029

Kok, R. M., Reynolds, C. F. 3rd. (2017). Management of depression in older adults: A Review. *Jama, 317*(20), 2114–2122. https://doi.org/10.1001/jama.2017.5706

Koopmans, G. T., Donker, M. C., Rutten, F. H. (2005). Length of hospital stay and health services use of medical inpatients with comorbid noncognitive mental disorders: A review of the literature. *Gen Hosp Psychiatry*, 27(1), 44–56. https://doi.org/10.1016/j.genhosppsych.2004.09.008

Kronish, I. M., Moise, N., Cheung, Y. K. et al. (2020). Effect of depression screening after acute coronary syndromes on quality of life: The CODIACS-QoL randomized clinical trial. *JAMA Intern Med*, 180(1), 45–53. https://doi.org/10.1001/jamaintern med.2019.4518

Laursen, T. M., Musliner, K. L., Benros, M. E. et al. (2016). Mortality and life expectancy in persons with severe unipolar depression. *J Affect Disord*, 193, 203–207. https://doi.org/10.1016/j.jad.2015.12.067

Lichtman, J. H., Bigger, J. T., Jr., Blumenthal, J. A. et al. (2008). Depression and coronary heart disease: Recommendations for screening, referral, and treatment: A science advisory from the American Heart Association Prevention Committee of the Council on Cardiovascular Nursing, Council on Clinical Cardiology, Council on Epidemiology and Prevention, and Interdisciplinary Council on Quality of Care and Outcomes Research: endorsed by the American Psychiatric Association. *Circulation*, 118(17), 1768–1775. https://doi.org/10.1161/CIRCULATIONAHA.108.190769

Mayou, R., Hawton, K. (1986). Psychiatric disorder in the general hospital. *Br J Psychiatry*, 149, 172–190. https://doi.org/10.1192/bjp.149.2.172

Meijer, A., Roseman, M., Milette, K. et al. (2011). Depression screening and patient outcomes in cancer: A systematic review. *PloS one*, 6(11), e27181. https://doi.org/10.1371/journal.pone.0027181

Neumann, N., Schulte, R. (1989). *Montgomery-Asperg-Depressions-Rating-Skala zur psychometrischen Beurteilung depressiver Syndrome. Deutsche Fassung*. Perimed-Fachbuch.

Nicholson, A., Kuper, H., Hemingway, H. (2006). Depression as an aetiologic and prognostic factor in coronary heart disease: A meta-analysis of 6362 events among 146538 participants in 54 observational studies. *European heart journal*, 27(23), 2763–2774. https://doi.org/10.1093/eurheartj/ehl338

Penninx, B. W., Milaneschi, Y., Lamers, F., Vogelzangs, N. (2013). Understanding the somatic consequences of depression: Biological mechanisms and the role of depression symptom profile. *BMC Med*, 11, 129. https://doi.org/10.1186/1741-7015-11-129

Quinlivan, L., Cooper, J., Meehan, D. et al. (2017). Predictive accuracy of risk scales following self-harm: Multicentre, prospective cohort study. *The British journal of psychiatry*, 210(6), 429–436. https://doi.org/10.1192/bjp.bp.116.189993

Rose, M., Wahl, I., Crusius, J., Löwe, B. (2011). Psychische Komorbidität Eine Herausforderung in der Akutversorgung. *Bundesgesundheitsblatt – Gesundheitsforschung – Gesundheitsschutz 54*, 83–89.

Schuler, D., Tuch, A., Peter, C. (2020). Psychische Gesundheit in der Schweiz. Monitoring 2020., *Obsan Bericht 15/2020*.

Silverstone, P. H. (1996). Prevalence of psychiatric disorders in medical inpatients. *J Nerv Ment Dis*, 184(1), 43–51. https://doi.org/10.1097/00005053-199601000-00008

Stiefel, F., Zdrojewski, C., Bel Hadj, F. et al. (2008). Effects of a multifaceted psychiatric intervention targeted for the complex medically ill: A randomized controlled trial. *Psychother Psychosom*, 77(4), 247–256. https://doi.org/10.1159/000129658

Thombs, B. D., Saadat, N., Riehm, K. E. et al. (2017). Consistency and sources of divergence in recommendations on screening with questionnaires for presently experienced health problems or symptoms: a comparison of recommendations from the Canadian Task Force on Preventive Health Care, UK National Screening Committee, and US Preventive Services Task Force. *BMC Med*, 15(1), 150. https://doi.org/10.1186/s12916-017-0903-8

Tuch, A. (2018). Somatisch-psychische Komorbidität in Schweizer Akutspitälern. Prävalenz und Inanspruchnahme. *Obsan Bulletin 1/2018*.

van Niekerk, M., Walker, J., Hobbs, H. et al. (2022). The Prevalence of psychiatric disorders in general hospital inpatients: A systematic umbrella review. *J Acad Consult Liaison Psychiatry, 63*(6), 567–578 https://doi.org/10.1016/j.jaclp.2022.04.004

Whooley, M. A., Avins, A. L., Miranda, J., Browner, W. S. (1997). Case-finding instruments for depression. Two questions are as good as many. *Journal of general internal medicine, 12*(7), 439–445. http://www.ncbi.nlm.nih.gov/pubmed/9229283. https://www.ncbi.nlm.nih.gov/pmc/articles/PMC1497134/pdf/jgi_76.pdf

Wittchen, H. U., Jacobi, F., Rehm, J. et al. (2011). The size and burden of mental disorders and other disorders of the brain in Europe 2010. *Eur Neuropsychopharmacol, 21*(9), 655–679. https://doi.org/10.1016/j.euroneuro.2011.07.018

Wood, R., Wand, A. P. (2014). The effectiveness of consultation-liaison psychiatry in the general hospital setting: a systematic review. *J Psychosom Res, 76*(3), 175–192. https://doi.org/10.1016/j.jpsychores.2014.01.002

13 Angststörungen und akute Belastungsreaktion

Rupert Conrad und Katja Petrowski

> **Lernziele:**
>
> - Häufigkeit und Klassifikation von Angst und akuter Belastungsreaktion im KL-Dienst
> - Psychotherapeutische Interventionen im KL-Dienst
> - Einsatz relevanter Psychopharmaka

13.1 Angststörungen

Fallbeispiel:

Der psychosomatische Konsiliarius wird zu einem 58-jähriger Mann mit Herzerkrankung gerufen, der über akute Ängste klagt. Die Vorgeschichte zeigt, dass dem Patienten aufgrund medikamentös nicht behandelbarer Herzrhythmusstörungen vor einem Jahr ein Defibrillator implantiert wurde. Der Patient ist als Leiter einer Controlling-Abteilung tätig, versucht möglichst unbeeinflusst von der Herzerkrankung seinen Alltag weiterzuführen. Psychosozial ist der Patient gut eingebunden, ist verheiratet mit zwei erwachsenen Kindern. Am Vortag der stationären Aufnahme fanden fünf Defibrillationen durch das Gerät statt, die den Patienten völlig unvorbereitet trafen. Er schildert im Zusammenhang mit den Schockabgaben heftige Schmerzen und ein Gefühl völliger Hilflosigkeit. Der Patient berichtet seit einer erstmaligen Schockabgabe vor einem halben Jahr mehrfach wöchentliche Panikattacken. Er habe seit diesem Erlebnis Panik vor einer erneuten Schockabgabe und könne sich nicht vorstellen, wie er mit diesem Gerät weiterleben könne. Er sei bislang nie psychisch krank gewesen und schäme sich für seine Angst. Im Gespräch wird die psychische Symptomatik des Patienten zunächst eingeordnet. Er fühlt sich schon dadurch entlastet, dass er erfährt, dass die Angstsymptomatik nach Schockabgabe nicht selten ist und sehr nachvollziehbar. Darüber hinaus können Zusammenhänge zwischen seiner sehr auf Kontrolle und Vorhersehbarkeit bedachten Persönlichkeit und der spezifischen Vulnerabilität hergestellt werden. Es wird die Diagnose einer Panikstörung F41.0 gestellt. Im Rahmen eines weiteren Konsilgesprächs, bei dem der Patient eine deutliche Linderung der Angst schildert, wird mit dem Patienten die Einleitung einer ambulanten Psychotherapie in Wohnortnähe besprochen.

Angststörungen häufiges Phänomen bei körperlichen Erkrankungen

Angst ist ein häufiges Phänomen bei körperlich erkrankten Patient:innen im Krankenhaus. So liegt die Prävalenz von anhaltender Angst nach Herzstillstand und Reanimation bei 22 % (Chen et al., 2023), über alle kardiovaskulären Erkrankungen hinweg liegt die Prävalenz bei 33 % (Karami et al., 2023). Bei rheumatoider Arthritis zeigt eine aktuelle Metaanalyse sogar eine Prävalenz von 62 % für klinisch relevante Angst (Hill et al., 2022), bei primären Kopfschmerzerkrankungen liegt die Häufigkeit bei 22 % (Caponnetto et al., 2021). Während der Covid-Pandemie lag die Prävalenz bei Krebserkrankungen bei 31 % (Zhang et al., 2022).

Erhöhte Mortalität durch Angst

Die klinische Relevanz von Angst im KL-Dienst ergibt sich nicht nur aus der Häufigkeit über ein weites Spektrum von Erkrankungen und dem damit verbundenen Leidensdruck, sondern auch aus der Bedeutsamkeit von Angst in Bezug auf körperliche Morbidität und Mortalität. So ist Angst mit einer erhöhten Langzeitmortalität nach Herzinfarkt verbunden (relatives Risiko 1.16) (Wen et al., 2021), darüber hinaus haben Patient:innen ein erhöhtes Risiko für kurzfristige Komplikationen und eine negative Langzeitprognose. Diese Zusammenhänge sind auch für andere Erkrankungen wie etwa Diabetes mellitus gut nachgewiesen (Mersha et al., 2022).

Die Angstsymptomatik verkompliziert nicht selten die Behandlung von Patient:innen. So kann bei rheumatoider Arthritis eine notwendige Physiotherapie aus Angst vor bewegungsassoziierten Schmerzen vermieden werden. Herzinfarktpatient:innen vermeiden jegliche körperliche Belastung, weil sie ein erneutes kardiales Ereignis befürchten. Diabetiker:innen verzichten aus Angst vor einer Hypoglykämie auf eine optimale Blutzuckereinstellung. Angst beeinflusst also die Adhärenz und kann erhebliche Auswirkungen auf das Behandlungsergebnis haben. Nicht selten schämen sich Patient:innen für ihre Angst, versuchen dieses Gefühl zu verbergen, was den Zugang erschweren kann. Es ist also wichtig, dass der Konsiliarius Wege findet, die es ermöglichen, die Angstsymptomatik angemessen zu erfassen und einer Behandlung zuzuführen. Dabei kann der Behandler:in auch eine Dolmetscherfunktion zukommen, in der die Symptomatik dem somatischen Behandlerteam erläutert wird.

Klassifikation gegenwärtig nach ICD-10, in naher Zukunft nach ICD-11

Die Angstsymptomatik kann nach ICD-10 in unterschiedlicher Weise klassifiziert werden. ▶ Tab. 13.1 gibt einen Überblick über die verschiedenen Klassifikationen und die zukünftige Klassifikation nach ICD-11.

Panikstörung und soziale Phobie bei jüngeren Patient:innen sowie generalisierte Angststörung ab dem mittleren Lebensalter sind die häufigsten primären Angststörungen im Rahmen des Konsildienstes. Die spezifischen Phobien, abgesehen von der Blut-Spritzen-Phobie, spielen in diesem Kontext so gut wie keine Rolle, da sie keine wesentlichen Einschränkungen verursachen. Die behandlungsbedürftige Angstsymptomatik, die sich im Rahmen einer

13 Angststörungen und akute Belastungsreaktion

schweren Erkrankung entwickelt, kann in den meisten Fällen als Anpassungsstörung klassifiziert und entsprechend verschlüsselt werden (▶ Tab. 13.2).

Tab. 13.1: Überblick über die Klassifikation von Angststörungen

Nach ICD-10	Nach ICD-11
Kapitel F40-F48: Neurotische, Belastungs- und somatoforme Störungen	Kapitel 06: Psychische Störungen, Verhaltensstörungen oder neuronale Entwicklungsstörungen
F40.- Phobische Störungen:	6B0 Angststörungen:
F40.00 Agoraphobie ohne Angabe einer Panikstörung	6B02 Agoraphobie
F40.01 Agoraphobie mit Panikstörung	
F40.1 Soziale Phobie	6B04 Soziale Angststörung
F40.2 Spezifische (isolierte) Phobie	6B03 Spezifische Phobie
F40.8 Sonstige phobische Störungen	
F40.9 Phobische Störung, nicht näher bezeichnet	
F41.- Andere Angststörungen:	
F41.0 Panikstörung [episodisch paroxysmale Angst]	6B01 Panikstörung
F41.1 Generalisierte Angststörung	6B00 Generalisierte Angststörung
F41.2 Angst und depressive Störung, gemischt	
F41.3 Andere gemischte Angststörungen	
F41.8 Sonstige spezifische Angststörungen	6B0Y Sonstige spezifische Phobie oder Angststörungen
F41.9 Angststörung, nicht näher bezeichnet	6B0Z Phobische oder Angststörung, nicht näher bezeichnet
F93.0 Emotionale Störung mit Trennungsangst des Kindesalters	6B05 Trennungsangst-Störung (im Kindes- und Erwachsenenalter)
F94.0 Elektiver Mutismus	6B06 Selektiver Mutismus
F1x.8 Sonstige psychische oder Verhaltensstörungen durch psychotrope Substanzen	6C4- Substanzinduzierte Angststörung (unter Störungen durch Substanzmissbrauch oder -abhängigkeit)
F06.4 Organische Angststörungen	6E63 Sekundäres Angstsyndrom (unter sekundären psychischen oder Verhaltensstörungen durch anderweitig klassifizierte Erkrankungen/ Störungen)
	6B23.- Hypochondrische Störung (unter Zwangsstörungen)

13.1.1 Psychotherapeutische Interventionen

Klare Diagnosestellung hilft Patient:innen

Eine diagnostische Einordnung und Benennung der Angst ist ein erster Schritt, der Patient:innen Stabilität vermitteln hilft. In diesem Kontext ist auf einen kultur- und geschlechtersensiblen Umgang mit der Symptomatik hinzuweisen.

Im Rahmen erlernter Rollenbilder kann es insbesondere männlichen Patienten schwerfallen, Angstsymptome einzugestehen und offen darüber zu kommunizieren. Hier kann eine Psychoedukation über Angst als evolutionär wichtige und schützende Emotion hilfreich sein, um dem Patienten eine Brücke zu bauen.

Patient:innen versuchen oft, Ängste gegenüber Angehörigen zu verbergen

Auch der Hinweis, dass allein die offene Kommunikation über die Emotion angstlindernd wirken kann, ist wichtig, weil insbesondere im Kontext schwerer körperlicher Erkrankungen Patient:innen dazu neigen, Gefühle gegenüber ihren Angehörigen zu verbergen, um diese nicht zu belasten (protective buffering) (Hasson-Ohayon et al., 2022). Dieses Verhalten bewirkt aber für Betroffene und Angehörige genau das Gegenteil, macht einen ehrlichen Austausch unmöglich und belastet das soziale Unterstützungssystem. Suggestive Interventionen sind im Rahmen des Konsildienstes sehr geeignet, Angst und Anspannung zu reduzieren und das Wohlbefinden zu steigern. Eine Herausforderung kann darin bestehen, die Rahmenbedingungen für eine entsprechende Intervention herzustellen, etwa in einem Mehrbettzimmer bei pflegeintensiven Mitpatient:innen. Auf vielen Stationen empfiehlt es sich in dieser Situation, mit der Patient:in einen anderen Raum aufzusuchen, das Pflegepersonal ist meist gerne behilflich.

Die Übung des sicheren inneren Ortes ist eine von vielen Patient:innen sehr geschätzte Übung, die einfach anzuwenden ist. Es gibt verschiedene Varianten der Übung. In dem Buch *Imagination als heilsame Kraft* von Luise Reddemann wird die klassische Variante ausführlich beschrieben (Reddemann, 2016). Die Patient:in wird imaginativ zu einem Ort hingeführt, in dem sie sich angstfrei und sicher fühlt, ohne dass dieser explizit von der Patient:in beschrieben werden muss.

Suggestive Intervention genau auf Patient:innen zuschneiden

Es gibt auch die Möglichkeit, insbesondere bei Patient:innen, die stark verunsichert sind und deren Aufmerksamkeit beeinträchtigt ist, die Übung abzuwandeln und Patient:innen mehr an die Hand zu nehmen und konkreter anzuleiten. In diesem Fall bietet es sich an, dass Patient:innen ihren sicheren Ort konkret beschreiben sowie die damit assoziierten Sinneseindrücke auf den verschiedenen Kanälen benennen (Hören, Sehen, Riechen, Schmecken, Fühlen). Es ist in diesem Kontext sinnvoll, die konkreten Formulierungen wörtlich zu notieren, durch die ein lebendiges Bild des Ortes entsteht. Dann kann die Patient:in im nächsten Schritt angeleitet werden, sich (mit geschlossenen Augen) zu entspannen, und der sichere Ort wird seitens der konsiliarisch tätigen Ärzt:in mit ruhiger Stimme beschrieben. Das Einflechten der vorher notierten Formulierungen in die Beschreibung fördert ein intensiveres Eintauchen in die Entspannung.

In Einzelfällen hat es sich bewährt, Patient:innen anzubieten, die Übung auf dem eigenen Smartphone aufzunehmen, um die Anleitung als Hilfestellung in der Krankenhaussituation bei sich zu haben.

Digitale Hilfsmittel

13.1.2 Medikamentöse Therapien

Seitens der S3-Leitlinie zu Angsterkrankungen (AWMF, 2021) werden als Mittel der ersten Wahl gleichrangig neben Psychotherapie bei Panikstörung, generalisierter Angststörung und sozialer Angststörung Selektive Serotonin-Wiederaufnahmehemmer (SSWH) sowie Serotonin-Noradrenalin-Wiederaufnahmehemmer (SNWH) empfohlen. Im Einzelnen werden als SSWH die Wirkstoffe Sertralin (50–150 mg) und Paroxetin (20–50 mg) ohne Vorbehalte für alle drei Störungsbilder empfohlen. Bei den SNWH wird Venlafaxin (75–225 mg) für alle Angsterkrankungen empfohlen. Bei spezifischer Phobie ist keine medikamentöse Therapie indiziert.

Selektive Serotonin-Wiederaufnahmehemmer erste Wahl

Bei den genannten Wirkstoffen sollte darauf hingewiesen werden, dass der Wirkeintritt erst nach zwei bis sechs Wochen erfolgt und etwa die Hälfte der Patient:innen in den ersten zwei bis drei Wochen unter verstärkter Unruhe und Ängstlichkeit (engl. Jitteriness) leiden. Leider stellt die Aufklärung über diese Zusammenhänge im Rahmen des Konsildienstes häufig ein Problem dar, weil sie seitens der nach konsiliarischer Empfehlung verordnenden und damit eigentlich zuständigen Stationsärzt:innen nicht erfolgt, da sie sich für diesen Teil der Behandlung nur bedingt zuständig und kompetent fühlen.

Darum ist es empfehlenswert, bei Empfehlung einer entsprechenden Medikation schon im Rahmen des Konsilgesprächs über Wirkungen und Nebenwirkungen aufzuklären. Benzodiazepine sind nur unter sorgfältiger Abwägung und kurzzeitig bei akuten Angstzuständen – etwa vor einem Eingriff – anzuwenden. Das Suchtrisiko sollte dabei im Blick behalten und für die Patient:in transparent gemacht werden.

Basale Medikationsaufklärung durch Konsiliarius

13.1.3 Systemische Interventionen

Betroffene können besonders davon profitieren, wenn vonseiten der Pflege und Ärzt:innen der jeweiligen Station die anstehenden Behandlungsschritte regelmäßig und transparent kommuniziert werden und Patient:innen diesen Informationen nicht »nachlaufen« müssen. Dies erhöht das Kontrollgefühl und nimmt Angst. Die partizipative Beteiligung von Patient:innen an Behandlungsentscheidungen erhöht ebenfalls dieses Kontrollgefühl. Wird durch ausgeprägte Besorgnisse von Partner oder Partnerin bzw. der Familie der Patient:innen die Angst gefördert, kann in Absprache mit den Patient:innen ein gemeinsames Gespräch hilfreich sein. Informationen über die Möglichkeit, Angst durch Bewegung und Sport zu reduzieren, können im Konsildienst ebenfalls sinnvoll sein. Vor diesem Hintergrund kann die Anregung zum verstärkten Einbezug der Physiotherapie in die Behandlung erfolgen (Torales et al., 2017).

Transparente Kommunikation nimmt Angst

13.2 Akute Belastungsreaktion

Fallbeispiel:

Ein psychiatrischer Konsiliarius wird in der Unfallchirurgie zu einer 23-jährigen Frau gerufen, die unter einer starken Schreckhaftigkeit und Schlafstörungen leidet. Die Patientin hat eine Unterschenkelfraktur erlitten, als sie vor zwei Tagen von einem Auto angefahren wurde. Die Patientin wurde noch am gleichen Tag operiert und ist inzwischen auf die Normalstation verlegt worden. Im Gespräch berichtet sie über wiederholte, sich aufdrängende Bilder im Sinne von Flashbacks von dem Unfall, Albträume, eine starke Unruhe und Schreckhaftigkeit und eine Vermeidung aller Reize, die sie an Straßenverkehr erinnern könnten, sowie ein Gefühl von Betäubtsein und Entfremdung. Das Krankenhaus liegt an einer stärker befahrenen Straße und die Patientin zuckt jedes Mal zusammen, wenn sie bei geöffnetem Fenster Hupen oder das Quietschen von Bremsen hört. Es lässt sich das Vollbild einer akuten Belastungsreaktion diagnostizieren. Der Patientin werden die typischen Symptome des Krankheitsbildes erklärt und es wird mit der Station besprochen, dass sie zur psychischen Stabilisierung in ein anderes, straßenabgewandtes Zimmer auf der anderen Stationsseite verlegt wird. In einem Rekonsil wird mit der Patientin die Notwendigkeit einer ambulanten Traumatherapie besprochen, falls die Symptomatik länger als vier Wochen anhält und damit das Vollbild einer posttraumatischen Belastungsstörung erfüllt ist, und ihr werden Kontaktadressen an die Hand gegeben. Eine initial seitens des Stationsarztes begonnene Medikation mit Tavor 0,5 mg 1-1-1 wird abdosiert.

aBR typische unmittelbare Folgereaktion nach Unfall

Das Störungsbild der akuten Belastungsreaktion (aBR) ist im Konsilbereich insbesondere im Anschluss an Unfälle zu finden, also beispielsweise auf unfallchirurgischen Stationen. Betroffene schildern typischerweise eine Art von »Betäubung«, mit einer gewissen Bewusstseinseinengung und eingeschränkten Aufmerksamkeit, einer Unfähigkeit, Reize zu verarbeiten, und Desorientiertheit sowie starke vegetative Erregung (zur Klassifikation ► Tab. 13.2).

Tab. 13.2: Überblick über die Klassifikation der akuten Belastungsstörung

Nach ICD-10	Nach ICD-11
Kapitel F40–F48: Neurotische, Belastungs- und somatoforme Störungen	Kapitel 24: Faktoren, die den Gesundheitszustand beeinflussen oder zur Inspruchnahme des Gesundheitswesens führen
F43.-: Reaktionen auf schwere Belastungen und Anpassungsstörungen:	Problematik in Verbindung mit schädlichen oder traumatischen Ereignissen
F43.0 Akute Belastungsreaktion	QE84 Akute Belastungsreaktion

Die aBR ist eine unmittelbar auf ein traumatisches Ereignis auftretende Folgereaktion, wobei auch die Diagnosemitteilung einer lebensbedrohlichen Erkrankung ein solches Ereignis darstellen kann.

Die aBR dauert zwischen wenigen Tagen bis maximal vier Wochen, wobei die Symptome meist schon nach wenigen Tagen abklingen. Alle Symptome einer posttraumatischen Belastungsstörung (▶ Kap. 14) können auftreten, allerdings dominieren häufig dissoziative Symptome im Sinne einer verlängerten Schockstarre mit Entfremdungserlebnissen wie Derealisation und Depersonalisation. Gefühle von Hilflosigkeit und Ausgeliefertsein überwiegen, begleitet von starker Anspannung und Schreckhaftigkeit.

Nach Autounfällen liegt die Häufigkeit einer aBR zwischen 13 und 21 %, bei interpersonellen (man-made) Traumata sind Prävalenzen zwischen 20 und 50 % beschrieben (AWMF, 2019). Die aBR kann für Patient:innen insbesondere darum belastend sein, weil plötzlich und unvorhersehbar ein Ereignis sie in ihren Grundfesten erschüttert, mit starken Auswirkungen auf die Funktionsfähigkeit. In nicht wenigen Fällen ist ein psychisch völlig gesunder Mensch von einem Tag auf den anderen nicht mehr in der Lage, seinen Alltag zu bewältigen.

Besonders belastend ist dabei, dass es für Patient:innen keinen sicheren Rückzugsort mehr gibt, weil selbst das Schließen der Augen und der Aufenthalt in sicheren Räumlichkeiten nicht vor den einschießenden Bildern bzw. Sinneseindrücken und der dauernden Anspannung schützt.

Starke Belastung durch unkontrollierbare Bilder/Sinneseindrücke

13.2.1 Psychotherapeutische Interventionen

Eine supportive Krisenintervention ist die Therapie der Wahl. Die Intervention fokussiert auf das Hier und Jetzt und den akuten emotionalen und kognitiven Zustand der Patient:in, auf die Krisenauslöser und die vorhandenen Ressourcen. Es sollte eine umfassende diagnostische Einschätzung unter besonderer Berücksichtigung von Eigen- und Fremdgefährdung erfolgen. Das Herstellen von Sicherheit und Schutz für Betroffene und explizite Benennen dieser Rahmenbedingungen stellen höchste Priorität dar.

Krisenintervention Therapie der Wahl

Die wesentlichen Aufgaben des (Konsil-)Kontaktes bestehen gemäß Leitlinie (AWMF, 2019) im Beruhigen und Entlasten Betroffener, dem Steigern eines Kontrollgefühls, dem Fördern von Kontakt und sozialer Unterstützung sowie der Stärkung von Hoffnung. Eine Anerkennung des erlittenen Leids und ggfs. Bearbeitung belastender Bewertungen (z. B. Strafe, Schuld) sollte im weiteren Verlauf mit der Psychoedukation sowie der Mobilisierung von Ressourcen und Bewältigungsstrategien verbunden werden. Die Psychoedukation sollte in leicht verständlicher Sprache und in kurzen Einheiten erfolgen.

Es empfiehlt sich, das Verständnis durch Rückfragen sicherzustellen, weil die Aufmerksamkeit Betroffener häufig eingeschränkt ist. Es sollte betont werden, dass die Symptomatik eine bei vielen Menschen auftretende Reaktion auf ein außergewöhnliches Ereignis darstellt. Dies stellt für die Patient:innen eine wichtige Entlastung dar, weil die psychische Symptoma-

Kommunikation muss eingeschränkte Aufmerksamkeit berücksichtigen

tik von den mit dem Krankheitsbild unvertrauten Patient:innen häufig als Zeichen irreparabler psychischer Zerrüttung gewertet wird, mit der Sorge, nie wieder gesund zu werden. Darum bemühen sich Patient:innen teilweise auch, die Symptome vor den Angehörigen, die ja schon genug Sorgen haben, geheim zu halten.

»Normalisierung« der Symptomatik durch Psychoedukation

Die Psychoedukation stellt dementsprechend eine wichtige »Normalisierung« der Symptomatik dar, stellt sie in einen Rahmen und benennt gleichzeitig die Behandlungsmöglichkeiten. Es hat sich bewährt, bei ausgeprägter Schreckhaftigkeit und Hyperarousal folgende Erklärung anzubieten:

Der menschliche Organismus ist evolutionär darauf ausgelegt, das Überleben bestmöglich zu sichern. Ein Trauma löst aufgrund der erlebten Lebensbedrohung das körperimmanente Alarmsystem aus. Solange das Traumaereignis noch nicht eingeordnet bzw. verarbeitet ist, wird das Alarmsystem empfindlicher gestellt, um keine (Lebens-)Bedrohung zu übersehen, dies bedingt die dauernde Alarmierung bei geringfügigen Reizen durch Hyperarousal-assoziierte Symptome.

Dissoziationen haben Schutzfunktion

Dissoziationen, also etwa die Trennung von körperlichen Empfindungen und psychischem Erleben, können in diesem Kontext als Möglichkeit der psychischen Distanzierung von der inneren Erschütterung durch ein traumatisches Erlebnis erklärt werden, wodurch den Betroffenen vorübergehend ein inneres Gefühl von Sicherheit ermöglicht wird.

Betroffene sollten über Frühinterventionen und Versorgungsmöglichkeiten, z. B. im Rahmen des Opferentschädigungsgesetzes, informiert werden. Zur initialen Stabilisierung, zum Beziehungsaufbau und zur Symptomkontrolle sind imaginative Übungen (z. B. sicherer Ort, ▶ Kap. 13.1.1) gut einsetzbar, wie sie bereits unter den Angststörungen beschrieben wurden.

Traumfokussierte Kognitive Verhaltenstherapie

Die Traumafokussierte Kognitive Verhaltenstherapie ist laut Leitlinie als Frühintervention empfohlen und enthält die Elemente Informationsvermittlung, Exposition, kognitive Umstrukturierung und Stress- bzw. Angstbewältigung.

13.2.2 Medikamentöse Therapien

Cave: Häufig unkritischer Einsatz von Benzodiazepinen

Medikamentös werden Patient:innen mit aBR häufig von den somatischen Behandler:innen aufgrund des hohen Leidensdruckes, der Schreckhaftigkeit und Anspannung mit Benzodiazepinen versorgt. Dies ist mit einem hohen Suchtrisiko verbunden und erschwert die Traumaverarbeitung, sodass die dringende Empfehlung besteht, nur bei sehr akuten Angstzuständen und Suizidalität einen Einsatz zu erwägen und eine sehr zeitnahe Absetzung der Medikation einzuleiten; diese Empfehlung ist eine wichtige konsiliarische Maßnahme. Im Übrigen kann gezielt mit der Pharmakotherapie eine sehr belastende Symptomatik wie Schlafstörungen, Anspannung oder Angst adressiert werden.

Bei Angst und damit verbundenen Schlafstörungen kann z. B. eine Medikation mit dem trizyklischen Anxiolytikum Opipramol in einer Dosierung von 50–200 mg erwogen werden, wobei es sich im engeren Sinne um einen Off-Label-Einsatz handelt. Zur Vermeidung der Entwicklung einer posttraumatischen Belastungsstörung gibt es keine primär in der Versorgung geeigneten Psychopharmaka. Die Anwendung von Hydrokortison und Morphin, die in Studien entsprechend wirksam waren, ist ohne entsprechende körperlich begründete Indikation nicht vertretbar.

Eine Psychopharmakotherapie sollte grundsätzlich gemäß der aktuellen Leitlinienempfehlung weder als primäre noch als alleinige Behandlung angeboten werden (AWMF, 2019)

Psychopharmakotherapie nicht primäre Behandlung

13.2.3 Systemische Interventionen

Die Kommunikation mit den behandelnden Stationsärzt:innen und dem Stationspersonal über die Diagnose und Symptomatik ermöglicht, die Patient:in angemessen traumasensibel zu versorgen und vor aversiven Reizen zu schützen. Dies kann, etwa zum Schutz vor akustischen Reizen, die Verlegung in ein anderes Bett oder auf eine andere Station bedeuten (vgl. die oben skizzierte Fallgeschichte).

Traumasensible Kommunikation

Bei sexueller oder körperlicher Traumatisierung müssen Patient:innen von jeglichem Täterkontakt abgeschirmt werden. Die für Angstpatient:innen genannten systemischen Interventionen können auch bei aBR angezeigt sein.

Abschirmung gegen Täterkontakt oberste Priorität

Literaturauswahl

AWMF S2k-Leitlinie (2019). *Diagnostik und Behandlung von akuten Folgen psychischer Traumatisierung.* https://register.awmf.org/de/leitlinien/detail/051-027.
AWMF S3-Leitlinie (2021). *Behandlung von Angststörungen.* https://register.awmf.org/assets/guidelines/051-028l_S3_Behandlung-von-Angststoerungen_2021-06.pdf.
Hasson-Ohayon, I., Goldzweig, G., Braun, M., Hagedoorn, M. (2022). Beyond »being open about it«: A systematic review on cancer related communication within couples. *Clinical Psychology Review, 96*, 102176. https://doi.org/10.1016/j.cpr.2022.102176
Reddemann, L. (2016). *Imagination als heilsame Kraft* (19. Aufl.). Klett-Cotta.
Wen, Y., Yang, Y., Shen, J., Luo, S. (2021). Anxiety and prognosis of patients with myocardial infarction: A meta-analysis. *Clinical Cardiology, 44*(6), 761–770. https://doi.org/10.1002/clc.23605

Literatur

AWMF S2k-Leitlinie (2019). *Diagnostik und Behandlung von akuten Folgen psychischer Traumatisierung.* https://register.awmf.org/de/leitlinien/detail/051-027.

AWMF S3-Leitlinie (2021). *Behandlung von Angststörungen*. https://register.awmf.org/assets/guidelines/051-028l_S3_Behandlung-von-Angststoerungen_2021-06.pdf.

Caponnetto, V., Deodato, M., Robotti, M. et al. (2021). Comorbidities of primary headache disorders: A literature review with meta-analysis. *The Journal of Headache and Pain*, 22(1), 71. https://doi.org/10.1186/s10194-021-01281-z

Chen, X., Li, D., He, L. et al. (2023). The prevalence of anxiety and depression in cardiac arrest survivors: A systematic review and meta-analysis. *General Hospital Psychiatry*, 83, 8–19. https://doi.org/10.1016/j.genhosppsych.2023.03.013

Hasson-Ohayon, I., Goldzweig, G., Braun, M., Hagedoorn, M. (2022). Beyond »being open about it«: A systematic review on cancer related communication within couples. *Clinical Psychology Review*, 96, 102176. https://doi.org/10.1016/j.cpr.2022.102176

Hill, J., Harrison, J., Christian, D. et al. (2022). The prevalence of comorbidity in rheumatoid arthritis: A systematic review and meta-analysis. *British Journal of Community Nursing*, 27(5), 232–241. https://doi.org/10.12968/bjcn.2022.27.5.232

Karami, N., Kazeminia, M., Karami, A. (2023). Global prevalence of depression, anxiety, and stress in cardiac patients: A systematic review and meta-analysis. *Journal of Affective Disorders*, 324, 175–189. https://doi.org/10.1016/j.jad.2022.12.055

Mersha, A. G., Tollosa, D. N., Bagade, T., Eftekhari, P. (2022). A bidirectional relationship between diabetes mellitus and anxiety: A systematic review and meta-analysis. *Journal of Psychosomatic Research*, 162, 110991. https://doi.org/10.1016/j.jpsychores.2022.110991

Reddemann, L. (2016). *Imagination als heilsame Kraft* (19. Aufl.). Klett-Cotta.

Torales, J., Barrios, I., Almirón, M., De La Cueva, R. (2017). Physiotherapy in the treatment of anxiety disorders. *International Journal of Culture and Mental Health*, 10 (3), 298–299. https://doi.org/10.1080/17542863.2017.1303075

Wen, Y., Yang, Y., Shen, J., Luo, S. (2021). Anxiety and prognosis of patients with myocardial infarction: A meta-analysis. *Clinical Cardiology*, 44(6), 761–770. https://doi.org/10.1002/clc.23605

Zhang, L., Liu, X., Tong, F. et al. (2022). The prevalence of psychological disorders among cancer patients during the COVID-19 pandemic: A meta-analysis. *Psycho-Oncology*, 31(11), 1972–1987. https://doi.org/10.1002/pon.6012

Deutsches Institut für medizinische Dokumentation und Information (2023, 11. Mai). *ICD-10-GM Version 2013*. https://www.dimdi.de/static/de/klassifikationen/icd/icd-10-gm/kode-suche/htmlgm2013/block-f40-f48.htm

World Health Organization (2023, 11. Mai). ICD-11 for Mortality and Morbidity Statistics (Version : 01/2023). https://icd.who.int/browse11/l-m/en

14 Anpassungsstörung und posttraumatische Belastungsstörung

Barbara Sperner-Unterweger

> **Lernziele:**
>
> - Kenntnisse der typischen Symptome, der diagnostischen Zuordnung und der differenzialdiagnostischen Abgrenzung von Anpassungsstörungen
> - Überblick zu Behandlungsstrategien von Anpassungsstörungen
> - Kenntnisse der typischen Symptome von posttraumatischen Belastungsstörungen
> - Überblick zu Behandlungsstrategien von posttraumatischen Belastungsstörungen

Anpassungsstörungen (APS), akute Belastungsreaktionen (aBR) und posttraumatische Belastungsstörungen (PTBS) werden zusammenfassend als Stressverarbeitungsstörungen bezeichnet. Diese psychischen Störungen stehen in einem engen zeitlichen und ursächlichen Zusammenhang mit äußeren Faktoren, wie belastenden Lebensereignissen, akuten, aber auch chronischen Belastungen bzw. traumatischen Ereignissen. Schwere Belastungen können dabei mögliche Auslöser für eine APS, traumatische Geschehnisse potenzielle Auslöser einer aBR (▶ Kap. 13) und einer PTBS sein.

14.1 Anpassungsstörung (APS)

> **Fallbeispiel:**
>
> Die KL-Dienstmitarbeiterin erhält eine Zuweisung von der Gynäkologie und trifft eine 46-jährige Frau, die ihr von ihrer Brustkrebserkrankung, die vor wenigen Wochen diagnostiziert wurde, berichtet. Sie habe eine neoadjuvante Chemotherapie erhalten und daran anschließend wurde eine brusterhaltende Operation durchgeführt. Die Behandlung sei gut verlaufen und auch mit der weiterführenden antihormonellen Therapie habe sie begonnen und vertrage diese gut.

Die Patientin lebt mit ihrem Mann und ihren zwei Töchtern (13 und 16 Jahre alt), ist als Mittelschullehrerin tätig und sozial gut eingebunden. Sie betont, dass sie noch nie psychische Probleme gehabt hätte und jetzt sehr verunsichert sei, da sie sich trotz dieses günstigen Krankheitsverlaufs sehr viele Gedanken mache, ob sie »diesem Frieden« trauen dürfe und was noch alles im Zusammenhang mit dieser Erkrankung auftreten könne. Sie schlafe schlecht, sei tagsüber oft am Grübeln und zeitweise habe sie Ängste und auch Stimmungsschwankungen. Wenn jemand von der Familie bei ihr sei, könne sie sich meistens gut ablenken und beruhigen. Insgesamt fühle sie sich jedoch belastet und sorge sich, wie es weitergehen solle. Sie fühle sich überfordert, mit Freunden Kontakt zu haben, könne sich auch eine Rückkehr in ihren Beruf nicht vorstellen und auch der Alltag zu Hause bereite ihr große Sorgen.

In drei supportiv-psychoedukativen Gesprächen wird der Patientin die Symptomatik als Stressreaktion auf diese außergewöhnliche Belastung erklärt und schon in der zweiten Intervention gelingt es ihr, eigene Ressourcen zu erkennen und diese auch zunehmend zu nützen.

14.1.1 APS – ein Überblick

APS gehört zu den häufigsten Diagnosen im KL-Dienst

Die APS gehört zu den häufigsten Diagnosen, die im KL-Dienst gestellt werden, wobei das auslösende Ereignis oder eine chronische Belastung im Sinne von fortbestehenden belastenden Erlebnissen im KL-Setting häufig durch eine körperliche Erkrankung, Operation oder belastende Behandlung gegeben ist. Auch wenn diese ursächlichen Zusammenhänge im KL-Dienst naheliegend sind, ist die Exploration nach anderen eventuell hinzukommenden Life Events, wie z. B. Verlusterfahrungen, Trennungserlebnisse (auch im Rahmen von Flucht) wichtig, um einerseits den Kontext der Symptomatik zu verstehen, andererseits auch die adäquaten therapeutischen Angebote machen zu können.

Diagnostische Konzepte oft hinterfragt

Das klinische Beschwerdebild der APS ist im ICD-10 als kurze bis mittelfristige Reaktion auf die genannten Belastungen definiert. Die Intensität der Symptomatik ist geringer als bei anderen psychischen Störungen, wie z. B. bei einer depressiven Episode. ▶ Tab. 14.1 bietet einen Vergleich der Diagnosekriterien im ICD-10, ICD-11 und DSM-5. Wissenschaftlich wurde das diagnostische Konzept der APS in der Vergangenheit immer wieder hinterfragt, da es sich um eine Ausschluss- und Abgrenzungsdiagnose, insbesondere gegenüber einer Depression und Angsterkrankung, gehandelt hat. Mit dem DSM-5 und auch mit der ICD-11 ist eine verbesserte wissenschaftliche Fundierung und Validierung dieser Diagnose gegeben. Im ICD-11 wird besonders die gedankliche Präokkupation mit einem oder mehreren belastenden Ereignissen und die Erholungsunfähigkeit mit daraus resultierenden Beeinträchtigungen in der Lebensführung als gut fassbare Kernsymptomatik genannt (Maercker, 2013).

ICD-10 F43.2	ICD-11 6B 43	DSM-5	Tab. 14.1: Übersicht zu Anpassungsstörungen (APS) im Vergleich der diagnostischen Klassifikationssysteme (O'Donnell et al., 2019) (Abdruck der DSM-5-Kriterien erfolgt mit Genehmigung vom Hogrefe Verlag Göttingen aus dem Diagnostic and Statistical Manual of Mental Disorders, Fifth Edition, © 2013 American Psychiatric Association, dt. Version © 2018 Hogrefe Verlag.)
A. Identifizierbare psychosoziale Belastung, Symptombeginn innerhalb 1 Monats (Ausmaß: nicht außergewöhnlich, nicht katastrophal)	1. Identifizierbare psychosoziale Belastung(en) Symptombeginn innerhalb 1 Monats	A. Die Entwicklung von emotionalen und behavioralen Symptomen als Reaktion auf einen identifizierbaren Belastungsfaktor, die innerhalb von 3 Monaten nach Beginn der Belastung auftreten.	
B. Symptome und Verhaltensstörungen wie bei affektiven Störungen (außer Wahngedanken und Halluzinationen) wie bei somatoformen Störungen und Störungen des Sozialverhaltens Die Kriterien einer einzelnen Störung sind nicht erfüllt, Art und Schweregrad der Symptome können variieren.	2. Übermäßig gedankliches Verhaftetsein (Präokkupation) mit dem auslösenden Ereignis und seinen Folgen in Form von a. übertriebene Sorge hinsichtlich des auslösenden Ereignisses b. sich wiederholende und belastende Gedanken hinsichtlich des auslösenden Ereignisses c. ständiges Grübeln hinsichtlich der Bedeutung des belastenden Ereignisses 3. Fehlende Adaptation (Fehlanpassung) und daraus resultierende Funktionseinschränkung in persönlichen, familiären, sozialen Ausbildungs- und Berufsbereichen oder anderen wichtigen Lebensbereichen.	B. Diese Symptome oder Verhaltensweisen sind insofern klinisch bedeutsam, als sie eines oder beide der folgenden Kriterien erfüllen: 1) Deutliches Leiden, welches unverhältnismäßig zum Schweregrad und zur Intensität des Belastungsfaktors ist, nach Berücksichtigung des externen Umfelds und kultureller Faktoren, die den Schweregrad und das Beschwerdebild der Symptome beeinflussen können. 2) Bedeutsame Beeinträchtigungen in sozialen, beruflichen oder anderen wichtigen Funktionsbereichen.	
	4. Art und Schweregrad der Symptomatik erfüllen nicht die Kriterien einer anderen psychischen Diagnose oder Verhaltensstörung	C. Das belastungsabhängige Störungsbild erfüllt nicht die Kriterien für eine andere psychische Störung und stellt nicht nur eine Verschlechterung einer vorbestehenden psychischen Störung dar. D. Die Symptome sind nicht Ausdruck einer gewöhnlichen Trauerreaktion.	
C. Symptome dauern nicht länger als 6 Monate nach Ende der Belastung oder ihrer Folgen an. Ausnahme:	5. Symptome dauern typischerweise nicht länger als 6 Monate außer die Belastung persistiert länger	E. Wenn die Belastung oder deren Folgen beendet sind, dauern die Symptome nicht länger als weitere 6 Monate an. *Bestimme, ob:*	

Tab. 14.1: Übersicht zu Anpassungsstörungen (APS) im Vergleich der diagnostischen Klassifikationssysteme (O'Donnell et al., 2019) – Fortsetzung

ICD-10 F43.2	ICD-11 6B 43	DSM-5
längere depressive Reaktion, die bis 2 Jahre anhalten kann.		**Akut:** Wenn das Störungsbild weniger als 6 Monate anhält. **Andauernd (Chronisch):** Wenn das Störungsbild 6 Monate oder länger anhält.

Tab. 14.2: Diagnostische Differenzierung der APS im Vergleich der Klassifikationssysteme

ICD-10	ICD-11	DSM-5
• mit kurzer und längerer depressiver Reaktion • mit Angst und depressiver Reaktion gemischt • mit vorwiegender Beeinträchtigung anderer Gefühle • mit vorwiegender Störung von Gefühlen und Sozialverhalten • mit sonstigen Symptomen und nicht näher bezeichnete APS	• verzichtet auf weitere Differenzierungen	• mit depressiver Stimmung • mit Angst, mit depressiver Stimmung und Angst • mit Verhaltensstörung • mit Störung der Emotion und des Verhaltens

Diskrepanz zwischen wissenschaftlichem Interesse und klinischer Relevanz

Die APS gehört weltweit zu den häufigsten psychiatrischen Diagnosen und ihre Prävalenz in der Allgemeinbevölkerung wird mit 0,5 % angegeben. Bei stationär behandelten Patient:innen liegen die Prävalenzraten zw. 5 % und 20 % (Mitchell et al., 2011; Mehnert et al., 2013). Bei bestimmten Patientengruppen wie Krebspatient:innen ist die Häufigkeit einer APS sehr von Tumorart, Tumorstadium und der onkologischen Behandlung abhängig, sodass auch wesentlich höhere Prävalenzzahlen berichtet werden (Van Beek et al., 2022). Untersuchungen zu Patient:innen mit Multipler Sklerose zeigen eine Prävalenz von 17,3 % (Rosti-Otajärvi & Hämäläinen, 2013) bei Patient:innen mit Herztransplantation liegt die Prävalenzrate von APS bei 11 % (Loh et al., 2020). Insgesamt liegen wissenschaftliche Untersuchungen dazu in relativ geringem Ausmaß vor.

Strukturierte Erhebungsinstrumente kaum verwendet

In Anlehnung an das dem ICD-11 zugrundeliegende Stress-Response-Syndrom (Maercker & Köllner, 2007) wurde erst in den letzten Jahren auch ein Diagnosekonzept zur Erfassung der Symptome, das Adjustment Disorder New Module (ADNM), entwickelt. Trotz dieses vorliegenden diagnostischen Instruments ist die klinische Beurteilung der Behandler:in nach wie vor der Goldstandard für die Diagnosestellung eines APS (Bachem & Casey, 2017).

14.1.2 Spezielle Fragestellung im KL-Dienst

Der Verlauf einer APS ist sehr häufig »gutartig«. Das heißt, dass in den meisten Fällen die Symptomatik nach Wegfall der Belastung abklingt. Dennoch sollte die Erkrankung aufgrund ihres erhöhten Suizidrisikos, häufigen Substanzmissbrauchs und der Gefahr der Chronifizierung in Form eines Übergangs in eine Depression oder Angststörung nicht unterschätzt werden.

Häufig »gutartiger« Verlauf

Differenzialdiagnostisch muss eine Abgrenzung vor allem gegenüber einer depressiven Störung und einer Angststörung sowie einer PTBS erfolgen. Auch das Syndrom der Demoralisierung sowie eine anhaltende Trauerreaktion können differenzialdiagnostische Herausforderungen darstellen.

Diagnostische Abgrenzung oft schwierig

Das Konzept des »Demoralisierungssyndroms« wird als Ersatz zur APS diskutiert. Hoffnungs- und Hilflosigkeit, gepaart mit Angst, Traurigkeit, Entmutigung, und die subjektive Unfähigkeit, mit den aktuellen Belastungen umzugehen, die primär durch eine schwere körperliche Erkrankung verursacht sind, werden als Kernsymptomatik des Syndroms der Demoralisierung beschrieben (Slavney, 1999). Spezifische ressourcen-mobilisierende Interventionen, die Hoffnung und Eigenkompetenz fördern, können bei dieser Symptomatik erfolgreich therapeutisch eingesetzt werden (Kilciksiz et al., 2023).

Das Konstrukt »pathologische Trauerreaktionen« als spezielle Formen der APS zu definieren, wie dies im ICD-10 der Fall ist, wird im ICD-11 insofern geändert, dass die anhaltende Trauerstörung stattdessen als eigenständige Diagnose aufgenommen wird. Sie ist gekennzeichnet durch ausgeprägte und anhaltende Sehnsucht und Beschäftigung mit dem/der Verstorbenen, verbunden mit einem starken emotionalen Schmerz sowie durch begleitende Schuldgefühle und Wut. Als Zeitkriterium für die Diagnose gilt eine Persistenz der beschriebenen Symptomatik nach dem Tod der nahen Bezugsperson von mehr als sechs Monaten.

Begriff der komplizierten Trauerreaktion obsolet

14.1.3 Spezielle Interventionen im KL-Dienst

Eine gute therapeutische Beziehung und eine wertschätzende therapeutische Haltung scheinen entscheidend für einen erfolgreichen Therapieverlauf bei einer APS zu sein.

Gute Beziehungsgestaltung mit Anerkennung des subjektiven Leidens

Im KL-Setting stellt die Mitteilung und Erklärung der psychischen Diagnose ein wichtiges Tätigkeitselement dar, dem durchaus auch ein psychoedukativer Charakter zukommt. In diesem Zusammenhang muss auch erwähnt werden, dass für Patient:innen die diagnostische Bezeichnung einer »Anpassungsstörung« nicht selten Verständnisprobleme aufwirft, die auch mit dem Eindruck einer eigenen mangelhaften Leistung verbunden sein können. Das schon erwähnte Stress-Response-Modell bietet hier auch gute Möglichkeiten, die durch Stress verursachte Überforderung zu erklären und im Sinne einer ressourcen-mobilisierenden Haltung zu unterstützen.

Wenige evaluierte spezifische Therapieansätze verfügbar

Dieses Erklärungsmodell legt auch nahe, dass bestimmte Therapieansätze der PTBS auch für die APS hilfreich sein können, z. B. kognitive Umstrukturierungen oder Eye Movement Desensitization and Reprocessing (EMDR). Grundsätzlich kommen vorwiegend zeitlich begrenzte psychologische und psychotherapeutische Methoden zum Einsatz, wobei supportive und wachstumsorientierte Ansätze zu bevorzugen sind.

Auch internetbasierte Selbsthilfe-Interventionen scheinen bei APS positive Wirkungen zu zeigen (Eimontas et al., 2018), sodass Patient:innen nach der Entlassung aus der stationären Behandlung diese Unterstützungsform nutzen können. Für Angehörige sowie für das somatische Behandlungsteam können psychoedukative Erklärungen im Sinne des Stress-Response-Modells hilfreiche Unterstützungsmöglichkeiten darstellen, die ihnen das Verständnis für die Symptomatik der Patient:innen erleichtern.

Eine medikamentöse Behandlung kann vor allem bei Ängsten, vermehrten Stimmungsschwankungen und Schlafstörungen hilfreich sein und ist auch im Hinblick auf eine erhöhte Suizidalität oder auch vermehrten Substanzmissbrauch zu überlegen. Bei dem beschriebenen Symptomspektrum kann die Verwendung von schlaffördernden Antidepressiva wie Mirtazapin oder Trazodon sinnvoll sein. Benzodiazepine sollten nach gut überlegter Indikation und zeitlich sehr begrenzt eingesetzt werden. Für Phytopharmaka, wie z. B. Johanniskraut, Lavendelöl oder Baldrian, sind positive Effekte beschrieben, allerdings ist besonders bei ersteren auf mögliche Interaktionen mit anderen Medikamenten zu achten (Constantin et al., 2020).

14.2 Posttraumatische Belastungsstörung (PTBS)

Fallbeispiel:

Bei einer 41-jährigen Patientin, Frau T., die auf einer Station für Innere Medizin behandelt wird, erfolgt eine Zuweisung an den psychiatrisch-psychotherapeutischen KL-Dienst mit der schriftlichen Frage: »Psychische Ursachen für mangelnde Therapie-Adherence?« Im direkten Austausch mit der Internistin wird erhoben, dass die Patientin aus Syrien stammt und vor einem Jahr mit ihrer Familie nach Österreich geflüchtet ist. Vor vier Monaten wurde bei ihr ein Diabetes mellitus (DM) Typ II diagnostiziert; die Behandlung erwies sich als sehr schwierig. Frau T. wurde nun zum zweiten Mal innerhalb weniger Wochen mit einer völligen Entgleisung des DM als Notfall stationär aufgenommen. Die Kontaktaufnahme auf der Station sei nicht gut gelungen, berichtet die internistische Kollegin. Frau T. wirke oft abwesend und könne auch im direkten Gespräch nicht gut erreicht werden. Für das Konsil wird ein Dolmetschgespräch vereinbart, in dem die Patientin erzählt, dass sie immer wieder von Erinnerungen und Bildern von früher eingeholt werde. Sie berichtet von Schlafstörungen und häufigen Albträumen, von starken Unruhezuständen und Anspannungen und von Ängsten, vor allem davor, dass ihren Kindern etwas zustoßen könne. Wegen häufiger starker Kopf-, Nacken- und Rückenschmerzen kann sie oft nicht aufstehen und ist vom Alltag mit der Familie völlig überfordert. Sie macht sich auch Vorwürfe, dass sie sich nicht besser um ihre Familie kümmern kann. Weiter berichtet sie von häufigen Erinnerungslücken und von »großer Hoffnungslosigkeit«. Es wird die Diagnose einer PTBS bzw. der Verdacht auf eine komplexe PTBS gestellt. Ein weiteres Gespräch zur besseren differenzialdiagnostischen Einschätzung, auch hinsichtlich eventuell vorliegender Komorbiditäten wie Angststörungen bzw. einer somatischen Belastungsstörung, und zur Therapieplanung mit Anbindung an die Trauma-Ambulanz oder stationäre Aufnahme an der Station für psychosomatische Medizin wird vereinbart. Hinsichtlich der ausgeprägten Schlafstörung wird eine Behandlung mit Trazodon begonnen. Im Austausch mit dem internistischen Behandlungsteam wird die schlechte Selbstfürsorge der Patientin als Teil der psychischen Symptomatik besprochen und weiterführende unterstützende Maßnahmen wie Einbindung der Familie der Patientin sowie eventuell auch von aufsuchenden ambulanten Diensten überlegt.

14.2.1 PTBS – ein Überblick

Die Symptomatik einer PTBS tritt in Folge eines Traumas auf und wird durch drei Kernsymptomgruppen beschrieben:

3 Gruppen von Kernsymptomen

1. Intrusionen: z. B. sich aufdrängende schmerzliche Erinnerungen, Flashbacks
2. Vermeidungssymptome: Gedanken- und Gefühlsvermeidung hinsichtlich des erlebten Traumas, emotionale Erstarrung/Taubheitszustand, eingeschränkter Affektspielraum
3. Chronisches Hyperarousal: Unfähigkeit, sich zu entspannen, Schlafstörungen, Schreckhaftigkeit, Erregbarkeit

Weitere Symptome sind Interessensverlust, Gefühl der Entfremdung, Störung der Affektregulierung. Im DSM-5 kann beim Vorliegen von Derealisations- und Depersonalisationsphänomenen der dissoziative Subtyp der PTBS diagnostiziert werden. In der ICD-11 sowie im DSM-5 wird die komplexe posttraumatischen Belastungsstörung (kPTBS) als eigenständige Diagnose berücksichtigt. Sie tritt vor allem bei Menschen auf, die chronischer, langanhaltender Gewalt sowie sexuellem Missbrauch und Gewalt in der Kindheit ausgesetzt waren. Auch bei Menschen mit Fluchterfahrung findet sich die kPTBS häufig. Neben der oben beschriebenen Symptomatik ist das Symptomspektrum vor allem geprägt durch eine gestörte Emotionsregulation, negative Selbstwahrnehmung, mangelnde Selbstfürsorge und Beziehungsstörung (Wagner-Skacel & Lampe, 2022).

Die Diagnosestellung einer PTBS kann mit gut validierten Verfahren, wie z. B. der Clinician-administered PTSD Scale (CAPS) oder der Impact of Event Scale (ES-R) unterstützt werden. Als Screening-Verfahren eignet sich die Posttraumatic Stress Scale (PTSS-10).

Verzögerte oder verlängerte Reaktion auf traumatisches Geschehen

Die Symptomatik kann auch mit deutlicher zeitlicher Verzögerung zum traumatischen Ereignis auftreten. Nicht selten sind chronische Schmerzen, die mit einem hohen subjektiven Leidensdruck einhergehen und bei denen die somatischen Befunde weitgehend unauffällig sind, Hinweise auf eine Traumafolgestörung, sodass eine PTBS-Diagnostik zu empfehlen ist (Söllner & Venkat, 2017). Infolge des hohen individuellen Leidens entwickeln sich auch oft psychische Komorbiditäten, wie z. B. depressive, dissoziative und Angststörungen, somatische Belastungsstörungen, Essstörungen, Persönlichkeitsstörungen und Suchterkrankungen.

14.2.2 Spezielle Fragestellung im KL-Dienst

PTBS auch für körperliches Krankheitsgeschehen relevant

PTBS-Symptomatik kann im KL-Dienst auch im Rahmen von somatischen Krankheits- bzw. Behandlungssituationen auftreten, z. B. infolge einer Reanimation, einer intensivmedizinischen Behandlung oder anderer traumatisierender Krankheits- und Behandlungsgegebenheiten.

Bei primär körperlich Kranken kann das zusätzliche Vorliegen einer PTBS für Diagnostik und Behandlung der somatischen Erkrankung Probleme mit sich bringen, wie z. B. eingeschränkt verfügbare Bewältigungsstrategien, reduziertes Vertrauen in Unterstützungs- und Behandlungsangebote, verbunden mit eventuellen Schwierigkeiten für eine Therapie-Adherence. Epidemiologische Angaben zur PTBS zeigen hohe Werte nach sexualisiertem Gewalterleben in 50 % bis 60 %, nach Kriegseinwirkungen in 25 % bis 40 %, nach körperlicher Gewalt in 15 % bis 20 %, nach schweren Verkehrsunfällen in 2 % bis 10 % und nach lebensbedrohlichen Krankheiten in ca. 10 %. 4 % der Patient:innen mit einem akutem Myokardinfarkt entwickeln eine PTBS und bei 12 % werden zumindest klinisch relevante PTBS-Symptome beschrieben (Princip et al., 2022).

14.2.3 Spezielle Interventionen im KL-Dienst

3 wesentliche Therapieelemente

Bei der PTBS und der kPTBS ist der Einsatz von traumafokussierter Psychotherapie die Behandlung erster Wahl.

Grundsätzlich bauen die psychotherapeutischen Interventionen auf drei Techniken auf, die einzeln oder kombiniert angewendet werden:

1. Ressourcenarbeit bzw. Stabilisieren
2. Trauma-Exposition
3. Kognitive Restrukturierung bzw. Reintegration

Eine Berücksichtigung der aktuellen und spezifischen Leitlinien (AWMF, 2019, https://register.awmf.org/de/leitlinien/detail/155-001) sollte auf jeden Fall erfolgen.

Eine wichtige Aufgabe im KL-Dienst besteht darin, dass auf die Gewährleistung der Sicherheit der Patient:in geachtet wird und die betroffene Person das auch subjektiv weitgehend so wahrnehmen kann (Reddemann et al., 2019). Besonders jede Form von Täterkontakt bei Opfern von sexueller oder körperlicher Traumatisierung ist zu verhindern. In Zusammenarbeit mit dem somatischen Behandlungsteam sollte auch eine gute Trauma-sensible Umgebung mit möglichst wenigen aversiven Reizen geschaffen werden. Der therapeutische Schwerpunkt im KL-Dienst liegt einerseits in der Psychoedukation der Patient:innen und andererseits in der Motivation zu einer weiterführenden spezifischen Traumatherapie mit Exposition, wie z. B. EMDR, narrative Expositionstherapie (NET) oder auch imaginative Expositionsverfahren.

Psychopharmakologische Interventionen können in erster Linie für die Behandlung von Komorbiditäten wie ausgeprägte depressive Symptomatik, Angstsymptome (z. B. durch Einsatz von Sertralin, Paroxetin oder Venlafaxin) und Schlafstörungen überlegt werden. Ein möglicher positiver Effekt bei Albträumen und Schlafstörungen ist für die Verwendung von Prazosin, einem α-1-Adrenorezeptor-Antagonisten, beschrieben. Benzodiazepine sollten nicht oder nur unter äußerst strenger Indikationsstellung zum Einsatz kommen.

Literaturauswahl

Bachem, R., Casey, P. (2017). Adjustment Disorder: A diagnosis whose time has come. *Journal of Affective Disorders*, 227, 243–245.
Maercker, A., Einsle, F., Köllner, V. (2007). Adjustment disorders as stress response syndroms: A new diagnostic concept and its exploration in a medical sample. *Psychopathology*, 40, 135–145.
O'Donnell, M. L., Agathos, J. A., Metcalf, O. et al. (2019). Adjustment disorders: Current developments and future directions. *International Journal of Environmental Research and Public Health*, 16, 2537.
Princip, M., Pazhenkottil, A. P., Barth, J. et al. (2022). Effect of early psychological counselling for the prevention of posttraumatic stress induced by acute Coronary Syndrome at long-term follow-up. *Psychiatry*, 13, 846297.
Wagner-Skacel, J., Lampe, A. (2022). Komplexe Posttraumatische Belastungsstörungen (KPTBS). *PTT – Persönlichkeitsstörungen Theorie und Therapie*, 26(1), 56–69.

Literatur

AWMF (2019). *S3-Leitlinien Posttraumatische Belastungsstörung.* https://register.awmf.org/de/leitlinien/detail/155-001

Bachem, R., Casey, P. (2017). Adjustment Disorder: A diagnosis whose time has come. *Journal of Affective Disorders*, 227, 243–245.

Constantin, D., Dinu, E. A., Rogozea L. et al. (2020). Therapeutic interventions for adjustment disorder: A systematic review. *American Journal of Therapeutics*, 27(4), e375–e386.

Eimontas, J., Rimsaite, Z., Gegieckaite, G. et al. (2018). Internet-based self-help intervention for ICD-11 adjustment disorder: Preliminary findings. *Psychiatric Quarterly*, 89, 451–460.

Kilciksiz, C. M., Julnes, P. S. S., Owoso, A. (2023). Demoralization and co-morbid PTSD: A case report and literature review. *Psychiatry Research Case Reports*, 2(1), 100125.

Loh, A. Z. H., Tan, J. S. Y., Zhang, M. W. et al. (2020). Postoperative psychological disorders among heart transplant recipients: A meta-analysis and meta-regression. *Psychosomatic Medizin*, 82(7), 689–698.

Maercker, A. (Hrsg.) (2013), *Posttraumatische Belastungsstörungen* (4. Aufl.). Springer.

Maercker, A., Einsle, F., Köllner, V. (2007). Adjustment disorders as stress response syndroms: A new diagnostic concept and its exploration in a medical sample. *Psychopathology*, 40, 135–145.

Mehnert, A., Vehling, S., Scheffold, K. et al. (2013). Prävalenz von Anpassungsstörung, Akuter Posttraumatischer Belastungsstörung sowie somatoformen Störungen bei Krebspatienten: Ein systematischer Literaturreview und Metaanalyse. *Psychotherapie, Psychosomatik, Medizinische Psychologie*, 63(12), 466–472.

Mitchell, A. J., Chan, M., Bhatti, H. et al. (2011). Prevalence of depression, anxiety, and adjustment disorder in oncological, haematological and palliative-care settings: A meta-analysis of 94 interview-based studies. *Lancet Oncology*, 12(2), 160–174.

O'Donnell, M. L., Agathos, J. A., Metcalf, O. et al. (2019). Adjustment disorders: Current developments and future directions. *International Journal of Environmental Research and Public Health*, 16, 2537.

Princip, M., Pazhenkottil, A. P., Barth, J. et al. (2022). Effect of early psychological counselling for the prevention of posttraumatic stress induced by acute Coronary Syndrome at long-term follow-up. *Psychiatry*, 13, 846297.

Reddemann, L., Liebermann, P., Söllner, W., Lampe, A. (2019). Stabilisierung. In G. H. Seidler, H. J. Freyberger, H. Glaesmer, S. K. Gahleitner (Hrsg.), *Handbuch der Psychotraumatologie* (3. Aufl., S. 807–824). Klett-Cotta.

Rosti-Otajärvi, E., Hämäläinen, P. (2013). Behavioral symptoms and impairments in multiple sclerosis: A systematic review and meta-analysis. *Multiple Sclerosis Journal*, 19(1), 31–45.

Slavney, P. R. (1999). Diagnosing demoralization in consultation psychiatry. *Psychosomatics*, 40(4), 325–329.

Söllner, W., Venkat, S. (2017). Die Behandlung von traumatisierten Patienten in der multimodalen Schmerztherapie. *Trauma – Zeitschrift für Psychotraumatologie und ihre Anwendungen*, 15(1), 52–63.

Van Beek, F. E., Wijnhoven, L. M. A., Custers, J. A. E. et al. (2022). Adjustment disorder in cancer patients after treatment: Prevalence and acceptance of psychological treatment. *Support Care Cancer*, 30(3), 1797–1806.

Wagner-Skacel, J., Lampe, A. (2022). Komplexe Posttraumatische Belastungsstörungen (KPTBS). *PTT – Persönlichkeitsstörungen Theorie und Therapie*, 26(1), 56–69.

15 Funktionelle Körperbeschwerden und somatische Belastungsstörungen

Casper Roenneberg

> **Lernziele:**
>
> - Kenntnis über die Entität der funktionellen Körperbeschwerden und der somatischen Belastungsstörung, deren Häufigkeiten und Ätiologie
> - Erkennen von Schutz- und Risikofaktoren sowie abwendbar gefährlicher Verläufe
> - Kenntnis der initialen und erweiterten Grundversorgung sowie der weiterführenden Behandlungsmöglichkeiten von Patient:innen

Funktionelle Körperbeschwerden und somatische Belastungsstörungen sind im Konsildienst häufige Beschwerdebilder. Sie sind eine relevante Differenzialdiagnose im klinischen Alltag und den Kolleg:innen im Konsiliar- und Liaisondienst kommt eine wichtige Aufgabe in der Diagnostik, der Beratung und sensiblen Aufklärung der Kolleg:innen der somatischen Disziplinen und der Grundversorgung der Patient:innen zu.

> **Fallbeispiel:**
>
> **Unspezifische Neurologische Belastungsstörung:**
> Eine 62-jährige Patientin mit einer ausgeprägten Schwindelsymptomatik mit Gangstörung, die auf der Neurologischen Station einer Universitätsklinik stationär zur Abklärung aufgenommen wurde, wird konsiliarisch vorgestellt.
> Die bisher durchgeführten Untersuchungen (neurologische Untersuchung, Labor, Lumbalpunktion, Bildgebung cMRT, EMG und NLG) waren allesamt ohne weiterführende pathologische Befunde.
> Die Patientin berichtet, seit dem Tod ihres Partners »aus dem Leben gerissen zu sein«. Sie fühle sich einsam, vernachlässige noch bestehende Kontakte und Aktivitäten, die ihr sonst Freude bereiten würden. Sie überlege immer wieder, in ihre Heimatstadt zurückzuziehen.
> Seit einiger Zeit habe sie ein »unsicheres Gefühl auf den Beinen«. Sie habe den Eindruck zu »schwanken«, halte sich vermehrt an Geländern fest und fühle sich unwohl im öffentlichen Raum.
> Die konsiliarisch tätige Ärztin nimmt sich viel Zeit für die Schilderung der Anamnese und hört aufmerksam zu. In diesem Zusammenhang versucht sie auch, sich anhand der bisher erhobenen (Vor-)Befunde und

der Anamnese – die sowohl psychische, soziale und körperliche Aspekte beinhaltet – ein Bild zu machen und Faktoren für einen günstigen Verlauf, für eine Chronifizierung und für abwendbar gefährliche Verläufe zu identifizieren. Sie versucht, Sorgfalt, Sicherheit und die Glaubwürdigkeit der Beschwerden zu vermitteln und psychosomatische Zusammenhänge zu erörtern. Gemeinsam mit der Patientin wird ein multifaktorielles Erklärungsmodell entwickelt und es wird eine ambulante Körper- und Psychotherapie in die Wege geleitet, was die Patientin sehr entlastet.

15.1 Sowohl-als auch statt Entweder-oder

Körperbeschwerden als »Eintrittsticket«

Sogenannte Funktionelle Körperbeschwerden und somatische Belastungsstörungen können als Symptom, Cluster oder Syndrom in vielen somatischen Disziplinen als »Eintrittsticket« für stationäre Diagnostik fungieren. Körperliche Beschwerden werden in der Regel – im Gegensatz zu psychischen Symptomen – von Behandler:innen immer ernst genommen und gehen mit einer entsprechenden diagnostischen Abklärung einher. Aufgrund des dualistisch ausgelegten Medizinsystems ist oftmals eine umfassende bio-psycho-soziale Herangehensweise an Beschwerdebilder und Patient:innen (leider!) die Ausnahme. Vielmehr erfolgt in der Regel eine umfangreiche somatische Abklärung, die ein dysfunktionales Ausmaß an »zu viel« Diagnostik annehmen kann – mit entsprechenden Folgen für die Patient:innen und das Gesundheitssystem (Hatcher et al., 2011).

Symptome: Ängste, katastrophierendes Denken, Rückversicherungsbedürfnisse

Für die Patient:innen kommt diese Diagnostik in der Regel – entsprechend dem Beschwerdebild der funktionellen Körperbeschwerden-»gerade recht«. So sind gesundheitsbezogene Ängste bei diesen Patient:innen regelmäßig vorhanden. Die häufigsten Ängste beziehen sich darauf, dass den Beschwerden eine bedrohliche Ursache zugrunde liegen könnte, dass diese bei bisherigen Untersuchungen übersehen wurde und dass ein bedrohlicher Verlauf bis hin zu Behinderung und Tod droht. Häufig sind auch katastrophisierendes Denken sowie die (ängstliche) Beobachtung und die Überprüfung des eigenen Körpers. Patient:innen mit funktionellen Körperbeschwerden suchen oft nach wiederholten Rückversicherungen bei Behandler:innen, wobei die Wirkung der Versicherung, dass nichts Ernstes vorliegt, oft nicht nachhaltig gelingt (DGPM et al., 2018).

Die Kolleg:innen der psychosozialen Fächer werden – wenn überhaupt – vielmals erst im Verlauf zur Behandlung konsiliarisch hinzugezogen – oftmals aus Unsicherheit und Unwissenheit der Behandler:innen über den Umgang mit Patient:innen mit funktionellen Körperbeschwerden. Dies ist mit der unter somatischen Kolleg:innen weit verbreiteten Haltung erklärbar, dass primär eine umfangreiche Ausschlussdiagnostik erfolgen muss, bevor man sich in die »psychosozialen Gefilde« wagt. Dieses Vorgehen entspricht einem sogenannten »Entweder-oder«-Ansatz: Also »entweder« ist etwas

»körperlich« – man müsse nur lange genug suchen bzw. die richtigen Spezialist:innen finden – »oder« eben rein »psychisch«, und damit dann keine Behandlungsentität der Somatiker mehr. Die Folge ist, dass Patient:innen frühzeitig auf eine rein somatische Genese der Beschwerdesymptomatik eingeengt werden und es dementsprechend schwieriger sein kann, diese im Verlauf für eine bio-psycho-soziale Ätiologie der Symptomatik zu öffnen.

Eine initiale, idealerweise mit der somatischen Abklärung parallel einhergehende psychosoziale Diagnostik wäre im Sinne eines »Sowohl-als-auch«-Ansatzes für die Behandlungszufriedenheit sowohl auf Seiten der Patient:innen als auch Behandler:innen von Vorteil (Roenneberg et al., 2019).

Somatische und psychosoziale Diagnostik sind gleichwertig und sollten gleichzeitig erfolgen

15.2 Kontaktaufnahme mit Kolleg:innen der somatischen Disziplinen

Bei der Behandlung sind die Kommunikation und das Interaktionsverhalten zwischen den Kolleg:innen der das Konsil anfordernden Disziplinen, der Patient:in und der das Konsil ausführenden Kolleg:innen ein komplexes Zusammenspiel, welches gerade bei Patient:innen mit funktionellen Körperbeschwerden besondere Beachtung finden sollte (▶ Abb. 15.1). In der Regel erfolgt die Konsil-Anforderung »Top-down« über die Kolleg:innen der somatischen Disziplinen und ohne dass dies vonseiten der Patient:innen eingefordert wird. Dies hat eine kommunikative »Black box« zur Folge, sodass vielfach nicht bekannt ist, ob die Patient:in über das Konsil informiert wurde – und wenn ja, in welcher Form und mit welcher Erwartung.

Funktionelle Körperbeschwerden im Konsildienst – eine komplexe »Dreiecks-Beziehung«

In der Regel erfolgt vor Kontakt mit den Patient:innen eine kurze Vorabstimmung über den Auftrag des Konsils und die entsprechende Fragestellung. Hier wird die bestehende Beziehung zwischen Patient:in und Konsil anfordernder Kolleg:in, mit den entsprechenden Beziehungskomponenten an die Kolleg:in aus dem Konsildienst, oftmals kommuniziert und zumindest meistens – bewusst oder unbewusst – »transportiert« (z. B. Übertragungsphänomene, Annahmen zu Ursache und Prognose) (Hausteiner-Wiehle, 2015).

Der Aspekt der Reflektion eigener Gefühle, Verhaltensweisen und Motive ist bei Patient:innen mit funktionellen Körperbeschwerden insofern von besonderer Bedeutung, als die Begleitung und Behandlung von Patient:innen mit funktionellen Körperbeschwerden selbst oftmals von Behandler:innen als »schwierig«, »anstrengend« und »frustrierend« empfunden wird (Reid et al., 2001; Steinmetz & Tabenkin, 2001; Skovenborg & Schroder, 2014). Das Interaktionsverhalten zwischen Ärzt:in und Patient:in sowie die eigenen Gedanken, Gefühle, Verhaltensweisen und Beweggründe/Motive sollten daher genau beobachtet und reflektiert werden.

Reflektion eigener Gefühle, Verhaltensweisen und Motive

Weiterhin birgt diese »Dreiecks-Beziehung« die Gefahr der fehlenden Abstimmung unter den behandelnden Koll:innen.

Abb. 15.1: »Dreiecks-Beziehung« zwischen Patient:in, Konsiliarius/a und Kolleg:in der somatischen Fächer

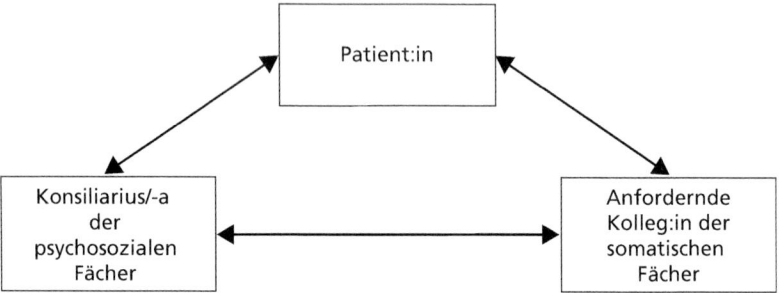

15.3 Begrifflichkeit: funktionelle Körperbeschwerden und somatische Belastungsstörungen

Herausforderung: unterschiedliche Beschwerden, Symptome und Cluster

Unter funktionellen Körperbeschwerden versteht man ein breites Spektrum an sehr verschieden Beschwerdebildern. Der eigenständige Krankheitswert, der von sogenannten Befindlichkeitsstörungen abgegrenzt wird, entsteht durch die Ausprägung der Symptomatik, den zeitlichen Verlauf und die zum Teil exzessiven Kontakte mit dem Gesundheitswesen (Hatcher et al., 2011; Henningsen et al., 2017).

Funktionelle Körperbeschwerden können sich in einem einzelnen Symptom (z. B. Schwindel) ausdrücken oder als Syndromkomplex bzw. Cluster auftreten. Häufig zeigen sich Cluster aus den Gruppen »kardiopulmonal«, »gastrointestinal« und im Bereich der »Fatigue«. Zudem sind – bei entsprechend vorliegenden Kriterien – auch eigenständige Krankheitsbilder definiert (z. B. (undifferenzierte) Somatisierungsstörung).

Kernelement der ICD-10-Kriterien der Diagnosekategorien der »Somatoformen Störungen« (Kapitel F45) ist der Ausschluss einer die Symptomatik erklärenden organischen Erkrankung.

Die ICD-11 versucht mit der Einführung der Diagnose der somatischen Belastungsstörung (Bodily distress disorder – 6C20), den Fokus auf die Beeinträchtigung der Patient:innen durch die Beschwerden und die damit einhergehenden Folgen zu setzen, und fordert nicht mehr den Ausschluss einer organischen Genese (Hausteiner-Wiehle, 2021).

15.4 Ätiologie und Häufigkeit

Funktionelle Körperbeschwerden sind sehr häufige Störungsbilder und zeigen in der Klinik, z. B. in Spezialambulanzen, Häufigkeiten zwischen 25 % und 66 % (Nimnuan et al., 2001; Maiden al., 2003; de Waal et al., 2004; Snijders et al., 2004). Die Prävalenz der auf ein Organ bezogenen somatischen Belastungsstörung wird mit 9,6 % angegeben, die auf mehrere Organe bezogene Störung auf 1,3 % (Hauser et al., 2020).

Bei der Ätiologie der funktionellen Körperbeschwerden und der somatischen Belastungsstörung geht man von einer multifaktoriellen Genese aus, die aus verschiedenen und unterschiedlich gewichteten bio-psycho-sozialen Faktoren besteht. Didaktisch kann zwischen prädisponierenden Faktoren (z. B. belastende Lebensumstände, ungünstige Kindheitserfahrungen), auslösenden Faktoren (akute Belastungen und Erkrankungen, Unfälle, u. a.) und aufrechterhaltenden Faktoren (z. B. vorausgegangene (un-)angemessene Behandlungen) unterschieden werden, wobei die einzelnen Faktoren nicht immer eindeutig voneinander zu trennen sind (Roenneberg et al., 2019).

Bio-psycho-soziale multifaktorielle Genese

15.5 Schweregrad-Beurteilung

Für die Beurteilung des Schweregrades und der Diagnosekategorie empfiehlt es sich, verschiedene Aspekte in Betracht zu ziehen. Hilfreich kann hierbei sein, folgende Aspekte zu erheben und zu berücksichtigen:

Erhebung von Schutz- wie Gefahrenfaktoren

- Schutzfaktoren für einen günstigen Verlauf (sogenannte »Green Flags«, ▶ Tab. 15.1)
- Indikatoren/Risikofaktoren für einen schweren Verlauf (sogenannte »Yellow Flags«, ▶ Tab. 1)
- Abwendbar gefährliche Verläufe (sogenannte »Red flags«, ▶ Tab. 15.1)
- Zeitlicher Verlauf der Beschwerdesymptomatik
- Betroffene Organsysteme
- Psychobehaviorale Positivkriterien (Ängste, Rückversicherungsverhalten etc.)

Tab. 15.1: Schutz- und Risikofaktoren sowie Warnhinweise (»Green Flags«, »Yellow Flags«, »Red Flags«) (nach Deutsche Gesellschaft für Psychosomatische Medizin et al., 2018)	Schutzfaktoren für einen günstigen Verlauf (»Green Flags«)	• Funktionale Gedanken und Einstellungen, z. B. positive Lebenseinstellung • Aktive Bewältigungsstrategien, z. B. sportliche Betätigung • Individuelle Ressourcen, z. B. Hobbies • Keine oder geringe psychosoziale Belastung, z. B. gute soziale Unterstützung • Keine psychische Komorbidität • Weitgehend erhaltene Funktionsfähigkeit, z. B. Berufstätigkeit • Tragfähige Arzt-Patient-Beziehung • Bio-psycho-sozialer Behandlungsansatz mit Vermittlung von Zuversicht und positiven Bewältigungsstrategien, unter Vermeidung unnötiger Diagnostik und Therapie
	Indikatoren/ Risikofaktoren für einen schweren Verlauf (»Yellow Flags«)	• Mehrere Beschwerden • Häufige bzw. anhaltende Beschwerden • Dysfunktionale Gedanken und Einstellungen, z. B. Katastrophisieren • Passives, überaktives oder suppressives Verhalten, z. B. ausgeprägtes Schon- und Vermeidungsverhalten • Mäßige bis hohe psychosoziale Belastung, z. B. Niedergeschlagenheit • Psychische Komorbidität (v. a. Depressionen, Angststörungen, Suchterkrankungen, Traumafolgestörungen) • Deutlich reduzierte Funktionsfähigkeit, z. B. Arbeitsunfähigkeit • Behandler-Patient-Beziehung wird von beiden Seiten als »schwierig« erlebt • »Iatrogene Somatisierung« bzw. »Chronifizierung« durch Nocebo-Botschaften, Passivierung, unnötige Diagnostik und Therapie
	Warnhinweise (»Red Flags«)	• Selbstgefährdung bis hin zu Suizidalität (z. B. massive Mangelernährung) • Gefährdung durch andere, z. B. durch Ärzt:innen, meist durch fehlende oder ungeeignete Behandlungen (z. B. nicht indizierte Operationen) • Besonders schwere psychische Komorbidität • Warnsignale bekannter körperlicher Erkrankungen

15.6 Umgang und Behandlung von Patent:innen mit funktionellen Körperbeschwerden im KL-Dienst

Die Behandlung von Patient:innen mit funktionellen Körperbeschwerden wird grundsätzlich in drei Phasen gegliedert.

1. Initiale Grundversorgung
2. Erweiterte Grundversorgung
3. Multimodale Therapie/Psychotherapie

Die primäre und erweiterte Grundversorgung sind in der Regel die Behandlungsstufen für konsiliarisch tätige Kolleg:innen – die multimodale und psychotherapeutische Therapie erfolgt in der Regel dann in spezialisierten tagesklinischen oder stationären Settings.

15.6.1 Initiale Grundversorgung

Im Erstkontakt spielt diagnostisch das Bemerken und Erkennen der funktionellen Körperbeschwerden eine wichtige Rolle für die weitere Behandlung. Der Umgang mit diesen Patient:innen ist von besonderer Bedeutung für die weitere Behandlungszufriedenheit und den Behandlungserfolg. Den Patient:innen sollte mit Wachsamkeit und Sorgfalt – im Hinblick auf die Anamnese, Diagnostik, die abwendbar gefährlichen Verläufe, Differenzialdiagnosen, (psychische) Komorbiditäten und Chronifizierungsfaktoren – begegnet werden. Eine empathische, Patient:innen-zentrierte Haltung ist essenziell (DGPM et al., 2018; Roenneberg et al., 2019).

Patient:innen mit Empathie, Wachsamkeit und Sorgfalt begegnen

Im Zentrum der Anamnese steht die Schilderung der Hauptbeschwerdesymptomatik. Wichtig ist hierbei zu erfragen, wie sich die Beschwerden entsprechend auf die Lebensbereiche auswirken und wie die Patient:innen mit den Beschwerden umgehen. Hier lassen sich auch ggf. schon anhand dysfunktionaler Beziehungs- und Verhaltensmuster entsprechende therapeutische Anknüpfungspunkte identifizieren.

Im Rahmen der initialen Grundversorgung sollten selbstverständlich die entsprechenden Vorbefunde und aktuellen Befunde sorgfältig gesichtet und mit den Patient:innen besprochen werden. Insbesondere unauffällige Befunde oder nicht weiterführende Nebenbefunde sollten empathisch erklärt werden – ggf. auch unter Hinzuziehung der Kolleg:innen der entsprechenden somatischen Disziplinen. Ziel ist es, mit diesen »Interventionen« die Patient:innen zu beruhigen und ihnen das Gefühl von Erstgenommen-Werden, Sorgfalt und Sicherheit sowie die Glaubwürdigkeit der Beschwerden zu vermitteln, ohne diese zu verharmlosen oder zu negieren. Oftmals haben die Patient:innen mit funktionellen Körperbeschwerden von Behandler:innen vermittelt bekommen, dass sie aufgrund der fehlenden pathologischen Befunde »nichts hätten« und nur »Simulant:innen« oder »eingebildete Kranke« wären.

Patient:innen ernst nehmen!

Mit entsprechenden gezielten Fragen zur positiven Beeinflussbarkeit der Beschwerdesymptomatik kann den Patient:innen schon frühzeitig zu entsprechenden gesundheitsfördernden Maßnahmen geraten werden bzw. diese motiviert werden, solche wieder aufzunehmen, auszubauen oder probatorisch zu beginnen. Den Patient:innen kann Hoffnung vermittelt werden durch edukative Interventionen über die Häufigkeit funktioneller Körperbeschwerden und dass die Beschwerden sich mit Wahrscheinlichkeit bessern werden bzw. kein Grund zur Sorge besteht, falls diese persistieren (Deutsche Gesellschaft für Psychosomatische Medizin et al., 2018; Roenneberg et al., 2019).

15.6.2 Erweiterte Grundversorgung

Die erweiterte Grundversorgung kann sich der initialen Grundversorgung im Erstkontakt als »Phase« anschließen oder in einem Folgekonsil als Vertiefung Platz finden. Zumal die diagnostische Einordnung – je nach Komplexität der Beschwerdesymptomatik – oftmals mit einer erweiterten, in der Regel auch biographischen Einordnung einhergeht, die aufgrund von Zeitmangel und/oder Unterbrechungen im Erstkonsil nicht möglich oder nicht zu finalisieren war.

15.6.3 Simultandiagnostik

Bio-psycho-soziale Anamnese vom Hauptsyndrom ausgehend erweitern

Auch bei der weiterführenden Anamnese stehen die Patient:innen und deren »Bühne« im Zentrum. Das aktive und aufmerksame Zuhören und das empathische und authentische »Mitschwingen« sind ebenso essenziell wie das Stellen von offenen und neutralen Fragen, um den Patient:innen einen entsprechenden (zum Teil im Vergleich zu den Vorerfahrungen mit Behandler:innen korrigierenden) Raum für ihre Beschwerdeschilderung zu geben. Neben den Hauptbeschwerden der Patient:innen sollte nun der Raum erweitert werden um das von den Patient:innen geschilderte subjektive Erklärungsmodell und die Bedeutungszuschreibungen, frühere und weitere Beschwerden, stattgehabte Behandlungen, die damit erlebten Erfahrungen sowie die Erhebung eventuell vorhandener psychischer und körperlicher Komorbiditäten und Differenzialdiagnosen. Weiterhin ist es wichtig, sowohl aktuelle als auch frühere Ressourcen der Patient:innen und wiederum ebenfalls problematische Denk- und Verhaltensweisen zu eruieren. Sofern nicht schon vonseiten der Patient:innen geschildert, ist es bedeutsam, sich auch dem psychosozialen Beschwerdekontext zu widmen – einschließlich besonderer psychosozialer Belastungen und Herausforderungen. Es empfiehlt sich, die psychosozialen Belastungen als Behandler:in nicht in einen direkten Kontext zu den Körperbeschwerden zu setzen, sondern hier eine sogenannte tangentiale Gesprächsführung einzusetzen und mit dieser die Körperbeschwerden indirekt, empathisch und motivational in das Gespräch einfließen zu lassen (z. B. »Sie erwähnten vorhin den anstehenden Umzug, wie wirkt sicher dieser denn bei Ihnen körperlich aus?«) (DGPM et al., 2018; Roenneberg et al., 2019).

Tangentiale Gesprächsführung nutzen

Neben den verbalen Äußerungen der Patient:innen sollte insbesondere auch auf andere kommunikative Aspekte geachtet werden (z. B. Körpersprache).

Die konsiliarisch tätigen Kolleg:innen sollten zudem immer wieder auch auf ihr eigenes Empfinden und Verhalten in dieser Interaktion achten und dieses reflektieren (Hilflosigkeit, Ungeduld, Ohnmacht, Protektionismus etc.) (DGPM et al., 2018; Roenneberg et al., 2019).

15.6.4 Vom Erklärungsmodell zur Bewältigung

Der Fokus in der weiteren konsiliarischen Mitbehandlung liegt nun auf der Vermittlung eines nachvollziehbaren, für die Patient:in akzeptablen Erklärungsmodells und der Stärkung der Selbstwirksamkeit.

Konsiliarisch tätige Kolleg:innen sollten den Patient:innen hierbei empathisch vermitteln, dass funktionelle Körperbeschwerden häufig sind und diese mit den Beschwerden und der Belastung nicht alleine sind. Auch die erneute Erläuterung von Befunden in einer laiengerechten Sprache – ggf. auch unter Hinzuziehung der somatischen Kolleg:innen – kann zur Beruhigung beitragen und eine wertvolle Intervention sein. Hilfreich ist es hier, Psychoedukation in die Behandlung einfließen zu lassen, wie z. B. Diathese-Stress- oder Teufelskreis-Modelle. Auch die Vermittlung von achtsamkeitsbasierten Interventionen oder Entspannungstechniken kann zu diesem Zeitpunkt in die Behandlung mit einfließen (z. B. Progressive Muskelrelaxation nach Jacobson, autogenes Training, hypnotische Interventionen, Imaginationen).

Patient:innen sind nicht alleine, funktionelle Körperbeschwerden häufig

Erklären und anleiten: Psychoedukation und Entspannungstechniken

Für die gemeinsame Erarbeitung eines persönlichen, nachvollziehbaren, vorwurfsfreien und multifaktoriellen bio-psycho-sozialen Erklärungsmodells sollte genügend Zeit im Gespräch eingeplant werden. Dieses Erklärungsmodell sollte im Idealfall an bisherigen Annahmen anknüpfen sowie parallel mögliche Veränderungsmöglichkeiten und Lösungen, die die Patient:innen selbst »in der Hand haben«, aufzeigen. Wichtig ist es, bei der gemeinsamen Erarbeitung eines Erklärungsmodells auch die vorbestehenden Annahmen und Erwartungen der Patient:innen einfließen zu lassen und ggf. aktiv zu erfragen, da diese das Beschwerdeerleben, den Verlauf, das Krankheitsverhalten und den Therapieerfolg maßgeblich mitbestimmen. Unrealistische Erwartungen, wie z. B. schnelle monokausale Behandlungsmethoden, sollten empathisch korrigiert werden (DGPM et al., 2018; Roenneberg et al., 2019).

Wichtig: Vermittlung eines persönlichen bio-psycho-sozialen Erklärungsmodells

> **Bestandteile eines Erklärungsmodells (nach Burton et al., 2015)**
>
> - Plausibilität sowohl für Patient:in als auch Behandler:in
> - Entwicklung des Modells im Dialog zwischen Patient:in als auch Behandler:in
> - Keine implizierte Schwäche oder Schuld der Patient:in
> - Erklärungsmodell ist Basis für die weitere therapeutische Partnerschaft und der weiteren Beziehung und Behandlung förderlich
> - Nicht zwingend mit spezifischer Diagnose verknüpft
> - Deskriptiver Charakter des Erklärungsmodells
> - Kausalitäten in Form aufrechterhaltender Faktoren und weniger im Hinblick auf Ursachen

Therapeutisch ist es wichtig, mit den Patient:innen gemeinsam nun realistische und kleinschrittige Zwischenziele zu erarbeiten. Der Fokus

Realistische, kleinschrittige Ziele

dieser Ziele sollte auf der körperlichen und sozialen Aktivierung, der Verbesserung des Körpererlebens, der Förderung der Selbstwirksamkeit und auf Regeneration und Entspannung liegen (DGPM et al., 2018; Roenneberg et al., 2019).

Eine weitere Möglichkeit, die sich gerade im Konsildienst bewährt, wo oftmals aufgrund der kurzen Zeit mit den Patient:innen schnell etwas Konkretes »an die Hand« gewünscht wird, ist der Verweis auf entsprechende Selbsthilfeliteratur und Selbsthilfegruppen.

15.7 Zusammenarbeiten und Rat einholen

Der Abschluss des Konsils sollte idealerweise mit einem persönlichen Kontakt mit den anfordernden Kolleg:innen einhergehen. Hier sollte die diagnostische Einordnung mitgeteilt und ggf. »übersetzt« werden. Weiterhin ist es wichtig, auch eigene Beobachtungen zu teilen und auf Behandlungsprobleme und interaktionelle Auffälligkeiten hinzuweisen.

Gemeinsamer multiprofessioneller Plan als Ziel des Konsils

Gemeinsam sollte die weitere Behandlungsplanung besprochen werden. Gerade bei chronifizierten und sehr ausgeprägten Beschwerden ist es von Bedeutung, gemeinsam (erneut) aufrechterhaltende dysfunktionale Faktoren, wie signifikante Vorteile durch die Krankenrolle, Medikamentenmissbrauch, gravierende Lebensereignisse oder die Möglichkeit bisher unerkannter, eventuell seltener körperlicher/psychischer Differenzialdiagnosen, zu reflektieren. Ebenso sollte die Indikation für eine weitere psychotherapeutische und/oder psychosomatische, ggf. auch rehabilitative (Anschluss-)Behandlung geprüft werden (DGPM et al., 2018; Roenneberg et al., 2019).

Literaturauswahl

Burton, C., Lucassen, P., Aamland, A., Olde Hartman, T. (2015). Explaining symptoms after negative tests: Towards a rational explanation. *J R Soc Med*, 108, 84–88.

Deutsche Gesellschaft für Psychosomatische Medizin und Psychotherapie (DGPM) et al. (2018). *S3 Leitlinie »Funktionelle Körperbeschwerden«.* https://register.awmf.org/assets/guidelines/051-001l_S3_Funktionelle_Koerperbeschwerden_2018-11-abgelaufen.pdf.

Hatcher, S., Gilmore, K., Pinchen, K. (2011). A follow-up study of patients with medically unexplained symptoms referred to a liaison psychiatry service. *Int J Psychiatry Med*, 41(3), 217–227.

Henningsen, P., Zipfel, S., Sattel, H., Creed, F. (2017). Management of functional somatic syndromes and bodily distress. *Psychother Psychosom*, 87(1), 12–31.

Roenneberg, C., H. Sattel, R. Schaefert, P. et al. (2019). Functional Somatic Symptoms. *Dtsch Arztebl Int*, 116(33–34), 553–560.

Literatur

Burton, C., Lucassen, P., Aamland, A., Olde Hartman, T. (2015). Explaining symptoms after negative tests: Towards a rational explanation. *J R Soc Med*, *108*, 84–88.

de Waal, M. W., Arnold, I. A., Eekhof, J. A. H., van Hemert, A. M. (2004). Somatoform disorders in general practice: prevalence, functional impairment and comorbidity with anxiety and depressive disorders. *Br J Psychiatry*, *184*, 470–476.

Deutsche Gesellschaft für Psychosomatische Medizin und Psychotherapie (DGPM) et al. (2018). *S3 Leitlinie »Funktionelle Körperbeschwerden«*. https://register.awmf.org/assets/guidelines/051-001l_S3_Funktionelle_Koerperbeschwerden_2018-11-abgelaufen.pdf.

Hatcher, S., Gilmore, K., Pinchen, K. (2011). A follow-up study of patients with medically unexplained symptoms referred to a liaison psychiatry service. *Int J Psychiatry Med*, *41*(3), 217–227.

Hauser, W., Hausteiner-Wiehle, C., Henningsen, P. et al. (2020). Prevalence and overlap of somatic symptom disorder, bodily distress syndrome and fibromyalgia syndrome in the German general population: A cross sectional study. *J Psychosom Res*, *133*, 110111.

Hausteiner-Wiehle, C, Henningsen, P. (2015). *Kein Befund und trotzdem krank? Mehr Behandlungszufriedenheit im Umgang mit unklaren Körperbeschwerden – bei Patient und Arzt*. Schattauer.

Hausteiner-Wiehle, C., Roenneberg, C., Sattel, H. C., Henningsen, P. (2021). Funktionelle Körperbeschwerden in der ICD-11: Die Richtung stimmt, aber es gibt noch viel zu tun. *Ärztliche Psychotherapie*, *16*(3), 156–162.

Henningsen, P., Zipfel, S., Sattel, H., Creed, F. (2017). Management of functional somatic syndromes and bodily distress. *Psychother Psychosom*, *87*(1), 12–31.

Maiden, N. L., Hurst, N. P., Lochhead, A. et al. (2003). Medically unexplained symptoms in patients referred to a specialist rheumatology service: Prevalence and associations. *Rheumatology (Oxford)*, *42*(1), 108–112.

Nimnuan, C., Hotopf, M., Wessely, S. (2001). Medically unexplained symptoms: An epidemiological study in seven specialities. *J Psychosom Res*, *51*(1), 361–367.

Reid, S., Whooley, D., Crayford, T., Hotopf, M. (2001). Medically unexplained symptoms: GPs' attitudes towards their cause and management. *Fam Pract*, *18*(5), 519–523.

Roenneberg, C., H. Sattel, R. Schaefert, P. et al. (2019). Functional Somatic Symptoms. *Dtsch Arztebl Int*, *116*(33–34), 553–560.

Skovenborg, E. L., Schroder, A. (2014). Is physical disease missed in patients with medically unexplained symptoms? A long-term follow-up of 120 patients diagnosed with bodily distress syndrome. *Gen Hosp Psychiatry*, *36*(1), 38–45.

Snijders, T. J., de Leeuw, F. E., Klumpers, U. M. et al. (2004). Prevalence and predictors of unexplained neurological symptoms in an academic neurology outpatient clinic: An observational study. *J Neurol*, *251*(1), 66–71.

Steinmetz, D., Tabenkin, H. (2001). The ›difficult patient‹ as perceived by family physicians. *Fam Pract*, *18*(5), 495–500.

16 Suizidalität

Eberhard A. Deisenhammer

> **Lerninhalte:**
>
> - Hintergrundwissen bezüglich Suizidalität und Suizidprävention
> - Erkennen und Umgang mit Suizidalität, speziell im KL-Bereich

Unter dem Begriff Suizidalität werden Denk- und Verhaltensweisen unterschiedlicher Intensität und Gefährlichkeit zusammengefasst, bei denen zumindest eine gewisse, allerdings oft ambivalente Intention, das Leben zu beenden, besteht. Diese vorsichtige Ausdrucksweise beruht auf der Tatsache, dass ein solcher Todeswunsch nicht in allen Fällen von den Betroffenen zum Ausdruck gebracht wird. Zum einen kann etwa nach einem Suizidversuch die Sterbeintention geleugnet werden (»… irrtümliche Überdosierung«, »… wollte nur schwimmen gehen«, »… bin mit dem Messer abgerutscht«). Auch kann – im Rahmen einer Intoxikation oder eines erlittenen Schädel-Hirn-Traumas – tatsächlich eine Erinnerungsstörung bestehen. Aber auch wenn die Betroffenen offen über das Geschehene berichten, wird klar, dass bei suizidalen Handlungen oft nicht das konkrete Ziel des Totseins im Vordergrund steht, sondern vielmehr das Wegsein von einem subjektiv nicht ertragbaren emotionalen oder sozialen Zustand angestrebt wird. Das wird nicht selten auch so formuliert: »Ich wollte einfach nur weg sein und nicht mehr denken müssen.«, »Ich wollte (endlos?) schlafen.«, »Ich wollte die Schmerzen nicht mehr aushalten.«

16.1 Formen von Suizidalität

Große Bandbreite an Manifestationsformen von Suizidalität

Suizidalität umfasst ein weites Spektrum von Phänomenen. Die mildeste Form besteht im Lebensüberdruss bzw. in passiven Todeswünschen (»Ich würde mir nichts antun, aber es ist eine entlastende Vorstellung, morgen früh einfach nicht mehr aufzuwachen«). Tatsächliche Suizidgedanken, also Vorstellungen, sich selber das Leben zu nehmen, können von sehr unterschiedlicher Dauer, Konkretisierung und Intensität sein. Wichtig ist hierbei die von Erwin Ringel (1976) beschriebene Unterscheidung in aktiv intendierte und passiv sich aufdrängende Gedanken. Ersteres meint die bewusste gedankliche Beschäftigung mit der Möglichkeit, sich zu töten, und beinhaltet meist auch die Fähigkeit, diese Gedanken wieder beiseitezuschieben. Passiv sich aufdrängend bedeutet hingegen, dass keine Kontrolle und Steuerbarkeit der suizidalen Gedanken besteht. Manchmal wird das auch so ausgedrückt: »Ich will mich eigentlich nicht wirklich umbringen, aber dieser innere Druck ist so stark, dass ich mich kaum dagegen wehren kann.« Je konkreter Suizidpläne sind, vor allem wenn sie bereits mit Vorbereitungshandlungen (wie sich Tabletten oder andere Suizidmittel zu besorgen oder geeignete hohe Gebäude oder Brücken auszukundschaften) verknüpft sind, desto größer ist naturgemäß die Gefahr der Umsetzung.

Suizidalität kann sich auch durch ein Handeln-Lassen (zum Beispiel in Kriegssituationen, in denen die suizidale Intention hinter dem Heldentod am Schlachtfeld verborgen werden kann, oder wenn mit einer Spielzeugpistole auf einen Polizisten gezielt wird; auch die Tötung auf Verlangen zählt hierzu) oder passives Unterlassen manifestieren. Letzteres kann durchaus auch im Rahmen der Konsiliartätigkeit relevant sein, wenn etwa Dialyse oder Nahrungsaufnahme mit dem Ziel, dadurch zu Tode zu kommen, verweigert werden. Die ethische Abwägung zwischen der notwendigen Behandlung, die dann manchmal nur unter Zwangsmaßnahmen erfolgen könnte, und dem Respektieren des (möglicherweise durch eine psychische Erkrankung beeinträchtigten) Willens des oder der Betroffenen ist in diesen Fällen oft nicht leicht.

Formen passiver Suizidalität

Auch bei aktiven suizidalen Handlungen besteht eine große Bandbreite hinsichtlich Intention und Gefährlichkeit. Sie reichen von manipulativen Handlungen, bei denen hinter dem geäußerten Selbsttötungswunsch offensichtlich andere Motivationen bestehen (wenn etwa in einer partnerschaftlichen Trennungssituation mit der Äußerung »Wenn du mich verlässt, will ich nicht mehr leben!«, eine geringe Menge Tabletten eingenommen wird), bis zu solchen, die, trotz genauer Planung, nur aufgrund glücklicher Umstände überlebt werden. Bezüglich ersteren wird manchmal noch der Begriff »parasuizidal« verwendet, der allerdings stark mit der Konnotation »nicht ernsthaft« verknüpft ist und deshalb die Gefahr beinhaltet, aufgrund der meist tatsächlich geringeren letalen Gefahr die seelische Not dahinter zu unterschätzen. Dadurch könnten, zum Teil durch eine nicht reflektierte Gegenübertragung in diesem »Erpressungs«-Kontext bedingt, Überlegungen zur nötigen, dann nicht spezifisch suizidpräventiven, Unterstützung unterbleiben. Die WHO hat den Terminus »Parasuizid« als Überbegriff für alle nicht tödlichen selbstschädigenden Handlungen definiert, die »darauf abzielen, Veränderungen zu erreichen, welche das Individuum über die tatsächlichen oder erwarteten körperlichen Konsequenzen anstrebt« (Platt et al., 1992). Dafür ist also der explizite Sterbewunsch nicht unbedingt erforderlich. Generell durchgesetzt hat sich dieses Verständnis von »Parasuizid« bisher noch nicht. Der Begriff »Suizidversuch« kann ebenfalls problematisch sein, weil er ja suggeriert, dass die Selbsttötung versucht wurde, aber eben nicht gelungen ist. Suizidale Handlungen geschehen ohnehin generell in einem Zustand narzisstischer Gekränktheit. Manchmal in solchen

Parasuizid und Suizidversuch

Situationen fallende Aussagen wie »Nicht einmal mich umzubringen schaffe ich!« müssen als Ausdruck nicht erreichter Stabilisierung des Selbstwertgefühls in die Gefährdungseinschätzung miteinbezogen werden.

Auf Begrifflichkeiten und deren Botschaften achten

Überhaupt sollten Begriffe wie »(nicht) gelungen« und »(nicht) erfolgreich« im Zusammenhang mit suizidalen Handlungen vermieden werden. Ebenso, wenn auch aus anderen Gründen, sollten »Selbstmord« und »Selbstmordversuch« nicht mehr verwendet werden. Suizidale Handlungen werden zwar heute (in den meisten Ländern) nicht mehr bestraft. Trotzdem ist Suizidalität bei Betroffenen, aber auch in deren Umgebung, oft mit Schuldgefühlen und der Wahrnehmung von etwas Verbotenem verknüpft; eine Assoziation mit einem Mord würde dieses Erleben gegenüber dem Verständnis von Hilfsbedürftigkeit in einer verzweifelten Lebenssituation noch verstärken.

16.2 Entstehung von Suizidalität

Eingeengtes Denken im Rahmen der suizidalen Krise

Suizidale Handlungen geschehen in den allermeisten Fällen im Rahmen vorübergehender Krisen, die von sehr unterschiedlicher Dauer (zum Teil nur wenige Minuten) sein können. Wichtig ist, dass in diesen Phasen eine, von Ringel ebenfalls im »Präsuizidalen Syndrom« (1976) beschriebene, »dynamische Denkeinengung« besteht. Dies bedeutet, dass der/die Betroffene in dieser Zeit durch eine Einschränkung der mentalen Flexibilität nicht alle sonst zur Verfügung stehenden Denkmöglichkeiten nützen kann. Man spricht auch von »Röhrendenken«, weil das Denken in der suizidalen Krise ausschließlich auf den Suizid als einzig vorstellbare Möglichkeit, der aktuellen, unerträglich erscheinenden Situation zu entkommen, fokussiert ist. In der Krisenintervention kann daher eine Irritation des suizidalen Prozesses durch Zur-Sprache-Bringen von positiven Aspekten (Kinder, religiöser Glaube, Schulden- und andere Beratungsstellen) als Strategie eingesetzt werden. Manche Menschen, die eine suizidale Einengungsphase durchlebt haben, ohne eine Handlung zu setzen, berichten davon, durch irritierende Reize (die manchmal banal erscheinen mögen, wie etwa Kinderlachen) aus ihrer Einengung herausgeholt worden zu sein. Dieses Phänomen wurde in Anlehnung an J. W. Goethes Drama, in dem Faust in seiner Studierstube durch »Glockenklang und Chorgesang« im letzten Moment davon abgehalten wird, aus der Giftschale zu trinken, als »Faust-Effekt« (Deisenhammer, 2018), an anderer Stelle auch als »bursting the bubble« (Owens et al., 2019) beschrieben.

Das am besten beschriebene biologische Korrelat von Suizidalität ist ein Mangel des Neurotransmitters Serotonin, der sich durch eine erniedrigte Konzentration des Abbauprodukts 5-Hydroxy-Indolessigsäure (5-HIES) im Liquor nachweisen lässt. Das Ausmaß dieses Defizits geht dabei über jenes von depressiven Störungen hinaus, spiegelt damit aber auch auf der biologischen Ebene die enge Verknüpfung von Suizidalität und Depressivität wider.

Basierend auf dem gehäuften Auftreten suizidalen Verhaltens in Familien, konnten in verschiedenen Assoziationsstudien Zusammenhänge mit bestimmten genetischen Polymorphismen gefunden werden. Eine klar definierte hereditäre Risikokonstellation wurde jedoch nicht nachgewiesen. Abgesehen davon darf generell bei einer familiären Häufung eines Verhaltens der wichtige Aspekt von Lernvorgängen, hier im Sinne der »erlernten Hilflosigkeit«, nicht außer Acht gelassen werden.

Psychodynamisch lässt sich die Genese suizidalen Verhaltens durch den Abwehr- bzw. Sicherungsmechanismus der »Wendung der Aggression gegen das Selbst« erklären. Dabei wird davon ausgegangen, dass die mangelnde Fähigkeit zur konstruktiven Aggression (also sich Dinge erstreiten, sich Herausforderungen stellen und sich von Überforderungen abgrenzen zu können) einen prädisponierenden Faktor für Suizidalität darstellt. Da die – physiologisch vorhandenen – aggressiven Impulse nicht einfach »weggemacht« werden können und in der Folge latente Schuldgefühle auslösen, werden sie unbewusst gegen die eigene Person gelenkt und führen zu Depressivität bzw. Suizidalität. Stimuliert und angetrieben werden die aggressiven Impulse durch eine oft konkret explorierbare narzisstische Kränkung (Henseler, 1990) – z. B., weil man verlassen oder beruflich gekündigt wurde, sich finanziell unter Druck fühlt, die körperliche Leistungsfähigkeit zurückgehen spürt, sein Alkoholproblem nicht unter Kontrolle hat oder im Rahmen einer depressiven Symptomatik sich generell minderwertig empfindet –, die primär Wut gegen andere hervorruft. Deshalb ist ein Übergehen von verbaler Aggression gegenüber anderen in die Phase ihrer (weil sie nicht mehr geäußert wird) scheinbaren Auflösung immer hinsichtlich einer möglicherweise sich entwickelnden suizidalen Symptomatik zu überprüfen.

Psychodynamische Prozesse, »Wendung der Aggression gegen das Selbst«

16.3 Epidemiologie und Risikofaktoren

Weltweit geschehen jedes Jahr circa 800.000 Suizide, in Österreich und der Schweiz sind es jeweils ca. 1.000, in Deutschland etwa 9.200. Für den Vergleich der Häufigkeit zwischen verschiedenen Populationen wird meist die Suizidrate, definiert als die Zahl der (vollzogenen) Suizide pro 100.000 Personen pro Jahr, herangezogen.

In den meisten Ländern liegen die Suizidraten von Männern 2- bis 3-mal so hoch wie jene der Frauen. Die Suizidraten steigen mit dem Alter an, bei den Frauen nahezu linear, bei den Männern kommt es vor allem zwischen dem 70. und 80. Lebensjahr noch einmal zu einem deutlichen Anstieg. Bei den Suizidversuchen zeigt sich eine umgekehrte Verteilung. Hier sind Frauen häufiger betroffen und die Prävalenz ist in jüngeren Altersgruppen am höchsten. Generell wird davon ausgegangen, dass Suizidversuche etwa 20- bis 30-mal so häufig auftreten wie Suizide.

Wichtigste Risikofaktoren: psychische Erkrankung und frühere Suizidversuche

Eine Vielzahl an Risikofaktoren auf verschiedenen Ebenen sind beschrieben worden. Die klinisch relevantesten sind zweifellos das Vorliegen einer psychischen Erkrankung sowie eine Anamnese früherer Suizidversuche. Sogenannte psychologische Autopsie-Studien, in denen nach einem Suizid versucht wird, aus Informationen von Angehörigen retrospektiv eine Diagnose zu erstellen, konnten in ca. 90 % der Fälle eine psychiatrische Erkrankung finden. Dabei handelt es sich primär um die verschiedenen Erscheinungsformen von Depressivität: phasische affektive Störungen, organische oder substanzbedingte depressive Störungen, aber auch depressive Reaktionen auf soziale oder somatische Belastungen. Auch schizophrene Psychosen, Suchterkrankungen, Essstörungen und (v. a. Borderline-)Persönlichkeitsstörungen sind mit einer deutlich erhöhten Gefahr suizidaler Handlungen verbunden, dabei ist jedoch meist eine komorbide depressive Verarbeitung zu erheben. Bei Personen, die bereits Suizidversuche unternommen haben, steigt das Risiko, später durch Suizid zu versterben, auf das fast 50-Fache im Vergleich zur Normalbevölkerung (Harris & Barraclough, 1997).

Für viele somatische Krankheiten wurde eine erhöhte Häufigkeit suizidaler Handlungen festgestellt. Aber auch dabei ist eine depressive Sichtweise auf die physische und soziale Beeinträchtigung durch die Erkrankung und die Prognose meist der zentrale Faktor. Ein wichtiger Aspekt für die Entwicklung von Suizidgedanken ist die Schmerzhaftigkeit der Erkrankung, weshalb eine adäquate Schmerztherapie einen wichtigen Baustein in der Suizidprävention bei somatischer Morbidität darstellt.

Neben den bereits erwähnten biologischen Befunden (verminderte 5-HIES-Konzentrationen im ZNS, genetische Faktoren) wurde eine Vielzahl von potenziellen somatischen Markern für Suizidalität untersucht (u. a. Plasma-Cholesterin oder inflammatorische Faktoren), bisher hat sich jedoch noch keiner davon als für die Risikoeinschätzung anwendbar herausgestellt.

Zentraler psychologischer Risikofaktor: Hoffnungslosigkeit

Von den Persönlichkeits-assoziierten Variablen sind ein erhöhtes Aggressionspotenzial sowie gesteigerte Impulsivität, allerdings kontrovers, als Risikofaktoren diskutiert worden. Der am häufigsten beschriebene psychologische Aspekt ist – nachvollziehbarerweise – Hoffnungslosigkeit. Wer eine momentan belastende Lebenssituation als vorübergehende Krise sehen und irgendwie doch mögliche Ansätze der Lösbarkeit der Probleme wahrnehmen kann, ist für Hilfsangebote meist noch erreichbar.

Individuelles Erleben von Lebensumständen beachten

Dass akute (und allgemein als solche eingeschätzte) psychosoziale Belastungen wie der Verlust eines geliebten Menschen durch Tod oder Trennung, Jobverlust oder finanzielle Probleme zu Suizidalität führen können, ist ebenfalls nachvollziehbar. Wichtig ist allerdings, daran zu denken, dass die Verarbeitung von Lebensereignissen subjektiv sehr unterschiedlich sein kann. So kann eine depressive Sichtweise dazu führen, dass Betroffene sogar bei allgemein als positiv angesehenen Veränderungen im Leben (z. B. einer beruflichen Beförderung) vor allem die mögliche Überforderung und den Verlust der bisher Sicherheit gebenden Strukturen wahrnehmen, was zu einer nicht sofort einfühlbaren Verzweiflung führen kann. Von zentraler

Bedeutung ist das Verständnis subjektiver Realitäten, eigenes Werterleben muss dabei ein Stück in den Hintergrund treten.

16.4 Einschätzen der Gefährdung in der Akutsituation

Vorrangig für suizidpräventive Maßnahmen ist die Erkennung von Suizidalität. Wie gesagt, helfen biologische Marker hierbei nicht wirklich, man ist auf die klinische Einschätzung, basierend auf der verbalen und nonverbalen Kommunikation, und außenanamnestische Informationen angewiesen.

Grundsätzlich ist beim Vorliegen einer depressiven Symptomatik immer an Suizidalität zu denken und diese abzuklären. Psychotische Symptome wie paranoide Ängste oder anklagende Stimmhalluzinationen, vor allem aber spezifisch depressive Wahninhalte wie Nihilismus, Verarmung und Selbstbeschuldigung sind als die Selbstkontrolle beeinträchtigend und damit risikoerhöhend anzusehen.

Bei depressiver Symptomatik Möglichkeit von Suizidalität bedenken

Nicht selten äußern Betroffene direkte und konkrete Suizidgedanken, die jedoch von der Umgebung allzu oft, wohl als Folge eines Verleugnungsprozesses aufgrund der Verunsicherung in dieser Situation, nicht ernst genommen werden. Indirekte Suizidhinweise als Ausdruck der Ambivalenz, die bei suizidalen Menschen oft bis zum Schluss gegeben ist, können sich etwa als allgemeines Reden über den Tod oder Verstorbene oder in Form von Äußerungen über die Versorgungsbedürfnisse des Haustieres, aber auch als aggressiv-provokante Kommunikationsverweigerung (»Darüber möchte ich nicht sprechen«, »Sie haben kein Recht, sich in meine Angelegenheiten zu mischen«) manifestieren. Manchmal werden Todeswünsche zwar initial nicht geäußert, bei empathischem Nachfragen dann aber durchaus differenziert berichtet, nicht selten merkt man sogar eine große Erleichterung, vielleicht schon lange bestehende und mit Schuldgefühlen verbundene Suizidgedanken mit einem verständnisvollen Gegenüber teilen zu können.

Eine Intoxikation mit Alkohol, Benzodiazepinen oder anderen psychotropen Substanzen stellt durch deren generell enthemmende Wirkung einen potenziell handlungstriggernden Risikofaktor dar. Das nicht nachvollziehbare Sistieren von Äußerungen von Aggression und Wut kann den oben beschriebenen Schritt der Wendung der Aggression gegen das Selbst bedeuten und darf nicht zum fälschlichen Schluss führen, diese müssten zwangsläufig abgeklungen sein. Die (in der Gegenübertragung manchmal spürbare) »unheimliche Ruhe« nach vorheriger suizidaler Turbulenz wiederum kann bedeuten, dass die Ambivalenzphase abgeschlossen ist und die Entscheidung zum Suizid mehr oder weniger gefallen ist.

Aktuelle Intoxikation als möglicher Trigger für suizidale Handlungen

16.5 Umgang mit Suizidalität im Rahmen der Konsiliar-/Liaison-Tätigkeit

Die häufigste Suizid-bezogene Anforderung im Rahmen der konsiliarischen Arbeit auf somatischen Stationen und in Ambulanzen betrifft die Abklärung akuter Suizidalität. Dies kann nach einem Suizidversuch oder infolge von Suizidäußerungen der Patient:in erfolgen, zum anderen kann beim Stationsteam aufgrund des Verhaltens der Patient:in Sorge bezüglich Suizidalität auftauchen. Eine entsprechende vorige Aufklärung der Patient:in, dass und warum eine Psychiater:in oder eine klinische Psycholog:in beigezogen wird, sollte unbedingt erfolgen. Dies erleichtert den Aufbau einer für ein gelingendes Gespräch wichtigen vertrauensvollen Beziehung beträchtlich.

Wichtig: aktives Ansprechen von Suizidgedanken

Auch wenn es manchmal als schwierig und heikel empfunden wird, das Thema Suizidalität anzusprechen, ist es essenziell, dies offen und transparent und mit dem Bemühen um Empathie zu tun (Balestrieri et al., 2022). Dies kann etwa mit der Botschaft geschehen: »Ich kann verstehen, dass in dieser für Sie so belastenden Situation der Wunsch, das Leben zu beenden, aufgetaucht ist. Vielleicht können wir, wenn ich die Intensität und die Umstände dieses Wunsches besser verstehe, gemeinsam schauen, ob ich etwas dazu beitragen kann, zumindest eine gewisse Erleichterung dieses Zustandes zu erreichen«. Man kann in der Exploration auch eskalierend vorgehen und sich von der Frage »Gibt es manchmal Gedanken, es wäre besser, nicht mehr am Leben zu sein?« über aktiv intendierte bzw. passiv sich aufdrängende Suizidgedanken (s. o.) und Fragen der Konkretisierung (welche Methode? Planung hinsichtlich Ortes und Umsetzbarkeit?) bis zu eventuell bereits stattgefundenen Vorbereitungshandlungen (Medikamentenbeschaffung, Information im Internet über Knüpftechniken) vortasten. Die Sorge, jemanden durch das Ansprechen des Themas überhaupt erst auf den Gedanken zu bringen, sich zu suizidieren, ist jedenfalls nicht gerechtfertigt. Auf der anderen Seite besteht jedoch, wenn es zu einer suizidalen Handlung gekommen ist, bei zuvor ausgebliebener Abklärung von Suizidalität die Gefahr polizeilicher und juristischer Nachforschungen.

Möglichst alle verfügbaren Informationen einholen

Für die Entscheidung bezüglich des Procedere (Entlassung, Verbleiben auf der somatischen Station, Übernahme an die offene psychiatrische Abteilung oder Unterbringung) spielen eine Reihe von Faktoren eine Rolle. Dazu zählen neben der explorierten suizidalen Symptomatik unter anderem das (naturgemäß subjektive) Gefühl der emotionalen Erreichbarkeit und Vereinbarungsfähigkeit, der Eindruck möglicher Dissimulation, eine akute Intoxikation mit Alkohol oder Drogen, das Vorliegen psychotischer Symptome und außenanamnestische Informationen (Angehörige, Polizei, Rettungsdienst, Stationspersonal). Widersprüche zwischen Eigen- und Außenanamnese müssen natürlich besonders hellhörig machen.

Vorsicht beim Begriff »Kurzschlusshandlung«

Der Begriff »Kurzschlusshandlung«, der manchmal von Betroffenen verwendet wird, ist eigentlich kein beruhigender, weil er ja im Gegenteil beinhaltet, dass die Person sich beim Suizidversuch, aus welchen Gründen auch immer, nicht unter Kontrolle hatte. Dass Dissimulation im Gespräch gar nicht spürbar ist, ist nicht ausgeschlossen, aber eher selten.

Wichtig ist, dass es nach einem Suizidversuch tatsächlich häufig zu einem, zumindest vorübergehenden, Abklingen der akuten Gefährdung kommt. Dies könnte man im Bild des »menschlichen Druckkochtopfs« durch ein teilweises »Ablassen von autoaggressivem Dampfdruck« erklären. Für die weitere Planung ist dann (soweit möglich) die Klärung der Frage, was zu einem Wiederauftreten der suizidalen Verzweiflung führen könnte, von zentraler Bedeutung.

Im Rahmen der akuten psychotherapeutisch-psychoedukativen Krisenintervention stehen die Klärung der subjektiven Belastung, das Einordnen der realen Umstände sowie die Erarbeitung alternativer Bewältigungs- bzw. Ermächtigungsstrategien im Vordergrund. Dabei kann es von zentraler Bedeutung sein, scheinbar selbstverständliche (von den Betroffenen aber zurzeit nicht wahrnehmbare) positive Aspekte einzubringen. Vor allem bei chronischer, scheinbar generalisierter Suizidalität (»Ich empfinde mein Leben schon lange als sinnlos!«) können belastende Gegenübertragungsgefühle bis hin zum Gegenübertragungshass auftreten. Nicht nur bei diesem extremen Phänomen ist die Inanspruchnahme einer inter- bzw. supervisorischen Unterstützung anzuraten.

Krisenintervention: Klärung und Stützung

Medikamentös kann in der Akutsituation der vorsichtige Einsatz von Benzodiazepinen zur Reduktion der inneren Anspannung und zur Schlafinduktion hilfreich sein. Erwähnenswert ist der rasch eintretende antidepressive Effekt von Ketamin bzw. Esketamin, der auch zu einer Reduktion von Suizidalität führen kann. Störungsspezifisch sollte frühzeitig eine entsprechende Einstellung auf Antidepressiva oder Neuroleptika erfolgen. In mehreren Studien wurde eine spezifisch antisuizidale Wirkung für Lithium und Clozapin beschrieben.

Für die Entscheidung bezüglich Entlassbarkeit stellt das Vorhandensein eines (möglichst gut informierten und miteinbezogenen) sozialen Netzes (Familie, Freunde) einen wichtigen Faktor dar. Jedenfalls sollte eine weiterführende professionelle Betreuung, optimalerweise mit konkreter Ansprechperson und fixem Termin (»morgen um 10:00 Uhr in unserer Ambulanz bei Frau Dr. XY«), vereinbart werden.

Zentrale Bedeutung des sozialen und therapeutischen Netzes

16.6 Wunsch nach assistiertem Suizid oder Tötung auf Verlangen

Im Rahmen der konsiliarischen Tätigkeit wird man immer wieder mit dem Wunsch konfrontiert, bei der Beendigung des Lebens mitzuwirken, indem eine tödliche Substanz bereitgestellt (assistierter Suizid) oder selber appliziert wird (aktive Suizidhilfe bzw. Tötung auf Verlangen). Letzteres ist nur in

Der Wunsch nach Suizidassistenz wird durch gesetzliche Neuregelungen zunehmen

wenigen Ländern weltweit legalisiert. Der assistierte Suizid ist in der Schweiz bereits seit 1918, in Österreich seit 2022 (durch das Sterbeverfügungsgesetz) erlaubt. In Deutschland läuft der parlamentarische Prozess zur Neuregelung der Suizidassistenz zum Zeitpunkt des Verfassens dieses Textes gerade. Es bleibt eine individuelle Gewissensentscheidung, inwieweit sich Ärzt:innen oder Psycholog:innen in die Entscheidung über den assistierten Suizid in einem bestimmten Fall involvieren. Dies kann einerseits darin bestehen, die ärztlichen Aufklärungsgespräche zu führen, andererseits darin, zu beurteilen, ob der Sterbewunsch aus einer (behandelbaren) psychischen Erkrankung resultiert und/oder diese zu einer Beeinträchtigung der Entscheidungsfähigkeit geführt hat, und letztlich auch in einer tatsächlichen Suizidassistenz.

Professionelle Begleitung unabhängig vom Todeswunsch

Unabhängig davon stehen Menschen, die ihr Leben beenden (lassen) wollen, generell in einer belastenden und fragilen Lebenssituation, in der sie oft mit Gedanken über verschiedene existenzielle Fragen beschäftigt sind und für eine nicht wertende professionelle Haltung und allfällig psychopharmakologische und psychotherapeutische Hilfe dankbar sein können. In den stützenden Gesprächen kann es um depressionsunabhängige Trauer, den Wert der Freiheit an sich oder auch die Reaktionen der Umgebung auf die Suizidentscheidung gehen.

Oft stecken Ängste hinter dem Wunsch nach Suizidassistenz

Wichtig ist, unabhängig von der formalen Feststellung einer Beeinträchtigung der Entscheidungsfähigkeit durch eine depressive oder neurokognitive Störung, sich bewusst zu sein, dass ein, auch nachdrücklich vorgebrachter, Sterbewunsch in Wirklichkeit ein Bedürfnis nach Auseinandersetzung (»Recht auf Widerspruch«) bedeuten kann, dem mit Feingefühl und Empathie entsprochen werden muss. Oft stecken hinter einem Todeswunsch auch Ängste (vor Schmerzen, dem Ersticken, dem Alleine-sterben-müssen), die durch entsprechende Aufklärung in Zusammenarbeit mit den somatischen Kolleg:innen gelindert werden können. Aus den Hospizeinrichtungen wird berichtet, dass sich initiale Todeswünsche durch kompetente palliative Behandlung oft rasch relativieren.

16.7 Nicht suizidales selbstschädigendes Verhalten

Auch nicht suizidale Selbstschädigungen sind ein Risikofaktor

Vom eigentlichen suizidalen Verhalten abzugrenzen sind Selbstschädigungen (meist durch Schneide-, Kratz- oder Brennverletzungen der Haut, manchmal auch im Genitalbereich), bei denen der Tod nicht angestrebt wird. Diese Verhaltensweisen können etwa im Rahmen von Psychosen oder Autismus auftreten, wo sie schwerpunktmäßig psychopharmakologisch behandelt werden. Vor allem bei der emotional instabilen (Borderline-)Persönlichkeitsstörung können die Betroffenen diese Selbstverletzungen oft gut von den bei ihnen auch auftretenden suizidalen Krisen abgrenzen und sie als Folge einer sonst unerträglichen inneren Anspannung beschreiben. Der Verletzungsschmerz wird unbewusst als Überlagerung eines tiefergehenden seelischen Schmerzes (meist als Folge eines Psychotraumas) beziehungsweise zur Dissoziationsabwehr eingesetzt. Oft können diese Patient:innen nach ambulanter Wundversorgung wieder entlassen werden, allerdings hält der spannungsreduzierende Effekt oft nur einen begrenzten Zeitraum an. Zuletzt zeigten mehrere Studien, dass auch nicht suizidales selbstschädigendes Verhalten mit einem erhöhten Risiko für (späteres) suizidales Verhalten einhergeht.

Literatur

Balestrieri, M., Rucci, P., Belvederi Murri, M. et al. (2022). Suicide risk in medically ill inpatients referred to consultation-liaison psychiatric services: A multicenter study. *Journal of Affective Disorders*, 319, 329–335.

Deisenhammer EA (2018). Der »Faust-Effekt« - ein Aspekt der Akutprävention suizidaler Handlungen. *Suizidprophylaxe*, 45, 19–20.

Harris, E. C., Barraclough, B. (1997). Suicide as an outcome for mental disorders. *British Journal of Psychiatry*, 176, 205–228.

Henseler, H. (1990). *Narzißtische Krisen. Zur Psychodynamik des Selbstmords*. VS Verlag für Sozialwissenschaften.

Owens, C., Derges, J., Abraham, C. (2019). Intervening to prevent a suicide in a public place: A qualitative study of effective interventions by lay people. *BMJ Open*, 9, e032319.

Platt, S., Bille-Brahe, U., Kerkhof, A. et al. (1992). Parasuicide in Europe: the WHO/EURO multicentre study on parasuicide. I. Introduction and preliminary analysis for 1989. *Acta Psychiatrica Scandinavica*, 85, 97–104.

Ringel, E. (1976). The presuicidal syndrome. Suicide and Life *Threatening Behavior*, 6, 131–149.

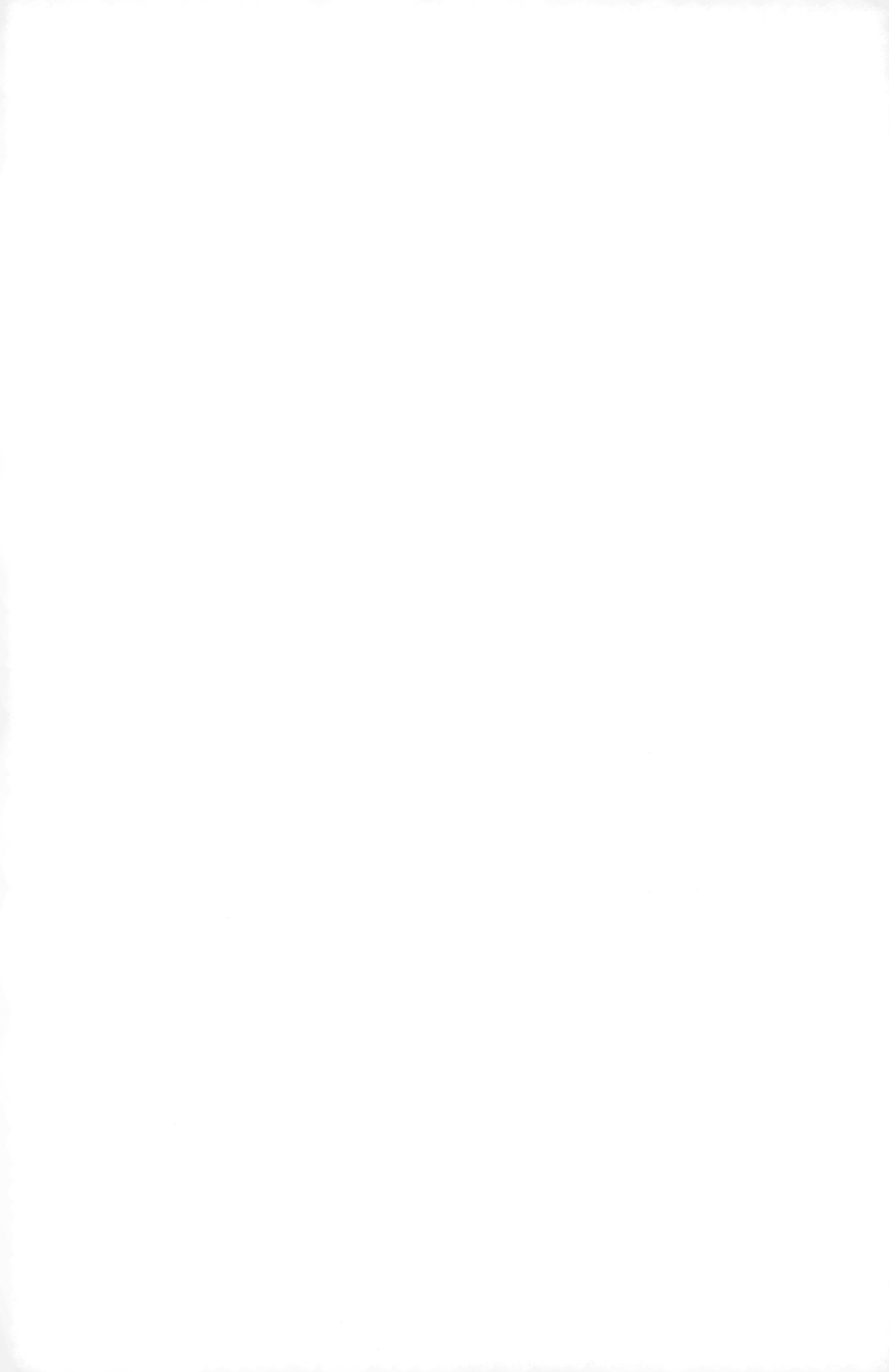

III KL-Arbeit in ausgewählten klinischen Anwendungsbereichen

17 Konsiliar-/Liaison-Arbeit in der Herzmedizin

Daniel Broschmann, Monika Sadlonova und Christoph Herrmann-Lingen

> **Lernziele:**
>
> - Erkennen der bio-psycho-sozialen Zusammenhänge bei kardiovaskulären Erkrankungen
> - Kenntnisse evidenzbasierter psychosozialer Risikofaktoren für koronare Herzkrankheit
> - Erkennen krankheitsspezifischer Belastungen in der Kardiologie und Herzchirurgie
> - Kenntnisse über die häufigsten psychischen Komorbiditäten in der Herzmedizin
> - Kenntnisse über die wichtigsten psychotherapeutischen und psychopharmakologischen Behandlungsoptionen bei herzkranken Patient:innen

17.1 Bio-psycho-soziale Zusammenhänge: Prävalenz, Pathogenese, Risikofaktoren

> **Merksatz:** Im Gegensatz zum Konsiliarmodell ist die Integration der Psychosomatiker:in ins kardiologische oder herzchirurgische Team anzustreben.

Liaisonpsychosomatiker:innen können die psychische Belastung von Patient:innen durch Screening-Gespräche frühzeitig erkennen, eine kommunikative Brücke zwischen Patient:innen und den somatischen Behandler:innen bilden sowie Prozesse im Team begleiten. Auch wenn kein Liaisonmodell besteht, kann ein psychosomatisches Erstgespräch ein erster Schritt sein, dass Patient:innen sich mit der eigenen psychischen Belastung auseinandersetzen, durch ein positives Beziehungsangebot Vertrauen fassen und psychosoziale Angebote in Betracht ziehen.

Psychische Belastungen frühzeitig erkennen

Im psychokardiologischen KL-Dienst werden tendenziell am häufigsten Patient:innen mit koronarer Herzkrankheit (KHK), arteriellem Hypertonus,

Herzrhythmusstörungen und Herzinsuffizienz gesehen (Titscher, 2020). Zudem ist in der Herzchirurgie die Erhebung des psychosozialen Status vor der HTx-Listung und der Implantation eines linksventrikulären Unterstützungssystems (LVAD) deutschlandweit etabliert (DGPM/DKPM 2022; BÄK, 2017; Tigges-Limmer et al., 2018). In der herzchirurgischen KL-Tätigkeit werden zusätzlich Patient:innen vor und nach elektiven Eingriffen (insb. aortokoronare Bypassoperation, Herzklappeneingriffe), Wundheilungsstörungen mit Notwendigkeit einer *Vakuum-assistierten Verschluss(VAC)*-Therapie bzw. nach notfallmäßigen Eingriffen gesehen. Gelegentlich kommt es auch bei der Erwachsenenpsychosomatiker:in vor, dass ein Konsil von einer kinderkardiologischen Station angefordert wird. Hier werden erwachsene Patient:innen mit angeborenem Herzfehler (EMAH) betreut, die nicht selten seit Geburt eine lange Leidensgeschichte hinter sich haben und deren Familien überdurchschnittlich in die Kranken- und Entwicklungsgeschichte involviert sind. Bei den psychischen und psychosomatischen Erkrankungen in der Herzmedizin dominieren depressive Symptome, funktionelle Herzstörungen, Angststörungen sowie – teilweise subsyndromal ausgeprägte – posttraumatische Belastungsstörungen (PTBS). Nicht selten können darüber hinaus psychische Faktoren (ICD-10: F54; ICD-11: 640) gefunden werden, die zur Entstehung und Aufrechterhaltung der Erkrankung beitragen. Da Patient:innen mit einer KHK die größte Gruppe psychokardiologischer Patient:innen darstellen, ist dieses Patientenkollektiv am besten beforscht. Daher sollen im Folgenden die wesentlichen Ergebnisse der psychokardiologischen Forschung an Koronarpatient:innen dargestellt werden, deren Situation sich nicht selten mit der anderer Herzerkranker überschneidet. Oft handelt es sich bei kardialen Erkrankungen um komplexe Erkrankungen: So kann eine KHK zu einem Infarkt führen, der eine Herzinsuffizienz mit reduzierter linksventrikulärer Ejektionsfraktion (LVEF) und Herzrhythmusstörungen durch abgestorbenes Myokardgewebe nach sich zieht.

Psychosoziale Risikofaktoren mit gesicherter Evidenz für Steigerung der KHK-Inzidenz und/oder Ereignisrate (Albus et al., 2018; BÄK, 2022a; Levine et al., 2021)

- Niedriger sozio-ökonomischer Status als KHK-Risikofaktor
- Mangelnde soziale Unterstützung in Entstehung und Verlauf der KHK
- Berufliche Stressbelastungen in der KHK-Inzidenz
- Stressbelastungen in Partnerschaft und Familie in Entstehung und Prognose der KHK
- Psychische Symptome bzw. Störungen in der Entstehung der bzw. Mortalität an KHK, z. B.:
    - Depression und Angststörung vor und nach Manifestation der KHK, spezifisch nach akutem Koronarsyndrom
    - Posttraumatische Belastungsstörungen vor und nach Manifestation der KHK, spezifisch nach akutem Koronarsyndrom
    - Schizophrenie, bipolare Störung u. a.

- Persönlichkeitseigenschaften wie Feindseligkeit und Ärgerneigung in Manifestation und Prognose der KHK sowie für das Typ-D-Persönlichkeitsmuster im Verlauf der KHK

Merksatz: Die Psychokardiologie beschäftigt sich sowohl damit, welche psychosozialen Risikofaktoren und Persönlichkeitszüge zu einer Herzerkrankung führen können, als auch damit, welche psychischen Erkrankungen durch eine Herzerkrankung hervorgerufen werden (siehe obigen Kasten), was Einfluss auf Morbidität, Mortalität sowie gesundheitsbezogene Lebensqualität haben kann.

Frühere psychodynamische Theorien (vgl. Bardé & Jordan, 2003) beschrieben Koronarpatient:innen z. B. als »Märtyrer der eigenen Ideale« oder »Sisyphos-Typen«. Viele dieser Theorien gelten mittlerweile als obsolet oder überinterpretiert. Im Wesentlichen konnten jedoch empirisch gesichert zwei Persönlichkeitsfaktoren (Albus & Herrmann-Lingen, 2017; Albus et al., 2018) ausgemacht werden, die einen signifikanten Einfluss auf den Verlauf einer KHK haben: Neigung zu Feindseligkeit und Typ-D-Persönlichkeit. Chida und Steptoe (2009) fanden in einer Metaanalyse einen signifikanten Zusammenhang zwischen Feindseligkeit und Entwicklung sowie Verlauf einer KHK, wobei der Zusammenhang einen geringeren Risikofaktor als eine Depression darstellte. Feindseligkeit war mit erhöhtem LDL- bei niedrigem HDL-Cholesterin sowie einer erhöhten Thrombozytenaktivierung assoziiert. Zudem scheint die Unfähigkeit, Ärger adäquat zu kommunizieren, mit einer Dysregulation des Herz-Kreislauf-Systems verknüpft zu sein (Rozanski et al., 2005; Albus & Herrmann-Lingen, 2017). Als Typ-D-Persönlichkeit (D für Distress) beschrieb außerdem ein Forscherteam um Denollet eine überdauernde negative Affektivität (Ärger/Depressivität/Angst) bei Unfähigkeit, Gefühle in Beziehungen zum Ausdruck zu bringen (Denollet et al., 1996). Auch wenn die initial große Effektstärke nicht reproduziert werden konnte (Grande et al., 2012), ist doch von einem deutlichen Effekt dieser chronischen Stressbelastung für den Verlauf einer KHK auszugehen, wobei die Typ-D-Persönlichkeit sich klinisch nicht selten mit depressiven Symptomen und bestimmten Persönlichkeitsstörungen überschneidet (Lambertus et al., 2018). Feindseligkeit und der »type D pattern« als Persönlichkeitsmerkmale führen wiederum zu einem eher problematischen Gesundheitsverhalten (u. a. Nikotinkonsum, ungesunde Ernährung und Bewegungsmangel). Darüber hinaus konnten niedriger sozioökonomischer Status (Marmot et al., 1997), berufliche Gratifikationskrisen (Siegrist, 2009; Madsen et al., 2017), soziale Isolation (Shor et al., 2012; Sbarra, 2015) und chronische Partnerschaftskonflikte als psychosoziale Risikofaktoren einer KHK identifiziert werden.

Mit KHK assoziierte Persönlichkeitsfaktoren

Das Herz wird stärker als andere Organe als »Motor des Lebens« identifiziert. Am Herzen zu erkranken, stellt eine existenzielle Lebensbedro-

Herzkrankheiten werden als besonders bedrohlich empfunden

hung dar, bei der die Betroffenen mitunter mit schweren Todesängsten kämpfen (Broschmann & Herrmann-Lingen, 2023). Zugleich können sie sich aber auch durch eine hochgradig technisierte Medizin von Ärzt:innen und Pfleger:innen sowie den ggf. implantierten Devices abhängig fühlen. Gerade bei herzchirurgischen oder Herzkatheter-Eingriffen können sich Patient:innen dem Behandlungsteam in extremem Maße ausgeliefert fühlen, da sie diesem das eigene Leben anzuvertrauen haben. Die Reduktion von Ängstlichkeit, negativen Krankheitsannahmen und Behandlungserwartungen sowie eine optimale Informationsvermittlung und Vorbereitung von Copingstrategien stellen somit einen wichtigen Ansatzpunkt für präoperative psychologische und edukative Interventionen dar (Rief et al., 2017; Salzmann et al., 2020). Diese Inhalte sind grafisch in ▸ Abb. 17.1 dargestellt.

Im weiteren Verlauf können Aspekte – wie z. B. Notwendigkeit einer Umstellung des gesundheitsbezogenen Lebensstils, regelmäßige Kontrolltermine und dauerhafte Medikamenteneinnahme – Koronarpatient:innen daran erinnern, an einer lebensbedrohlichen Erkrankung zu leiden. Plötzlich und unerwartet im mittleren Lebensalter mit einer Erkrankung alter Menschen konfrontiert zu sein, kann als kränkend erlebt werden.

> **Merksatz:** Als empfindliche Labilisierung der Selbstwertregulation kann ein Herzinfarkt auch als »ego infarction« betrachtet werden (Cassem & Hackett, 1979) werden.

Die Erkenntnis, jederzeit sterben zu können, kann sich in der Folge eines überlebten kardialen Akutereignisses aufdrängen, und es kann den Betroffenen schwerfallen, diese Erkenntnis zu verarbeiten. Einigen Patient:innen gelingt es zwar, die emotionale Bedrohung zu verleugnen und zu verdrängen (»major deniers«) – jedoch zu dem Preis, dass der nicht selten gesundheitsschädigende Lebensstil beibehalten wird und notwendige Änderungen ausbleiben.

Nach akutem kardialen Ereignis häufiges Auftreten von Anpassungs-/Belastungsstörungen

Patient:innen, denen eine Verarbeitung oder Abwehr des Bedrohungserlebens nur unvollständig gelingt, können dagegen eine psychische Belastung erleben oder eine psychische Erkrankung entwickeln. Während eines akuten Koronarsyndroms erleben 20 % der Betroffenen intensiven, weitere 50 % moderaten Distress und Todesangst (Herrmann-Lingen et al., 2020). Mindestens jede vierte oder fünfte Herzpatient:in entwickelt nach einem akuten kardialen Ereignis eine Anpassungs- oder Belastungsstörung mit ängstlicher und depressiver Symptomatik. Das Vollbild einer PTBS tritt bei 3–5 % nach akutem Koronarsyndrom auf, während bei 13–20 % nur einige posttraumatische Symptome geschildert werden (Vilchinsky et al., 2017). Eine psychopathologische Besonderheit der kardialen PTBS ist das »Flash forward«-Erleben (Holmes et al., 2007): Schließlich besteht die lebensbedrohliche Situation in der instabilen Herzsituation und kann in der Zukunft jederzeit erneut auftreten (Edmondson, 2014). Intrusives Erleben betrifft daher nicht nur vergangene, sondern auch künftige lebensbedrohliche Ereignisse, die sorgenvoll antizipiert werden. Dies ist der Grund für die häufige Chronifizierung der Symptomatik.

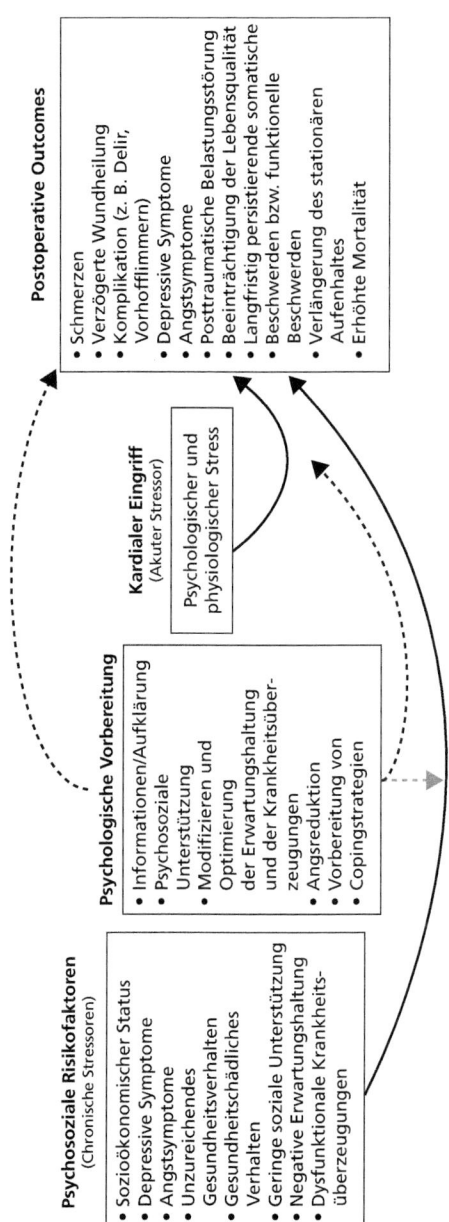

Abb. 17.1: PSY-PREP-Modell, modifiziert nach Salzmann et al. (2020)

> **Merksatz:** Während Patient:innen mit einer PTBS eine nach außen häufig sichtbare psychische Belastung zeigen, können *depressive Symptome* durch eine gute Fassade im Verborgenen und unerkannt bleiben – insbesondere dann, wenn eine konsiliarische psychosomatische Erstdiagnostik ausbleibt.

Mit unterschiedlicher Krankheitsschwere treten depressive Symptome bei bis zu 50 % der Patient:innen nach akutem Herzereignis auf, psychopathologisch relevante depressive Symptome finden sich in der unmittelbaren Postinfarktphase bei 15–20 % (Herrmann-Lingen, 2020). Zu verschiedenen Zeitpunkten nach dem Infarktgeschehen treten im Mittel zu 24 % klinisch bedeutsame depressive Symptome auf (Ladwig et al., 2018). Die Überlappung von vitalen Erschöpfungssyndromen und einer depressiven Symptomatik erschwert die Diagnostik. Diese ist jedoch klinisch relevant: Depressivität stellt nämlich einen ähnlich starken Risikofaktor dar wie das Rauchen und erhöht bereits bei Herzgesunden das Risiko eines koronaren Herzereignisses auf das Doppelte (Rugulies, 2002; Wulsin & Singal, 2003; Nicholson et al., 2006). Depressive Störungen wirken sich auf das Gesundheitsverhalten aus und führen so zu vermehrtem Nikotinkonsum, Bewegungsmangel und Fehlernährung. Zudem haben depressive Symptome bereits auf physiologischer Ebene zahlreiche Auswirkungen, z. B. Veränderungen der hormonellen Stressachse, Entzündungsprozesse auf zellulärer Ebene mit Plaque-Destabilisierung, verstärkte Gerinnungsaktivierung oder erhöhtes Risiko für Minderperfusion. Eine Depression führt darüber hinaus zu sozialem Rückzug, zu frühzeitiger Berentung und schließlich zu deutlich geringerer Lebensqualität. Aufgrund dieser die Krankheit aufrechterhaltender Aspekte sollten depressive Störungen frühzeitig erkannt und eine fachgerechte Therapie initiiert werden. Ob eine Psychotherapie einen günstigen Effekt auf eine KHK haben kann, bleibt umstritten. Zuletzt konnte jedoch z. B. eine Studie von El Baou et al. (2023) zeigen, dass eine erfolgreiche Psychotherapie der Depression mit einer geringeren KHK-Inzidenz in den Folgejahren assoziiert war.

Weitere Auswirkungen von depressiven Störungen

Bei Angststörungen sehen die klinische Situation und Datenlage dagegen weniger einheitlich aus (▶ Kap. 13). Auf vegetativer Ebene führt Angst zu einer Erhöhung des Blutdrucks und der Herzfrequenz, sodass das Herz stärker gespürt wird. Auch können bei Veranlagung zu Arrhythmien diese durch herzbezogene Ängste verstärkt werden. Patient:innen, die aufgrund einer entwicklungsbedingten Mentalisierungsstörung nicht in der Lage sind, Affekte wie Ängste zu erkennen, erleben zwar die körpernahe Seite des Affektes, sind aber nicht in der Lage, die Angst als solche zu erkennen.

Merksatz: Auch bei Vorliegen einer KHK können sekundäre funktionelle Herzbeschwerden zusätzlich bestehen, wenn die Klinik nicht hinreichend durch kardiologische Befunde erklärbar ist.

Bei einer KHK und insbesondere nach einem akuten Koronarsyndrom ist die Ernst- oder Nichternstnahme von körperlichen Symptomen, die auch durch Ängste bedingt sein können, ein Balanceakt. Verkennen die Betroffenen körperliche Symptome, die eine Lebensbedrohung andeuten, bringen sie sich womöglich in Gefahr; versteigen sie sich in die Angst – auch mit ängstlicher Beobachtung mittels technischer Geräte (z. B. Smartwatch) – so kann dies zu einer starken Lebensbeeinträchtigung und Verstärkung der

Symptomatik mit Entstehung einer Angststörung führen. Sofern verfügbar kann bei für Patient:innen schwer zu differenzierender körperlicher Symptomatik ein stationäres internistisch-psychosomatisches Setting ein passendes Behandlungsangebot sein. Ob eine komorbide Angststörung zu einer erhöhten Mortalität beiträgt, ist derzeit weiterhin offen: Einerseits wurden moderat erhöhte kardiale Ereignisraten bei Patient:innen mit ängstlicher Symptomatik festgestellt (Roest et al., 2010; Celano et al., 2015), andererseits konnte keine klare Risikoerhöhung durch eine definierte Angststörung nachgewiesen werden (Tully et al., 2014; Celano et al., 2015). Zudem werden in manchen Untersuchungen auch protektive Effekte erhöhter Ängstlichkeit auf die Herzgesundheit festgestellt – sowohl in der Allgemeinbevölkerung (Mykletun et al., 2007) als auch bei einer KHK (Meyer et al., 2010).

Fallbeispiel 1:

Frau L. wurde mit Dyspnoe und Wassereinlagerungen sowie bei akutem Nierenversagen in die Kardiologie aufgenommen. Vor Ort zeigte sich eine unklare Kardiomyopathie mit rechtsventrikulärer Beteiligung, Dilatation und reduzierter LVEF von 45 %. Im Verlauf wurde die Indikation zur Schrittmacherbehandlung bei Sinusknotensyndrom, AV-Block 1. Grades und Rechtsschenkelblock gestellt. Aufgrund eines langwierigen und komplikationsreichen Verlaufes dekompensierte die Patientin auch psychisch mit ausgeprägten depressiven Beschwerden, sodass eine psychokardiologische Mitbetreuung vom Stationsteam als notwendig erachtet wurde. Im psychosomatischen Erstgespräch konnte eine mittelgradige depressive Episode diagnostiziert werden, jedoch zeigte Frau L. sich zunächst ablehnend gegenüber einer psychokardiologischen und weiteren psychopharmakologischen Behandlung. Durch die Motivationsarbeit der Lebensgefährtin konnte sich die Patientin im Verlauf jedoch für eine Behandlung öffnen. Im Zweitgespräch berichtete die Patientin, dass es für sie schambehaftet sei, über ihre eigene Befindlichkeit zu sprechen. In der Vergangenheit habe sie sich eher um andere Menschen gekümmert und es falle ihr schwer, Hilfe anzunehmen. Auch fühle sie sich abhängig von den Behandler:innen und im Krankenhaus »eingesperrt«. Angst habe sie auch deshalb, weil wenige Monate zuvor die Mutter an einem plötzlichen Herztod verstorben sei. Damals sei die Ursache unklar geblieben, genauso wie auch nun die Ursache der Kardiomyopathie ungeklärt sei. Den Tod der Mutter habe sie bisher noch nicht verarbeitet. Nach weiteren supportiven psychokardiologischen Gesprächen konnte Frau L. zu einer antidepressiven Medikation mit Sertralin motiviert werden, die sie in einer Dosis von 50 mg komplikationslos vertrug und die nach 2,5 Wochen auch zu einer deutlichen Besserung der Stimmung beitrug. Zuletzt machte die Patientin wieder Scherze und wirkte zunehmend gelöst und konnte mit deutlich gebesserter Stimmungslage in die kardiologische Rehabilitationsbehandlung entlassen werden.

Fallbeispiel 2:

Frau U. erhielt bei Non-Compaction-Kardiomyopathie mit einer hochgradig eingeschränkten LVEF von 10 % am Anfang der Covid-19-Pandemie eine Herztransplantation (HTx) mit einem komplikationslosen intraoperativen Verlauf. In der Vorgeschichte der Patientin waren rezidivierende depressive Episoden im Rahmen der chronischen Herzinsuffizienz bekannt. Bei der HTx-Listung bestand eine Remission der depressiven Symptomatik. Im postoperativen Verlauf entwickelte die Patientin eine ausgeprägte delirante Symptomatik mit Desorientiertheit, optischen Halluzinationen, Agitiertheit und Notwendigkeit einer antipsychotischen Behandlung mit Haloperidol. Am achten Tag nach der Herztransplantation wurden zudem die staatlich geregelten Schutzmaßnahmen im Rahmen der Covid-19-Pandemie wirksam und die Krankenhäuser führten ein strenges Besuchsverbot ein. Im weiteren Verlauf entwickelte die Patientin aufgrund der diversen Belastungsfaktoren (Scham nach der deliranten Symptomatik, Komplikationen im postoperativen Verlauf, Kontakt mit der Familie via Handy, Identitätskrise mit Schuldgefühlen der Spender:in gegenüber) eine mittelgradige bis schwere depressive Episode mit Niedergeschlagenheit, Affektlabilität, Morgentief, Schlafstörungen, Appetitminderung, Lebensmüdigkeit sowie eine Adhärenzstörung, insbesondere gegenüber der Mobilisierung. Die psychosomatische Liaison-Ärztin der Klinik für Herzchirurgie führte tägliche supportive Gespräche mit initialem Fokus auf nichtmedikamentöse und medikamentöse Behandlung der deliranten Symptomatik auf der Intensivstation und Reduktion der sozialen Isolation durch regelmäßige Kontaktaufnahme mit den Angehörigen via Videotelefonat bei anhaltendem Besuchsverbot durch. Im weiteren Verlauf standen bei der psychosomatischen Liaison-Tätigkeit v. a. die emotionale Verarbeitung der Erlebnisse und Behandlungskomplikationen (Scham nach der deliranten Symptomatik), Stärkung der Behandlungsmotivation, Aktivierung von Ressourcen und Reduktion der Adhärenzstörung und Besserung der Nahrungszufuhr bei einer schwerwiegenden Gewichtsabnahme im Vordergrund. Nach insgesamt 70 Behandlungstagen konnte die Patientin in einem stabilisierten Zustand in die kardiologische Rehabilitation verlegt werden.

17.2 Spezielle Fragestellungen im KL-Dienst der Herzmedizin

Die psychosomatische Unterstützung von Herzpatient:innen auf der Intensivstation, z. B. im Rahmen eines kardiogenen Schocks (mit oder ohne

Implantation einer extrakorporalen Membranoxygenierung – ECMO oder Impella) oder eines komplikationsreichen Verlaufs nach einem Eingriff am Herzen, stellt eine besondere Herausforderung im KL-Dienst der Herzmedizin dar (▶ Kap. 23 zu intensivmedizinischen Aspekten). Die Herzerkrankung kann zur Störung des Körpererlebens, des Selbstwertgefühls und des sozialen Ansehens (»Was bin ich noch mit meiner Krankheit wert?«) und zum Gefühl des Getrenntseins vom sozialen Umfeld führen (Larsen et al., 2021). Das intensive Bedrohungserleben und die häufig schlechte psychische Verfassung der Patient:innen begünstigen eine anhaltende Stressreaktion, die sich wiederum abträglich auf die Genesung auswirkt. Zudem geht die intensivmedizinische Behandlung oft mit Schlafstörungen, Angststörungen, Depression und einem Delir (▶ Kap. 10) einher. Das Auftreten eines Delirs ist mit einem schlechten längerfristigen Verlauf, einer reduzierten Kognition und Selbständigkeit im Alltag sowie einer erhöhten Sterblichkeit assoziiert (van der Wulp et al., 2019; Witlox et al., 2010). Patient:innen mit schweren Delirsymptomen haben ein wesentlich erhöhtes Risiko für die Entwicklung einer PTBS, von der bis zu einem Drittel betroffen sein können (Grover et al., 2019).

Erhöhtes Traumatisierungsrisiko durch Delir

> **Merksatz:** Die Herzschrittmacher- bzw. Defibrillatorbehandlung kann mit speziellen Bewältigungsproblemen einhergehen (▶ siehe Kapitel 15).

Beispielsweise berichten viele Patient:innen von der beunruhigenden Vorstellung eines implantierten Fremdkörpers mit Veränderung im Körperbild und Verlust der Autonomie. Bei anderen überwiegen die Vorteile des Gerätes wie die kontinuierliche Überwachung der Herzrhythmusstörungen bzw. Beruhigung bei Terminierung von Herzrhythmusstörungen durch einen adäquaten Defibrillationsschock. Häufige Schockabgaben (insbesondere Schockserien [»electrical storm«]) oder inadäquate Schocks werden als sehr beängstigend erlebt. Insbesondere Schocks mit Verlust des Bewusstseins, oft begleitet von einer vorausgehenden Aura, können zu Agoraphobien, Panikstörungen oder gelegentlich PTBS führen. Die ängstliche Verarbeitung der Schockabgaben mit dem Gefühl des Kontrollverlustes bis hin zur erlernten Hilflosigkeit führen oft zu erheblichen Einschränkungen im Alltag (Vermeidungs- und Sicherheitsverhalten). Der KL-Dienst kann beispielsweise bei der Integration des Gerätes in das Körperbild (»Das Device als Lebensretter«), der Psychoedukation und der Reduktion der Ängste, des Vermeidungs- und Sicherheitsverhaltens behilflich sein.

Bedrohungserleben durch Defibrillator-Schocks

17.3 Spezielle Interventionen im KL-Dienst der Herzmedizin

17.3.1 Psychotherapeutische Interventionen im KL-Dienst der Herzmedizin

Milde Effekte durch Verhaltenstherapie belegt

Bisherige Untersuchungen von Koronarpatient:innen mit depressiver oder Angst-Symptomatik konnten – trotz anderer Erwartung – nicht die gleiche Wirksamkeit psychotherapeutischer Interventionen (▶ Kap. 4) zeigen wie in Studien an Herzgesunden. Durch kognitiv-verhaltenstherapeutische Interventionen konnten nur milde Effekte in der Reduktion von depressiver und Angst-Symptomatik nachgewiesen werden (Reavell et al., 2018). Ähnlich geringe Effekte traten bei depressiven Patient:innen mit Herzinsuffizienz auf (Jeyanantham et al., 2017). Noch dünner als bei der KVT ist die Studienlage bei psychodynamischen Interventionen. So konnten in der SPIRR-CAD-Studie zwar geringe Effekte auf die Depressivität durch die Intervention festgestellt werden, jedoch waren diese statistisch nicht signifikant (Herrmann-Lingen et al., 2016). Von der psychodynamischen Intervention konnten in dieser Studie jedoch insbesondere Patient:innen mit Typ-D-Persönlichkeit oder einem abweisend-vermeidenden Bindungsstil profitieren, was für zukünftige Interventionsstudien eine weitere Differenzierung nahelegt (Söllner et al., 2018). Ob die geringere Wirksamkeit psychotherapeutischer Interventionen durch methodische Schwierigkeiten oder zu wenig differenzierte Maßnahmen bedingt ist, ist Gegenstand der aktuellen Diskussion (vgl. Boll-Klatt et al., 2020). Alternativen für Herzpatient:innen außerhalb des KL-Dienstes neben einer psychotherapeutischen Behandlung stellen »collaborative care«-Interventionen dar (Tully & Baumeister, 2015), bei denen fachlich geschulte Behandlungsassistent:innen die Herzpatient:innen über einen längeren Zeitraum begleiten. Diese stellen mit einer Unterstützung bei Krankheitsbewältigung und Risikofaktoroptimierung eine Chance dar, die Patient:innen ganzheitlicher zu behandeln (Katon et. al., 2010; Rollman et al., 2021).

Collaborative Care als alternative Interventionsform

Da es sich bei psychokardiologischen Patient:innen um ein spezifisches, häufig noch wenig Psychotherapie-erfahrenes Patient:innenklientel handelt, muss die psychosomatische Konsiliarärzt:in eine empathisch-haltende Funktion (Winnicott, 1997) einnehmen und in der Behandlung undogmatisch auftreten.

> **Merksatz:** Statt therapeutisch abstinent zu sein und konfrontativ-aufdeckend vorzugehen, sollten Interventionen im KL-Dienst der Herzmedizin stets im »antwortenden Modus« erfolgen, d. h. in Antwort auf das, was Patient:innen in die Beziehung einbringen (Streeck & Leichsenring, 2015).

Bei negativer Affektivität – etwa Ärger oder Wut – der Patient:innen sollte sich die Konsiliarärzt:in die narzisstisch vulnerable Situation der Betroffenen verdeutlichen und die eigene Gegenübertragung reflektieren. Nicht selten kann Ärger auch der Verarbeitung von existenziellen Ängsten im Rahmen der Herzerkrankung dienen, da der aggressive Affekt als kontrollierbarer erlebt wird. Zudem können weitere Tools aus dem »psychotherapeutischen Werkzeugkoffer« genutzt werden: Dazu gehören primär psychoedukative und kognitiv-verhaltenstherapeutische Interventionen, Entspannungsverfahren sowie ggf. auch psychodynamische Interventionen (▶ Kap. 4). Bei psychodynamischen Interventionen liegt der Fokus nicht auf deutend-aufdeckenden Techniken, sondern auf der Bereitstellung haltender Hilfs-Ich-Funktionen. Psychotherapeutisch steht die Bewältigung der narzisstischen Krise (»Ego-Infarkt«) im Vordergrund (vgl. Boll-Klatt, 2020). Im weiteren Verlauf einer ambulanten oder stationären tiefenpsychologisch fundierten Psychotherapie kann dann der Fokus bei Typ-D-Persönlichkeit und abweisend-vermeidendem Bindungsmuster auf problematischen Interaktionsmustern liegen.

17.3.2 Pharmakologische Interventionen im KL-Dienst der Herzmedizin

Aufgrund des deutlich günstigeren Nebenwirkungsprofils sollten selektive Serotoninwiederaufnahmehemmer (SSRI) verordnet werden (BÄK, 2022b). Die beste Datenlage an herzerkrankten Patient:innen besteht für Sertralin und nach neueren Studien auch für Escitalopram (Jiang et al., 2008; Kim et al., 2018).

SSRI-Verordnung wird aufgrund geringer Nebenwirkungen bevorzugt

> **Merksatz:** Vor und nach Medikamenteneindosierung sind regelmäßige EKG-Untersuchungen (Cave: QTc-Zeit) und Laboruntersuchungen (insb. der Leberparameter) vorzunehmen.

Bei Citalopram und Escitalopram kann es in Einzelfällen zu schwerwiegenden Herzrhythmusstörungen (Torsade-de-pointes-Tachykardien) kommen, sodass diese bei älteren Personen, insb. mit Herzinsuffizienz, eher nicht angewandt werden sollten. SSRIs sollten zur Vermeidung eines serotonergen Syndroms nicht mit anderen serotonergen Substanzen verabreicht werden. Auch kann eine Interaktion mit Thrombozytenaggregationshemmern oder Antikoagulanzien bestehen, sodass auf (z. B. gastrointestinale) Blutungen geachtet und reagiert werden sollte. Auf andere QTc-Zeit-verlängernde Medikamente sollte zur Vermeidung von Herzrhythmusstörungen verzichtet werden. Aufgrund von toxischen Hautreaktionen sollte Sertralin nicht mit Lamotrigin kombiniert werden. Bei gleichzeitiger Gabe von Thiaziden und ACE-Hemmern mit Escitalopram kann das Risiko einer Hyponatriämie steigen, was ebenfalls Herzrhythmusstörungen begünstigen kann (Benkert & Hippius, 2021).

Trizyklika sollten vermieden werden

Generell sollte bei Herzpatient:innen gemäß aktuellen Leitlinien auf Trizyklika verzichtet werden, da diese über ein ungünstiges kardiales Nebenwirkungsprofil mit anticholinergen und potenziell proarrhythmischen Wirkungen verfügen (Lange-Asschenfeldt & Benkert, 2021). Klinisch scheint auch Mirtazapin von Herzpatient:innen gut vertragen zu werden: Für die kurzfristige Behandlung von ausgeprägten Panikattacken können vorübergehend als Bedarfsmedikation Benzodiazepine wie Lorazepam oder Diazepam verabreicht werden, die Medikation ist jedoch möglichst zeitnah (max. 1–2 Wochen) aufgrund des hohen Abhängigkeitspotenzials zu beenden und bei anhaltendem Behandlungsbedarf eine Psychotherapie oder eine Medikation mit einem SSRI zu initiieren.

> **Merksatz:** Atypische Antipsychotika sollten zur Behandlung von Depressionen und Angststörungen bei Herzpatient:innen aufgrund des hohen Neben- und Wechselwirkungspotenzials und des Einflusses auf die QTc-Zeit nur nach strenger Einzelfallprüfung und unter sorgfältigem Monitoring möglicher Nebenwirkungen verabreicht werden.

Eine medikamentöse Behandlung eines *Delirs* (▶ Kap. 10) sollte insbesondere Herzpatient:innen mit schwerer Agitation, psychomotorischer Unruhe und dadurch Eigen- und Fremdgefährdung vorbehalten bleiben. Die medikamentöse Delirbehandlung wird typischerweise von dem psychiatrischen KL-Dienst übernommen. Die KL-Psychosomatiker:innen im Bereich der Kardiologie und/oder Herzchirurgie können allerdings die nichtmedikamentösen (Reorientierung, Optimierung des Tag-Nacht-Rhythmus, Mobilisierung) und medikamentösen Maßnahmen (Monitoring der Symptome, Anpassungen der Medikation, EKG-Kontrollen) in die Liaison-Tätigkeit integrieren und bei entsprechender Erfahrung auch eigenständig eine Medikationsempfehlung geben.

17.3.3 Teambezogene Interventionen

> **Merksatz:** Während mit der Anforderung psychosomatischer Konsiliaruntersuchungen durch die somatischen Ärzt:innen der Herzmedizin die Versorgung der psychosozialen Krankheitsaspekte gewissermaßen »outgesourced« wird, stellt die systematische Kooperation im Rahmen eines psychokardiologischen Liaisondienstes ein »insourcing« psychosomatischer Spezialkompetenz in das Team dar (Hontschik, 2006).

Beide Modelle können die Versorgung von Herzpatient:innen deutlich verbessern, ersetzen jedoch nicht die unmittelbare »ganzheitliche« Zuwendung der somatischen Behandler:innen. Allerdings finden Gespräche in der Herzmedizin – nicht zuletzt aufgrund des Zeitdrucks – sehr häufig nur in rudimentärer Weise statt, ohne dass Patient:innen aktiv einbezogen werden

(Gordon et al., 2005). Dies führt nicht selten dazu, dass der psychosomatische KL-Dienst mit Wünschen der Patient:innen nach krankheitsbezogener Informationsvermittlung konfrontiert wird. Diese Wünsche sollten als berechtigte Anliegen anerkannt und soweit möglich beantwortet werden, weshalb eine gute Kenntnis der Krankheitsbilder und Therapieoptionen des jeweiligen Gebiets wichtig ist.

Ein wechselseitiger Lernprozess zwischen primär somatisch und primär psychosomatisch Behandelnden ist essenziell. Dieser kann im Rahmen regelmäßiger Liaisonkontakte und wechselseitiger Fortbildungsteilnahme entstehen; als besonders geeignet haben sich daneben auch die seit 2009 regelmäßig unter der Trägerschaft der Deutschen Gesellschaft für Kardiologie angebotenen *Kurse der Psychokardiologischen Grundversorgung* erwiesen.

Wechselseitiger Austausch mit somatisch Behandelnden

Literaturauswahl

Albus, C., Herrmann-Lingen, C. (2017). Koronare Herzkrankheit: Biopsychosoziale Aspekte zur Ätiologie und Pathogenese einer Volkskrankheit. In K. Köhle, W. Herzog, P. Joraschky et al. (Hrsg.), *Psychosomatische Medizin* (8. Aufl., S. 865–876). Elsevier.

Broschmann, D. Herrmann-Lingen, C. (2023). Myokardinfarkt als Lebenschance. *Ethik in der Medizin*, 35(1), 57–75.

Bundesärztekammer (BÄK), Kassenärztliche Bundesvereinigung (KBV), Arbeitsgemeinschaft der Wissenschaftlichen Medizinischen Fachgesellschaften (AWMF) (2022a). *Nationale Versorgungsleitlinie Chronische KHK* – Langfassung, Version 16.09. 2022.

Herrmann-Lingen, C., Albus, C., Titscher, G. (2020). *Psychokardiologie. Ein Praxisleitfaden für Ärzte und Psychologen.* Springer.

Levine, G. N., Cohen, B. E., Commodore-Mensah, Y. et al. (2021). Psychological health, well-being, and the mind-heart-body connection: A scientific statement from the American Heart Association. *Circulation*, 143(10), e763–e783. https://doi.org/10.1161/CIR.0000000000000947

Literatur

Albus, C., Herrmann-Lingen, C. (2017). Koronare Herzkrankheit: Biopsychosoziale Aspekte zur Ätiologie und Pathogenese einer Volkskrankheit. In K. Köhle, W. Herzog, P. Joraschky et al. (Hrsg.), *Psychosomatische Medizin* (8. Aufl., S. 865–876). Elsevier.

Albus, C., Kruse, J., Wöller, W. (2018). »Hätte ich die Beschwerden nicht, wäre alles gut«. Patienten mit somatoformen Störungen. In W. Wöller, J. Kruse (Hrsg.), *Tiefenpsychologisch fundierte Psychotherapie – Basisbuch und Praxisleitfaden* (5. Aufl., S. 397–408). Schattauer.

Bardé, B., Jordan, J. (2003). *Psychodynamische Beiträge zu Ätiologie, Verlauf und Psychotherapie der koronaren Herzerkrankung.* VAS.

Benkert, O., Hippius, H. (2021). *Kompendium der Psychiatrischen Psychopharmakotherapie* (13. Aufl.). Springer.

Boll-Klatt, A., Köllner, V., Herrmann-Lingen, C. (2020). Behandlung. Spezielle psychotherapeutische Verfahren, Methoden und Techniken. In C. Herrmann-Lingen, C. Albus, G. Titscher (Hrsg.), *Psychokardiologie. Ein Praxisleitfaden für Ärzte und Psychologen* (S. 249–271). Springer.

Broschmann, D. Herrmann-Lingen, C. (2023). Myokardinfarkt als Lebenschance. *Ethik in der Medizin, 35*(1), 57–75.

Bundesärztekammer (BÄK) (2017). Richtlinien zur Organtransplantation gem. § 16 TPG. Richtlinie gemäß § 16 Abs. 1 S. 1 Nrn. 2 u. 5 TPG für die Wartelistenführung und Organvermittlung zur Lungentransplantation. *Deutsches Ärzteblatt, 114*, A1948.

Bundesärztekammer (BÄK), Kassenärztliche Bundesvereinigung (KBV), Arbeitsgemeinschaft der Wissenschaftlichen Medizinischen Fachgesellschaften (AWMF) (2022a). *Nationale Versorgungsleitlinie Chronische KHK* – Langfassung, Version 16.09. 2022.

Bundesärztekammer (BÄK), Kassenärztliche Bundesvereinigung (KBV), Arbeitsgemeinschaft der Wissenschaftlichen Medizinischen Fachgesellschaften (AWMF) (2022b). *Nationale Versorgungsleitlinie Unipolare Depression* – Langfassung, Version 3.1. 2022.

Cassem, N. H., Hackett, T. P. (1979). Caring for the cardiac patient. »Ego infarction« psychological reactions to a heart attack. *The Journal of Practical Nursing, 29*(10), 17–20.

Celano, C. M., Millstein, R. A., Bedoya, C. A. et al. (2015). Association between anxiety and mortality in patients with coronary artery disease: A meta-analysis. *American Heart Journal, 170*(6), 1105–1115. https://doi.org/10.1016/j.ahj.2015.09.013

Chida, Y., Steptoe, A. (2009). The association of anger and hostility with future coronary heart disease: A meta-analytic review of prospective evidence. *Journal of the American College of Cardiology, 53*(11), 936–946. https://doi.org/10.1016/j.jacc.2008.11.044

Denollet, J., Sys, S. U., Stereobat, N. et al. (1996). Personality as independent predictor of long-term mortality in patients with coronary heart disease. *Lancet, 347*, 417–421. https://doi.org/10.1016/s0140-6736(96)90007-0.

Deutsche Gesellschaft für Psychosomatische Medizin und Ärztliche Psychotherapie e. V. (DGPM), Deutsches Kollegium für Psychosomatische Medizin e. V. (DKPM) (2022). *Psychosoziale Diagnostik und Behandlung von Patientinnen und Patienten vor und nach Organtransplantation. 1. Version 2022.* Verfügbar unter: https://www.awmf.org/leitlinien/detail/ll/051-031.html, Zugriff am 04.07.2024.

Edmondson, D. (2014). An enduring somatic threat model of posttraumatic stress disorder due to acute life-threatening medical events. *Social and Personality Psychology Compass, 8*(3), 118–134. https://doi.org/10.1111/spc3.12089

El Baou, C., Desai, R., Cooper, C. et al. (2023). Psychological therapies for depression and cardiovascular risk: Evidence from national healthcare records in England. *European Heart Journal, 44*(18), 1650–1662. https://doi.org/10.1093/eurheartj/ehad188

Gordon, H. S., Street, R. L. Jr, Kelly, P. A. et al. (2005). Physician-patient communication following invasive procedures: an analysis of post-angiogram consultations. *Social Science & Medicine, 61*(5),1015–1025. https://doi.org/10.1016/j.socscimed.2004.12.021

Grande, G., Romppel, M., Barth, J. (2012). Association between type D personality and prognosis in patients with cardiovascular diseases: A systematic review and meta-analysis. *Annals of Behavioral Medicine, 43*(3), 299–310. https://doi.org/10.1007/s12160-011-9339-0

Grover, S., Sahoo, S., Chakrabarti, S. et al. (2019). Avasthi A. Post-traumatic stress disorder (PTSD) related symptoms following an experience of delirium. *Journal of

Psychosomatic Research, 123, 109725. https://doi.org/10.1016/j.jpsychores.2019.05.003

Herrmann-Lingen, C., Beutel, M. E., Bosbach, A. et al. (2016). A stepwise psychotherapy intervention for reducing risk in coronary artery disease (SPIRR-CAD): Results of an observer-blinded, multicenter, randomized trial in depressed patients with coronary artery disease. *Psychosomatic Medicine*, 78(6), 704–715. https://doi.org/10.1097/PSY.0000000000000332

Herrmann-Lingen, C. (2020). Psychosomatische Problemfelder und Komorbiditäten am Beispiel der koronaren Herzerkrankung. Depression. In C. Herrmann-Lingen, C. Albus, G. Titscher (Hrsg.), *Psychokardiologie. Ein Praxisleitfaden für Ärzte und Psychologen* (S. 96–104). Springer.

Herrmann-Lingen, C., Albus, C., Titscher, G. (2020). *Psychokardiologie. Ein Praxisleitfaden für Ärzte und Psychologen*. Springer.

Holmes, E. A., Crane, C., Fennell, M. J. et al. (2007). Imagery about suicide in depression – »Flash-forwards«? *Journal of Behavior Therapy and Experimental Psychiatry*, 38(4), 423–434. https://doi.org/10.1016/j.jbtep.2007.10.004

Hontschik, B. (2006). *Körper, Seele, Mensch. Versuch über die Kunst des Heilens.* Suhrkamp.

Jeyanantham, K., Kotecha, D., Thanki, D. et al. (2017). Effects of cognitive behavioural therapy for depression in heart failure patients: A systematic review and meta-analysis. *Heart Failure Reviews*, 22(6), 731–741. https://doi.org/10.1007/s10741-017-9640-5

Jiang, W., O'Connor, C., Silva, S. G. et al. (2008). Safety and efficacy of sertraline for depression in patients with CHF (SADHART-CHF): A randomized, double-blind, placebo-controlled trial of sertraline for major depression with congestive heart failure. *American Heart Journal*, 156(3), 437–444. https://doi.org/10.1016/j.ahj.2008.05.003

Katon, W. J., Lin, E. H., Von Korff, M., et al. (2010). Collaborative care for patients with depression and chronic illnesses. *New England Journal of Medicine*, 363(27), 2611–2620. https://doi.org/10.1056/NEJMoa1003955

Kim, J. M., Stewart, R., Lee, Y. S. et al. (2018). Effect of escitalopram vs placebo treatment for depression on long-term cardiac outcomes in patients with acute coronary syndrome: a randomized clinical trial. *JAMA*, 320(4), 350–357. https://doi.org/10.1001/jama.2018.9422

Ladwig, S., Zhou, Z., Xu, Y. et. al. (2018). Comparison of treatment rates of depression after stroke versus myocardial infarction: A systematic review and meta-analysis of observational data. *Psychosomatic Medicine*, 80(8), 754–763. https://doi.org/10.1097/PSY.0000000000000632

Lambertus, F., Herrmann-Lingen, C., Fritzsche, K. et al. (2018). Prevalence of mental disorders among depressed coronary patients with and without Type D personality. Results of the multi-center SPIRR-CAD trial. *General Hospital Psychiatry*, 50, 69–75. https://doi.org/10.1016/j.genhosppsych.2017.10.001

Lange-Asschenfeldt, C, Benkert, O. (2021). Psychopharmaka im Alter und bei internistischen Erkrankungen. In O. Benkert, H. Hippius (Hrsg.), *Kompendium der Psychiatrischen Psychopharmakotherapie* (13. Aufl., S. 844–854) Springer.

Larsen, R., Fink, T., Müller-Wolff T. (Hrsg.) (2021), *Larsens Anästhesie und Intensivmedizin für die Fachpflege* (10. Aufl.). Springer.

Levine, G. N., Cohen, B. E., Commodore-Mensah, Y. et al. (2021). Psychological health, well-being, and the mind-heart-body connection: A scientific statement from the American Heart Association. *Circulation*, 143(10), e763–e783. https://doi.org/10.1161/CIR.0000000000000947

Madsen, I. E., Nyberg, S. T., Hanson, L. M. et al. (2017). Job strain as a risk factor for clinical depression: Systematic review and meta-analysis with additional individual participant data. *Psychological Medicine*, 47(8), 1342–1356. https://doi.org/10.1017/S003329171600355X

Marmot, M. G., Bosma, H., Hemingway H. et al. (1997). Contribution of job control and other risk factors to social variations in coronary heart disease incidence. *Lancet*, 350(9073), 235–239. https://doi.org/10.1016/s0140-6736(97)04244-x

Meyer, T., Buss, U., Herrmann-Lingen, C. (2010). Role of cardiac disease severity in the predictive value of anxiety for all-cause mortality. *Psychosomatic Medicine*, 72(1), 9–15. https://doi.org/10.1097/PSY.0b013e3181c64fc0

Mykletun, A., Bjerkeset, O., Dewey, M. et al. (2007). Anxiety, depression, and cause-specific mortality: The HUNT study. *Psychosomatic Medicine*, 69(4), 323–331. https://doi.org/10.1097/PSY.0b013e31803cb862

Nicholson, A., Kuper, H., Hemingway, H. (2006). Depression as an aetiologic and prognostic factor in coronary heart disease: A meta-analysis of 6362 events among 146 538 participants in 54 observational studies. *European Heart Journal*, 27(23), 2763–2774. https://doi.org/10.1093/eurheartj/ehl338

Reavell, J., Hopkinson, M., Clarkesmith, D. et al. (2018). Effectiveness of cognitive behavioral therapy for depression and anxiety in patients with cardiovascular disease: A systematic review and meta-analysis. *Psychosomatic Medicine*, 80(8), 742–753. https://doi.org/10.1097/PSY.0000000000000626

Rief, W., Shedden-Mora, M. C., Laferton, J. A. C. et al. (2017). Preoperative optimization of patient expectations improves long-term outcome in heart surgery patients: Results of the randomized controlled PSY-HEART trial. *BMC Medicine*, 15(1), 4. https://doi.org/10.1186/s12916-016-0767-3

Roest, A. M., Martens, E. J., Denollet, J. et al. (2010). Prognostic association of anxiety post myocardial infarction with mortality and new cardiac events: A meta-analysis. *Psychosomatic Medicine*, 72(6), 563–569. https://doi.org/10.1097/PSY.0b013e3181dbff97

Rollman, B. L., Anderson, A. M., Rothenberger, S. D. et al. (2021). Efficacy of blended collaborative care for patients with heart failure and comorbid depression: A randomized clinical trial. *JAMA Internal Medicine*, 181(10), 1369–1380. https://doi.org/10.1001/jamainternmed.2021.4978

Rozanski, A., Blumenthal, J. A., Davidson, K. W. et al. (2005). The epidemiology, pathophysiology, and management of psychosocial risk factors in cardiac practice: The emerging field of behavioral cardiology. *Journal of the American College of Cardiology*, 45(5), 637–651. https://doi.org/10.1016/j.jacc.2004.12.005

Rugulies, R. (2002). Depression as a predictor for coronary heart disease: A review and meta-analysis. *American Journal of Preventive Medicine*, 23(1), 51–61. https://doi.org/10.1016/s0749-3797(02)00439-7

Salzmann, S., Salzmann-Djufri, M., Wilhelm, M. et al. (2020). Psychological Preparation for Cardiac Surgery. *Current Cardiology Reports*, 22(12), 172. https://doi.org/10.1007/s11886-020-01424-9

Sbarra, D. A. (2015). Divorce and health: Current trends and future directions. *Psychosomatic Medicine*, 77(3), 227. https://doi.org/10.1097/PSY.0000000000000168

Shor, E., Roelfs, D. J., Bugyi, P. et al. (2012). Meta-analysis of marital dissolution and mortality: Reevaluating the intersection of gender and age. *Social Science & Medicine*, 75(1), 46–59. https://doi.org/10.1016/j.socscimed.2012.03.010

Siegrist, J. (2009). Gratifikationskrisen als psychosoziale Herausforderungen. *Arbeitsmedizin, Sozialmedizin, Umweltmedizin*, 44, 574–579.

Söllner, W., Müller, M. M., Albus, C. et al. (2018). The relationship between attachment orientations and the course of depression in coronary artery disease patients: A secondary analysis of the SPIRR-CAD trial. *Journal of Psychosomatic Research*, 108, 39–46. https://doi.org/10.1016/j.jpsychores.2018.02.014

Streeck, U., Leichsenring, F. (2015). *Handbuch psychoanalytisch-interaktionelle Therapie*. Vandenhoeck & Ruprecht.

Tigges-Limmer, K., Brocks, Y., Winkler, Y. et al. (2018). *Psychosoziale Aspekte in der Diagnostik und Therapie von LVAD-Patienten*. Zeitschrift für Herz-, Thorax- und Gefäßchirurgie, 32, 141–149. https://doi.org/10.1007/s00398-017-0171-0

Titscher, G. (2020). Psychosomatische Konsiliar-Liaison-Dienste in der Kardiologie. In C. Herrmann-Lingen, C. Albus, G. Titscher (Hrsg.), *Psychokardiologie. Ein Praxisleitfaden für Ärzte und Psychologen*. Springer.

Tully, P. J., Cosh, S. M., Baumeister, H. (2014). The anxious heart in whose mind? A systematic review and meta-regression of factors associated with anxiety disorder diagnosis, treatment and morbidity risk in coronary heart disease. *Journal of Psychosomatic Research*, 77(6), 439–448. https://doi.org/10.1016/j.jpsychores.2014.10.001

Tully, P. J., Baumeister, H. (2015). Collaborative care for comorbid depression and coronary heart disease: A systematic review and meta-analysis of randomised controlled trials. *BMJ Open*, 5(12), e009128. https://doi.org/10.1136/bmjopen-2015-009128

van der Wulp, K., van Wely, M., van Heijningen, L. et al. (2019). Delirium After Transcatheter Aortic Valve Implantation Under General Anesthesia: Incidence, Predictors, and Relation to Long-Term Survival. *Journal of the American Geriatrics Society*, 67(11), 2325–2330. https://doi.org/10.1111/jgs.16087

Vilchinsky, N., Ginzburg, K., Fait, K. et al. (2017). Cardiac-disease-induced PTSD (CDI-PTSD): A systematic review. *Clinical Psychology Review*, 55, 92–106. https://doi.org/10.1016/j.cpr.2017.04.009

Visseren, F. L., Mach, F., Smulders, Y. M. et al. (2022). 2021 ESC Guidelines on cardiovascular disease prevention in clinical practice: Developed by the Task Force for cardiovascular disease prevention in clinical practice with representatives of the European Society of Cardiology and 12 medical societies With the special contribution of the European Association of Preventive Cardiology (EAPC). *European Journal of Preventive Cardiology*, 29(1), 5–115. https://doi.org/10.1093/eurheartj/ehab484

Winnicott, D. (1997). *Von der Kinderheilkunde zur Psychoanalyse*. Fischer.

Witlox, J., Eurelings, L. S. M., Jonghe, J. F. M. et al. (2010). Delirium in elderly patients and the risk of postdischarge mortality, institutionalization, and dementia: A meta-analysis. *JAMA*, 304(4), 443–451. https://doi.org/10.1001/jama.2010.1013

Wulsin, L. R., Singal, B. M. (2003). Do depressive symptoms increase the risk for the onset of coronary disease? A systematic quantitative review. *Psychosomatic Medicine*, 65(2), 201–210. https://doi.org/10.1097/01.psy.0000058371

18 Psychische Aspekte bei Diabetes – Psychodiabetologie

Harald Sourij und Christian Vajda

> **Lernziele:**
>
> - Erkennen der typischen und speziellen psychischen Belastungen und Störungen bei Patient:innen mit Diabetes
> - Kenntnisse der besonderen psychosozialen Auswirkungen und psycho-(sozio-)dynamischen Wechselwirkungen bei Diabetes
> - Kenntnisse über die psychopharmakologische Therapie und psychotherapeutische Begleitung der Betroffenen

18.1 Bio-psycho-soziale Zusammenhänge

18.1.1 Diabetes mellitus – internistische Aspekte

Diabetes mellitus fasst eine Gruppe von heterogenen Erkrankungen zusammen, deren Gemeinsamkeit eine Erhöhung der Blutzuckerkonzentration darstellt (Harreiter & Roden, 2023). Laut dem Atlas der International Diabetes Federation aus dem Jahr 2021 haben weltweit etwa 537 Millionen Menschen einen Diabetes mellitus und Projektionen gehen davon aus, dass diese Zahl bis zum Jahr 2045 auf 700 Millionen Menschen ansteigen könnte (IDF Atlas, 2021). Die Diagnose eines Diabetes mellitus wird entweder mittels eines bestätigten Nüchternblutzuckers ($\geq$ 126 mg/dl), einer HbA1c-Bestimmung ($\geq$ 6.5 % oder 48 mmol/mol) oder mit Hilfe eines oralen Glukosetoleranztests (2h-Wert $\geq$ 200 mg/dl) gestellt (Harreiter & Roden, 2023).

Typ-2-Diabetes die häufigste Form

Die häufigste Diabetesform stellt der Typ-2-Diabetes dar, welcher über 90 % aller Erkrankungsfälle weltweit ausmacht. Es handelt sich dabei um eine chronisch progrediente Erkrankung, die sowohl durch das Vorliegen einer Insulinresistenz der Leber und der peripheren Gewebe als auch durch einen Sekretionsdefekt der pankreatischen Betazelle bedingt ist. Letztere Störung ist schließlich für den progredienten Charakter der Erkrankung verantwortlich.

Typ-1-Diabetes auf Platz 2

Die zweithäufigste Form stellt der Typ-1-Diabetes dar. Dabei handelt es sich um einen Autoimmunprozess, der schließlich zur Destruktion der insulinproduzierenden Betazellen im Pankreas führt. Für die Initiation des Autoimmunprozesses sind Virusinfektionen bei genetischer Prädisposition wahrscheinlich, auch wenn der pathophysiologische Prozess noch nicht vollständig verstanden wird. Auch wenn die Erkrankung einen Inzidenzgipfel bei Kindern und Jugendlichen erreicht, so kann sie prinzipiell in jedem Lebensalter auftreten (Atkinson et al., 2014).

Weitere Diabetestypen stellen jene bei endokrinen Erkrankungen (z. B. Akromegalie oder Cushing-Syndrom) oder Pankreaserkrankungen (z. B. Pankreastumoren, Pankreatitis, Pankreasresektion, Hämochromatose) dar, oder es liegen genetische Defekte der Insulinsekretion vor (z. B. Maturity Onset Diabetes of the Young [MODY]) oder der Insulinwirkung (z. B. Lipodystrophie) vor. Medikamentös ausgelöste Diabetesfälle (z. B. durch Glukokortikoide) und der Schwangerschaftsdiabetes stellen weitere Diabetesentitäten dar.

Weitere Unterformen und Ursachen von Diabetes

Neben der Therapie der Hyperglykämien sind heute der Einsatz von blutzuckersenkenden Medikamenten mit nachgewiesenem kardio-renalem Nutzen (z. B. SGLT2-Hemmer oder GLP1-Rezeptoragonisten) und das Management von Hypertonie und Hypercholesterinämie etablierte Eckpfeiler der Diabetestherapie.

Therapieoptionen beim Diabetes

Typ-1-Diabetes ist durch einen absoluten Insulinmangel gekennzeichnet und macht eine Supplementationstherapie mit Insulin notwendig. Diese kann durch eine funktionelle Insulintherapie (Basalinsulin 1(–2)-mal täglich und prandiales Insulin vor den Mahlzeiten je nach Kohlenhydratzufuhr) oder aber durch Automated-Insulin-Delivery(AID)-Systeme (Algorithmen steuern basierend auf kontinuierlichen Glukosesensordaten die Insulinabgaben über Pumpensystem) erfolgen (Holt et al., 2021). Aber auch Menschen mit Typ-2-Diabetes weisen eine progrediente Abnahme der Betazellfunktion auf, sodass eine Insulintherapie im Verlauf notwendig werden kann. Aktuelle Leitlinien empfehlen bei Typ-2-Diabetes den Beginn mit einer Basalinsulintherapie, die dann je nach glykämischer Kontrolle durch zusätzliche Gaben eines prandialen Insulins eskaliert werden kann (Davies et al., 2022).

Neben den akuten Komplikationen des Diabetes mellitus – wie der diabetischen Ketoazidose oder dem hyperosmolaren-hyperglykämischen Koma oder möglichen Hypoglykämien unter pharmakologischer Therapie (Insulin oder Sulfonylharnstoffe können solche verursachen) – ist es vor allem die chronische Hyperglykämie, die Langzeitschäden und Funktionsstörungen verschiedener Organe und Gewebe wie Augen, Nieren, Nerven, Blutgefäße oder dem Herzen hervorruft.

Abseits pharmakologischer Therapieansätze spielt die Befähigung der Betroffenen, sich selbst aktiv mit der Erkrankung auseinanderzusetzen, mittels multiprofessioneller Schulungsangebote eine wesentliche Rolle in der Betreuung von Menschen mit Diabetes (Tricco et al., 2012).

18.1.2 Diabetes mellitus – psychiatrisch/psychosomatische Aspekte

Die Auseinandersetzung mit psychodiabetologischen Fragestellungen in der KL-Tätigkeit kommt, bedingt durch die hohe Anzahl der Betroffenen von Diabetes, häufig vor. Die möglichen Fragestellungen, die sich hierdurch ergeben, sind mannigfaltig und umfassen abseits spezifischer, durch den Diabetes ausgelöster Fragestellungen (bspw. Hypoangst, Insulin-Purging oder Diabetes-Burnout) auch die Begleitung von Betroffenen mit psychiatrischer Hauptdiagnose, welche als Komorbidität eine diabetologische Stoffwechsellage aufweisen.

Psychodynamische Überlegungen auf Basis der sozial-familiären Einbettung

Unterschiedliche psychische Auswirkungen aufgrund des Diabetes-Typs

Grundlegend muss beachtet werden, dass es sich bei Erkrankungen des Diabetesformenkreises um chronische Krankheitszustände handelt, welche – sowohl entwicklungspsychologische (bei bspw. Typ-1-Diabetes) als auch durch mitunter jahrzehntelange bestehende Lebensstilgewohnheiten (Typ-2-Diabetes) etablierte – spezielle intrapsychische Dynamiken und Verhaltensweisen umfassen können.

Während der überwiegende Teil der von Typ-2-Diabetes betroffenen Patient:innen jenen im höheren Lebensalter erleiden – in einer Phase, wo viele einschneidende Entwicklungen des persönlichen Lebens bereits stattgefunden haben –, wird die Erkrankung beim überwiegenden Teil der Patient:innen mit Typ-1-Diabetes in einem sehr jungen Lebensalter diagnostiziert. Dies zu einem Zeitpunkt im Leben, an dem die Betroffenen einerseits noch im Familienverbund leben und hierdurch die Kontrolle der Erkrankung oftmals durch die Eltern (mit-)vollzogen wird bzw. sich spezielle Herausforderungen (Scham, Auswirkungen auf Freizeitverhalten, Umgang mit Alkohol etc.) durch den Umgang mit der Peer-Group (Schule, Freund:innen etc.) ergeben. Abseits der Auswirkungen der Diagnose auf die eigenen Bedürfnisse und Sorgen müssen Kinder bzw. Jugendliche gegebenenfalls auch mit den Ängsten, Sorgen oder dem Unverständnis (bspw. aufgrund Anpassungsnotwendigkeiten bei Mahlzeiten wie genaues Planen von Zeit und Menge der Zufuhr etc.) jener umgehen, welche für sie Obsorge tragen. Dies kann zu Gefühlen von Schuld oder Hilflosigkeit führen sowie in der Gegenreaktion zu Widerstand, maladaptiven Verhalten (bspw. psychotroper Substanzkonsum), erhöhtem Leistungswillen und -druck bis hin zu zwanghaftem Verhalten, welches sich wiederum in der Ausgestaltung und Adhärenz der somatischen Therapie niederschlagen kann.

Psychodynamische Überlegungen auf Basis der Besonderheiten der Diabetes-Behandlung

Ausgehend von den Überlegungen des letzten Unterkapitels stellt dies für die spezifische Therapie des Diabetes insofern eine zusätzliche Herausforderung dar, da das eigene Wohlbefinden sowie die Leistungsfähigkeit im Alltag – und im weitesten Sinn auch das Überleben – von der Notwendigkeit geleitet wird, den eigenen Alltag kontinuierlich zu organisieren (Essensmenge, Essenzeiten, Insulindosis, Einnahmezeitpunkt der Medikamente etc.) und – zumindest in Grenzen – auch auf Genüsse bzw. Spontanität verzichten zu müssen. Zudem kann der Umstand, sich selbst Schmerzen zufügen zu müssen – wenn bspw. noch kein Sensor vorliegend ist oder keine Pumpe (Automatische Insulin-Dosierungs-Systeme/AID) die erforderliche Insulinmenge verabreicht –, dazu führen, dass Betroffene die Applikation der notwendigen Therapie vermeiden bzw. zu ungünstigeren Zeitpunkten vornehmen. Als weiterer Faktor kann der Umstand genannt werden, dass aufgrund der Offensichtlichkeit/Bemerkbarkeit für Mitmenschen durch das Verabreichen von Insulin per Pen unter anderem ausgeprägte Schamgefühle, Ängste oder Diabetes-Distress erzeugt werden können. Sorgen über die Reaktion bzw. die Konsequenz des Bildes auf andere im privaten wie beruflichen Kreis können hiermit auch die Lebensqualität und die Therapieadhärenz beeinträchtigen.

Herausforderungen durch die spezifische Therapie des Diabetes

Als weitere wichtige Punkte sind technische wie digitale Aspekte der aktuellen Diabetestherapie mitzubedenken. Durch die Möglichkeit, per Sensor sein Blutzuckerprofil jederzeit überprüfen sowie die Abgabe des Insulins per Pumpe automatisiert vonstattengehen zu lassen, können sich abseits der Verbesserungen für die Patient:innen auch spezifische Herausforderungen und Belastungen ergeben. Die Gefahren des Überschießens eines Optimierungswillens hinsichtlich der eigenen Blutzuckerwerte sowie das Auftreten von zusätzlichen Ängsten durch die Kontrollmöglichkeit muss mit beachtet werden. Dies führt durch die Möglichkeit des Messens bzw. der Kontrolle des Blutzuckers durch Wearables (mobile Telefone, Smartwatches) zu zusätzlichen Herausforderungen.

Herausforderungen durch die Technik

18.2 Spezielle Fragestellungen im KL-Dienst

Durch diese Besonderheiten in der Behandlung bzw. im Management der unterschiedlichen Diabetesformen ergeben sich wiederum verschiedene Belastungskonsequenzen auf psychosozialer Ebene bis hin zu affektiven Störungen, Angstsymptomen und -störungen, Auswirkungen auf das Essverhalten sowie emotionalem Ausbrennen (Diabetes-Burnout). Diese psychischen Belastungen können wiederum die bestehenden Diabetes-Symptome bzw. den Verlauf der Erkrankung verschlechtern und Folgeschäden begünstigen (bspw. durch schlechteren Lebensstil, verringerte Therapieadhärenz). Zudem kann das Vorliegen von psychischen Erkrankungen (bspw. Depression) ebenso das Risiko für das Auftreten eines Diabetes erhöhen.

18.2.1 Affektive Störungen

Fallbeispiel 1 – Wenn nichts mehr geht:

Sie werden zu einem 46-jährigen Mann gerufen, welcher seit mehreren Jahren Schwierigkeiten mit der Einstellung seines Diabetes hat. Die Glukose-Werte seien zumeist über 300 mg/dl und es läge ein HbA1c von 12 % vor. Der Patient spritze laute dem stationären Team sein Kurzzeitinsulin regelmäßig selbst, sein Langzeitinsulin habe er einmal am Tag verordnet bekommen. Ein Sensor würde vorliegen, eine Pumpe habe er bislang nicht erhalten. Der Patient klagt gegenüber dem internistischen Team über einen Antriebsverlust sowie Schlafstörungen (Ein- wie Durchschlafstörungen). Im Gespräch berichtet der Patient zudem von einer ausgeprägten Freudlosigkeit in seinem Leben, von Selbstvorwürfen, Libidoverlust und Konzentrationsstörungen. In der Familienanamnese lagen zudem depressive Episoden (»auch wenn diese so in meiner Familie nicht bezeichnet wurden«) in der väterlichen Linie vor. Ein erhöhter Blutdruck ist beim Patienten ebenfalls beschrieben, für den er einen ACE-Hemmer einnehme. Dem Patienten falle es schwer, sich zu motivieren, auf sein Gewicht und seine Bewegung zu achten, und er würde wiederholt auf sein Langzeitinsulin (Insulin glargin) vergessen.

Depression und Diabetes – eine bidirektionale Verbindung

Depressive Störungen (F32.- und F33.-) weisen einen bidirektionalen Zusammenhang mit Diabetes auf. So haben Menschen mit Diabetes ein fast doppelt so hohes Risiko im Vergleich zur Allgemeinbevölkerung, eine Depression zu entwickeln (Ali et al., 2006), gleichzeitig erhöhen vorbestehende affektive Störungen das Risiko, an Diabetes zu erkranken (Knol et al., 2006). Ursächlich werden hierbei eine erhöhte inflammatorische Zytokinfreisetzung, Dysregulationen der Hypothalamus-Hypophysen-Nebennierenrinden-Achse (HHPA) bzw. die Erhöhung von Cortisolspiegeln, insbesondere in der Major Depression, diskutiert (Ali et al., 2006). Weitere Faktoren sind ein reduzierter Bewegungsdrang, schlechtere Ernährung bzw. eine reduzierte Compliance/Adhärenz bzgl. notwendiger Ernährungspläne oder Spritznotwendigkeiten, bedingt durch die Stimmungsverschlechterung und den Antriebsverlust. Abseits der negativen Auswirkungen einer manischen/hypomanischen Episode bei bipolarer Störung (F31.-) auf die Therapietreue beim Diabetes ist zudem zu beachten, dass möglicherweise ein höherer Anteil an Patient:innen mit bipolarer Störung eine atypische Depression, im Vergleich zur unipolaren Depression, aufweisen kann (Brailean et al., 2020). Bei der atypischen Depression kann abseits eines ausgeprägten Schlafbedürfnisses (Hypersomnie) auch eine prinzipiell erhöhte Nahrungsaufnahme (Hyperphagie) durch eine Appetitsteigerung vorliegen, ein Umstand, welcher das Management der Glukose-Werte wiederum zusätzlich erschwert.

Abseits der depressiven Störung mit ihrer Einteilung in leichte, mittlere und schwere Depression (nach ICD-10) sind depressive Zustandsbilder auch zu Beginn der Diagnosestellung »Diabetes« zu berücksichtigen. Neben einer natürlichen Reaktion im Sinne eines möglicherweise initial krisenhaften Erlebens sind auch die Anpassungsstörung (F43.2) differenzialdiagnostisch mitzubedenken.

Bei Vorliegen einer affektiven Störung stellt insbesondere auch das psychopharmakologische Management eine Herausforderung dar, da ein Großteil der infrage kommenden Medikamente eine Auswirkung auf das Gewicht und den Glucosestoffwechsel haben können (▶ Kap. 18.3.2).

18.2.2 Ängste und Angststörungen

Angststörungen sind ein häufig vorkommendes Zustandsbild bei Menschen mit Diabetes, wobei eine bidirektionale Wirkung diskutiert wird (Mersha et al., 2022).

Fragestellungen im KL-Dienst umfassen neben krankheitsbezogenen Ängsten (u. a. Sorge vor diabetesbedingten Schäden und Spätfolgen/Progedienzangst, Invalidität, Entzug der Fahrerlaubnis) auch ausgeprägte Störungsbilder, welche die Kriterien einer generalisierten Angststörung (F41.1), von Panikstörungen (F41.0), Sozialphobie (unter anderem Angst vor dem Verlassen der eigenen Wohnstätte, F40.1), spezifischen Phobien (Spritzenphobie) oder aber auch einer Hypo(glykämie)angst erfüllen. Bei letzterer wird insbesondere nachts weniger Insulin als notwendig verabreicht, um eine Unterzuckerung im Schlaf zu verhindern. Zusätzlich kann oftmals eine Schlafproblematik aufgrund der Sorge, einen »Hypo« zu verpassen, entstehen.

Vielfältige Angstsymptome und Angststörungen

18.2.3 Essstörungen

Jede Form der Essstörung (u. a. Anorexia nervosa, Bulimie, Binge Eating) stellt eine zusätzliche Belastung für eine diabetologische Stoffwechsellage dar. Zudem kann die gewichtssteigernde Wirkung des Insulins bei Verabreichung für die betroffenen Personen zu einer zusätzlichen psychischen Belastung werden. Bzgl. des Vorkommens von Essstörungen bei Diabetes-Erkrankten im Vergleich zur Normalbevölkerung liegt eine heterogene Datenlage vor, insbesondere auch in Relation des vorliegenden Typs (Abrahamian et. al, 2023).

> **Fallbeispiel 2 – Wenn der Fokus woanders liegt:**
>
> Sie werden bzgl. der zu hohen Glukose-Werte (durchschnittlich über 200 mg/dl) einer 23-jährigen Typ-1-Diabetikerin gerufen. Die Patientin erweist sich als äußerst schlank und erzählt, dass ihr es immer wichtig war, nicht zu viel zuzunehmen. Sie habe in der Schulzeit unter Mobbing

gelitten und möchte dies nicht wieder erleben. So sie ihr Gewicht halten könne, gehe es ihr psychisch gut und sie fühle sich wohl. Die Patientin zeigt im Gespräch und bei der Erhebung des Status psychicus keine psychopathologischen Auffälligkeiten.

Insulinverzicht als gefährliche Maßnahme zur Gewichtsreduktion

Das Insulin-Purging (insulin omission) stellt eine spezifische diabetesbezogene Verhaltensweise dar, bei welcher nicht die benötigen (Höhen der) Insulindosen zur glykämischen Stoffwechselkontrolle durch die Betroffenen verabreicht werden. Hierdurch wird versucht, den Glukosespiegel im Blut hochzuhalten und durch eine forcierte Ausscheidung der Glukose über die Niere eine Gewichtsabnahme zu erreichen. Dieses Verhalten betrifft hauptsächlich Patient:innen mit Typ-1-Diabetes (hiervon hauptsächlich Frauen). In Abhängigkeit des Lebensalters kann die Prävalenz auf bis zu 40 % der von Typ-1-Diabetes betroffenen Frauen ansteigen (Pinhas-Hamiel et al., 2015) an. Ein Nachweis gestaltet sich schwierig, da generell eine möglicherweise zugrundeliegende Essstörung bzw. das Insulin-Purging an sich oftmals verneint und verheimlicht wird. Durch die schlechtere glykämische Kontrolle ergibt sich ein höheres Risiko für das frühzeitige Auftreten von diabetesbezogenen Folgeschäden. Weitere damit verbundene Begriffe sind Diabulimie und renale Bulimie. Die Therapie umfasst einen multidisziplinären Ansatz aus psychotherapeutischen, psychoedukativen und diätologischen Maßnahmen. Wichtige Themen sind u. a. das Coping bei Diabetes, Erfahrungen mit psychischen Traumata, die Wichtigkeit zwischenmenschlicher Beziehungen und negative Erfahrungen mit dem Gesundheitspersonal (Coleman & Caswell, 2020; Zaremba et al., 2020). Das Behandler:innen-Team sollte eine Kompetenz hinsichtlich der spezifischen psychosozialen sowie internistischen Hintergründe bei Diabetes innehaben, um eine adäquate Therapie ermöglichen zu können. Etablierte Behandlungsempfehlungen der »klassischen« Bulimie sind auf die Diabulimie nur eingeschränkt übertragbar (Winston, 2020).

Weitere essbezogene Verhaltensweisen, welche nicht zwangsläufig die Kriterien einer Essstörung erfüllen, können ebenso das Management des Blutzuckerwertes beeinflussen. Hierbei sind sporadische Essanfälle (Frustessen/emotionales Essverhalten) im Sinne des Versuches einer Emotionsregulation oder auch ungesunde diätologische Maßnahmen zu erwähnen.

18.2.4 Diabetes-Distress und Diabetes-Burnout

Diabetes-Distress ein häufiges Phänomen

Diabetes-spezifischer Stress beschreibt emotionale und kognitive Belastungen, welche sich durch die Erkrankung ergeben. Dies kann eine gedrückte Stimmungslage, Ängste, das subjektive Stressgefühl, Schuldgefühle oder Konzentrationsstörungen umfassen, ein Umstand, der wiederum dazu führt, dass die Fürsorge für die Diabetes-Erkrankung abnimmt sowie die Betroffenen unter einer kontinuierlicheren Stressbelastung stehen. Diese Belastungen erfüllen jedoch nicht die Kriterien einer F-Diagnose nach ICD-10. Betroffen sind hierbei zwischen 18 % und 45 % aller Patient:innen mit Typ-1- und Typ-2-Diabetes (Young-Hyman et al., 2016).

Bei langandauernder emotionaler wie Ressourcen aufbrauchender Belastung kann ein Diabetes-Burnout – eine Müdigkeit von der eigenen Erkrankung – entstehen. Betroffene kümmern sich infolgedessen nicht mehr so um ihre Erkrankung, wie es notwendig wäre, wodurch die Glukose-Kontrolle zusehends schlechter wird und sich die Wahrscheinlichkeit für Folgeschäden erhöht. Ursachen können mannigfaltig sein und in der Persönlichkeit (bspw. hoher Perfektionsgrad), in äußeren Faktoren wie bspw. ein belastendes soziales Umfeld oder der Krankheitsverarbeitung (u. a. fehlende Akzeptanz der Erkrankung) liegen, wodurch mit der Zeit ein emotionales Ausbrennen vonstattengeht (Kontoangelos et al., 2022).

Wenn der Zucker ausbrennt – Diabetes-Burnout

18.3 Spezielle Interventionen im KL-Dienst

18.3.1 Nichtmedikamentöse Maßnahmen

Diabetes erfordert eine multi- und interdisziplinäre Versorgung der Betroffenen. Neben der internistischen Begleitung umfasst dies die Betreuung durch Diätolog:innen und Pflegepersonen sowie gegebenenfalls durch Psychiater:innen und/oder Psychosomatiker:innen, Psycholog:innen und/oder Psychotherapeut:innen. Eine grundlegende Psychoedukation, insbesondere hinsichtlich der Auswirkungen des körpereigenen Stresssystems, der Wechselwirkungen von psychosozialen Belastungen mit biologischen Faktoren wie dem Hormonhaushalt sowie der Vermittlung nichtmedikamentöser Therapie-Optionen (bspw. Entspannungstechniken, Ernährung, Sport etc.), stellt dabei einen wichtigen Grundpfeiler dar, welcher idealerweise bereits in den Grundschulungen (Diabetes-Schulung) verankert sein sollte (Kulzer et al., 2013b). In der konsiliarischen Tätigkeit sollte der Wissensstand der Patient:in bzgl. der Wechselwirkungen im Sinne des bio-psycho-sozialen Modelles erhoben, beachtet und gegebenenfalls – wenn notwendig – ergänzt und aufgefrischt werden. Die Vermittlung von Stress-Coping-Strategien und Entspannungstechniken (bspw. Achtsamkeit, Progressive Muskelentspannung) ist ein weiterer sinnvoller Therapieansatz. Bei Patient:innen mit ausgeprägter Angst vor Hypoglykämien kann eine stationäre Behandlung zur Blutzuckereinstellung i. S. einer Exposition mit Normalwerten sinnvoll sein.

Diabetes – eine multidisziplinäre Herausforderung

18.3.2 Pharmakologische Interventionen und Herausforderungen

Fallbeispiel 3 – Wenn das Heilmittel zum Problem wird:

Ein 35-jähriger Herr berichtet von einer raschen Gewichtszunahme von 12 kg im vergangenen Jahr. Prinzipiell hätte er sich schon immer mit dem

Essen schwergetan, diese Zunahme wäre jedoch für ihn nicht erklärbar. Er hätte jedoch damals den Verlust bzw. die Reduktion seines Sättigungsgefühls erlebt. Dies führte in weiterer Folge auch zur Diagnose eines Diabetes Typ 2, bei zugleich nun vorhandener ausgeprägter Adipositas Grad 2 (BMI = 35). In der Anamneseerhebung schildert er, im vergangenen Jahr eine ausgeprägte Schmerzsymptomatik entwickelt zu haben, woraufhin er Pregabalin verschrieben bekommen hatte.

Psychopharmaka als Treiber des Gewichtes

In Bezug auf psychopharmakologische Maßnahmen muss beachtet werden, dass ein großer Teil der zur Verfügung stehenden Medikamente einen ungünstigen Einfluss auf den Appetit und die Gewichtszunahme haben kann (dazu auch ▸ Kap. 7). Dies betrifft bspw. trizyklische (insbesondere Amitriptylin) wie tetrazyklische (bspw. Mirtazapin) Antidepressiva sowie die meisten Antipsychotika (u. a. Clozapin, Olanzapin, Quetiapin, Risperidon), zudem auch Valproat, Lithium und Pregabalin. SSRIs stellen das Mittel der Wahl bei einer antidepressiven wie anxiolytischen medikamentösen Therapie bei Diabetes dar (Kulzer et al., 2013a; Abrahamian et al., 2023).

Aber auch SSRIs können durch die grundlegende hemmende Wirkung auf die H1- und 5HT2c-Rezeptoren zur Erhöhung des Appetits führen. Eine Gewichtszunahme ist dabei bei Paroxetin beschrieben, in einzelnen Studien wird dies auch bei Escitalopram und Citalopram vermutet. Für Fluoxetin wird wiederum eine Gewichtsreduktion berichtet, während ein deutlicher Gewichtsverlust für Bupropion (Cave: Senkung der Krampfschwelle möglich) belegt ist (Abrahamian et al., 2023; Eder et al., 2023).

Fluoxetin und Sertralin können zudem zu Beginn der Therapie eine Erhöhung der Insulinsensitivität bewirken, wodurch es zu einer Verbesserung der Glukose-Werte und hierdurch auch vermehrt Hypoglykämien kommen kann. Hier kann eine Anpassung der Diabetes-Therapie notwendig sein. Beim Vorliegen neuropathischer Schmerzen wäre zudem das SNRI Duloxetin ein geeignetes Mittel der Wahl (Kulzer et al., 2013a).

Gründe für die Ablehnung der psychopharmkologischen Medikation

Die Ablehnung einer medikamentösen Therapie durch die Patient:innen kann unter anderem durch die Sorge vor einem subjektiven Kontrollverlust (bspw. bei entspannungsfördernden Medikamenten), einer Gewichtszunahme (Körperbild, jedoch auch differenzialdiagnostisch an Essstörungen denken) oder einem zu tiefen Schlaf durch schlaffördernde Medikamente – und hierdurch das Bedenken, bei einem »Hypo« nicht adäquat reagieren zu können – bedingt sein.

18.3.3 Fragebögen als Unterstützung zur Diagnostik und Einschätzung

Abseits der Erhebung einer umfassenden bio-psycho-sozialen Anamnese sowie der Einschätzung des individuellen Umganges – unter Einbeziehung der biographischen Faktoren – mit der Diabeteserkrankung können unterschiedlichste spezifische Fragebögen und Tools die Einschätzung der diabetesbezogenen Belastungen zusätzlich evaluieren und eine Einschätzung erleichtern. Eine kleine Auswahl an möglichen Fragebögen und Tools finden sich in ▶ Tab. 18.1.

Tab. 18.1: Ausgewählte Fragebögen und Tools

Fragebogen/Tool	Beschreibung
Diabetes Distress Scale (DDS-17)	Mit Hilfe dieses Fragebogens werden diabetesbezogene Belastungen erhoben. Der Fragebogen kann in vier Subskalen ausgewertet werden (1. Emotionale Belastungen, 2. Behandler-bezogene Belastungen, 3. Therapie-bezogene Belastungen, 4. Diabetesbezogene interpersonelle Belastungen). Die DDS-17 wurde dabei unter anderem auf Basis von Erkenntnissen des PAID (siehe unten) entwickelt (Hermanns et al, 2009).
Diabetes Distress Scale for Adults with Type I Diabetes (T1-DDS)	Dieser Fragebogen besteht aus 28 Selbstbewertungs-Items und umfasst sieben Dimensionen der Belastungen: Hypoglykämie-, Therapie- und ernährungsbezogene Probleme sowie Gefühle der Hilflosigkeit, negative soziale Wahrnehmung, Belastungen durch die ärztliche Betreuung und freundschaftliche/familiäre Belastungen (Fisher et al., 2015).
Diabetes Self-Management Questionnaire (DSMQ)	Dieser Fragebogen erfragt in der revidierten Fassung (DSMQ-R) im Umfang von 20 Items (+ 7 optionale Items für Selbstbehandlungsverhaltensweisen bei intensiver Insulinbehandlung) das Selbstmanagement hinsichtlich Verhaltensweisen, welche zu einer guten Blutzuckereinstellung führen können (Schmitt et al., 2013).
Problem Areas in Diabetes – Kurzform (PAID-5)	Dieser Fragebogen stellt die Kurzform des ursprünglich mit 20 Fragen konzipierten Problem-Areas-in-Diabetes (PAID)-Fragebogens dar, welcher ein robustes Maß für den diabetesbezogenen emotionalen Distress darstellt. Es werden Ängste, Sorgen und depressive Stimmung hinsichtlich der Diabeteserkrankung erfragt (McGuire et al., 2010).
Psychosomatic Assessment Health Disc (PAHD)	Hierbei handelt es sich um ein visuelles Selbsteinschätzungstool, bei dem Patient:innen anhand einer Disc in sechs Lebensdimensionen (körperliches Befinden, Sozialleben, Sexualität, psychisches Befinden, Schlaf, Arbeits-/Leistungsfähigkeit) auf einer Skala von 0–10 ihre Zufriedenheit bezogen auf die letzten vier Wochen einschätzen können. Die Disc wurde hierbei für endokrinologische Patient:innen validiert (Fazekas et al., 2022).

Literaturauswahl

Abrahamian, H., Kautzky-Willer, A., Rießland-Seifert, A. et al. (2023). Psychische und neurokognitive Erkrankungen und Diabetes mellitus (Update 2023). *Wiener klinische Wochenschrift, 135*(Suppl. 1), 225–236. https://doi.org/10.1007/s00508-022-02117-9

Harreiter, J., Roden, M. (2023). Diabetes mellitus: definition, classification, diagnosis, screening and prevention (Update 2023). *Wien Klin Wochenschr, 135*(Suppl. 1), 7–17. https://doi.org/10.1007/s00508-019-1450-4

Kulzer, B., Albus, C., Herpertz, S. et. al. (2013a). Psychosoziales und Diabetes (Teil 1). *Diabetologie und Stoffwechsel, 8*(3), 198–242.

Kulzer, B., Albus, C., Herpertz, S. et. al. (2013b). Psychosoziales und Diabetes (Teil 2). *Diabetologie und Stoffwechsel, 8*(4), 292–324.

Literatur

Abrahamian, H., Kautzky-Willer, A., Rießland-Seifert, A. et al. (2023). Psychische und neurokognitive Erkrankungen und Diabetes mellitus (Update 2023). *Wiener klinische Wochenschrift, 135*(Suppl. 1), 225–236. https://doi.org/10.1007/s00508-022-02117-9

Ali, S., Stone, M. A., Peters, J. L. et al. (2006). The prevalence of co-morbid depression in adults with Type 2 diabetes: A systematic review and meta-analysis. *Diabetic medicine: a journal of the British Diabetic Association, 23*(11), 1165–1173. https://doi.org/10.1111/j.1464-5491.2006.01943.x

Atkinson, M. A., Eisenbarth G. E., Michels, A. W. (2014). Type 1 Diabetes. *Lancet, 383* (9911), 69–82. https://doi.org/10.1016/S0140-6736(13)60591-7

Brailean, A., Curtis, J., Davis, K. et al. (2020). Characteristics, comorbidities, and correlates of atypical depression: evidence from the UK Biobank Mental Health Survey. *Psychological medicine, 50*(7), 1129–1138. https://doi.org/10.1017/S003329 1719001004

Coleman, S. E., Caswell, N. (2020). Diabetes and eating disorders: An exploration of ›Diabulimia‹. *BMC psychology, 8*(1), 101. https://doi.org/10.1186/s40359-020-00468-4

Davies, M. J., Aroda V. R., Collins B. S. et al. (2022). Management of Hyperglycemia in Type 2 Diabetes, 2022. A Consensus Report by the American Diabetes Association (ADA) and the European Association for the Study of Diabetes (EASD). *Diabetes Care, 45*(11), 2753–2786. https://doi.org/10.2337/dci22-0034

Eder, J., Simon, M. S., Glocker, C. et al. (2023). Gewichtszunahme unter Therapie mit Psychopharmaka. *Nervenarzt, 94*, 859–869. https://doi.org/10.1007/s00115-023-01534-z

Fazekas, C., Linder, D., Matzer, F. et al. (2022). Development of a visual tool to assess six dimensions of health and its validation in patients with endocrine disorders. *Wiener klinische Wochenschrift, 134*(15–16), 569–580. https://doi.org/10.1007/s00508-021-01809-y

Fisher, L., Polonsky, W. H., Hessler, D. M. et al. (2015). Understanding the sources of diabetes distress in adults with type 1 diabetes. *Journal of diabetes and its complications, 29*(4), 572–577. https://doi.org/10.1016/j.jdiacomp.2015.01.012

Harreiter, J., Roden, M. (2023). Diabetes mellitus: definition, classification, diagnosis, screening and prevention (Update 2023). *Wien Klin Wochenschr, 135*(Suppl. 1), 7–17. https://doi.org/10.1007/s00508-019-1450-4

Holt R. I. G., DeVries H. J., Hess-Fischl A. et al. (2021). The management of type 1 diabetes in adults. A consensus report by the American Diabetes Association (ADA) and the European Association for the Study of Diabetes (EASD). *Diabetes Care, 44* (11), 2489–2625. https://doi.org/10.1007/s00125-021-05568-3

Hermanns, N., Scheff, C., Kulzer, B. et al. (2009). Validierung eines Fragebogens zur Erfassung von diabetesbezogenen Belastungen (Diabetes Distress Skala – DDS). *Diabetologie und Stoffwechsel, 4*(Suppl. 1), P-100. https://10.1055/s-0029-1221905

International Diabetes Federation (IDF) (2021). *Diabetes Atlas*. https://diabetesatlas.org (zugegriffen am 22.02.2024)

Knol, M. J., Twisk, J. W., Beekman, A. T. et al. (2006). Depression as a risk factor for the onset of type 2 diabetes mellitus. A meta-analysis. *Diabetologia, 49*(5), 837–845. https://doi.org/10.1007/s00125-006-0159-x

Kontoangelos, K., Raptis, A., Lambadiari, V. et al. (2022). Burnout Related to Diabetes Mellitus: A Critical Analysis. Clinical practice and epidemiology in mental health. *CP & EMH, 18*, e174501792209010. https://doi.org/10.2174/17450179-v18-e2209010

Kulzer, B., Albus, C., Herpertz, S. et. al. (2013a). Psychosoziales und Diabetes (Teil 1). *Diabetologie und Stoffwechsel, 8*(3), 198–242.

Kulzer, B., Albus, C., Herpertz, S. et. al. (2013b). Psychosoziales und Diabetes (Teil 2). *Diabetologie und Stoffwechsel, 8*(4), 292–324.

Marciano, L., Camerini, A. L., Schulz, P. J. (2019). The Role of Health Literacy in Diabetes Knowledge, Self-Care, and Glycemic Control: A Meta-analysis. *Journal of general internal medicine, 34*(6), 1007–1017. https://doi.org/10.1007/s11606-019-04832-y

McGuire, B. E., Morrison, T. G., Hermanns, N. et al. (2010). Short-form measures of diabetes-related emotional distress: The Problem Areas in Diabetes Scale (PAID)-5 and PAID-1. *Diabetologia, 53*(1), 66–69. https://doi.org/10.1007/s00125-009-1559-5

Mersha, A. G., Tollosa, D. N., Bagade, T. et al. (2022). A bidirectional relationship between diabetes mellitus and anxiety: A systematic review and meta-analysis. *Journal of psychosomatic research, 162*, 110991. https://doi.org/10.1016/j.jpsychores.2022.110991

Pinhas-Hamiel, O., Hamiel, U., Levy-Shraga, Y. (2015). Eating disorders in adolescents with type 1 diabetes: Challenges in diagnosis and treatment. *World journal of diabetes, 6*(3), 517–526. https://doi.org/10.4239/wjd.v6.i3.517

Schmitt, A., Gahr, A., Hermanns, N. et al. (2013). The Diabetes Self-Management Questionnaire (DSMQ): Development and evaluation of an instrument to assess diabetes self-care activities associated with glycaemic control. *Health and quality of life outcomes, 11*, 138. https://doi.org/10.1186/1477-7525-11-138

Tricco A. C., Ivers, N. M., Grimshaw J. M., et al. (2012). Effectiveness of quality improvement strategies on the management of diabetes: A systematic review and meta-analysis. *Lancet, 379*, 2252–2261.

Winston A. P. (2020). Eating Disorders and Diabetes. *Current diabetes reports, 20*(8), 32. https://doi.org/10.1007/s11892-020-01320-0

Young-Hyman, D., de Groot, M., Hill-Briggs, F. et al. (2016). Psychosocial care for people with diabetes: A position statement of the American Diabetes Association. *Diabetes care, 39*(12), 2126–2140. https://doi.org/10.2337/dc16-2053

Zaremba, N., Watson, A., Kan, C. et al. (2020). Multidisciplinary healthcare teams' challenges and strategies in supporting people with type 1 diabetes to recover from disordered eating. *Diabetic medicine: A journal of the British Diabetic Association, 37*(12), 1992–2000. https://doi.org/10.1111/dme.14207

Zhang, J., Chen, Z., Pärna, K. et al. (2022). Mediators of the association between educational attainment and type 2 diabetes mellitus: A two-step multivariable Mendelian randomisation study. Diabetologia, 65(8), 1364–1374. https://doi.org/10.1007/s00125-022-05705-6

19 Psychische Aspekte in der stationären Frauenheilkunde

Kerstin Weidner, Marlene Karl und Andrea Hocke

> **Lernziele:**
>
> - Kenntnis der gynäkologisch-geburtshilflichen Krankheitsbilder, die zu psychosomatischen Konsilanforderungen führen können
> - Erkennen und Diagnostizieren psychosomatischer Wechselwirkungen einschließlich psychosozialer Ursachen und Folgen an ausgewählten Beispielen
> - Anwendung von Interventionen »am Krankenbett« und Management weiterführender Behandlung an ausgewählten Beispielen

Stationär in der Frauenheilkunde behandelte Patientinnen sind in hohem Maß körperlich und seelisch belastet. Gynäkologische, onkologische und geburtshilfliche Krankheitsbilder betreffen die Intimorgane der Frau, die mit Weiblichkeit, Sexualität und Reproduktion verbunden sind. Psychosomatische Wechselwirkungen in Ursache, Aufrechterhaltung oder Folge spielen eine große Rolle. Psychosomatische Interventionen am Krankenbett mit dem Ziel Diagnostik, Support, Ressourcenaktivierung, Therapie und Management weiterführender Behandlung sind auch langfristig wirksam und somit sinnvoll (Weidner et al., 2006).

Psychische bzw. psychosomatische Komorbiditäten bzw. Differenzialdiagnosen liegen bei mindestens 25 % gynäkologisch-geburtshilflicher Krankenhauspatientinnen vor (Weidner et al., 2005).

> **Stationär behandelte geburtshilfliche und gynäkologischen Erkrankungen, Störungsbilder bzw. Ereignisse mit potenziellen psychosomatischen Wechselwirkungen**
>
> - Verlust eines ungeborenen Kindes durch Abort, Abruptio, habituelle Aborte, Spätabbruch, Totgeburt
> - pathologische Diagnosemitteilung in der Schwangerschaft oder beim neugeborenen Kind
> - Schwangerschaftskomplikationen wie Hyperemesis gravidarum, schwangerschaftsinduzierte Hypertonie, Frühgeburtsbestrebungen
> - Geburtskomplikationen, traumatische Geburtserfahrung

- peripartale psychische Störungen der Mutter, psychosoziale Probleme, postnatale Anpassungsstörungen des Neugeborenen
- Karzinomerkrankung der weiblichen Geschlechtsorgane
- häusliche Gewalt, sexuelle/körperliche Gewalt und Traumatisierung mit gynäkologischen Verletzungen
- Sterilität/Infertilität
- Endometriose
- chronischer Unterbauchschmerz, u. a. Schmerzzustände, z. B. Vulvodynie

19.1 Geburtshilfe

Die Peripartalzeit umfasst typische Schwellensituationen mit somatischer und psychosozialer Adaptationsleistung. Biografische Lebenserfahrungen (z. B. protektive/pathogene Kindheitserfahrungen, bisherige Schwangerschafts- und Geburtserfahrungen), somatische (z. B. Alter, Parität, frühere und aktuelle Erkrankungen, Konstitution), soziale (z. B. Partnerbeziehung, Berufstätigkeit, finanzielle Absicherung, Wohnsituation) und psychische (z. B. Schwangerschaftswunsch, Einstellung zur Mutterschaft, Körperbild, Persönlichkeitsstruktur) Bedingungen beeinflussen wesentlich das Schwangerschafts- sowie Geburtserleben, aber auch die Anpassung in der Postpartalzeit. Psychosomatische bzw. somatopsychische Wechselwirkungen sind aber auch bei typischen geburtshilflichen Störungsbildern wie Hyperemesis gravidarum oder Zeichen drohender Frühgeburt oder aber bei der negierten/eingebildeten Schwangerschaft anzunehmen (Weidner & Neises, 2016).

Die Peripartalzeit – eine vulnerable Periode

19.1.1 Verlust eines Kindes

Bis zu 15 % aller (klinisch anerkannten) Schwangerschaften enden in einem *Abort* (Linnakaari et al., 2019). Einen Monat nach einem frühen Kindsverlust entwickeln bis zu 16 % der betroffenen Frauen depressive Symptome, bis zu 24 % Symptome einer Angststörung und bis zu 29 % Symptome einer akuten Stressbelastung (Kulathilaka et al., 2016). Ein Jahr nach einem Spontanabort zeigt sich noch immer ein gut 1,5-fach erhöhtes Risiko für eine psychische Störung und verstärkt sich bei habituellen Aborten (Jacob et al., 2017). Fast 20 % der Schwangeren mit einem vorhergehenden Kindsverlust zeigten während der nachfolgenden Schwangerschaft depressive Symptome (Hamama et al., 2010) und schwangerschaftsbezogene Ängste, welche – vermittelt über das Stresssystem – zu Schwangerschaftskomplikationen führen können, aber gleichzeitig auch die Verarbeitung des Kindsverlustes und somit die seelische Restitution fördern (Shapiro et al., 2017).

Den Verlust eines Kindes aktiv verarbeiten

Unmittelbar ersten Zugang zur Frau haben die begleitenden Frauenärzt:innen. Das Ausmaß an erhaltener empathischer Pflege, Anteilnahme und emotionaler Unterstützung gilt als prädiktiv für die psychischen Auswirkungen (O'Kane & Cassidy, 2019). Verschiedene bewährte Trauerrituale, die in vielen Frauenkliniken fest etabliert sind, umfassen u. a. Trauerkarten, selbst gestaltete Bilder, Erinnerungspäckchen, Namensgebungszeremonien oder auch sogenannte »Daily Record Keeping«-Tagebücher, um eine proaktive Verarbeitung zu fördern (Ockhuijsen et al., 2015).

Psychotherapeutische Interventionen

Die Spezifität der Unterstützung bzw. Therapie ergibt sich aus der Besonderheit des prä- oder perinatalen Verlustes eines Kindes: die Zukunftsperspektive hat sich zerschlagen, die Frauen und das Paar erleben eine leere Wiege. Schuld-, Versagens-, Insuffizienzgefühle, Schuldzuweisungen (auch in der Partnerschaft), Rechtfertigung vor anderen Familienmitgliedern stellen komplexe und individuell sehr verschiedene Konfliktpotenziale dar und können den Trauerprozess erschweren.

Die nachfolgenden psychotherapeutischen Optionen beziehen sich auf den späten Verlust eines Kindes (siehe untenstehenden Kasten). Als konsilausführende Person kann man auf die Frau/das betroffene Paar/Team treffen, einige Maßnahmen können nur angeregt/empfohlen werden.

Psychotherapeutische Empfehlungen nach Verlust eines Kindes (in Anlehnung an Weidner & Neises [2016])

1. Vor der Geburt/Abrasio:
   - offene, empathische und ehrliche Thematisierung des intrauterinen Fruchttodes/fehlenden Herzschlages mit Ausdruck von Anteilnahme
   - einfühlsames Nachfragen zum emotionalen Befinden
   - Interesse über bevorstehende Geburt/Eingriff mit Erfragen von Unsicherheiten, Ängsten
   - Interesse an und Aufklärung über potenzielle Rituale des Abschiednehmens (kognitive Vorbereitung)
   - Ermutigung zur Beteiligung der Eltern an Entscheidungen zur Geburtsplanung
2. Geburt:
   - Einbeziehung der Partner:in/Begleitperson empfehlen/anregen
   - separate Räumlichkeit jenseits des Kreißsaals empfehlen
   - gute Analgesie ohne Psychopharmaka empfehlen
   - Begleitung durch Hebamme (zuhörend, sprechend, empathisch) empfehlen
3. Abschied nehmen:
   - Hilfestellungen beim Abschiednehmen (Ermutigung zum Anschauen, Berühren, In-den-Arm-Nehmen, Anziehen)

- Erinnerungsmöglichkeiten sichern (Fuß- und Handabdruck, Haarlocke, Foto)
- Einbeziehung professioneller Fotografen
- Beratung über Möglichkeit der Bestattung
- Anregung zur Planung der Bestattung (Sarg gestalten, Trauerrituale)
4. Zeit danach/Wochenbett:
   - Aufklärung über körperliche, seelische Veränderungen
   - Aufklärung über rechtliche Aspekte (Mutterschutz)
   - Ermutigung zur Rückbildungsgymnastik (ggf. Einzelsetting oder Kurse für verwaiste Mütter verordnen)
   - Raum für Gespräche geben (Sprechen hat heilsame Wirkung)
   - Namen erfragen, Trauerrituale erfragen und fördern (totes Kind darf und soll Platz im Leben der Familie haben)
5. Allgemeine psychosomatisch-psychotherapeutische Empfehlungen:
   - empathische Begleitung mit Verbalisierung der Gefühle: Verständnis, Entlastung, aber keine Verleugnung – ggf. auch langfristig
   - Schuldgefühle (Schuld und Schuldgefühle sind nicht dasselbe)
   - Trauerrituale anregen (insbesondere auch bei Frühabort): Trauerkiste mit Erinnerungsstücken (Ultraschallbild, Mutterpass ...), Trauersymbol in Wohnung/Garten platzieren (Naturgegenstand, Engel, Baum), Trauersymbol mit sich tragen (Kette, Armband, Tattoo), Brief an das ungeborene Kind
   - Umgang der Familie (Geschwisterkinder!) mit Trauer erfragen
   - Einbeziehung der Partner:in
   - Informationsvermittlung, Selbsthilfegruppen (z. B. Initiative Regenbogen »Glücklose Schwangerschaft«)
   - Literaturempfehlungen mitgeben

In der Phase des Abschiednehmens müssen die Wünsche des Paares, das oft voller Unsicherheit ist, toleriert werden. Trauerrituale können erfragt werden und eventuell konkrete Anleitungen zum Abschiednehmen gegeben werden (u. a. Fuß- und Handabdruck, Haarlocke, Foto) oder bei aktueller Ablehnung durch das Paar in der Akte archiviert werden. Oft werden Erinnerungsstücke später angeschaut, etwa in einem psychotherapeutischen Prozess. Die Aufklärung über seelische Reaktionen (normale Trauerreaktion, akute Belastungsreaktion, psychopathologische Symptome) sollte möglichst unter Einbeziehung der Partner:in erfolgen, dies verschafft Transparenz und Erleichterung. Wichtig ist es dabei, den Namen des Kindes zu benennen und es als Teil der Familie zu betrachten. Bei der individuellen Spannbreite von als hilfreich/sinnvoll erlebten Bewältigungsmechanismen gibt es kein »richtig« oder »falsch«, dies hängt auch vom Zeitpunkt des Verlustes ab (z. B. Früh- oder Spätabort).

Abschied nehmen ermöglichen

Im Rahmen einer möglichen Psychotherapie werden adaptive Copingmechanismen – hierbei zentral die positive Umdeutung von Erfahrungen – vermittelt (Lafarge et al., 2017) und Techniken der Verhaltensaktivierung, kognitiven Umstrukturierung sowie Achtsamkeit und Akzeptanz angewendet, um Frauen den Umgang mit Schuldgefühlen, Depression und Angst nach dem Verlust zu erleichtern, um so frühzeitig problematische dysfunktionale Verhaltensweisen zu erkennen und zu bearbeiten (Wenzel, 2017). Themen und Emotionen wie Trauer, Verstehen des Geschehens, gemeinsames Trauern und die Bewahrung der Erinnerung während des zukunftsgerichteten Blickes können in verschiedenen Settings bearbeitet werden (Johnson et al., 2016), auch online (Kersting et al., 2013). Es gibt wenige kontrolliert-randomisierte Studien in diesem Kontext, jedoch Hinweise, dass Psychotherapie das psychische Wohlbefinden von schwangeren Frauen nach einer Fehlgeburt verbessert (Campillo San Lazaro et al., 2017).

> **Merke:** Psychosoziale Interventionen im Rahmen eines prä-, peri- und postnatalen Kindsverlustes sollten generell durchgeführt und weiterführende Therapien ggf. vermittelt bzw. eingeleitet werden. Auch Frauen in einer nachfolgenden Schwangerschaft nach einem früheren Kindsverlust profitieren von psychotherapeutischen Interventionen.

19.1.2 Peripartale psychische Störungen und traumatisch erlebte Geburt

Peripartale psychische Störungen: häufig und mit weitreichenden Konsequenzen

Die hohe Prävalenz peripartaler psychischer Störungen (▶ Tab. 19.1) zeigt die Relevanz bio-psycho-sozialer Zusammenhänge in der Geburtshilfe.

Tab. 19.1: Prävalenz psychischer Störungen in Schwangerschaft und Postpartalzeit (Dennis et al., 2017)

Schwangerschaft	Postpartalzeit
13,3 % Angststörungen (18–25 % selbst berichtete Angstsymptome); 13 % Depressionen; 14,6 % Substanzstörungen; 1–2 % Borderline-Persönlichkeitsstörungen; 3–4 % PTBS	12,3 % Angststörungen (15 % selbst berichtete Angstsymptome); 15,2 % Depressionen; 12 % Substanzstörungen; 0,1–0,2 % postpartale Psychosen; 3–4 % PTBS

Psychische Störungen in der Schwangerschaft können negative Auswirkungen auf Schwangerschaftsverlauf/Geburt haben (Grigoriadis et al., 2013), korrelieren mit z. B. vorzeitiger Wehentätigkeit und Wachstumsretardierung des Fetus (Pearson et al., 2013) sowie negativen gesundheitlichen Auswirkungen auf das Kind. Frauen mit einer postpartalen psychischen Störung zeigen häufig eine verzögerte Bindungsentwicklung zum Kind (de Camps Meschino et al., 2016), welche wiederum mit lebenslangen Risiken für die psychische und körperliche Entwicklung des Kindes in Zusammenhang stehen (Alder et al., 2007).

Frauen mit postpartalen psychischen Störungen werden im Konsildienst aufgrund der deutlich verkürzten Liegezeiten nach der Geburt eher selten erkannt. Nur wenige Störungsbilder (postpartale Psychose) zeigen sich akut in den ersten Tagen postpartum, müssen dann aber aufgrund der Selbst- und Fremdgefährdung sofort psychiatrisch behandelt werden. Die Schwangerschaft bietet die Option, Symptome einer psychischen Störung zu diagnostizieren und im Sinne sekundärer (für die Mutter) und primärer (für das Kind) Prävention zu behandeln. Dies sollte – soweit im Konsildienst möglich – störungsspezifisch unter Berücksichtigung der Bindungsentwicklung erfolgen.

> **Merke:** Eine Schwangerschaft stellt nur bei positiver Eigenanamnese einen Risikofaktor für die Manifestation oder Ausprägungsänderung einer psychischen Störung dar. Frühsymptome einer postpartalen psychischen Störung zeigen sich dagegen oft in der Schwangerschaft. Peripartale psychische Störungen haben negative Auswirkungen auf den Schwangerschaftsverlauf, die Geburt, die Mutter-Kind-Bindung und die kindliche Entwicklung und sollten unmittelbar in der Schwangerschaft bzw. Postpartalzeit diagnostiziert und behandelt werden.

19.1.3 Geburtsassoziierte Traumaerfahrung

Zwischen 9 und 50 % der Frauen machen während der Geburt traumatische Erfahrungen (O'Donovan et al., 2014). Etwa 12 % aller Frauen entwickeln Symptome posttraumatischen Stresses, 5 % eine Posttraumatische Belastungsstörung (PTBS) (Heyne et al., 2022). In Hochrisikostichproben, einschließlich Frauen mit Schwangerschafts- oder Geburtskomplikationen, liegt dieser Anteil bei 15–19 % (Yildiz et al., 2017).

Die Geburt als Trauma bzw. retraumatisierendes Ereignis

Insbesondere ein negatives subjektives Geburtserleben stellt einen gravierenden Risikofaktor für eine traumatische Verarbeitung dar. Frauen fühlen sich häufig schuldig und insuffizient, was mit schamhaftem Verdrängen verbunden ist (Junge-Hoffmeister et al., 2022). Prädiktoren für eine negative subjektive Geburtserfahrung sind u. a. ungeplante Schwangerschaft, Mangel an sozialer Unterstützung (McGowan, 2014), aber auch frühere traumatische Erfahrungen (Winter et al., 2022).

Eine Geburt kann primär traumatisch erlebt werden oder frühere traumatische Erlebnisse re-aktivieren (Weidner & Junge-Hoffmeister, 2018). Bei einer *primären Traumatisierung* fühlt sich eine Frau real (z. B. durch Komplikationen) oder subjektiv unter der Geburt bedroht und erlebt überdurchschnittliche Schmerzen oder Angst. Im Falle einer *Retraumatisierung* bei biografischen Gewalterfahrungen erleidet die Frau unter der Geburt – insbesondere durch Reizkumulation oder/und Trigger-Intrusionen – Flashbacks oder auch Dissoziationen (Weidner et al., 2023). Beide Male sind die Gefühle von Hilflosigkeit und Kontrollverlust die eigentlichen Ursachen für die Ausprägung von posttraumatischem Stress (Hollander et al., 2017). Symptome einer akuten Belastungsreaktion und ggf. später PTBS können sich entwickeln (Hollander et al., 2017). Schuldgefühle führen zu einer Verstärkung der negativen Geburtserfahrung (Weidner & Junge-Hoffmeister, 2018).

> **Merke:** Eine Geburt kann als primär-traumatisch (durch die Geburt und das Geburtserleben an sich) oder retraumatisierend (bei Reaktualisierung eines früheren Traumas) erlebt werden. Kontrollverlust und Hilflosigkeit scheinen die zentralen traumatischen Erfahrungen zu sein, die die Entwicklung einer PTBS fördern.

Frauen, die eine Geburt traumatisch erlebten, haben in der darauffolgenden Schwangerschaft ein erhöhtes Informations- und Kontrollbedürfnis (Greenfield et al. 2019). Frauen mit einer biografischen, unabhängig vom Geburtsereignis begründeten PTBS sollten regelhaft im Kontext der Geburt unterstützt und psychotherapeutischen Interventionen zugeführt werden (Martini et al., 2022).

Psychosoziale Anamnese immer vor der Geburt durchführen

Bei jeder Frau sollte *vor der Geburt* eine psychosoziale Anamnese mit Erfassung von Risiko- und Vulnerabilitätsfaktoren, geburtsbezogenen individuellen Vorstellungen, Bedürfnissen und Wünschen erfolgen. Werden frühere, geburtsrelevante traumatische Lebensereignisse identifiziert (u. a. frühere traumatische Geburten, sexueller Missbrauch oder traumatische medizinische Eingriffe) ist ein Konsil durch psychotherapeutisches Personal sinnvoll. Bei Betroffenen sind individuelle Geburtsvorbereitung und -management unter Berücksichtigung potenzieller Trigger und drohender Dissoziationen erfolgversprechend. Der Konsildienst erfragt somit Risikofaktoren potenziell traumatischer Geburtsverläufe (Gewalterfahrung, Geburtsangst) und stellt ggf. einen aktiven Kontakt zu Hebammen/Geburtshelfern für Handlungsempfehlungen her. Dazu gehört u. a. Unterstützung durch wenig Personalwechsel und einen hilfreichen Partner während der Geburt, das Gefühl der Kontrolle zu erhalten (z. B. durch Mitbestimmung der Geburtsposition), jegliches Handeln transparent zu kommunizieren und ggf. das Vermeiden von unnötigen Untersuchungen. Bei bekannter traumatischer Lebenserfahrung ist eine besondere Sensibilität mit Vermeidung von Triggern im Kreißsaal empfohlen. Mögliche frühere Dissoziationen im Rahmen eines Traumas sollten aktiv im Konsil erfragt und Skills erarbeitet oder, bei früherer Psychotherapie, aktiviert werden. Kurze Befundberichte vonseiten des Konsildienstes haben sich bewährt, um die Kommunikation unterschiedlicher Professionen zu fördern (Weidner et al., 2018; Weidner & Junge-Hoffmeister, 2018).

Einer traumatischen Verarbeitung der Geburt schnell begegnen

Als hinzugezogener Konsildienst ist *nach der Geburt* eine Nachbesprechung sinnvoll, um das subjektive Erleben zu erfragen und eine potenziell traumatische Geburtserfahrung zeitnah zu erkennen. Frühe verbale Interventionen nach Traumata werden in der Forschung kontrovers diskutiert, diese scheinen innerhalb von 72 Stunden nach der Geburt vorteilhaft für die Vermeidung von PTBS zu sein. Das Angebot, in einem sicheren Rahmen mit einer empathischen Therapeut:in über das Erlebte zu sprechen (Thomson & Downe, 2016), sowie Psychoedukation zu Themen wie Schuld-, Hilflosigkeits- und Kontrollerleben werden als hilfreich empfunden (Taylor Miller et al., 2021). Eine unterstützende Begleitung kann Symptome einer PTBS sowie depressive Symptome frühzeitig identifizieren/verringern und die

Mutter-Kind-Bindung verbessern (Bahari et al., 2022). Es ist zu beachten, dass Symptome einer PTBS auch nach einer traumatischen Geburtserfahrung verzögert beginnen oder langfristig (> 6 Monate postpartal) andauern können (Dikmen-Yildiz et al., 2018). Wichtig ist deshalb ein Befundbericht für die weiterbehandelnde ambulante Frauenärzt:in mit Anregung späteren aktiven Erfragens oder langfristigen Screenings des seelischen Befindens (Ginter et al., 2022). Grundsätzlich sollten Frauen im Kontext traumatischer Geburtserfahrungen nachbeobachtet und wiedereinbestellt werden.

Tab. 19.2: Interventionsbeispiele im Rahmen des psychosomatischen Konsildienstes (Quelle: in Anlehnung an Weidner et al. [2018] und Weidner & Junge-Hoffmeister [2018]; weitere Informationen zur Gesprächsführung siehe dort)

Konsil nach der Geburt	
Erfragen des subjektiven Geburts- und Bindungserlebens:	»Bitte schildern Sie Ihr Erleben ...« »Was hat Sie hilflos gemacht?« »Es gibt Frauen, die nach der Geburt nicht das erwartete Muttergefühl verspüren. Wie geht es Ihnen?«
Akzeptanz negativer Emotionen, Schuldgefühle aktiv erfragen:	»Viele Frauen haben das Gefühl, selbst schuldig zu sein, was quälend sein kann. Wie geht es Ihnen damit?« »Schuld und Schuldgefühl sind nicht dasselbe. Sie trifft keine Schuld, dennoch quälen Sie Schuldgefühle. Das ist schwer für Sie. Sie hören immer nur wieder, dass alles gut ausgegangen ist, können sich aber nicht darüber freuen und Erleichterung spüren. Bitte beschreiben Sie mir Ihr Erleben/Gefühl ... Was genau lässt Sie sich schuldig fühlen?«
Konsil in nachfolgender Schwangerschaft nach traumatischen Lebenserfahrungen oder Geburtserleben	
Risikofaktoren potenziell traumatischer Geburtsverläufe erkennen:	»Haben Sie in Ihrem Leben (körperliche, emotionale, sexuelle) Gewalt erlebt?« »Wie haben Sie Ihre (erste) Geburt erlebt?« »Haben Sie Angst vor der Geburt?«
Potenzielle Trigger erfragen:	»Könnte es sein, dass z. B. Berührungen, Gerüche, Geräusche oder Ähnliches Sie an Ihr Trauma erinnern?«
Erfahrung mit Dissoziationen erfragen:	»Kennen Sie Dissoziationen? Was ist hilfreich für Sie? Welche Skills haben Sie?«

Kommentar: Bei jeder Frau sollte eine differenzierte psychosoziale Anamnese in der Schwangerschaft erfolgen und eine Geburtsnachbe-sprechung mit Berücksichtigung des subjektiven Geburtserlebens – ggf. auch durch das konsilausführende Personal – erfolgen. Risikofaktoren können damit frühzeitig erkannt, Handlungsoptionen abgeleitet und traumatische Geburtserfahrungen vermieden werden.

19.2 Frauenheilkunde

19.2.1 Psychische Belastung bei Unterbauchschmerzen

Unterbauchschmerzen – eine häufige Belastung aller Lebensbereiche

Ca. 15 % aller Frauen im reproduktiven Alter leiden unter chronischen Unterbauchschmerzen (CUBS), die mind. sechs Monaten andauern und immer mit einer Beeinträchtigung der Lebensqualität verbunden sind (Beutel et al., 2004).

Häufige Ursache ist die Endometriose, die krankhafte Wucherung von Gebärmutterschleimhaut (Endometrium) außerhalb der Gebärmutter. Ursache/Entstehung/genaue Prävalenzen der Erkrankung sind nicht geklärt, es vergehen oft Jahre bis zur Diagnosestellung. Eine ursächliche Behandlung gibt es nicht. Starke Schmerzen während der Menstruation, allgemeine Unterbauchschmerzen, Dyspareunie und Sterilität sind typische Symptome. Neben hormonellen Behandlungen können bei ausgeprägten Schmerzen und Beteiligung an Organen (Ovar, Blase, Darm) auch operative Behandlungen erforderlich werden.

Die Themen Kinderwunsch und Sexualität stehen häufig im Vordergrund. Im Rahmen eines Konsils steht die empathische Wertschätzung der Belastung im Vordergrund. Insbesondere die oben genannten Themen sollten offen angesprochen werden. Der Satz »Frauen, die an Endometriose erkrankt sind, berichten häufig von Schmerzen beim Geschlechtsverkehr« kann sehr hilfreich und entlastend sein. Das Thema wird oft aus Scham von der Patientin, aber auch vom medizinischen Personal nicht angesprochen. Die Partner:in in das Gespräch mit einzubeziehen, sollte angeboten werden.

Frauen mit CUBS haben in ihrer Kindheit häufiger Gewalt erfahren (Schrepf et al., 2018). »Haben Sie in Ihrer Kindheit Gewalt erfahren?« kann daher für die betroffene Frau eine entlastende Frage sein.

> **Merke:** Chronische Unterbauchschmerzen beeinträchtigen immer die Lebensqualität. Sie führen häufig zu Belastungen in der Partnerschaft und zu Störungen der Sexualität.

Interdisziplinären und ganzheitlichen Behandlungsansatz verfolgen

Es sollten zudem die Möglichkeiten der psychosomatischen und psychosozialen Unterstützung zur Förderung der Selbstfürsorge und der Selbstwirksamkeit angesprochen werden (u. a. Physio- und Ergotherapie, Entspannungsmethoden, Osteopathie, Achtsamkeitstraining) (Rohde et al., 2018). Dies gilt auch für CUBS ohne somatisches Korrelat. Des Weiteren werden inzwischen auch digitale Angebote und Apps, die Selbsthilfe und Ressourcenförderung unterstützen, angeboten. Informationen bezgl. des Themas Kinderwunsch findet man in dem deutschlandweiten Netzwerk von Beratern und Beraterinnen der Deutschen Gesellschaft für Kinderwunschberatung BKiD (https://www.bkid.de).

Zu CUBS kann es auch ohne fassbares somatisches Korrelat kommen, bzw. die Schmerzstärke entspricht nicht dem Organbefund. Kontakte zu verschiedenen medizinischen Fachrichtungen sind häufig, ohne dass Schmerzlinderung gefunden wird. Auf Seite des medizinischen Personals besteht dann oft Ratlosigkeit. Der Satz »Das ist wohl die Psyche« hören Frauen oft. Betroffene empfinden dies als eigenes Versagen, fühlen sich nicht ernst genommen, lehnen anfangs psychische Ursachen ab und sind skeptisch gegenüber »Psychogesprächen«. Es sollte an die Möglichkeit psychosomatischer Ursachen, wie somatoformen Störungen, gedacht werden (▶ Kap. 15). Komorbiditäten mit anderen psychischen Störungen, wie Angststörungen und depressiven Störungen, sind häufig und sollten im Gespräch exploriert werden. Aber auch Belastungen im Alltag, die mit einem erhöhten Anspannungsniveau einhergehen (z. B. Mehrfachbelastung im Alltag, wenig Selbstfürsorge, Schlafstörung), können zu Unterbauchschmerzen und anderen psychosomatischen Symptomen führen (Kleinstäuber, 2018). Das Auftreten von zusätzlichen funktionellen Beschwerden, wie z. B. Schmerzen im Bereich Muskulatur und Skelett, Reizdarm, Schmerzen im Oberbauch, sollte erfragt werden (Zondervan et al., 2001). Oftmals wird dies im ärztlichen Anamnesegespräch versäumt. Eine Rückmeldung an das ärztliche Team nach dem Konsil ist daher sinnvoll.

Für die Patientin ist es wichtig zu verstehen, dass es im Gespräch vor allem um das Thema Schmerzbewältigung geht und nicht um den Nachweis einer psychischen Störung.

19.2.2 Psychoonkologie in der Gynäkologie

Eine onkologische Diagnose ist ein stark belastendes Lebensereignis und hat Auswirkungen auf die physische und die psychische Gesundheit (▶ Kap. 20).

> Gerade bei gynäkologischen onkologischen Erkrankungen die Psyche in den Blick nehmen

Mehr als bei anderen onkologischen Erkrankungen kommt bei gynäko-onkologischen Erkrankungen und bei Brustkrebs den Themen Sexualität und Partnerschaft eine besondere Bedeutung zu. Nur selten sprechen die Betroffenen und Behandelnden in diesem Zusammenhang offen über das Thema (Huynh et al., 2022). Frauen empfinden es aber als sehr entlastend, wenn das schambesetzte Thema vonseiten des Fachpersonals angesprochen wird.

Auch der Austausch innerhalb der Partnerschaft wird häufig vermieden (Marino et al., 2017). Erkrankte Frauen und ihre Partner:innen haben häufig wiederkehrende Gedanken wie:

- sich nicht mehr begehrenswert fühlen,
- sich schämen,
- Angst vor Schmerzen,
- Angst, Schmerzen zuzufügen,
- Ekel.

Im stationären Kontext steht im Rahmen psychoonkologischer Gespräche die Wertschätzung und Normalisierung der Belastung im Vordergrund (Rohde et al., 2018). Oft gehen Frauen davon aus, dass nur sie diese Sorgen haben und alle anderen besser damit umgehen. Die Befähigung, Ängste und Sorgen offen anzusprechen, ist daher eine wichtige Aufgabe im Konsiliargespräch. Eine individuelle und ergebnisoffene Herangehensweise ist wichtig.

Krebs und Schwangerschaft – wenn schwere Entscheidungen getroffen werden müssen

Schätzungsweise 1 % aller Mammakarzinome treten während einer Schwangerschaft auf (Seiler & Loibl, 2017). Abhängig vom Schwangerschaftsalter können die meisten onkologischen Behandlungen erfolgen. Bedingt durch die psychischen Belastungen vor der Geburt kann das Risiko einer postpartalen Depression erhöht sein. Daher sollten auch die Möglichkeiten der psychosozialen peripartalen Unterstützung (z. B. Elternzeit der Partner:in direkt postpartal, frühe Hilfen, Haushaltshilfe) erörtert werden.

Krebserkrankung und Kinderwunsch bzw. Schwangerschaft sind immer verbunden mit ambivalenten Gefühlen. Trotz des bestehenden Zeitdrucks ist es wichtig, ausreichend Zeit zur Entscheidungsfindung zu geben. Betroffene befinden sich oftmals in einem psychischen Ausnahmezustand. Sie sind daher unter Umständen nicht in der Lage, die volle Tragweite ihrer Entscheidungen (z. B. bei Schwangerschaftsabbruch) zu erfassen. Neutral und ergebnisoffen zu beraten und zu unterstützen, ist in diesen Situationen nicht leicht. Die Teambesprechung kann für das psychoonkologische Personal entlastend sein.

Literaturauswahl

Weidner, K., Neises, M. (2016). Frauenheilkunde. In H. W. Köhle K, P. Joraschky, J. Kruse, W. Langewitz, W. Söllner W. (Hrsg.), *Uexküll Psychosomatische Medizin – Theoretische Modelle und klinische Praxis* (8. Aufl., S. 1027–1042). Urban & Fischer.

Weidner, K., Zimmermann, K., Neises, M. et al. (2006). Effekte psychosomatischer Interventionen im Konsildienst einer Universitätsfrauenklinik. *PPmP-Psychotherapie— Psychosomatik— Medizinische Psychologie, 56*(9/10), 362–369.

Hollander, M., van Hastenberg, E., van Dillen, J. et al. (2017). Preventing traumatic childbirth experiences: 2192 women's perceptions and views. *Archives of women's mental health, 20*, 515–523.

Ockhuijsen, H. D., van den Hoogen, A., Boivin, J. et al. (2015). Exploring a self-help coping intervention for pregnant women with a miscarriage history. *Applied nursing research, 28*(4), 285–292.

Literatur

Alder, J., Fink, N., Bitzer, J. et al. (2007). Depression and anxiety during pregnancy: A risk factor for obstetric, fetal and neonatal outcome? A critical review of the literature. *The Journal of Maternal-Fetal & Neonatal Medicine, 20*(3), 189–209.

Bahari, S., Nourizadeh, R., Esmailpour, K., Hakimi, S. (2022). The effect of supportive counseling on mother psychological reactions and mother-infant bonding following traumatic childbirth. *Issues in mental health nursing*, 43(5), 447–454.

Beutel, M., Weidner, W., Brähler, E. (2004). Der chronische Beckenschmerz und seine Komorbidität. *Der Urologe, Ausgabe A*, 43, 261–267.

Campillo San Lazaro, I., Meaney, S., McNamara, K., O'Donoghue, K. (2017). Psychological and support interventions to reduce levels of stress, anxiety or depression on women's subsequent pregnancy with a history of miscarriage: an empty systematic review. *BMJ open*, 7(9), e017802.

de Camps Meschino, D., Philipp, D., Israel, A., Vigod, S. (2016). Maternal-infant mental health: Postpartum group intervention. *Archives of women's mental health*, 19, 243–251.

Dennis, C.-L., Falah-Hassani, K., Shiri, R. (2017). Prevalence of antenatal and postnatal anxiety: Systematic review and meta-analysis. *The British Journal of Psychiatry*, 210(5), 315–323.

Dikmen-Yildiz, P., Ayers, S., Phillips, L. (2018). Longitudinal trajectories of post-traumatic stress disorder (PTSD) after birth and associated risk factors. *Journal of affective disorders*, 229, 377–385.

Ginter, N., Takács, L., Boon, M. J. et al. (2022). The impact of mode of birth on childbirth-related post traumatic stress symptoms beyond 6 months postpartum: An integrative review. *International Journal of Environmental Research and Public Health*, 19(14), 8830.

Greenfield, M., Jomeen, J., Glover, L. (2019). »It can't be like last time« – Choices made in early pregnancy by women who have previously experienced a traumatic birth. *Frontiers in Psychology*, 10, 56.

Grigoriadis, S., VonderPorten, E. H., Mamisashvili, L. et al. (2013). The impact of maternal depression during pregnancy on perinatal outcomes: A systematic review and meta-analysis. *The Journal of clinical psychiatry*, 74(4), 8615.

Hamama, L., Rauch, S. A., Sperlich, M. et al. (2010). Previous experience of spontaneous or elective abortion and risk for posttraumatic stress and depression during subsequent pregnancy. *Depression and anxiety*, 27(8), 699–707.

Heyne, C.-S., Kazmierczak, M., Souday, R. et al. (2022). Prevalence and risk factors of birth-related posttraumatic stress among parents: A comparative systematic review and meta-analysis. *Clinical psychology review*, 94, 102157.

Hollander, M., van Hastenberg, E., van Dillen, J. et al. (2017). Preventing traumatic childbirth experiences: 2192 women's perceptions and views. *Archives of women's mental health*, 20, 515–523.

Huynh, V., Vemuru, S., Hampanda, K. et al. (2022). No one-size-fits-all: Sexual health education preferences in patients with breast cancer. *Annals of surgical oncology*, 29(10), 6238–6251.

Jacob, L., Polly, I., Kalder, M., Kostev, K. (2017). Prevalence of depression, anxiety, and adjustment disorders in women with spontaneous abortion in Germany: A retrospective cohort study. *Psychiatry research*, 258, 382–386.

Johnson, J. E., Price, A. B., Kao, J. C. et al. (2016). Interpersonal psychotherapy (IPT) for major depression following perinatal loss: A pilot randomized controlled trial. *Archives of women's mental health*, 19, 845–859.

Junge-Hoffmeister, J., Bittner, A., Garthus-Niegel, S., Goeckenjan, M., Martini, J., & Weidner, K. (2022). Subjective birth experience predicts mother–infant bonding difficulties in women with mental disorders. *Frontiers in Global Women's Health*, 3, 812055.

Kersting, A., Dölemeyer, R., Steinig, J. et al. (2013). Brief Internet-based intervention reduces posttraumatic stress and prolonged grief in parents after the loss of a child during pregnancy: A randomized controlled trial. *Psychotherapy and psychosomatics*, 82(6), 372–381.

Kleinstäuber, M., Bleichhardt, G., Gottschalk, J., Rief, W. (2018). *Therapie-Tools Somatoforme Störungen*. Beltz.

Kulathilaka, S., Hanwella, R., de Silva, V. A. (2016). Depressive disorder and grief following spontaneous abortion. *BMC psychiatry, 16*, 1–6.

Lafarge, C., Mitchell, K., & Fox, P. (2017). Posttraumatic growth following pregnancy termination for fetal abnormality: The predictive role of coping strategies and perinatal grief. *Anxiety, Stress, & Coping, 30*(5), 536–550.

Linnakaari, R., Helle, N., Mentula, M. et al. (2019). Trends in the incidence, rate and treatment of miscarriage: Nationwide register-study in Finland, 1998–2016. *Human Reproduction, 34*(11), 2120–2128.

Marino, J. L., Saunders, C. M., & Hickey, M. (2017). Sexual inactivity in partnered female cancer survivors. *Maturitas, 105*, 89–94.

Martini, J., Asselmann, E., Weidner, K. et al. (2022). Prospective associations of lifetime post-traumatic stress disorder and birth-related traumatization with maternal and infant outcomes. *Frontiers in Psychiatry, 13*, 842410.

McGowan, S. (2014). Does the maternal experience of childbirth affect mother-infant attachment and bonding? *Journal of Health Visiting, 2*(11), 606–616.

O'Donovan, A., Alcorn, K. L., Patrick, J. C. et al. (2014). Predicting posttraumatic stress disorder after childbirth. *Midwifery, 30*(8), 935–941.

O'Kane, E., Cassidy, T. (2019). Losing an Unborn Baby: Support after Miscarriage. *J Fam Med Forecast, 2*(3), 1024.

Ockhuijsen, H. D., van den Hoogen, A., Boivin, J. et al. (2015). Exploring a self-help coping intervention for pregnant women with a miscarriage history. *Applied nursing research, 28*(4), 285–292.

Pearson, R. M., Evans, J., Kounali, D., et al. (2013). Maternal depression during pregnancy and the postnatal period: risks and possible mechanisms for offspring depression at age 18 years. *JAMA psychiatry, 70*(12), 1312–1319.

Rohde, A., Hocke, A., Dorn, A. (2018). *Psychosomatik in der Gynäkologie: Kompaktes Wissen-konkretes Handeln*. Klett-Cotta.

Schrepf, A., Naliboff, B., Williams, D. A. et al. (2018). Adverse childhood experiences and symptoms of urologic chronic pelvic pain syndrome: A multidisciplinary approach to the study of chronic pelvic pain research network study. *Annals of Behavioral Medicine, 52*(10), 865–877.

Seiler, S., Loibl, S. (2017). Das Mammakarzinom in der Schwangerschaft. *Der Gynäkologe, 11*(50), 839–844.

Shapiro, G. D., Séguin, J. R., Muckle, G. et al. (2017). Previous pregnancy outcomes and subsequent pregnancy anxiety in a Quebec prospective cohort. *Journal of Psychosomatic Obstetrics & Gynecology, 38*(2), 121–132.

Taylor Miller, P., Sinclair, M., Gillen, P. et al. (2021). Early psychological interventions for prevention and treatment of post-traumatic stress disorder (PTSD) and post-traumatic stress symptoms in post-partum women: A systematic review and meta-analysis. *PLoS One, 16*(11), e0258170.

Thomson, G., Downe, S. (2016). Emotions and support needs following a distressing birth: Scoping study with pregnant multigravida women in North-West England. *Midwifery, 40*, 32–39.

Weidner, K., Bartmann, C., Leinweber, J. (2023). Traumatische Geburt und traumasensible Geburtsbegleitung. *Der Nervenarzt, 94*, 1–7.

Weidner, K., Garthus-Niegel, S., Junge-Hoffmeister, J. (2018). Traumatische Geburtsverläufe: Erkennen und Vermeiden. *Zeitschrift für Geburtshilfe und Neonatologie, 222*(5), 189–196.

Weidner, K., Junge-Hoffmeister, J. (2018). Traumatisierte Frauen im Kontext von Schwangerschaft und Geburt. In J. Schellong, F. Epple, K. Weidner (Hrsg.), *Praxisbuch Psychotraumatologie* (S. 152–159). Thieme.

Weidner, K., Neises, M. (2016). Frauenheilkunde. In H. W. Köhle K, P. Joraschky, J. Kruse, W. Langewitz, W. Söllner W. (Hrsg.), *Uexküll Psychosomatische Medizin – Theoretische Modelle und klinische Praxis* (8. Aufl., S. 1027–1042). Urban & Fischer.

Weidner, K., Zimmermann, K., Neises, M. et al. (2006). Effekte psychosomatischer Interventionen im Konsildienst einer Universitätsfrauenklinik. *PPmP-Psychotherapie · Psychosomatik · Medizinische Psychologie, 56*(9/10), 362–369.

Weidner, K., Zimmermann, K., Petrowski, K. et al. (2005). Psychische Befindlichkeit und gesundheitsbezogene Lebensqualität bei stationären Patientinnen einer Universitätsfrauenklinik. *PPmP-Psychotherapie · Psychosomatik · Medizinische Psychologie, 55*(9/10), 425–432.

Wenzel, A. (2017). Cognitive behavioral therapy for pregnancy loss. *Psychotherapy, 54* (4), 400.

Winter, C., Junge-Hoffmeister, J., Bittner, A. et al. (2022). Planned place of birth – Impact of psychopathological risk factors on the choice of birthplace and Its postpartum effect on psychological adaption: An exploratory study. *Journal of Clinical Medicine, 11*(2), 292.

Yildiz, P. D., Ayers, S., Phillips, L. (2017). The prevalence of posttraumatic stress disorder in pregnancy and after birth: A systematic review and meta-analysis. *Journal of affective disorders, 208*, 634–645.

Zondervan, K. T., Yudkin, P. L., Vessey, M. P. (2001). Chronic pelvic pain in the community – symptoms, investigations, and diagnoses. *American journal of obstetrics and gynecology, 184*(6), 1149–1155.

20 Psychoonkologie

Imad Maatouk und Anna Fleischer

»Wenn der Körper krank ist, dann leidet auch die Seele.«
Reinhold Schwarz (1946–2008)

Lernziele:

- Ein umfassendes Verständnis für die Herausforderungen, die sich für Patient:innen, Angehörige und Behandler:innen im Zusammenhang mit Krebserkrankungen ergeben können
- Die gezielte Identifikation des Bedarfs an psychoonkologischer Behandlung
- Eine fundierte Kenntnis über die vielfältigen psychoonkologischen Therapiemöglichkeiten

Fallbeispiel:

Infolge einer psychoonkologischen Konsilanfrage durch die zuständige Stationsärztin, die aufgrund einer starken Niedergeschlagenheit und häufiger Tränenausbrüche der 65-jährigen Patientin während ihres stationären Aufenthalts initiiert wurde, kam es zu einem psychoonkologischen Gespräch mit der Patientin in deren Krankenzimmer (ein Einzelzimmer). Die Patientin äußerte Ängste bezüglich der vermeintlichen Abnahme der Zuneigung ihres Ehemannes nach einer Krebsoperation, bei der großflächige Narben im Thoraxbereich zurückgeblieben waren. In diesem Zusammenhang fühlte sie sich nicht mehr attraktiv, da ihr Mann sie seit dem chirurgischen Eingriff in diesem Bereich gemieden hatte. Das aufklärende Gespräch mit dem Ehemann brachte jedoch ans Licht, dass seine Gefühle für seine krebskranke Frau nach wie vor intensiv und positiv waren. Die Zurückhaltung, sie in dem operierten Bereich zu berühren, resultierte aus der Sorge, ihr möglicherweise Schmerzen zuzufügen, da er beobachtet hatte, wie sie vor Schmerzen zurückzuckte, als ein Arzt die vernarbte Brustregion berührte.

20.1 Belastungen durch Krebserkrankungen

20.1.1 Belastung der Betroffenen und deren Angehöriger

Die moderne Onkologie erlebt eine dynamische Entwicklung. In den letzten Jahrzehnten konnten zahlreiche innovative therapeutische Ansätze etabliert werden, was zu erheblichen Verbesserungen in der Prognose vieler Krebserkrankungen geführt hat. Die Anzahl der Menschen, die mit einer onkologischen Diagnose leben, steigt kontinuierlich an. Krebspatient:innen verfügen heutzutage häufig über verschiedene Therapieoptionen und erhalten eine langanhaltende palliative Versorgung, die mit bedeutenden psychosomatischen Herausforderungen einhergehen kann. Die Wirksamkeit und Notwendigkeit psychoonkologischer Unterstützung ist mittlerweile wissenschaftlich belegt (Stein et al.,2020). In modernen, zertifizierten Krebszentren steht den Patient:innen neben einer optimierten klinisch-medizinischen Versorgung regelmäßig auch psychoonkologische Begleitung zur Verfügung. Diese Unterstützung sollte allen Krebspatient:innen während ihres gesamten stationären Aufenthalts, beginnend mit der Diagnosestellung bis zur palliativen Sterbebegleitung, uneingeschränkt zugänglich sein (Madl et al., 2021).

In Abhängigkeit von der Art der Krebserkrankung und dem individuellen Verlauf stehen Krebspatient:innen sowie deren Angehörige vor einer Vielzahl von Belastungen. Eine häufig auftretende Belastung ist beispielsweise die sogenannte krebsassoziierte Fatigue – eine tiefe, als äußerst belastend empfundene Erschöpfung und Müdigkeit nach einer Krebserkrankung (Fleischer et al., 2023; Haussmann et al., 2022).

Vielfältige körperliche und psychische Belastungsfaktoren bei Krebspatient:innen

Zusätzlich zur eingeschränkten körperlichen Leistungsfähigkeit aufgrund der Krankheit beeinflusst die individuelle Symptomlast oft maßgeblich die Lebensqualität der Betroffenen. Diagnostische und therapeutische Maßnahmen wie Knochenmarkpunktionen, Operationen, Bestrahlungen oder Chemotherapie können ebenfalls als belastend empfunden werden.

Auf sozialer Ebene treten erhebliche Herausforderungen auf. Eine Krebserkrankung betrifft nicht nur die Patient:innen selbst, sondern auch ihre Angehörigen. Oft berichten Familien, dass sich ihr Leben von einem Tag auf den anderen grundlegend geändert habe, nachdem die Diagnose gestellt wurde. Die Erkrankung einer Partner:in oder eines Elternteils kann zu einer Umverteilung der familiären Rollen führen. Die erkrankten Eltern haben möglicherweise nicht mehr die Energie und Zeit, um wie zuvor am sozialen Leben teilzunehmen oder ihre bisherigen familiären Verpflichtungen zu erfüllen.

Darüber hinaus kann eine Krebserkrankung zu Veränderungen im Aussehen der Betroffenen führen. Viele Patient:innen fühlen sich stigmatisiert und eingeschränkt in ihren sozialen Aktivitäten, wenn beispielsweise nach einer Chemotherapie Haarausfall, Wassereinlagerungen, große Narben, ein Port oder sichtbare Metastasen auftreten oder wenn sie Stomabeutel tragen müssen. Negative Reaktionen aus dem sozialen Umfeld auf diese körperlichen Veränderungen oder die Therapie selbst können für Krebspatient:innen besonders schmerzhaft sein.

Für berufstätige Patient:innen kann die Krankheit zum Verlust ihres Arbeitsplatzes führen, was oft als einschneidender Bruch im Lebenslauf empfunden wird. Diejenigen, die in den Beruf zurückkehren möchten, empfinden oft Angst vor diesem Schritt. Krebserkrankungen können sich auch auf das spirituelle Erleben der Betroffenen auswirken.

Auf psychischer Ebene tritt nach der Krebsdiagnose oft eine große Angst vor der realen Bedrohung des Lebens auf. Obwohl den meisten Menschen intellektuell bewusst ist, dass sie irgendwann sterben müssen, wird dieser Gedanke durch die Krebsdiagnose plötzlich präsenter. Die Auseinandersetzung mit der Vorstellung, dass das Leben endlich ist und durch die Krankheit oder Therapie beendet werden könnte, führt bei vielen zu Gefühlen der Hilflosigkeit und des Kontrollverlusts, die als äußerst belastend erlebt werden. Selbst nach erfolgreicher Überwindung der Krebserkrankung bleibt die Angst vor einem Wiederauftreten der Krankheit – die sogenannte »Rezidivangst« – eine große Belastung.

Es wurde festgestellt, dass Depressionen bei Krebspatient:innen mit einer erhöhten Sterblichkeitsrate einhergehen. Das Suizidrisiko bei Krebspatient:innen ist im Vergleich zur Allgemeinbevölkerung deutlich erhöht (Sauer et al., 2022; Granek & Nakash, 2020).

20.1.2 Belastung der Mitarbeitenden im psychoonkologischen Konsiliar- und Liaisondienst

Belastung beim medizinischen Personal durch Konfrontation mit schweren emotionalen Herausforderungen

Mitarbeitende im Gesundheitswesen, die Krebspatient:innen im Rahmen eines KL-Dienstes behandeln und betreuen, sind besonderen Belastungen ausgesetzt. Psychoonkolog:innen arbeiten eng mit Krebspatient:innen zusammen, die oft mit schweren emotionalen Herausforderungen wie Angst, Depression, Trauer und existenziellen Ängsten konfrontiert sind. Das kann auch auf die Psychoonkolog:innen emotional belastend wirken. Der Tod von Patient:innen, mit denen Psychoonkolog:innen eine enge therapeutische Beziehung aufgebaut haben, kann besonders schwer zu verkraften sein. Zur Bewältigung dieser Belastungen können Psychoonkolog:innen angemessene Maßnahmen zur Selbstfürsorge ergreifen, Supervision in Anspruch nehmen, Unterstützung von ihren Kolleg:innen suchen und sich kontinuierlich weiterbilden. Durch diese Schritte können sie nicht nur ihre eigenen emotionalen Belastungen verringern, sondern auch die Qualität der Versorgung für Krebspatient:innen verbessern (Strategies to promote coping and resilience, 2015).

20.2 Erfassung des Bedarfs an psychoonkologischer Behandlung

Nicht jede Person, die aufgrund einer Krebserkrankung stationär behandelt wird, benötigt zwangsläufig professionelle psychoonkologische Unterstützung durch Fachkräfte, die in einem KL-Dienst tätig sind. Negative Emotionen sind nach einer Krebsdiagnose völlig normal und ein Teil des gesunden Verarbeitungsprozesses. Bei nahezu allen Betroffenen löst die Diagnose Angst, Unsicherheit und Traurigkeit aus.

Individuelle Unterschiede hinsichtlich des Behandlungsbedarfs

Die Prävalenz behandelbarer psychischer Begleiterkrankungen ist bei Krebspatient:innen signifikant erhöht. Studien zufolge leidet etwa ein Drittel aller Krebspatient:innen mindestens an einer klinisch relevanten behandlungsbedürftigen psychiatrischen Erkrankung (Singer et al., 2010). Besonders häufig treten Angsterkrankungen, Anpassungsstörungen und Depressionen auf. Einige Patient:innen entwickeln auch somatoforme Störungen oder Suchterkrankungen.

Ein wichtiger Aspekt bei der Erfassung des psychoonkologischen Behandlungsbedarfs besteht darin, die individuellen Bewältigungsstrategien der Krebspatient:innen zu berücksichtigen. Manche Patient:innen neigen beispielsweise dazu, in ihrem sozialen Umfeld nicht über ihre Erkrankung zu sprechen. Sie ziehen sich zurück, meiden Einkäufe und versuchen, alles, was mit ihrer Krebserkrankung in Verbindung steht, emotional auf Abstand zu halten. Dieser Bewältigungsstil kann jedoch ungünstige Auswirkungen haben, indem er dazu führt, dass die Betroffenen während Gesprächen mit ihren Behandler:innen wichtige medizinische Informationen, die mit Angst und Hilflosigkeit einhergehen könnten, nicht aufnehmen oder später verdrängen.

Eine andere Bewältigungsstrategie, die von einigen Krebspatient:innen angewendet wird, besteht darin, sich ausschließlich auf die intellektuelle Auseinandersetzung mit ihrer Erkrankung zu konzentrieren. Wenn jedoch die Gefühlsebene über längere Zeit vernachlässigt wird, kann dies dazu führen, dass unterdrückte Emotionen sich durch körperliche Symptome manifestieren. In solchen Fällen können Psychoonkolog:innen den Betroffenen helfen, eine Verbindung zu ihren Emotionen herzustellen und die Chronifizierung von psychosomatischen Beschwerden zu verhindern.

20.2.1 Worauf können Behandler:innen achten, um festzustellen, ob eine psychoonkologische Intervention indiziert sein könnte?

Um im Rahmen des KL-Dienstes festzustellen, ob eine psychoonkologische Intervention für Patient:innen indiziert sein könnte, gibt es bestimmte Faktoren, auf die Behandler:innen achten sollten. Ein wichtiger Anhaltspunkt ist die Dauer und Intensität der beobachteten oder von den Patient:

Dauer und Intensität psychischer Symptome

innen berichteten psychischen Symptome. Auch die Stimmung und der Antrieb der Betroffenen verdienen besondere Aufmerksamkeit seitens der Behandler:innen. In diesem Zusammenhang können Fragen an das medizinische Personal auf der Station hilfreich sein. Diese könnten beispielsweise lauten:

- Engagieren sich die Krebspatient:innen aktiv in der Physiotherapie oder klagen sie über anhaltende Energielosigkeit und verbringen den Großteil des Tages im Bett?
- Verweigern sie die Nahrungsaufnahme?
- Lehnen sie therapeutische Maßnahmen wie physiotherapeutische Übungen ab?
- Bestehen zusätzliche Belastungen im sozialen Umfeld der Patient:innen?
- Gibt es Dinge, auf die sich die Patient:innen freuen können?
- Welche Themen dominieren die Gespräche der Patient:innen? Drehen sich die Gedanken hauptsächlich um düstere Themen wie Krankheit und Tod?
- Zweifeln die Betroffenen an ihrem eigenen Selbstwert?
- Geben sie sich selbst die Schuld an ihrer Erkrankung?
- Sind die Patient:innen dazu in der Lage, Entscheidungen für sich selbst zu treffen?

20.2.2 Welche Krebspatient:innen sind besonders gefährdet, behandlungsbedürftig psychisch zu erkranken?

Verschiedene Umstände können die Wahrscheinlichkeit, dass Patient:innen behandlungsbedürftig psychisch erkranken, erhöhen. Hervorzuheben sind vor allem die folgenden Faktoren:

- Patient:innen in fortgeschrittenen Stadien der Krebserkrankung tragen ein besonders hohes Risiko für psychische Belastungen.
- Ein erheblicher Schmerzgrad kann sich äußerst nachteilig auf die psychische Verfassung auswirken.
- Auch eine Einschränkung der sozialen Teilhabe durch die Auswirkungen der Krebserkrankung hat einen bedeutsamen negativen Einfluss auf das emotionale Erleben der Betroffenen.
- Besonders gefährdet sind außerdem Patient:innen, die bereits vor ihrer Krebserkrankung an einer psychischen Erkrankung gelitten haben.
- Ein unvorteilhafter Bewältigungsstil kann sich ebenfalls nachteilig auswirken.
- Ein Fehlen sozialer Unterstützung hat sich zudem als äußerst nachteilig erwiesen.
- Ein besonders bedeutsamer Faktor ist zudem das subjektive Empfinden von Einsamkeit, wie es von vielen Patient:innen beschrieben wird. Sie fühlen sich subjektiv einsam, selbst wenn sie in ihre Familie gut integriert

sind, da sie diejenigen sind, die mit der Krebserkrankung konfrontiert sind und nicht die anderen.

20.2.3 Validierte Messinstrumente zur Erfassung des Bedarfs an psychoonkologischer Behandlung

Validierte Instrumente können den Therapeut:innen im KL-Dienst wertvolle Hinweise auf den Bedarf an psychoonkologischer Behandlung bei Patient:innen liefern:

- Das Distress-Thermometer ist ein einfaches und zeitsparendes Screening-Tool, das Aufschluss darüber geben kann, wie stark Patient:innen unter Belastungen leiden (Ownby, 2019).
- Der Gesundheitsfragebogen für Patient:innen »Patient Health Questionnaire (PHQ-9)« ist ein validiertes Instrument zur Bewertung von Depressionssymptomen (Mitchell, 2007).
- Der Fragebogen »Generalized Anxiety Disorder 7 (GAD-7)« ist ein Bestandteil des Gesundheitsfragebogens für Patient:innen (PHQ-D) und dient der Diagnose generalisierter Angststörungen sowie der Messung der Schwere von allgemeinen Ängsten.
- Die Lebensqualität onkologischer Patient:innen kann mithilfe des Gesundheitsfragebogens »Short Form-12 (SF-12)« oder alternativ des umfassenderen »EORTC QLQ-C30« beurteilt werden. Der EORTC QLQ-C30 umfasst 30 Fragen und bewertet verschiedene Dimensionen wie körperliche Funktion, Rollenfunktion, kognitive Funktion, emotionale Funktion (funktionelle Subskalen), globalen Gesundheitszustand, Lebensqualität (andere Subskalen) sowie einzelne eigenständige Fragen (Tschuschke, 2010).
- Zur Messung der Progredienzangst hat sich der »Questionnaire on fear of progression (PA-F-KF)« bewährt.

20.3 Psychoonkologische Interventionen

20.3.1 Bedeutung und Ziel psychoonkologischer Interventionen

Die Art und Häufigkeit psychoonkologischer Interventionen sollte stets auf den individuellen Bedürfnissen und Ressourcen der Krebspatient:innen basieren. Schwere Lebenskrisen wie Krebserkrankungen können den Zugang zu persönlichen Ressourcen beeinträchtigen. Infolgedessen kann die Fähigkeit der Betroffenen, sich an ihre neue Lebenssituation anzupassen, gemindert werden, was zu psychischen Belastungsreaktionen führen kann.

In solchen Situationen können Psychoonkolog:innen behilflich sein, die individuellen Ressourcen der Betroffenen wiederzubeleben.

Ziel psychoonkologischer Interventionen ist es, Krebspatient:innen dabei zu helfen, einen persönlichen, geeigneten Ansatz zu finden, um ihre individuellen Erfahrungen zu verbalisieren und die psychische Bewältigung ihrer Krebserkrankung und ihrer Folgen zu erleichtern.

Viele psychoonkologische Interventionen basieren auf dem Prinzip, dass es von großer Bedeutung ist, Verluste und die damit einhergehenden Gefühle der Trauer wahrzunehmen, diesen Raum zu gewähren und zu erlernen, mit ihnen zu leben. Gleichzeitig ist es wichtig, alles im Blick zu behalten, was nach wie vor funktioniert, und zu erkennen, welche Lebensziele noch immer realisierbar sind. In enger Zusammenarbeit mit den Betroffenen entwickeln Psychoonkolog:innen, die im KL-Dienst tätig sind, neue Perspektiven in dieser durch die Krebserkrankung veränderten Lebenssituation.

Neue Perspektiven entwickeln

20.3.2 Das Angebotsspektrum psychoonkologischer Interventionen

Die Multidisziplinarität in der Behandlung onkologischer Patient:innen

Aufgrund der vielfältigen Belastungen, denen Krebspatient:innen auf unterschiedlichen Ebenen ausgesetzt sind, gewinnt im KL-Dienst die enge Zusammenarbeit von Psychoonkolog:innen mit den primärbehandelnden Ärzt:innen, Pflegekräften, Seelsorger:innen, Psychiater:innen, Sozialdienstmitarbeiter:innen und anderen Therapeut:innen an enormer Bedeutung (Hui et al., 2021). Dieses interdisziplinäre Team arbeitet Hand in Hand, um sicherzustellen, dass die umfassenden Bedürfnisse der Patient:innen effektiv erfüllt werden.

Psychoonkolog:innen können durch ihre enge Interaktion mit den Patient:innen auch unterstützende Bedarfe identifizieren, die über das Spektrum der psychoonkologischen Behandlung hinausgehen. Sie dienen als wichtige Bindeglieder zwischen den Patient:innen und dem medizinischen Team, damit sichergestellt wird, dass die Betroffenen die erforderlichen Ressourcen und Hilfen erhalten. Dies kann beispielsweise die Vermittlung zu Selbsthilfegruppen beinhalten, um den sozialen Austausch und die emotionale Unterstützung zu fördern. Ebenso können Psychoonkolog:innen die Patient:innen über sozialrechtliche Leistungen informieren und ihnen dabei helfen, diese bei Bedarf in Anspruch zu nehmen. Hierzu zählt auch die Initiierung von Rehabilitationsmaßnahmen, die den Genesungsprozess unterstützen.

Die psychoonkologische Gesprächstherapie am Krankenbett

Kommunikation am Krankenbett entscheidend

Psychotherapeutische Interventionen für onkologisch erkrankte Patient:innen im stationären Setting können entweder in Form von Einzelgesprächen am Krankenbett oder, sofern die Patient:innen mobil genug sind, in Besprechungszimmern auf der Station oder in deren unmittelbarer Nähe durchgeführt werden. Ein entscheidender Faktor hierbei ist die Grundhaltung der Therapeut:innen, die von Wertschätzung und wohlwollender Zuwendung gegenüber den Betroffenen geprägt sein sollte (siehe dazu die »Therapie-Tools Psychoonkologie«, Diegelmann et. al. [2023]).

In vielen Fällen erweist es sich als äußerst hilfreich, auch die Angehörigen in die psychotherapeutischen Sitzungen einzubeziehen. Bei akuter Verschlechterung der psychischen Verfassung einer Patient:in versuchen Psychoonkolog:innen im KL-Dienst, durch empathische Unterstützung und einfühlsame Gespräche eine Stabilisierung herbeizuführen, um eine mögliche Verschlechterung der Situation zu verhindern. Selbst wenn die Belastungssituation noch nicht als katastrophal wahrgenommen wird, kann die Präsenz unterstützender Begleitpersonen den Betroffenen Halt geben und Ängste lindern.

Komplexere Situationen ergeben sich im klinischen Alltag, wenn Krebspatient:innen zusätzlich zu ihrer Krebserkrankung unter schweren Begleiterkrankungen leiden, die sich negativ auf ihre Prognose und Lebensqualität auswirken können.

Die Unterstützung durch Psychoonkolog:innen kann zu jeder Phase des Krankheitsverlaufs von Nutzen sein, beispielsweise wenn psychische Abwehrmechanismen der Betroffenen zu Kommunikationsbarrieren führen. In vielen Fällen gehen chronische psychische Störungen sogar mit einer Benachteiligung der Patient:innen in der klinischen Versorgung einher. Besonders gefährdet sind hierbei jene Patient:innen, die aufgrund ihrer psychischen Konflikte besonders von empathischer Unterstützung profitieren könnten. Verhalten von psychisch erkrankten Krebspatient:innen, das von Behandler:innen als vorwurfsvoll, pedantisch oder oppositionell empfunden wird, kann im Stationsalltag negative Emotionen und Konflikte zwischen beiden Seiten hervorrufen, was für beide äußerst belastend sein kann. In solchen Situationen können Psychoonkolog:innen als Vermittler:innen fungieren, Konflikte entschärfen und sowohl Patient:innen als auch Behandler:innen bei Fragen des zwischenmenschlichen Umgangs beraten.

Die S3-Leitlinie für die psychoonkologische Diagnostik, Beratung und Behandlung von Krebspatient:innen enthält weitere hilfreiche Informationen. Sie ist online verfügbar unter folgender Webadresse: http://www.awmf.org/leitlinien/detail/ll/032-051OL.html

Leitlinie für die psychoonkologische Diagnostik, Beratung und Behandlung von Krebspatient:innen

Interventionen zur Förderung von Entspannung und Stressreduktion

Krebspatient:innen, die unter Stress, Anspannung und Schlafproblemen leiden, kann im KL-Dienst gezielt die Durchführung von Entspannungsverfahren in ihrem eigenen Patientenzimmer angeboten bekommen. Diese Verfahren umfassen beispielsweise die Progressive Muskelentspannung nach Jacobson und das autogene Training. Darüber hinaus können gelenkte imaginative Techniken angewandt werden, zu denen auch Fantasiereisen gehören (siehe »Psychodynamisch Imaginative Traumatherapie – PITT«, Reddemann [2014]). Diese Ansätze haben das Potenzial, bei Krebspatient:innen einen Zustand der Gelassenheit und Entspannung zu erzeugen (siehe »Therapie-Tools Akzeptanz- und Commitmenttherapie«, Wengenroth [2017]).

Ein weiteres bewährtes Verfahren zur Stressbewältigung, das seinen Ursprung in den späten 1970er-Jahren in den Vereinigten Staaten hat und heute immer noch zur gezielten Lenkung der Aufmerksamkeit bei Stress eingesetzt wird, ist die achtsamkeitsbasierte Stressreduktion, im Englischen als MBSR (Mindfulness-Based Stress Reduction) bekannt (siehe »Gesund durch Meditation«, Jon Kabat Zinn [1990, 2019]).

Interventionen zur Förderung des Krankheitsverständnisses und zur Ressourcenaktivierung

Kostenfreies Informationsmaterial zur Psychoedukation

Die Psychoedukation spielt eine herausragende Rolle in der psychoonkologischen Betreuung von Krebspatient:innen im KL-Dienst. Hierbei handelt es sich um die systematische und strukturierte Vermittlung von wissenschaftlich fundiertem Wissen über die psychischen Prozesse, die die jeweiligen Patient:innen belasten können (Setyowibowo et al. 2022).

Zusätzlich zu anderen vertrauenswürdigen Informationsquellen bietet beispielsweise die Deutsche Krebshilfe kostenfreies Informationsmaterial an. In den sogenannten »blauen Ratgebern« finden Krebspatient:innen und ihre Angehörigen wertvolle Ressourcen zu einer Vielzahl von Themen, die für Betroffene relevant sein können. Die Psychoedukation hat auch das Ziel, die Resilienz der Betroffenen zu fördern und Krebspatient:innen dazu zu befähigen, informierte und selbstbestimmte Entscheidungen bezüglich ihrer Therapie zu treffen (siehe »Psychoonkologie: Resilienz innovativ stärken – Ein Praxishandbuch«, Diegelmann et al. [2023]).

Kunsttherapie

Um eine umfassende Unterstützung sicherzustellen, bieten einige Einrichtungen auch kunsttherapeutische Programme an. Psychoonkolog:innen können Krebspatient:innen ermutigen, von diesen Angeboten Gebrauch zu machen, und bei Bedarf den Kontakt zu den Kunsttherapeut:innen herstellen. Diese künstlerischen Therapien können sogar direkt im Krankenbett durchgeführt werden, was besonders hilfreich ist, wenn die Mobilität der Patient:innen eingeschränkt ist. Viele Patient:innen finden in der Kunsttherapie einen effektiven Weg, ihre Gefühle auszudrücken und zu verarbeiten (Geue et al., 2010).

Musiktherapie

Sowohl rein rezeptive als auch aktive musiktherapeutische Ansätze können im Umgang mit emotionalen Belastungen im KL-Dienst äußerst hilfreich sein. Musiktherapeutische Interventionen verfolgen dabei unter anderem das Ziel, den Ausdruck von Bedürfnissen und Gefühlen zu fördern. Selbstverständlich wird bei der Auswahl des musiktherapeutischen Vorgehens auch stets auf die Bedürfnisse und die Ruhe der Mitpatient:innen Rücksicht genommen. In einigen Krankenhäusern stehen spezielle Räume zur Verfügung, in denen Therapeut:innen gemeinsam mit den Patient:innen singen und musizieren können (Stanczyk, 2011).

Medikamentöse Therapie

Wenn stützende Gespräche und weitere supportive Therapieangebote nicht ausreichen, können Psychoonkolog:innen zudem im KL-Dienst mithilfe von Psychopharmaka in den Hirnstoffwechsel eingreifen, beispielsweise durch den Einsatz schlafanstoßender oder beruhigender Wirkstoffe. Bei der Auswahl des geeigneten Medikaments für die psychopharmakologische Behandlung von Krebspatient:innen ist es besonders wichtig, mögliche Wechselwirkungen mit anderen Medikamenten zu berücksichtigen. Zusätzlich sollte das behandelnde Ärzteteam über die eigenständige Verwendung kommerziell erhältlicher pflanzlicher Präparate, wie zum Beispiel Johanniskraut, seitens der Krebspatient:innen informiert werden, um mögliche Wechselwirkungen und Nebenwirkungen zu berücksichtigen.

20.4 Grenzen psychoonkologischer Interventionen im Konsiliar- und Liaisondienst

Angesichts der erheblichen Reduktion der Liegezeiten im Gesundheitswesen und der Wichtigkeit einer kontinuierlichen Unterstützung nach dem stationären Aufenthalt ist es entscheidend, den Patient:innen anhand bedarfsorientierter Nachsorgeprogramme eine gut strukturierte Anbindung an weiterführende Dienste anzubieten. Krebsberatungsstellen können hier hilfreich sein, da sie eine breite Palette von Unterstützungsdiensten anbieten, einschließlich psychologischer Beratung und emotionaler Unterstützung für Krebspatient:innen und ihre Familien. Sie sind eine wichtige Anlaufstelle für diejenigen, die Hilfe und Rat nach dem Krankenhausaufenthalt suchen. Darüber hinaus spielen niedergelassene Psychoonkolog:innen im Rahmen der Nachsorge eine wichtige Rolle. Der Krebsinformationsdienst stellt eine Liste zur Verfügung, auf der niedergelassene Psychoonkolog:innen genannt werden, die auf die Betreuung von Krebspatient:innen spezialisiert sind. Auf diese Weise kann Krebspatient:innen nach dem stationären Aufenthalt eine nahtlose Fortsetzung der psychologischen Unterstützung ermöglicht werden. Zudem können Krebspatient:innen, die nach der Entlassung aus dem Krankenhaus anhaltende psychosoziale Unterstützung benötigen, in psychosomatischen Institutsambulanzen betreut werden.

Literaturauswahl

Diegelmann, C., Isermann, M., Zimmermann, T. (2020). *Therapie-Tools Psychoonkologie*. Beltz.
Diegelmann, C., Isermann, M., Zimmermann, T. (2023). *Psychoonkologie: Resilienz innovativ stärken – Ein Praxishandbuch*. Kohlhammer.
Madl, M., Lieb, M., Schieber, K. et al. (2021). A taxonomy for psycho-oncological intervention techniques in an acute care hospital in Germany. *Oncol Res Treat*, *44*(7–8), 382–389.
Fleischer, A., Jentschke, E., Steindorf, K. et al. (2023). Tumorassoziierte Fatigue – Modelle und Therapie. *PiD – Psychotherapie im Dialog*, *24*(3), 46–49.
Stein, B., Müller, M. M., Meyer, L. K. et al. (2020). Psychiatric and psychosomatic consultation-liaison services in general hospitals: A systematic review and meta-analysis of effects on symptoms of depression and anxiety. *Psychother Psychosom*, *89* (1), 6–16.

Literatur

Diegelmann, C., Isermann, M., Zimmermann, T. (2020). *Therapie-Tools Psychoonkologie*. Beltz.
Diegelmann, C., Isermann, M., Zimmermann, T. (2023). *Psychoonkologie: Resilienz innovativ stärken – Ein Praxishandbuch*. Kohlhammer.
Fleischer, A., Jentschke, E., Steindorf, K. et al. (2023). Tumorassoziierte Fatigue – Modelle und Therapie. *PiD – Psychotherapie im Dialog*, *24*(3), 46–49.
Geue, Kristina, Goetze, H, Buttstaedt, M. (2010). An overview of art therapy interventions for cancer patients and the results of research. *Complementary therapies in medicine*, *18*(3–4), 160–170.
Granek, L., Nakash, O. (2020). Prevalence and risk factors for suicidality in cancer patients and oncology healthcare professionals strategies in identifying suicide risk in cancer patients. *Curr Opin Support Palliat Care*, *14*(3), 239–246.
Haussmann, A., Schmidt, M. E., Illmann, M. L. (2022). Meta-analysis of randomized controlled trials on yoga, psychosocial, and mindfulness-based interventions for cancer-related fatigue: What intervention characteristics are related to higher efficacy? Cancers, *14*(8), 2016.
Hui, D., Hoge, G., Bruera, E. (2021). Models of supportive care in oncology. *Curr Opin Oncol*, *33*(4), 259–266.
Kabat-Zinn, J. (2019). *Gesund durch Meditation: Das große Buch der Selbstheilung mit MBSR*. Knaur MensSana TB.

Kabat-Zinn, J. (1990). *Full catastrophe living: Using the wisdom of your body and mind to face stress, pain, and illness*. Delta.

Madl, M., Lieb, M., Schieber, K. et al. (2021). A taxonomy for psycho-oncological intervention techniques in an acute care hospital in Germany. *Oncol Res Treat, 44*(7–8), 382–389.

Mitchell, A. J. (2007). Pooled results from 38 analyses of the accuracy of distress thermometer and other ultra-short methods of detecting cancer-related mood disorders. *J Clin Oncol, 25*(29), 4670–4681.

Ownby, K. K. (2019). Use of the Distress Thermometer in clinical practice. *J Adv Pract Oncol, 10*(2), 175–179.

Reddemann, L. (2017). *Imagination als heilsame Kraft: Ressourcen und Mitgefühl in der Behandlung von Traumafolgen* (21., vollständig überarbeitete Aufl.). Klett-Cotta.

Sauer, C., Grapp, M., Bugaj, T., Maatouk, I. (2022). Suicidal ideation in patients with cancer: Its prevalence and results of structural equation modelling. *Eur J Cancer Care (Engl), 31*(6), e13650.

Setyowibowo, Hari, Yudiana, W., Hunfeld, J. A. M. (2022). Psychoeducation for breast cancer: A systematic review and meta-analysis. *The Breast, 62*, 36–51.

Singer, S., Das-Munshi, J., Brahler, E. (2010). Prevalence of mental health conditions in cancer patients in acute care: A meta-analysis. *Ann Oncol, 21*(5), 925–930.

Stanczyk, M. M. (2011). Music therapy in supportive cancer care. *Reports of Practical Oncology & Radiotherapy, 16*(5), 170–172.

Stein, B., Müller, M. M., Meyer, L. K. et al. (2020). Psychiatric and psychosomatic consultation-liaison services in general hospitals: A systematic review and meta-analysis of effects on symptoms of depression and anxiety. *Psychother Psychosom, 89*(1), 6–16.

Strategies to promote coping and resilience in oncology and palliative care nurses caring for adult patients with malignancy. *Nurs Health Sci, 23*(3), 768–772.

Tschuschke, V. (2020). *Psychoonkologie praktizieren – Welche Hilfe wann und bei wem?* Schattauer.

Wengenroth, M. (2017). *Therapie-Tools Akzeptanz- und Commitmenttherapie*. Beltz.

21 Palliativmedizin

Elisabeth Medicus und Barbara Sperner-Unterweger

Lernziele:

- Grundkenntnisse über Versorgungsstrukturen für das Lebensende
- Kenntnis psychischer Herausforderungen und spezifischer Symptomfelder am Lebensende
- Grundkenntnisse über die wichtigsten pharmakologischen und psychologisch-psychotherapeutischen Interventionsmöglichkeiten
- Kenntnisse über die Bedürfnisse von Angehörigen und über Support für Angehörige
- Kenntnis von Unterstützungsmöglichkeiten für Behandlungsteams

Fallbeispiel:

Frau M. ist 59 Jahre alt, Italienerin und lebt mit ihrem Mann seit 30 Jahren in Österreich. Vor drei Jahren erkrankte sie an einem Mammakarzinom. Nach Operation und Chemotherapie ging es ihr wieder besser. Unterstützend für sie ist ihre Tochter, die in der Nähe wohnt und zwei kleine Kinder hat. Vor der Erkrankung hat sie ihre Tochter bei der Betreuung der Kinder unterstützt, diese Hilfe musste sie unterbrechen, in der letzten Zeit kommen die Kinder aber wieder öfter zu ihr.

Jetzt haben die gesundheitlichen Beschwerden wieder zugenommen: Frau M. ist müde und hat Kreislauf- und Atemprobleme bei körperlicher Aktivität. Die Hausärztin weist sie an die Onkologische Abteilung des Krankenhauses weiter. Dort wird ein ausgedehntes Rezidiv mit Leber- Knochen- und Lungenmetastasen festgestellt. Aufgrund des histologischen Befundes und der viszeralen Metastasierung ist ein klarer Nutzen von tumorspezifischen Maßnahmen nicht zu erwarten.

Mit dieser Diagnose ist Frau M. überfordert und es dauert mehrere Tage, bis sie diese allmählich begreift. Der KL-Dienst wird beigezogen. Nach der Entlassung verbringt sie ein paar gute Wochen zu Hause mit Unterstützung der Hausärztin und der Hauskrankenpflege.

Relativ unvermittelt treten gürtelförmige Schmerzen auf, Frau M. ist plötzlich inkontinent, desorientiert und sehr agitiert. Es erfolgt die Einweisung auf die Palliativstation. Dort werden ein Delir und eine spinale Kompression diagnostiziert. Das Delir bildet sich rasch zurück.

Mit Kortikosteroiden und einer hochdosierten Strahlentherapie bessern sich die Schmerzen, aber die Inkontinenz bleibt.

Frau M. ist verzweifelt und will so nicht mehr leben. Sie will die verbleibende Zeit unbedingt zu Hause verbringen.

Nach psychischer Stabilisierung, vielen supportiven Gesprächen mit der Familie und einer guten Entlassungsorganisation kann sie geschwächt und eingeschränkt mobil nach Hause gehen.

Nach wenigen Tagen steigen die Cholestaseparameter, Frau M. wird immer müder und schläft schließlich fast nur noch. Die Angehörigen machen sich große Sorgen wegen der Ernährung. Eine Woche später stirbt Frau M.

21.1 Palliativmedizin – eine kurze Übersicht

Palliativmedizin allgemein oder Palliative Care umfasst die Behandlung und Begleitung von unheilbar kranken und sterbenden Menschen und ihren Angehörigen in der letzten Lebensphase. Lebensqualität bis zum Lebensende ist das Ziel palliativmedizinischer Versorgung. Nicht nur körperliche Beschwerden werden umfassend behandelt und gelindert, sondern auch Bedürfnisse auf der psychischen, sozialen und spirituellen Ebene sowie die Bedürfnisse der An- und Zugehörigen werden berücksichtigt. So unterstützt Palliativmedizin die vielfältigen Anpassungsanforderungen am Lebensende (Sepúlveda et al., 2002).

Die Zusammenarbeit von Vertreter:innen verschiedener Berufe, insbesondere aus Medizin, Pflege, Sozialarbeit, Psychologie und Seelsorge, ist ein zentrales Element der Palliativversorgung. Für die entsprechenden Fachpersonen ergibt sich ein breites Spektrum an Tätigkeiten: von der Symptombehandlung über die Unterstützung bei der Entscheidungsfindung hin zur Planung, Umsetzung und Koordination eines Netzwerkes für zu Hause oder für die Pflege in einer Institution einschließlich Notfallplanung sowie die Unterstützung beim Umgang mit der durch die Krankheit veränderten Situation – auch für die Angehörigen.

Mehrere Professionen werden gebraucht

Im KL-Bereich können Fachpersonen der Psychologie, Psychiatrie und Psychoonkologie mit psychotherapeutischer Ausbildung im Arbeitsfeld Palliative Care tätig sein (Mehnert-Theuerkauf et al., 2022).

Eine palliative Betreuungssituation ist grundsätzlich dann gegeben, wenn die Diagnose einer lebensbegrenzenden Erkrankung vorliegt, für die es keine kurative Therapie gibt. Eine Herausforderung dabei ist, das Gespräch darüber mit den Patient:innen und ihren Angehörigen. Die Integration der Palliativmedizin sollte zu einem früheren Zeitpunkt des Krankheitsverlaufes und nicht erst in der Sterbephase erfolgen.

Zeitgerecht und frühzeitig im Krankheitsverlauf an Palliativbetreuung denken

In den Empfehlungen und Leitlinien wird die allgemeine Palliative Care von der spezialisierten Palliative Care unterschieden (Radbruch & Payne,

Unterschiedliche Behandlungssettings mit Überlappungsbereichen

2011). Alle Berufsgruppen brauchen Grundkenntnisse in der palliativen Betreuung. Für komplexe Herausforderungen am Lebensende und in spezifischen Fragen werden die Betreuenden in der Regelversorgung von spezialisierten Diensten, wie Palliativkonsiliardiensten und mobilen Palliativteams, unterstützt (Leitlinienprogramm Onkologie, 2020).

Palliativstationen und Hospize nehmen Menschen mit einem intensiven Betreuungsbedarf am Lebensende auf, deren Bedürfnisse zu Hause, auf anderen Stationen im Krankenhaus oder in Pflegeheimen nicht ausreichend berücksichtigt werden können.

Körperliche Beschwerden und psychische Belastungen stehen oft in engem Zusammenhang

Das Einbeziehen von KL-Diensten in die palliativmedizinische Behandlung ist besonders in folgenden Situationen angezeigt (Heinz et al., 2022):

- bei somatisch schwer erkrankten Patient:innen in einer palliativen Versorgungssituation mit psychiatrischer Komorbidität wie z. B. Anpassungsstörung, Angst, Depression oder Delir;
- bei psychisch schwer kranken Patient:innen, die zusätzlich an einer kurativ nicht behandelbaren somatischen Erkrankung leiden;
- bei Patient:innen, die an einer schweren psychischen Erkrankung leiden und deren Lebenserwartung durch die Erkrankung eng begrenzt ist, z. B. bei schweren fortgeschrittenen Abhängigkeitserkrankungen. Dabei stellen sich manchmal komplexe ethische und juristische Fragen.

21.2 Spezielle Fragestellungen im KL-Dienst

Klinisch relevante psychische Belastungen sind häufig

Das Ausmaß und die Art der psychischen Belastung sowie der Bedarf der Betroffenen und deren Bereitschaft für ein Gespräch bestimmen die Indikation für psychologisch-psychotherapeutische Interventionen. Diagnostik und Indikationsstellung für weitere Maßnahmen gehören zu den zentralen Aufgaben, die im KL-Dienst anfallen können. Klinisch relevante psychische Belastungen können kognitive, emotionale und verhaltensbezogene Probleme, psychische Störungen oder subsyndromale Symptome (dabei besonders häufig Angst, Depression oder akute Belastungsreaktionen) und/oder akute existenzielle Krisen (zum Beispiel bei der Mitteilung einer ungünstigen Prognose oder nach einem erfolglosen Therapieversuch) sein.

Wenn die kranken Menschen ein Gespräch ablehnen, besteht die Möglichkeit, die Angehörigen oder das Behandlungsteam zu beraten und zu unterstützen.

Breites Beschwerdespektrum

Für folgende Symptome und Begleiterkrankungen, die häufig am Lebensende auftreten, ist der KL-Dienst hilfreich (Leitlinienprogramm Onkologie, 2020):

21.2.1 Unruhe

- körperlich-psychische Reaktion auf Stress am Lebensende
- häufiges und belastendes Symptom; *wichtig:* Ursachen klären
  - *körperliche Ursachen:*
    Schmerzen, Juckreiz, Harnverhalt, Stuhldrang, Bewegungsdrang, Medikamentennebenwirkungen (z. B. Akathisie), Delir
  - *psychische Ursachen:*
    Angst, Ungewissheit, wahnhafte Symptome i. R. eines Delirs, gesteigerter Antrieb aufgrund einer agitierten Depression
  - *soziale und spirituelle Ursachen:*
    unerledigte Konflikte, Sorgen um Angehörige, Einsamkeit, Gefühl der Sinnlosigkeit, Kontrollverlust, Schuld- und Ohnmachtsgefühle, Lebensgeheimnisse, unruhige Umgebung

21.2.2 Angst

- sehr häufige Symptomatik
- oft subsyndromale Ängste
- spezifische Ängste hinsichtlich:
  - Krankheitsverlauf
  - bestimmter Symptome wie Atemnot
  - Ablauf der Sterbephase
  - Kontroll- und Autonomieverlust
  - existenzieller Ängste vor dem Nicht-Sein, vor Desintegration

21.2.3 Depressive Symptomatik

Häufige Symptomatik

- verschiedene Auslösebedingungen und unterschiedliche Ausprägungen:
  - depressive Verstimmung als Ausdruck von Distress
  - depressive Anpassungsstörung
  - schwere depressive Episode
  - depressive Symptome als Nebenwirkung der pharmakologischen Behandlung
    (z. B. durch Kortikosteroide, Interferon, Zytostatika)
- wichtige, oft schwierige diagnostische Abgrenzung von:
  - Trauer
  - Syndrom der Demoralisierung (primär durch Hoffnungs- und Hilflosigkeit, Verlust von Sinn/Bedeutung im Leben und Erschöpfung der Bewältigungsmechanismen gekennzeichnet)
  - Fatigue-Syndrom
- negative Auswirkungen auf Lebensqualität, reduzierte Therapie-Adhärenz, erhöhte Suizidalität, kürzere Überlebenszeit

- Screening mittels:
  - standardisierten Fragebögen, wie Hospital Anxiety and Depression Scale (HADS-D)
  - einfacher Fragen, z. B. »Haben Sie sich in letzter Zeit häufig niedergeschlagen, traurig, bedrückt oder hoffnungslos gefühlt?« oder »Hatten Sie in der letzten Zeit weniger Lust und Freude an Dingen, die Sie sonst gerne tun?«

21.2.4 Suizidalität

- erhöhtes Suizidrisiko in fortgeschrittenen Krankheitsstadien
- Risikofaktoren:
  - depressive Symptomatik
  - insuffiziente Schmerzbehandlung
- niedrige Suizidraten in gut etablierten Palliative-Care-Settings
- Ansprechen und Evaluieren der Suizidalität führt sehr häufig zu einer Entlastung bei den Betroffenen

Management von Suizidalität entsprechend der Leitlinien.

21.2.5 Der Sterbewunsch

Sterbewunsch ≠ Suizidalität

Im Unterschied zur Suizidalität besteht beim Sterbewunsch nicht der Handlungsdruck, den Tod durch aktives Handeln rasch herbeizuführen. Der Sterbewunsch ist ein komplexes subjektives und soziales Phänomen, sich ändernd in der Zeit und in der Interaktion, selten ein Dauerzustand (Ohnsorge et al., 2019). Durch seinen aktiven Charakter unterscheidet er sich von der Akzeptanz des Todes. Die häufigsten Gründe für den Sterbewunsch sind einerseits eine Depression und andererseits Hoffnungslosigkeit (durch Verlust von Autonomie und Perspektive, unzureichend behandelte Symptome oder belastende Nebenwirkungen von Therapien, Einsamkeit und fehlender Betreuung, dem Gefühl, sich selbst als Belastung zu erleben).

Das Gespräch über den Sterbewunsch wird von Betroffenen meistens als Entlastung empfunden. Deshalb sollte auf direkte und indirekte Äußerungen geachtet, eventuell auch nach einem Sterbewunsch und dessen Hintergrund gefragt werden.

21.2.6 Exkurs: Existenzielles Leiden und »total pain«

Eine schwere lebensbegrenzende Erkrankung ist verbunden mit dem Leiden an der Existenz an sich, also mit Abschied, der Begegnung mit dem Tod, Unsicherheit. Das Ausmaß dieses Leidens ist unterschiedlich und kann sich bis zur existenziellen Verzweiflung steigern. Dies entspricht dem Syndrom der Demoralisierung. Cicely Saunders, die Begründerin der modernen Hospizbewegung, hat für den als Schmerz verkörpertes Leiden bei schwerer

Krankheit und am Lebensende, das den Menschen in seiner ganzen Person und Existenz betrifft, den Ausdruck »total pain« geprägt.

Häufig werden existenzielle Bedürfnisse von Menschen mit einer schweren Erkrankung nicht berücksichtigt. Grund dafür ist meist die Unsicherheit von Mitgliedern des Behandlungsteams und das Gefühl der Hilflosigkeit im Umgang mit diesen Themen.

Patient:innen signalisieren verbal oder nonverbal das Bedürfnis, existenzielle Themen und Fragen zu besprechen, eine Aufgabe, die zwar nicht in jedem Fall an eine bestimmte Berufsgruppe wie Seelsorger:innen oder Psychiater:innen/Psycholog:innen delegiert werden soll, aber doch ein Gegenüber braucht, das diese Themen wahrnehmen und Teilnahme zum Ausdruck zu bringen kann. Eine einfache Antwort auf dieses Leiden an der Existenz gibt es nicht. Die Wertschätzung des gelebten Lebens und des Vermächtnisses einer Patient:in können das existenzielle Wohlbefinden fördern. Dies wird immer mehr auch therapeutisch, u. a. in der sogenannten »Würdezentrierten Therapie«, konzeptualisiert (Schramm et al., 2014).

21.2.7 Exkurs: Assistierter Suizid

Ziel der interprofessionellen palliativen Betreuung ist ein gutes Lebensende und ein sicherer Ort für das Leiden in dieser Phase des Lebens. Die Patient:innen brauchen mehr oder weniger Unterstützung, um mit den Herausforderungen, die mit der Krankheit verbunden sind, umgehen zu können.

Assistenz beim Suizid – Herausforderung in Institutionen

In seltenen Situationen können Menschen ihre Ängste und ihr Leiden nur bewältigen, wenn sie selbst die Kontrolle über den Todeszeitpunkt haben und den Tod durch Suizid herbeiführen können.

In den deutschsprachigen Ländern ist die Assistenz beim Suizid (▶ Kap. 16.6) – wenn auch unterschiedlich gesetzlich geregelt – unter bestimmten Bedingungen straffrei. Damit ist es möglich, sich Hilfe beim Suizid zu verschaffen, ohne die Helfenden einer strafbaren Handlung auszusetzen. Die Bereitschaft, diese Hilfe zu leisten, ist damit zu einer individuellen Entscheidung geworden, die, bei Einhaltung bestimmter Regeln, keine Strafe nach sich zieht.

Teams und Institutionen brauchen eine Positionierung, wie sie Patient:innen begleiten wollen, die einen Sterbewunsch äußern und die entschlossen sind, einen Suizid herbeizuführen. Das erfordert ein Training im Umgang mit dem Sterbewunsch, eine ethische Auseinandersetzung mit »Sterbehilfe« und die Kenntnis der nationalen Regelungen, insbesondere für Teams, die viele schwer kranke Menschen betreuen. Die grundsätzliche Haltung und die Vorgehensweise innerhalb der Organisation sollten vor dem Hintergrund der rechtlichen Situation des Landes schriftlich festgelegt werden. Praktische Gesichtspunkte und mögliche Krisensituationen sind dabei zu berücksichtigen. Die sorgfältige Abgrenzung zu behandelbaren psychischen Erkrankungen erfordert das Einbeziehen des psychiatrischen KL-Diensts sowohl für die allgemeine Positionierung als auch im Einzelfall.

Auch die Angehörigen dieser Menschen sind in den Blick zu nehmen, um posttraumatischen Belastungsreaktionen vorzubeugen (Wagner et al., 2012).

21.3 Spezielle Interventionen im KL-Dienst

Supportive Gespräche: ein entscheidender Beitrag zur Lebensqualität

Alle Patient:innen, unabhängig von ihrer psychischen Belastung, sollen bei Bedarf niederschwellig supportive Gespräche, Beratung und Begleitung in Anspruch nehmen können. Grundsätzlich gilt für alle Interventionen, dass besonders auf eine patientenzentrierte Kommunikation geachtet werden soll.

Mitbehandlung durch KL-Dienstmitarbeiter:innen sollte

- bei klinisch relevant belasteten Personen,
- bei schwieriger Behandlungsplanung,
- bei komplexer psychiatrischer Vorgeschichte bzw. Symptomatik,
- bei akuter Suizidalität,
- bei Nichtansprechen auf eine antidepressive Therapie,
- bei selten auftretender Fremdgefährdung,

erfolgen.

Das Ziel dabei ist, die emotionale Belastung zu lindern und das körperliche und psychische Wohlbefinden zu fördern. Dies ist umso besser möglich, je früher psychische Belastungen erkannt werden.

21.3.1 Umgang mit Angst und depressiver Symptomatik

Der offene Austausch über existenzielle Themen wie Tod, Sterben, Hoffnung und Sinnfindung kann bereits zu einer Verringerung von Ängsten beitragen. Dies sind in erster Linie Aufgaben des somatischen Behandlungsteams, die in ihren Gesprächen über Prognose und Verlauf, über mögliche Notfallsituationen, über Symptomlinderung und eine palliative Sedierungstherapie (Weixler et al., 2017), über Vorstellungen und Erfahrungen mit dem Sterben Ängste wahrnehmen und eingrenzen können. Von KL-Dienstmitarbeiter:innen kann eine Unterstützung der Kolleg:innen der somatischen Behandlungsteams durch spezifische Vor- und Nachbesprechungen erfolgen.

Medikamentöse und nicht medikamentöse Therapien können hilfreich sein

Depressive Symptome sind oft schwer zu erkennen, daher gilt hier ganz besonders die Empfehlung: hinschauen, zuhören und nachfragen als erste Intervention. Der KL-Dienst kann das somatische Behandlungsteam speziell bei unklarer Symptomatik in der differenzialdiagnostischen Abklärung unterstützen. Auch das Einbeziehen der Angehörigen erweist sich häufig als sehr sinnvoll und zielführend.

Spezifische nicht medikamentöse Therapieformen bei Angstsymptomen und depressiver Symptomatik sind:

- Psychoedukation (eventuell unter Einbeziehen der Angehörigen)
- Entspannungstechniken
- Imaginationstechniken und hypnotherapeutische Ansätze
- kreative Techniken wie Musik- und Maltherapie
- achtsamkeitsbasierte Therapie
- Sinn- und Würde-fokussierte Interventionen (Managing Cancer and Living Meaningfully – CALM-Therapie, Dignity Therapy)

Falls eine medikamentöse Therapie der Angst erforderlich ist, soll diese mit Benzodiazepinen wie z. B. Lorazepam (0,5 bis 1 mg) erfolgen. Wenn die Angst Symptom einer Depression ist bzw. beim Vorliegen einer mittelgradigen/schweren depressiven Episode ist eine Behandlung mit Antidepressiva angezeigt. Für die Auswahl des Antidepressivums sollen die klinische Symptomatik (z. B. begleitende Schlafstörung) sowie eventuelle positive Vorerfahrungen mit antidepressiven Medikamenten berücksichtigt werden. In erster Linie kommen SSRIs, aber auch SNRIs sowie Mirtazapin und Trazodon zum Einsatz. Besonders zu beachten sind eine ausreichende Dosierung, eine Verlaufsevaluierung und ggf. Dosisadaptierung. Eine antidepressive Neueinstellung in den letzten Lebenstagen ist meistens Ausdruck von Hilflosigkeit aufgrund von Belastungen und Nöten des Behandlungsteams und sollte daher vermieden bzw. durch adäquatere Interventionen wie z. B. Inter- oder Supervisionsangebote ersetzt werden.

21.4 Support für die Angehörigen

Angehörige als die Begleiter:innen der kranken Menschen sind ausdrücklich Adressat:innen palliativer Betreuung. Dafür gibt es gute Gründe: 1) Schwerkranken Menschen ist es häufig ein großes Anliegen, dass ihre Angehörigen entlastet werden. Daher sind auch die Familie und andere Menschen, die ihnen nahestehen, in den Blick zu nehmen. 2) Angehörige sind als Co-Worker Teil des Teams um den kranken Menschen. Die Betreuung zu Hause ist ohne sie praktisch nicht möglich. 3) Bereits vor dem Tod beginnt aufgrund der Verlusterfahrungen durch die Krankheit und den bevorstehenden Abschied die Trauerphase (antizipatorische Trauer). Eine angemessene Unterstützung durch das soziale und professionelle Umfeld über den Tod hinaus erleichtert es, dass sich die Trauerphase als heilender Prozess gestalten kann. 4) Während eines langen Krankheitsverlaufes kommt es zu vielen Veränderungen, die oft als krisenhafte Situationen erfahren werden. Davon sind Angehörige meist in besonderer Weise betroffen und die Anpassungsanforderungen an sie sind hoch, manchmal überfordernd (Kreyer & Pleschberger, 2018).

Angehörige sind Betroffene und Co-Worker

21.5 Beratung und Unterstützung für das Behandlungsteam

Palliativbetreuung ist eine herausfordernde Tätigkeit. Die kollegiale Unterstützung des somatischen Behandlungsteams in konkreten Betreuungssituationen, im Umgang mit belastenden und schwierigen Arbeitssituationen, z. B. im Umgang mit Kindern als Angehörigen, oder die individuelle Unterstützung eines Teammitglieds können sehr entlastend und eine wirksame Prävention gegen beruflichen Disstress sein. Ebenso gehört die Beratung von Ärzt:innen und Pflegenden, zum Beispiel zur Verbesserung der Kommunikation mit Patient:innen und Angehörigen, zum Arbeitsbereich des KL-Dienstes, der damit auch die Funktion hat, intervisorische Prozesse anzuregen und zu begleiten.

Literaturauswahl

Leitlinienprogramm Onkologie der Arbeitsgemeinschaft der Wissenschaftlichen Medizinischen Fachgesellschaften e. V. (AWMF), Deutschen Krebsgesellschaft e. V. (DKG) und Deutschen Krebshilfe (DKH) (2020). *Erweiterte S3-Leitlinie Palliativmedizin für Patienten mit einer nicht heilbaren Krebserkrankung.* https://register.awmf.org/assets/guidelines/128-001OL1_S3_Palliativmedizin_2020-09_02.pdf

Mehnert-Theuerkauf, A., Lehmann-Laue, A., Seiler, A., et al. (2022). *Psychoonkologie in der palliativen Versorgung. Ein Praxishandbuch.* Kohlhammer Verlag.

Radbruch, L., Payne, S. (2011). Standards und Richtlinien für Hospiz- und Palliativversorgung in Europa: Weißbuch zu Empfehlungen der Europäischen Gesellschaft für Palliative Care (EAPC), Teil 1 und Teil 2. *Zeitschrift für Palliativmedizin, 12*(5,6), 216–227, 260–270.

Literatur

Heinz, A., Perrar, K.-M., Voltz, R. (2020). Palliativmedizin und Psychiatrie – eine kontraintuitive Beziehung? *Der Nervenarzt, 91*, 383–384.

Kreyer, C., Pleschberger, S. (2018). KOMMA – ein nutzerorientierter Ansatz zur Unterstützung von Angehörigen in der häuslichen Hospiz- und Palliativversorgung. *Zeitschrift für Palliativmedizin, 19*(6), 299–304.

Leitlinienprogramm Onkologie der Arbeitsgemeinschaft der Wissenschaftlichen Medizinischen Fachgesellschaften e. V. (AWMF), Deutschen Krebsgesellschaft e. V. (DKG) und Deutschen Krebshilfe (DKH) (2020). *Erweiterte S3-Leitlinie Palliativmedizin für Patienten mit einer nicht heilbaren Krebserkrankung.* https://register.awmf.org/assets/guidelines/128-001OL1_S3_Palliativmedizin_2020-09_02.pdf

Mehnert-Theuerkauf, A., Lehmann-Laue, A., Seiler, A., et al. (2022). *Psychoonkologie in der palliativen Versorgung. Ein Praxishandbuch*. Kohlhammer Verlag.

Ohnsorge, K., Rehmann-Sutter, C., Streeck, N. et al. (2019). Wishes to die at the end of life and subjective experience of four different typical dying trajectories: A qualitative interview study. *PLoS One, 14*(1), e0210784.

Radbruch, L., Payne, S. (2011). Standards und Richtlinien für Hospiz- und Palliativversorgung in Europa: Weißbuch zu Empfehlungen der Europäischen Gesellschaft für Palliative Care (EAPC), Teil 1 und Teil 2. *Zeitschrift für Palliativmedizin, 12*(5,6), 216–227, 260–270.

Schramm, A., Berthold, D., Weber, M. et al. (2014). »Dignity Therapy«. Eine psychologische Kurzintervention zur Stärkung von Würde am Lebensende. *Zeitschrift für Palliativmedizin, 15*, 99–101.

Sepúlveda, C., Marlin, A., Yoshida, T. et al. (2002). Palliative Care: The World Health Organization's global perspective. *Journal of Pain and Symptom Management, 24*(2), 91–96.

Wagner, B., Müller, J., Maercker, A. (2012). Death by request in Switzerland: Posttraumatic stress disorder and complicated grief after witnessing assisted suicide. *European Psychiatry, 27*(7), 542–546.

Weixler, D., Roider-Schur, S., Likar, R. et al. (2017). Leitlinie zur Palliativen Sedierungstherapie: Ergebnisse eines Delphiprozesses der Österreichischen Palliativgesellschaft. *Wiener Medizinische Wochenzeitschrift, 167*, 31–48.

22 Transplantationsmedizin

Frank Vitinius und Angela Buchholz

> **Lernziele:**
>
> - Kennen spezifischer Bedarfe von Transplantationspatient:innen (Tx-Pat.) im KL-Dienst
> - Wissen zur Durchführung psychosozialer Evaluationen und Interventionen
> - Grundzüge der Psychopharmakotherapie im Transplantationsprozess

Psychiatrische und psychosomatische Konsile im Rahmen der Transplantationsmedizin (Tx-Medizin) erfordern spezifische diagnostische, pharmakologische und transplantationsmedizinische Fachkenntnisse.[1]

Die beiden folgenden Fallbeispiele geben einige der spezifischen Herausforderungen im Kontext der Tx-Medizin exemplarisch wieder. Hierbei wird im ersten Fallbeispiel (Frau M.) die längerfristige psychotherapeutische Begleitung einer Patientin auf der Warteliste für eine Herztransplantation (HTx) dargestellt. Das zweite Fallbeispiel (Herr T.) adressiert die Herausforderungen in der psychosozialen Evaluation in Notfallsituationen.

Fallbeispiel 1: Frau M.

Die 47-jährige Patientin mit einer ausgeprägten Herzinsuffizienz (NYHA IV) bei dilatativer Kardiomyopathie ist hochdringlich zur HTx gelistet. Die Patientin präsentiert sich dem hinzugezogenen psychosomatischen Konsiliarius mit Zukunftsangst, innerer und körperlicher Unruhe, Konzentrationsstörungen bei Lorazepam-Einnahme und Erschöpfung. Sie hat Sorge, aufgrund ihrer ungünstigen Blutgruppe mehrere Monate bis zur HTx stationär zu bleiben. Es imponieren eine depressive und ängstliche Stimmungslage sowie Ein- und Durchschlafstörungen. Die Patientin grübelt, ist appetitlos und unmotiviert bezüglich jeglicher Aktivität. Sie wünscht sich psychotherapeutische Behandlung, um komplexe familiäre Konflikte zu bearbeiten. Seit zwei Jahren erfolglose Suche

---

1 *Acknowledgement:* Wir danken Prof. Martin Kumnig aus Innsbruck für Hinweise zu österreichischen Regelungen bzw. Besonderheiten und Lic. phil. Irene Geiger zu Angaben bzgl. der Schweiz.

nach Therapeut:innen, 1991 Therapie für einige Monate, von Pat. abgebrochen, 1995 2,5 Monate psychosomatische stationäre Therapie. In der Vorgeschichte sind eine Chemotherapie und eine Bestrahlung wegen eines Lymphoms bekannt. Frau M. ist seit 1,5 Jahren arbeitslos. Vom Personal wird sie als »aggressiv« beschrieben: »Wir können nichts richtig machen«, »Manchmal ist Pat. anhänglich, manchmal abweisend«. Die Pat. selber äußert: »Ich werde falsch behandelt, bekomme falsche Medikamente, werde vom Personal ignoriert«.[2]

Fallbeispiel 2: Herr T.

Der 50-jährige, geschiedene Patient wird zur psychosozialen Evaluation vorgestellt. Seiner Exfrau sei beim letzten Besuch eine Gelbfärbung seiner Haut aufgefallen, sie habe ihn daraufhin zum Arzt geschickt. Bereits längere Zeit sei er müde und schlapp gewesen, sein Bauch sei immer dicker geworden. Er habe sich dabei aber nichts weiter gedacht, er sei kein »Arztgänger«. Seine Hausärztin jedoch habe ihn unmittelbar ins Krankenhaus eingewiesen, hier werde er nun aufgrund einer dekompensierten Leberzirrhose behandelt. Sein Zustand verschlechtert sich während des Aufenthalts zunehmend. Diagnostisch wird von einer alkoholischen Leberzirrhose ausgegangen. Der gelernte Schiffsbauer habe »sein Leben lang« Alkohol konsumiert. Bereits in der Ausbildung habe Alkohol dazugehört. Zuletzt habe er täglich ca. vier Gläser Bier zum Feierabend getrunken, bei Feiern auch mal mehr. Darüber, dass sein Alkoholkonsum gesundheitsschädlich sein könnte, habe er sich bisher nie Gedanken gemacht. Eine Lebererkrankung sei ihm zuvor nicht bekannt gewesen, es seien bei ihm nie erhöhte Leberwerte festgestellt worden. Demzufolge habe er sich auch mit dem Thema Lebertransplantation noch nie beschäftigt.

22.1 Bio-psycho-soziale Zusammenhänge

Organtransplantationen erfordern eine langfristige und hochspezialisierte medizinische und psychosoziale Versorgung. Aufgrund der oft lebenslangen notwendigen Anpassungen und Umstellungen im Lebensalltag nach Tx und den damit verbundenen vielfältigen medizinischen und psychosozialen Problemstellungen ist sowohl eine interdisziplinäre Zusammenarbeit als auch ein gutes Arbeitsbündnis mit den Betroffenen von zentraler Bedeutung.

---

2 Erweiterte Darstellung im Vergleich zur Kasuistik in Y. Erim, F. Vitinius: Transplantation solider Organe: Herz, Lunge, Leber. In: J. Kruse et al. (Hrsg.), *Uexküll Psychosomatische Medizin* (9. Aufl.), Elsevier Urban & Fischer (im Druck).

Auch vor Tx bestehen spezifische Belastungen für die Patient:innen. Sie sind durch die fortschreitende körperliche Erkrankung und Verschlechterung des Zustands belastet. Hinzu kommen die Angst vor der Operation oder nicht rechtzeitig ein Organ zu erhalten (Erim & Vitinius, 2023; Maldonado et al., 2012). Die S3-Leitlinie »Psychosoziale Diagnostik und Behandlung von Patientinnen und Patienten vor und nach Organtransplantation« (AWMF, 2022) ist ein Meilenstein und eine bedeutsame Orientierungshilfe für die psychosoziale Versorgung von Tx-Pat., Angehörigen und Lebendspender:innen im deutschsprachigen Raum.

In diesem Kapitel sollen bedeutsame Aspekte für den KL-Dienst exemplarisch dargestellt werden. Um den unterschiedlichen Berufsgruppen Rechnung zu tragen, die im KL-Dienst tätig sind, wird im Kapitel der in der S3-Leitlinie definierte Begriff des Mental Health Professionals (MHP) verwendet.

22.2 Spezielle Fragestellungen im KL-Dienst

22.2.1 Psychosoziale Evaluation

Eine psychosoziale Evaluation ist bei allen Organtransplantationen sinnvoll

Unabhängig vom zu transplantierenden Organ ist aufgrund der zahlreichen psychosozialen Belastungen Betroffener ein ausführliches psychodiagnostisches Gespräch mit einem MHP vor Aufnahme auf die Tx-Warteliste zu empfehlen (de Zwaan et al., 2023). Ziel dieser psychosozialen Evaluation ist es, kritische Konstellationen frühzeitig zu erkennen und nach Möglichkeit eine Behandlung zu initiieren. In den Richtlinien der Bundesärztekammer, in denen die Aufnahme auf die Tx-Wartelisten geregelt ist, wird eine psychosoziale Evaluation nur im Vorfeld einer Lungentransplantation und bei alkoholassoziierten Lebererkrankungen explizit gefordert (Bundesärztekammer, 2019, 2023).

Im allgemeinen Teil für alle Organe wird angeführt, dass bei Hinweisen auf mangelnde Adhärenz ein MHP hinzugezogen werden soll. In der S3-Leitlinie wird empfohlen, für die psychosoziale Evaluation ein strukturiertes klinisches Interview zu führen und nach Möglichkeit psychodiagnostische Instrumente sowie ein spezifisches Beurteilungsverfahren hinzuzuziehen. Für die Beurteilung des Risikoprofils Betroffener liegen mittlerweile mehrere standardisierte Verfahren vor (▶ Tab. 22.1), wovon in Deutschland die Transplant Evaluation Rating Scale (TERS) am weitesten verbreitet ist. Weltweit wird an der Standardisierung der bisher uneinheitlichen Evaluation gearbeitet.

In Österreich erfolgt routinemäßig eine Evaluation von allen potenziellen Lebertransplantempfänger:innen, allen Nierenlebendspender:innen und -empfänger:innen. Die psychiatrische/klinisch-psychologische Evaluation von Nierenlebendspender:innen ist in Österreich auch im Organtransplantationsgesetz verankert. In der Schweiz gab es 2023 eine Revision des Transplantationsgesetzes.[3]

Tab. 22.1: Beurteilungsinstrumente für die psychosoziale Evaluation in deutscher Sprache

Instrument	Itemzahl	Inhalte
TERS (Twillman et al., 1993) Transplant Evaluation Rating Scale	10	Adhärenz Gesundheitsverhalten Soziale Unterstützung Coping in der Vorgeschichte Bewältigungsverhalten Qualität des Affekts Mentaler Zustand Substanzgebrauch Psychische Störungen in der Vorgeschichte
INTERMED/IM-SA (Boehlen et al., 2016)	20	Biologisch-Somatische Dimension Psychologische Dimension Soziale Dimension Inanspruchnahme des Gesundheitswesens
SIPAT (Maldonado et al., 2012) Stanford Integrated Psychosocial Assessment for Transplantation*	18	Patients readiness level & illness management Social support system level of readiness Psychological Stability and Psychopathology Lifestyle and effect of substance use

Anmerkungen: * Eine kultursensible Übersetzung liegt vor, eine Validierungsstudie wird derzeit durchgeführt.

Für die Kommunikation im gesamten Team des Tx-Zentrums ist vor allem eine ausführliche schriftliche Stellungnahme und eine interdisziplinäre Fallbesprechung erforderlich. Dies erfolgt im Rahmen sog. Transplantationskonferenzen. Je nach zu transplantierendem Organ sind MHP in Deutschland (ähnlich auch in Österreich) dabei entweder obligatorische Mitglieder (Leber, Lunge) oder werden zur Diskussion kritischer Fälle hinzugezogen. Gerade wenn psychosoziale Interventionen als notwendig erachtet werden, bevor Betroffene auf die Warteliste aufgenommen werden, ist eine klare Absprache bzgl. der Zuständigkeiten im interdisziplinären Team erforderlich.

Eine interdisziplinäre Falldiskussion kritischer Evaluationsergebnisse ist unerlässlich

Vor allem wenn psychosoziale Evaluationen im stationären Kontext erfolgen, kann aufgrund verschiedener Umstände eine vollumfängliche Erhebung und Beurteilung aller relevanten Aspekte vor Tx nicht immer gewährleistet werden. Gründe hierfür können v. a. in der Dringlichkeit der Tx

Bei eingeschränkter Ansprechbarkeit sind Fremdanamnesen erforderlich

---

3 https://www.bag.admin.ch/bag/de/home/medizin-und-forschung/transplantationsmedizin/rechtsetzungsprojekte-in-der-transplantationsmedizin/revision-des-transplantationsgesetzes.html

und des Zustandes der Patient:innen liegen. Falls die Betroffenen zum Zeitpunkt der Evaluation z. B. nur noch eingeschränkt ansprechbar sind, sollte mithilfe von Fremdanamnesen (Vorbehandler:innen, Angehörige) und Sichtung der Aktenlage versucht werden, ein Bild über mögliche Kontraindikationen oder psychosoziale Risiken im Hinblick auf eine Transplantation zu erhalten. Insbesondere von Bedeutung sind dabei eine Einschätzung des Transplantationswunsches und der Adhärenz nach Transplantation.

22.2.2 Organspezifische Aspekte

Personelle Kontinuität und spezifisches transplantationsbezogenes Wissen sind notwendig

Dauer und Häufigkeit der stationären Aufnahmen während der Wartezeit auf ein Organ variieren stark in Abhängigkeit von den körperlichen Grunderkrankungen und dem zu transplantierenden Organ. Während die Versorgung von Patient:innen auf der Nieren-Tx-Warteliste überwiegend über Dialysepraxen und niedergelassene Nephrolog:innen organisiert wird, erwartet Patient:innen vor HTx oft ein langer stationärer Aufenthalt im Vorfeld der Tx. Auch vor Lungen- und Lebertransplantation können lange Krankenhausaufenthalte, auch auf der Intensivstation, notwendig sein. Oft können Patient:innen aber nach Abklingen der akuten Beschwerden (z. B. dekompensierte Leberzirrhose) zunächst wieder nach Hause entlassen werden. Eine personelle Kontinuität in der psychosozialen Betreuung durch den KL-Dienst ist anzustreben.

Im Vorfeld einer Leber-Tx ist eine sorgfältige Alkoholanamnese unerlässlich

Nach aktuell gültiger Richtlinie der Deutschen Bundesärztekammer können Patient:innen mit Alkohol-assoziierter Leberzirrhose im regulären Verfahren erst auf die Tx-Warteliste aufgenommen werden, wenn eine Stellungnahme durch einen MHP vorliegt und eine mindestens 6-monatige Alkoholabstinenz gegeben ist. Seit 2015 gibt es die Möglichkeit, Patient:innen auch vor Erreichen einer 6-monatigen Alkoholabstinenz für die Tx zu listen, wenn die Stellungnahme einer Sachverständigengruppe eingeholt wurde (Bundesärztekammer, 2019). Die 6-monatige Abstinenz wird zumeist auch in Österreich gefordert. Aktuell gibt es offiziell außer dem Richtlinientext keine verbindlichen Kriterien, welche Patient:innen für diese Sonderregelung in Frage kommen. Dies macht die Evaluation schwer kranker Patient:innen, bei denen aufgrund der hohen Mortalität oft schnell eine Entscheidung getroffen werden muss, zu einer großen Herausforderung für den MHP, aber auch das gesamte Tx-Zentrum. Im Rahmen einer interdisziplinären Arbeitsgruppe der Deutschen Transplantationsgesellschaft (DTG) wurden in den letzten Jahren Vorschläge für somatische und psychosoziale Kriterien erarbeitet, die die Beurteilung der Dringlichkeit und Erfolgsaussicht dieser Patient:innen erleichtern sollen. Die Richtlinien werden aktuell überarbeitet. Unabhängig davon können die psychosozialen Kriterien sinnvolle Anhaltspunkte für die psychosoziale Evaluation dieser Patient:innen liefern. Kriterien mit besonderer Relevanz sind:

- Vorliegen einer »Erstdekompensation« (d. h. keine lebensbedrohliche Lebererkrankung oder sonstige Alkoholfolgeerkrankung in der Vorgeschichte)

- Günstige Beurteilung der Gesamtadhärenz (Beurteilung durch das Transplantationszentrum, nach Möglichkeit ergänzende Beurteilung durch Vorbehandler:innen)
- Ausgeprägter Transplantationswunsch, Krankheitsverständnis sowie Verständnis des Transplantationsprozesses
- Günstiges soziales Umfeld (v. a. in Bezug auf ein alkoholfreies Leben)
- Vorliegen und Schweregrad psychischer Komorbidität
- Schweregrad der Alkoholkonsumstörung

Fallbeispiel 2: Herr T. (Fortsetzung)

In der psychosozialen Evaluation zeigt sich, dass Herr T. bei fehlender 6-monatiger Alkoholabstinenz eine günstige Prognose aufweist. Während der stationären Behandlung war er sehr interessiert und kooperativ. Auch wenn er alleine lebt, verfügt er über ausreichende soziale Unterstützung. Zur Exfrau und dem gemeinsamen erwachsenen Sohn besteht ein guter Kontakt. Herr T. hat keine komorbiden psychischen Störungen. Das Rauchen hat er vor ca. zehn Jahren ohne fremde Hilfe eingestellt, nachdem ein guter Freund an Lungenkrebs verstarb. In Bezug auf den Alkoholkonsum ergibt sich diagnostisch ein schädlicher Gebrauch (ICD-10 F10.1). Eine Fremdanamnese mit der Hausärztin bestätigt, dass der Pat. zuvor von ihr auf erhöhte Leberwerte oder eine alkoholische Lebererkrankung aufmerksam gemacht worden war.

22.2.3 Lebendspende

Die psychosoziale Evaluation von erwachsenen Lebendspender:innen erfolgt in Deutschland und Österreich überwiegend im ambulanten Kontext. Dennoch können auch im KL-Dienst Aufgaben anfallen, die spezifische Kenntnisse hinsichtlich der Evaluation von Lebendspender:innen erfordern (siehe auch ▸ Kap. 22.3.3). In der Lebendorganspende wurden 2023 neue Richtlinien (Schweizerische Akademie für med. Wissenschaften SAMW) zur psychosozialen Abklärung erstellt.

22.3 Spezielle Interventionen im KL-Dienst

22.3.1 Psychotherapeutische Interventionen

Psychotherapeutische Interventionen erfolgen oft schon im Rahmen der ersten Gespräche auf der Station. In unserem Fallbeispiel 1 (Frau M.) lautete die differenzialdiagnostische Einschätzung durch den MHP »Borderline-Persönlichkeitsstörung« versus »Regression auf Borderline-Persönlichkeitsorganisationsniveau« aufgrund der sehr langen stationären Behandlung. Zusätzlich wurde eine schwere depressive Episode diagnostiziert, die mit Citalopram 20 mg behandelt wurde.

Die soziale Unterstützung war eingeschränkt, da Besuche von Familienmitgliedern aufgrund von Hygienemaßnahmen und einer schweren Erkältung der Angehörigen sehr begrenzt waren. Es ging bei der hochbelasteten Patientin um eine engmaschige Begleitung mittels zahlreicher Konsilgespräche. Nach der erfolgten HTx klagte die sehr erschöpfte Patientin über die eingeschränkten Möglichkeiten, sich abzulenken. Aufgabe des MHP können hier psychoedukative Interventionen sein (▶ Kap. 4). Während der Gespräche schlief die Patientin wiederholt ein. Hier galt es zu klären, inwieweit die Einnahme des Benzodiazepins dazu beitrug, die sich auch negativ auf das Aktivitätsniveau auswirken kann. Dieses Beispiel zeigt die Verschränkung psychotherapeutischer und pharmakotherapeutischer Aspekte.

22.3.2 Pharmakologische Interventionen

Je nach Phase im Transplantationsprozess müssen mögliche Arzneimittelinteraktionen durch die immunsuppressive Therapie sowie auch durch weitere Medikamente beachtet werden. Grundsätzlich ist eine Behandlung mit Psychopharmaka jedoch möglich und sollte bei entsprechender Indikation auch angeboten werden. Im Folgenden werden relevante Aspekte der Psychopharmakotherapie vor und nach Tx aus der S3-Leitlinie zusammenfassend dargestellt.

Vor Transplantation sind vorsichtige Dosierung und engmaschige Kontrollen angebracht

Vor der Transplantation sind in Abhängigkeit vom zu transplantierenden Organ neben den möglichen Medikamenteninteraktionen möglicherweise Änderungen im Metabolismus durch die Organinsuffizienz oder deren Folgeerscheinungen zu beachten. Bei der Leberzirrhose ist v. a. der Abbau vieler Psychopharmaka nur eingeschränkt möglich, die über das CYP-P450-Enzymsystem metabolisiert werden. Insofern sollten Psychopharmaka bevorzugt werden, die über die besser erhaltenden Konjugationsreaktionen metabolisiert werden (▶ Kap. 7). Zudem sind bei Leber- und Niereninsuffizienz z. T. Dosisanpassungen notwendig, da durch verlängerte Halbwertszeiten bzw. nur eingeschränkte Elimination der Wirkstoffe unerwünschte Wirkungen durch erhöhte Konzentrationen wahrscheinlicher werden (AWMF, 2022).

Vor Transplantation bereits mögliche Interaktionen mit Immunsuppressiva beachten

Da das Erreichen des Zielspiegels der immunsuppressiven Behandlung sich im Behandlungsverlauf nach Transplantation noch stark verändern kann, ist dies eine besonders sensible Phase für unerwünschte Wirkungen und Interaktionen. Auch im Vorfeld einer Transplantation ist es daher ratsam, bereits die Psychopharmakotherapie im Hinblick auf die immunsuppressive Therapie auszuwählen und ggf. anzupassen. In ▶ Tab. 22.2 sind wesentliche Empfehlungen zusammenfassend dargestellt.

Psychopharmaka	Auswahl an Empfehlungen
Antidepressiva	• SSRI sind aufgrund des geringen Interaktionspotenzials zu bevorzugen (Sertralin, Citalopram, Escitalopram) • Kontraindiziert sind CYP3A4-Inhibitoren (Fluoxetin, Fluvoxamin), Johanniskraut sowie Amitriptylin und Doxepin
Antipsychotika	• Auswahl anhand pharmakokinetischer Interaktionen
Phasenprophylaktika	• Anwendung aufgrund möglicher nephro- oder hepatotoxischer Risiken kritisch zu hinterfragen • Bei Anwendung engmaschige Kontrollen notwendig
Benzodiazepine	• Nur zeitlich beschränkte symptomatische Behandlung aufgrund des Abhängigkeitspotenzials • Auswahl nach pharmakokinetischen Gesichtspunkten

Tab. 22.2: Zusammenfassung psychopharmakologischer Empfehlungen aus der S3-Leitlinie

22.3.3 Team-Interventionen

Im Zusammenhang mit der oben dargestellten Kasuistik (Frau M.) wird beschrieben, welche teamorientierten Interventionen (▶ Kap. 6) hilfreich sein können:

- MHP hilft dem Team, die Perspektive der Patientin (lange stationäre Behandlung über Monate, Todesangst, schwierige Vorgeschichte, alleinerziehende Mutter) zu verstehen.
- Erläuterung des psychischen Befunds (Persönlichkeitsstörung, Depression): Das Team hat verstanden, dass die Patientin psychisch krank ist, Abneigung und zwischenmenschliche Konflikte können abnehmen.
- Aufklärung des Teams zur höheren Sterblichkeitsrate auf der Warteliste, wenn eine Patient:in depressiv ist, kann zu höherem Engagement der Teams führen.
- MHP beschreibt dem Team gegenüber den Umgang mit Emotionen: Negative Emotionen von Team und Patientin werden verständlich und können abnehmen.
- MHP informiert das Team über Bindungsstörungen und den Umgang mit unsicheren, z. B. desorganisierten Bindungsmustern, welche das teils anklammernde, teils abweisende Verhalten der Patientin erklären.
- MHP informiert über Fortbildungen (Kommunikationstrainings, Psychosomatische Grundversorgung) und die Bedeutung von Balint-Gruppen.

Gemeinsame Besprechungen

Der engmaschige Austausch des MHP mit Chirurg:innen, Nephrolog:innen und anderen organspezifischen Fachärzt:innen ist essenziell. Wechselseitige Offenheit und Neugierde in Bezug auf das andere Fachgebiet sind von

Vorteil. Die Frage, was die somatisch Tätigen zu psychosozialen Fragen wissen sollten, stellt sich umso mehr, wenn nicht alle Patient:innen vom MHP gesehen werden, sondern die Nephrolog:in/Tx-Chirurg:in die Patient:innen auswählt, welche zu einem psychosomatischen Konsil vorgestellt werden.

Welche Patient:innen werden vom MHP gesehen?

Auch wenn wie oben beschrieben nur Patient:innen mit bestimmten Organentitäten durch einen MHP visitiert werden müssen, sollten möglichst alle Tx-Pat. Im KL-Dienst oder in der Ambulanz untersucht werden, z. B. auch diejenigen, die sich auf einer Warteliste für Nieren-Tx befinden und dort jahrelang auf ein Organ warten. Non-Adhärenz und psychische Belastung könnten dann frühzeitig diagnostiziert werden. Weiterhin werden Patient:innen unabhängig von der Organentität vorgestellt, die sich in einer akuten Krise (z. B. Suizidalität) befinden oder eine ausgeprägte psychische Symptomatik aufweisen.

Was sollten Nephrolog:innen/Tx-Chirurg:innen auf psychosomatischem Gebiet wissen?

Alle Ärzt:innen sollten Symptome einer psychischen Erkrankung erkennen können, um ein Konsil auszustellen. Eine Weiterbildung zur Erlangung dieser Fähigkeit ist z. B. die psychosomatische Grundversorgung (▶ Kap. 1). Sie enthält wesentliche Elemente des Wissens und auch Übungen zu kommunikativen Fertigkeiten.

Förderlich ist auch die Teilnahme an mehrtägigen Kommunikationstrainings (https://psychosomatik-psychotherapie.uk-koeln.de/zuweiser-professionals/fort-weiterbildung/).

22.4 Was sollten MHP auf organmedizinischem Gebiet wissen?

Exemplarisch werden in diesem Abschnitt einige für den MHP wichtige organmedizinische Aspekte im Bereich der Nierentransplantation dargestellt, die einen Ausschnitt einer Fortbildung in der Kölner Psychosomatik darstellen. Die ltd. Nephrologin des Tx-Zentrums, Frau Prof. Kurschat, hat das Material freundlicherweise für das Kapitel zur Verfügung gestellt.

Der Diabetes mellitus und die Arterielle Hypertonie sind die beiden häufigsten Ursachen, die zur Dialyse führen. Weitere Erkrankungen stellen

z. B. Nierenentzündungen und Systemerkrankungen dar. Kenntnisse über die Bedeutung der glomerulären Filtrationsrate und Albuminurie sind sinnvoll.

Durch die Tx wird die Lebenserwartung im Vergleich zur Dialyse erhöht. Derzeit ist bei Dialyse-Patient:innen, die älter als 50 Jahre sind, in Deutschland im Gegensatz zu Österreich der Tod auf der Warteliste wahrscheinlicher als die Transplantation (in Österreich stehen mehr Spenderorgane zur Verfügung).

Nieren-Tx sind in Verstorbenenspenden und Lebendspenden einzuteilen. Bei Verstorbenenspenden ist eine möglichst gute genetische Übereinstimmung von Spender:in und Empfänger:in anzustreben. Aus ▶ Abb. 22.1 gehen die Angaben zur Zahl der Transplantationen in der DACH-Region hervor.

Eine Lebendspende ist auch bei ungleichen Blutgruppen möglich. Im Durchschnitt funktionieren Lebendspendeorgane besser.

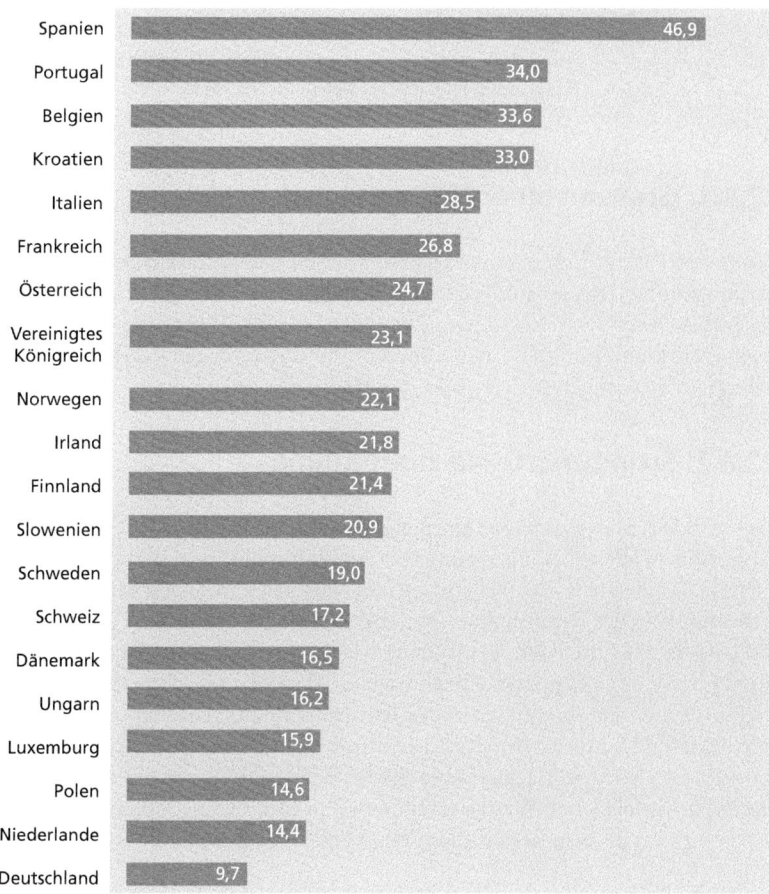

Abb. 22.1: Angaben der Deutschen Stiftung Organtransplantation (DSO) zu postmortalen Organspendern:innen im internationalen Vergleich (Anzahl pro Mio. Einwohner)

In Deutschland sind nur ca. 10 % aller Dialysepatient:innen bei Eurotransplant gelistet, was auch an dem klinischen Zustand der betroffenen

Patient:innen liegt. Die Wartezeit auf ein Organ von Eurotransplant beträgt in Deutschland bei Patient:innen < 65 Jahre ca. acht bis zehn Jahre und bei Patient:innen > 65 Jahre im Eurotransplant-Senior-Programm ca. fünf Jahre. Es besteht ein eklatanter Organmangel, dem nur partiell durch die Lebendspenden entgegengewirkt werden kann (▸ Abb. 22.2). Angaben zu Österreich und der Schweiz können dem ÖBIG-Transplant-Jahresbericht[4] bzw. dem Jahresbericht von Swisstransplant[5] entnommen werden.

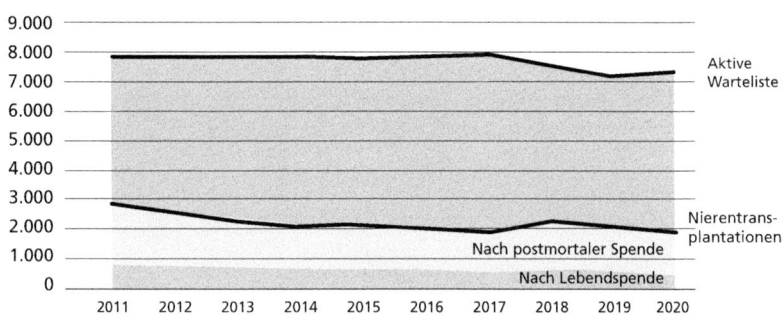

Abb. 22.2: Angaben der Deutschen Stiftung Organtransplantation (DSO) zur aktiven Warteliste und Zahl der Nierentransplantationen in Deutschland

22.4.1 Grenzen einer Nierentransplantation

Nicht alle Patient:innen unter Dialyse können transplantiert werden. Das kardiovaskuläre Risiko und der Gefäßstatus können sich hier begrenzend auswirken wie auch kritisches Übergewicht und Substanzabusus. Eine maligne Erkrankung stellt i. d. R. eine Kontraindikation dar, das Alter an sich jedoch nicht zwingend.

22.4.2 Strukturierte Nachbetreuung

Zur strukturierten Nachbetreuung gehört auch die medikamentöse Einstellung. Der MHP sollte unerwünschte Arzneimitteleffekte der Immunsuppressiva kennen wie die Bedeutung der Adhärenz, die sich auch bei der Abhängigkeit des Transplantatüberlebens von der Höhe des Tacrolimus-Talspiegels ein Jahr nach Transplantation zeigt: Niedrigere Spiegel gehen einher mit einer geringeren Prozentrate an Transplantatüberleben.

Ein Drittel der abgestoßenen Nierentransplantate geht wegen mangelnder Adhärenz verloren. In der S3-Leitlinie wird darauf ausführlich eingegangen. Der MHP sollte auch über die Risiken von transplantierten Patient: innen, an Infektionen, kardiovaskulären Erkrankungen und Krebserkrankungen zu versterben, Bescheid wissen. Aufgrund des erhöhten Risikos einer

---

4 https://www.oesterreich.gv.at/themen/gesundheit/organtransplantation/1/Seite.25 10003.html
5 https://www.swisstransplant.org/de/swisstransplant/jahresbericht

Krebserkrankung ergibt sich die Notwendigkeit regelmäßiger Vorsorgeuntersuchungen.

Nach der Tx gilt es, die Risikofaktoren zu optimieren. Auf Sonnenschutz (lange Ärmel, Hut, Vermeidung von Sonnenexposition) ist zu achten und Sonnencreme mit hohem LSF sollte von den Betroffenen genutzt werden. Nikotinabstinenz dient dem Schutz der Nierenfunktion, dem Schutz vor Malignomen und vor Herz-Kreislauf-Erkrankungen.

Merksätze

- Ein hohes Maß an Interdisziplinarität ist erforderlich, um die Versorgung Betroffener optimal zu koordinieren.
- Psychische Störungen und psychosoziale Belastungen kommen bei Tx-Pat. und deren Angehörigen häufig vor und sollten fachgerecht behandelt werden.
- Eine persönliche Kontinuität in der Betreuung von Patient:innen ist erforderlich und sollte im KL-Dienst organisiert werden.
- Der MHP benötigt krankheitsspezifisches Fachwissen in Bezug auf Organtransplantationen

In verschiedenen Fachgesellschaften haben sich Expert:innen zusammengeschlossen und Standards der psychosozialen Versorgung von Transplantationspatient:innen erarbeitet. Die Arbeitsgruppen tagen regelmäßig. Die folgende Liste enthält eine Auswahl europäischer Initiativen:

- European Platform on Ethical, Legal and Psychosocial Aspects of Organ Transplantation (https://esot.org/elpat/)
- EAPM Special interest group transplantation medicine

Literaturauswahl

Bundesärztekammer (2019). Richtlinie gemäß § 16 Abs. 1 S. 1 Nrn. 2 u. 5 TPG für die Wartelistenführung und Organvermittlung zur Lebertransplantation. *Deutsches Ärzteblatt*, *116*(4), A 175. https://doi.org/10.3238/arztebl.2019.rili_baek_OrgaWlOv LeberTx20190924

Bundesärztekammer (2023). Richtlinie gemäß § 16 Abs. 1 S. 1 Nrn. 2 u. 5 TPG für die Wartelistenführung und Organvermittlung zur Lungentransplantation. *Deutsches Ärzteblatt*, *114*(42), A1948.

AWMF (2022). *Psychosoziale Diagnostik und Behandlung von Patientinnen und Patienten vor und nach Organtransplantation.* https://register.awmf.org/de/leitlinien/detail/051-031

Erim, Y., Vitinius, F: Transplantation solider Organe: Herz, Lunge, Leber. In J. Kruse et al. (Hrsg.), *Uexküll Psychosomatische Medizin* (9. Aufl.), Elsevier Urban & Fischer (in Druck).

de Zwaan, M., Erim, Y., Kroncke, S. et al. (2023). Psychosocial diagnosis and treatment before and after organ transplantation. *Dtsch Arztebl Int, 120*(24), 413–416. https://doi.org/10.3238/arztebl.m2023.0087

Literatur

AWMF (2022). *Psychosoziale Diagnostik und Behandlung von Patientinnen und Patienten vor und nach Organtransplantation.* https://register.awmf.org/de/leitlinien/detail/051-031

Boehlen, F. H., Joos, A., Bergmann, F. et al. (2016). Evaluation der deutschsprachigen Version des »INTERMED-Self-Assessment«-Fragebogens (IM-SA) zur Erfassung von Patienten mit komplexem Versorgungsbedarf. *Psychother Psychosom Med Psychol, 66*(5), 180–186. https://doi.org/10.1055/s-0042-104281

Bundesärztekammer (2019). Richtlinie gemäß § 16 Abs. 1 S. 1 Nrn. 2 u. 5 TPG für die Wartelistenführung und Organvermittlung zur Lebertransplantation. *Deutsches Ärzteblatt, 116*(4), A 175. https://doi.org/10.3238/arztebl.2019.rili_baek_OrgaWlOvLeberTx20190924

Bundesärztekammer (2023). Richtlinie gemäß § 16 Abs. 1 S. 1 Nrn. 2 u. 5 TPG für die Wartelistenführung und Organvermittlung zur Lungentransplantation. *Deutsches Ärzteblatt, 114*(42), A1948.

Erim, Y., Vitinius, F: Transplantation solider Organe: Herz, Lunge, Leber. In J. Kruse et al. (Hrsg.), *Uexküll Psychosomatische Medizin* (9. Aufl.), Elsevier Urban & Fischer (in Druck).

Maldonado, J. R., Dubois, H. C., David, E. E. et al. (2012). The Stanford Integrated Psychosocial Assessment for Transplantation (SIPAT): A new tool for the psychosocial evaluation of pre-transplant candidates. *Psychosomatics, 53*(2), 123–132. https://doi.org/10.1016/j.psym.2011.12.012

Olbrisch, M. E., Levenson, J. L., Hamer, R. (1989). The PACT: A rating scale for the study of clinical decision-making in psychosocial screening of organ transplant candidates. *Clinical Transplantation, 3*, 164–169.

Twillman, R. K., Manetto, C., Wellisch, D. K., Wolcott, D. L. (1993). The transplant evaluation rating scale: A revision of the psychosocial levels system for evaluating organ transplant candidates. *Psychosomatics, 34*(2), 144–153.

de Zwaan, M., Erim, Y., Kroncke, S. et al. (2023). Psychosocial diagnosis and treatment before and after organ transplantation. *Dtsch Arztebl Int, 120*(24), 413–416. https://doi.org/10.3238/arztebl.m2023.0087

23 Psychosoziale Versorgung in der Intensivmedizin

Teresa Deffner, Sophie Peter, Laurence Erdur und Alexander Niecke

> **Lernziele:**
>
> - Besonderheiten des intensivmedizinischen Settings für die psychosoziale Versorgung kennen und berücksichtigen
> - Anlässe für die psychosoziale Versorgung in der Intensivmedizin kennen
> - Psychische Symptomatik der Patient:innen differenzialdiagnostisch bewerten können
> - Kommunikationsmethoden für das Gespräch mit wahrnehmungs- und äußerungsbeeinträchtigten Patient:innen kennen
> - Überblick über im intensivmedizinischen Setting anwendbare Interventionen erhalten

Jährlich entfallen von allen Krankenhausbehandlungen ca. 1,5 Mio. Fälle auf die Intensivmedizin. Hinzu kommen ca. 600.000 weitere Behandlungsfälle auf Intermediate-Care-Stationen (Statista, 2021). Prozentual sind damit ca. 13 % aller Behandlungsfälle kritisch kranke oder überwachungspflichtige Patient:innen. Es handelt sich jedoch um eine sehr heterogene Patientengruppe. Strukturelle und organisationale Bedingungen der Krankenhäuser führen dazu, dass sich Intensivstationen mit unterschiedlichen Behandlungsschwerpunkten bilden. Zudem sind zukünftig Versorgungsstufen zu erwarten, die sich u. a. auf die Personalausstattung der Intensivstationen in den unterschiedlichen Stufen auswirken werden. Beide Aspekte, lokale Strukturen und zukünftige Versorgungsstufen, müssen bei der Konzeptualisierung einer psychosozialen Versorgung in der Intensivmedizin berücksichtigt werden. In diesem Beitrag werden die Besonderheiten dieses Versorgungsfeldes dargestellt. Ziel ist es, den an der Behandlung beteiligten psychosozialen Professionen – also Psycholog:innen, Fachpsychotherapeut:innen sowie Fachärzt:innen für Psychosomatische Medizin und für Psychiatrie – praktische Empfehlungen für die Einschätzung der psychischen Symptomatik, für mögliche Frühinterventionen, für das Gespräch mit wahrnehmungs- und äußerungsbeeinträchtigten Patient:innen sowie für die Rahmengestaltung der Arbeit zu geben.

Psychosoziale Versorgung ist in diesem Beitrag definiert als Handlungsorientierung, »die auf Basis eines wissenschaftlichen Modells die Entstehung und Aufrechterhaltung von psychischen Belastungen und die Wiederherstellung der psychischen Gesundheit im sozialen Lebenszusammenhang« in den Fokus der Versorgung rückt. Patient:innen und Angehörige werden entsprechend bedürfnisorientiert bei der »Aktivierung sozialer und personaler Ressourcen [unterstützt,] mit dem Ziel der primären, sekundären und tertiären Prävention.« (Beerlage, 2015).

23.1 Notwendigkeit der Versorgung – Perspektiven bestehender Leitlinien

Leitlinien fordern einen psychologische Mitbehandlung auf Intensivstationen

Mit Blick auf bestehende Leitlinien ist die Indikation für eine psychologische Mitversorgung von Patient:innen in der Intensivmedizin bereits klar formuliert. Unabhängig von der Erkrankung, die Patient:innen auf die Intensivstation geführt hat, sollte eine psychologische Mitbehandlung bei Bedarf angeboten werden (Waydhas et al., 2023). Der Bedarf kann entweder über die individuelle Belastung der Patient:innen und deren formuliertes Bedürfnis nach psychologischer Mitversorgung entstehen oder sich zusätzlich aus objektivierbaren Risikofaktoren für die Entwicklung von Traumafolgestörungen ableiten (AWMF, 2020). Zu den Risikofaktoren zählen das Erleben eines Delirs, der Einsatz von Benzodiazepinen sowie die Länge der Sedierung (ebd.). Bei Patient:innen mit bestehendem Risiko und/oder psychischer Belastung sollte während der intensivmedizinischen Behandlung ein Screening sowie eine Verlaufserfassung der psychischen Symptomatik erfolgen.

Bei einer persistierenden psychischen Symptomatik sollte eine Behandlung während und bei Bedarf auch nach der intensivmedizinischen Behandlung erfolgen (AWMF, 2020; Renner et al., 2023), da die Prävalenz für psychische Langzeitfolgen nach intensivmedizinischer Behandlung bei bis zu 50 % für eine klinisch relevante Symptomatik von Angst- und depressiven Störungen bzw. PTBS liegt (Hatch et al., 2018). Im Rahmen einer subklinischen Symptomatik bei einem Post-Intensive-Care-Syndrom (PICS) (Inoue et al., 2019) kann sie noch höher sein.

Die Empfehlung einer psychologischen bzw. psychosozialen Frühintervention ist damit aktueller Leitlinienstandard. Aus psychotraumatologischer Perspektive ist die Empfehlung sogar noch umfassender. In der Handlungslogik psychosozialer Unterstützung bei Ereignissen von extrem bedrohlicher Natur (vgl. Kriterien für die PTBS, ICD-11-Code 6B40 [WHO, 2023]) ist ein proaktives Angebot innerhalb der ersten Stunden bis Tagen nach dem Ereignis Leitlinienempfehlung (AWMF, S2k-Leitlinie Diagnostik und Behandlung von akuten Folgen psychischer Traumatisierung). Dieser Empfehlung folgend sollte intensivmedizinisch behandelten Patient:innen zumindest eine psychosoziale Unterstützung proaktiv angeboten werden. Das Kriterium »Ereignis von extrem bedrohlicher Natur« wird in der Leitlinie explizit auch auf das Erleben schwerer Erkrankungen bzw. von Unfällen bezogen.

Neben den genannten gibt es weitere krankheitsspezifische Leitlinien, die umfassend in Niecke et al. (2022) dargestellt sind.

Zusammenfassend wird eine psychosoziale Versorgung für intensivmedizinisch behandelte Patient:innen empfohlen. Diese beinhaltet neben Screening und Verlaufserfassung psychischer Symptomatik die Reduktion akuter Stressoren mittels psychosozialer/psychologischer, psychosomatischer und psychiatrischer Interventionen. Nur in seltenen Fällen wird bei bestehender Komorbidität eine psychotherapeutische Behandlung (Heilkundevorbehalt) durchgeführt.

> **Beispiele für unterschiedliche Zugangswege zur psychosoziale Versorgung:**
>
> - Patient:innen nach Unfalltrauma mit Querschnittssymptomatik: proaktives Angebot der Versorgung in den ersten Stunden nach Aufnahme auf Intensivstation im Rahmen der Diagnoseübermittlung (idealerweise durch Rufdienst, sofern außerhalb der regulären Dienstzeit)
> - Patient:innen mit 3-KHK-Erkrankung und postoperativer Angst aufgrund ITS-Atmosphäre, verändertem Körperempfinden und NIV-Therapie: Angebot der Versorgung nach Kommunikation des Bedarfes durch Patient:innen

23.2 Versorgungsstrukturen für Krankenhäuser und Stationen unterschiedlicher Versorgungsstufen

Wenngleich die Ergebnisse der Krankenhausstrukturreform aktuell noch nicht absehbar sind, sind für die Intensivmedizin Versorgungsstufen nach sogenannten Levels of Care (LoC) 1–3 in den Strukturempfehlungen zur Ausstattung von Intensivstationen geplant (Waydhas et al., 2023). In der Stufe 1 (Basisversorgung) ist eine psychosoziale Mitbehandlung im Konsildienst vorgesehen. In den Stufen 2 (erweiterte Versorgung) und 3 (umfassende Versorgung) ist die Vorhaltung einer psychosozialen Versorgung zumindest arbeitstäglich sowie in der Stufe 3 zusätzlich ein Angebot der psychosozialen Unterstützung von Angehörigen Empfehlung. Optimalerweise sind psychosoziale Experten in den Levels of Care 2–3 teamintegriert tätig, was im Idealfall bedeutet, dass zumindest im LoC 3 0,8 VK für zehn Intensivbetten vorgehalten werden (Klarmann et al., 2024). Für den KL-Dienst, dem weitaus weniger zeitliche Kapazität zur Verfügung steht, sind

Personalausstattung auf Intensivstationen

die Aufgaben in der Patient:innenbehandlung möglichst genau vorab mit den Intensivstationen zu definieren, damit die begrenzte Ressource optimal genutzt werden kann.

23.3 Besonderheiten auf der Intensivstation

Für eine gelingende Versorgung sind einige zentrale Unterschiede zu den Patient:innen, die auf Normalstationen behandelt werden, zu berücksichtigen.

23.3.1 Problemfeld veränderte Wahrnehmung und Kommunikationsfähigkeit der Patient:innen

Kommunikationsfähigkeit bei Intensivpatienten oft eingeschränkt

Gründe dafür können einerseits das Vorliegen eines Delirs sein, welches eine Prävalenz von ca. 25 % bei allen kritisch kranken Patient:innen hat (Stollings et al., 2021). Für invasiv beatmete Patient:innen liegt die Prävalenz sogar bei bis zu 75 % (Girard et al., 2018). Zudem können die Patient:innen durch Intubation oder Tracheotomie in ihrer Äußerungsfähigkeit beeinträchtigt sein und sind daher auf ein daran adaptiertes Kommunikationsverhalten angewiesen.

Problematik

Insbesondere situationsorientierte Patient:innen nehmen wahr, dass mit dem Verlust der verbalen Ausdrucksfähigkeit, z. B. durch Tracheostoma, auch die Möglichkeiten, komplexe Sachverhalte auszudrücken, eingeschränkt wird. Unterstützte Kommunikation kann den Sprechakt aber nur bedingt – vor allem hinsichtlich der Komplexität – kompensieren. Dies sollte den Behandelnden stets bewusst sein. Somit bleiben Patient:innen oft mit ihren Gedanken allein, ohne dass sie diesen angemessen Ausdruck verleihen können. Bedeutsam ist weiterhin, dass ein wichtiger, durch das eigene gesprochene Wort entstehender Selbst- und Weltbezug fehlt. Aus diesem Grund stellt der Verlust der Kommunikationsfähigkeit einen bedeutsamen Stressor für Patient:innen dar (Krampe et al., 2021).

Empfehlung

Die bestmögliche Kommunikationsmethode soll für Patient:innen ohnehin jeden Tag erhoben werden (AWMF, 2020). Diese, ebenso wie der Bewusstseinszustand der Patient:innen, sollte in einem Vorgespräch mit dem ärztlichen und pflegerischen Fachpersonal eruiert werden. Basierend darauf kann das Gespräch mit den Patient:innen mindestens mittels Antwortmöglichkeit auf geschlossene Ja/Nein-Fragen geführt werden. Einen Entscheidungsalgorithmus für die jeweils beste Kommunikationsmethode stellen Hoorn et al. (2016) bereit. Kommunikation kann dabei auf einem Kontinuum von einfach bis komplex erfolgen (Zaga et al., 2023) und sowohl analog (z. B. mit Zettel und Stift oder Bildsymbolen) oder digital (z. B. via Apps wie »Eliah«, »Sono Flex Lite«, »Patient Communicator App«) unterstützt werden.

Vorgehen

- Biografische und krankheitsspezifische Vorinformationen sind sehr relevant und sollten vorab eingeholt werden (z. B. fremdanamnestisch durch Angehörige und/oder durch Vor-/Mitbehandelnde).
- Besondere Beachtung des Gesprächsrahmens: Kontakt auf Augenhöhe und in angenehmer Individualdistanz für die Patient:innen, ausreichend Zeit für das Gespräch sowie Beachtung von Notwendigkeit zur Entschleunigung.
- Einsatz validierender und kognitiver Techniken (»Ich kann mir vorstellen, dass …«, »Vielen geht es so, dass …«), mögliche Gedanken der Patient:innen an- und aussprechen.
- Reflexion der Patientenbeobachtung ergänzt durch Verbalisieren emotionaler Erlebnisinhalte (»Sie schauen viel im Zimmer herum und halten meine Hand ganz fest. Ich kann mir vorstellen, dass Sie sich aktuell unwohl fühlen oder Angst haben. Ist das so?«).
- Bei Vorliegen einer Wahrnehmungsbeeinträchtigung sollte die Satzlänge deutlich und das Sprechtempo leicht reduziert werden. Gesprächsinhalte sind an unmittelbaren Bedürfnissen der Patient:innen orientiert und werden »portioniert« vermittelt.
- Kommunikationsprozesse mit äußerungsbeeinträchtigten Patient:innen sind fehleranfällig und daher schnell für alle Beteiligten frustrierend. Grundsätzlich ist es empfehlenswert, auf jedes Kommunikationsangebot der Patient:innen zu reagieren, auch wenn dessen Inhalt noch nicht verstanden wurde (»Ich habe gesehen, dass Sie mir etwas sagen wollen.«).
- Um Missverständnissen vorzubeugen, ist es sinnvoll, möglichst häufig Rückmeldung zu geben bzw. diese von Patient:innen zu erbitten. Kommunikation wird dadurch in kleinere Sinnabschnitte zerlegt und ist weniger störanfällig. Missverständnisse werden schneller erkannt und die Beteiligten haben mehr Gewissheit darüber, dass sie wirklich über das gleiche Thema sprechen.

Tipps für den Umgang mit äußerungsbeeinträchtigten Patient:innen

Zusammenfassend kann festgehalten werden, dass eine psychiatrische, psychosomatische und psychologische Versorgung unbedingt auch Patient:innen angeboten werden sollten, die intubiert und wach oder tracheotomiert sind, auch wenn sie noch nicht mit Sprechkanüle sprechen können, da

Zusammenfassung Vorgehen bei Äußerungsbeeinträchtigung

die Kommunikation zwar mit einem erhöhten Anspruch verbunden, aber in den meisten Fällen möglich ist. Da der Verlust verbaler Kommunikationsfähigkeit eine erhebliche Belastung für die Patient:innen darstellt, sollten Fachpersonen dieser »Sprachlosigkeit« unbedingt ein hilfreiches Kommunikationsangebot gegenüberstellen.

23.3.2 Problemfeld Differenzierung der Symptomatik

Insbesondere depressive und Angststörungen sind komorbid bei körperlichen Erkrankungen relevant. So weisen in der Punktprävalenz allein in Hausarztpraxen über 14 % der Patient:innen die Kriterien für eine mindestens leichte depressive Episode auf (Trautmann et al., 2017), bestimmte Erkrankungen gehen aber mit einer deutlich erhöhten Prävalenz einher. Gefährdet sind z. B. Patient:innen mit Herzerkrankungen (Prävalenz nach Myokardinfarkt 27 %, Feng et al. [2019]), Schlaganfall (31 %, Hackett & Pickles [2014]) sowie akutem Lungenversagen (17 %, Davydow et al. [2008]), wobei diese Aufzählung nur als beispielhaft verstanden werden kann. Ebenso muss die erhöhte Prävalenz für Angststörungen, z. B. bei kardiovaskulären Erkrankungen (Cohen et al., 2015) oder bei COPD (Rahi et al., 2023), als grundsätzlich bestehendes Risiko für psychische Komorbiditäten bei chronischen körperlichen Erkrankungen gesehen werden.

Problematik

In der klinischen Praxis auf der Intensivstation besteht die Herausforderung häufig darin, eine Symptomatik von Depressivität oder Angst als

- situationsangemesse (nichtpathologische) Reaktion auf die kritische Erkrankung,
- Ausdruck einer bereits bestehenden psychischen Störung,
- als Erstmanifestation einer psychischen Störung oder
- psychisches Symptom in Zusammenhang mit somatischen und/oder pharmakologischen Faktoren (Enzephalopathie, Delir, Sedierung, Entzug)

zu klassifizieren.

Empfehlung

Diagnostikprozess muss Komorbidität und Komplexität gerecht werden

Eine valide Diagnosestellung ist im intensivmedizinischen Setting für Angst- und depressive Störungen nicht durch ein isoliertes diagnostisches Gespräch zu realisieren, da einerseits körperliche Symptome fälschlich als Ausdruck der psychischen Symptomatik interpretiert und andererseits das subjektive Erleben von Angst der kritisch kranken Patient:innen als unangemessen und daher pathologisch verstanden werden können. Insbesondere Angst zu sterben stellt jedoch einen starken Stressor vieler kritisch Kranker dar (Krampe et al., 2021) und sollte keinesfalls isoliert als Symptomatik einer Angststörung interpretiert werden.

Für eine valide Diagnosestellung depressiver Störungen liegt bereits ein (etwas älterer) Vorschlag bezugnehmend auf die DSM-Kriterien vor, in welchem die körperlichen Symptome durch andere depressionsspezifische Symptome ersetzt werden (vgl. Arolt & Rothermund, 2003):

- statt auf verminderten oder gesteigerten Appetit Fokus auf depressives Erscheinungsbild/Weinen
- statt auf Schlaflosigkeit oder vermehrten Schlaf Fokus auf verminderte Gesprächsbereitschaft/sozialen Rückzug
- statt auf Energieverlust oder erhöhte Erschöpfbarkeit Fokus auf Grübeln, Pessimismus, Selbstmitleid
- statt auf Minderung der Konzentrations- und Denkfähigkeit Fokus auf verminderte emotionale Responsivität

Für die Differenzierung einer Angstsymptomatik bietet die Leitlinie Palliativmedizin für Patient:innen mit einer nicht heilbaren Krebserkrankung eine präzise Grundlage (Leitlinienprogramm Onkologie, 2020). Dort ist die Symptomatik unterschiedlicher Angsterkrankungen von den Ängsten der Patient:innen mit schweren körperlichen Erkrankungen abgegrenzt. Die zusammenfassenden Empfehlungen können als handlungsleitend auch für den intensivmedizinischen Kontext gelten:

- Bei Vorliegen von unkontrollierten Symptomen, z. B. Schmerz, Atemnot, Übelkeit oder akuten Verwirrtheitszuständen wie Delir, die beeinträchtigende Angst verursachen, sollen diese Symptome zuerst oder gleichzeitig behandelt werden.
- Die Personen, die an der Behandlung von Patient:innen mit einer nicht heilbaren Krebserkrankung und Angst beteiligt sind, sollten psychiatrische/psychotherapeutische Expert:innen hinzuziehen,
  - wenn nach Nutzung aller eigenen personellen Ressourcen im Team Unsicherheiten in der Diagnose und Behandlungsplanung mit Angst bestehen;
  - wenn eine komplexe psychiatrische Vorgeschichte bzw. ein komplexes Syndrom klinisch vorliegt;
  - bei akuter Selbst- oder Fremdgefährdung (Leitlinienprogramm Onkologie, 2020).

Vorgehen

In der Regel lässt sich eine differenzialdiagnostische Einschätzung von Depressivität und Angst bei kritisch kranken Patient:innen nur mit umfassender Kenntnis der aktuellen körperlichen Krankheitsgeschichte, ergänzender biografischer, ggf. auch fremdanamnestischer Informationen, der

Kontinuierliche Begleitung durch psychosoziale Experten sinnvoll und wichtig

Berücksichtigung des Bewusstseinszustandes im Verlauf sowie der Entwicklung der Symptomatik im Verlauf feststellen. Daher sind unbedingt Mehrfachkontakte zu empfehlen, um eine sichere Diagnose zu stellen. Mehrheitlich dürften die so zusammengetragenen Befunde jedoch unvollständig oder inkonsistent bleiben, sodass in der Regel von einem syndromalen Beschwerdebild auszugehen ist. Eine leitliniengerechte, insbesondere psychopharmakologische Behandlung kann damit nur eingeschränkt empfohlen werden und sollte jeweils das Risikoprofil der Psychopharmaka vor dem Hintergrund der körperlichen Erkrankung der Patient:innen berücksichtigen. Hingegen sind nichtpharmakologische Maßnahmen vor dem Hintergrund bestehender Leitlinien auch bei einer Angst- und depressiven Symptomatik im syndromalen Bereich indiziert (AWMF, 2020; Leitlinienprogramm Onkologie, 2020).

Der aktuelle Forschungsstand ermöglicht nur die Empfehlung von Interventionen, die allen kritisch kranken Patient:innen bedarfsorientiert angeboten werden können (Wade et al., 2016; Beadman & Carraretto, 2023). Eine Differenzierung nach Komorbidität ist mit der zur Verfügung stehenden Evidenz noch nicht möglich.

Im Einzelnen können empfohlen werden:

- Für die Kommunikation insgesamt die Orientierung an internationalen Empfehlungen zur psychischen ersten Hilfe/Krisenintervention (Hobfoll et al., 2021) sowie zur traumasensiblen Kommunikation (Stuber et al., 2006)
- Supportive und ressourcenaktivierende sowie würdezentrierte Interventionen (u. a. Martínez et al., 2017; Chochinov et al., 2011)
- Hypnotherapeutische Interventionen zur Reduktion von Angst und Schmerz sowie zur Steigerung des Wohlbefindens (Sandvik et al., 2020; Pestana-Santos et al., 2021)
- Interventionen der kognitiven Verhaltenstherapie zur Symptomkontrolle und im Kontext des prolongierten Weanings (Hosey et al., 2021; Cohen et al., 2019; Beadman & Carraretto, 2023)

23.3.3 Dynamik und Veränderung in der intensivmedizinischen Behandlung

Dynamik auf Intensivstationen ist hoch

Mehr als andere Bereiche des Krankenhauses ist die Intensivmedizin (und die klinische Notfallmedizin) durch eine schnelle Dynamik der Krankheitsverläufe gekennzeichnet. Das bedeutet, dass viele Anliegen an die psychosoziale Versorgung mit hoher Dringlichkeit formuliert werden.

Problematik

Allein dieser vom intensivmedizinischen Personal formulierte Bedarf (Niecke et al., 2020; Deffner et al., 2021) ist im Rahmen eines Konsilmodells nicht zu realisieren. Letztlich stehen sich an dieser Stelle die Notwendigkeiten einer Notfallversorgung, die häufig mit psychischen Notfällen bei Patient:innen und Angehörigen einhergehen, mit dem Angebot einer eher unflexiblen Form der Versorgung als nicht zueinander passend gegenüber. Indikationen für eine psychosoziale Mitversorgung wie

- die Betreuung von Patient:innen direkt nach Aufnahme (z. B. nach Unfallereignissen),
- die Angehörigenbegleitung während der Diagnoseübermittlung sowie
- die Begleitung von Patient:innen und Angehörigen während des Versterbens

können zeitlich selten terminiert werden. Daher ist grundsätzlich eine flexible telefonische Erreichbarkeit, idealerweise ergänzt durch einen Rufdienst außerhalb der regulären Dienstzeiten, erforderlich. Die Erfahrungen der im Feld tätigen KL-Praktiker:innen und teamintegrierten psychosozialen Fachkräfte auf der Intensivstation verdeutlichen, dass die Anforderungen des intensivmedizinischen Personals grundsätzlich auf eine begleitende Versorgung während der intensivmedizinischen Behandlung und nicht auf einmalige fachliche Einschätzung i. S. der Tätigkeit von Konsilärzt:innen abzielen. In spezifischen Fällen, z. B. bei Abklärung von Suizidalität sowie zur Einschätzung der Sinnhaftigkeit einer psychopharmakologischen Mitbehandlung, ist eine zusätzliche Expertise über Fachärzt:innen für Psychiatrie erforderlich.

Empfehlung

Die Implementierung einer psychosozialen Versorgung sollte immer in enger Abstimmung mit dem Behandlungsteam der Intensivstation erfolgen. So können bestehende Erwartungen abgeglichen und ein an den Bedarfen der Station orientiertes Modell basierend auf den zur Verfügung stehenden zeitlichen und personellen Ressourcen der psychosozialen Versorgung entwickelt werden.

Notwendigkeit von Kooperationsvereinbarungen

Vorgehen

Grundsätzlich ist die psychosoziale Versorgung für die Intensivstation gewinnbringend, wenn ...

- *... das Versorgungsangebot allen Patient:innen unabhängig von ihrer Grunderkrankung zur Verfügung steht.* Patient:innen sollten nicht aufgrund bestimmter Erkrankungen in die Versorgung eingeschlossen werden (wie z. B. in der Psychoonkologie), sondern je bestehendem Bedarf unabhängig von der Erkrankung versorgt werden.
- *... die psychosoziale Fachkraft eine Angehörigenbetreuung anbieten kann.* Die psychosoziale Versorgung Angehöriger von Patient:innen mit einer lebenslimitierenden Erkrankung ist Leitlinienempfehlung (Leitlinien-

programm Onkologie, 2020). Auch in der Intensivmedizin wird eine psychosoziale Angehörigenversorgung umgesetzt (Waydhas et al., 2023). Daher wird an die psychosoziale Versorgung auch der Anspruch formuliert, diese Personengruppe in die Betreuungsangebote zu inkludieren (Niecke et al., 2019; Deffner et al., 2021), was mitunter eine erhebliche Steigerung der zu betreuenden Fälle bedeutet und in der Ressourcenplanung berücksichtigt werden muss.

- *... die Interaktion mit dem intensivmedizinischen Behandlungsteam eindeutig und transparent geregelt ist.*

> Gemeinsame Definition der Rahmenbedingungen für psychosoziale Mitbehandlung notwendig

  – Das Aufgabenspektrum der psychosozialen Versorgung sollte eindeutig definiert und transparent kommuniziert werden.
  – Eine telefonische Erreichbarkeit sollte – vor allem aufgrund von dringlicher Angehörigenbetreuung – während einer Kernarbeitszeit gewährleistet sein.
  – Die Dokumentation sollte für Ärzt:innen und Pflegepersonen der Intensivstation in der intensivmedizinischen Akte der Patient:innen abgelegt und leicht auffindbar sein.
  – Eine proaktive Rücksprache mit dem Personal der Intensivstation sowie anderen psychosozialen Berufsgruppen, wie z. B. dem Sozialdienst, ist obligatorisch.
  – Es sollte geklärt werden, ob und wenn ja welche Versorgung außerhalb der regulären Dienstzeiten besteht: Insbesondere die o. g. Indikationen für eine psychosoziale Versorgung sind in ihrem Aufkommen zeitlich nicht planbar. Daher ist bei der Konzeption der Versorgung mitzudenken, ob und wenn ja durch wen die Versorgung außerhalb der regulären Dienstzeiten übernommen werden kann. Das Optimum ist die Etablierung eines Rufdienstes für das gesamte Krankenhaus (z. B. über Psycholog:innen, Fachpsychotherapeut:innen sowie Fachärzt:innen für Psychosomatische Medizin und Fachärzt:innen für Psychiatrie oder als interprofessionelles Kriseninterventionsteam), da so die Ressourcen bestmöglich gebündelt genutzt werden können.

23.4 Unterstützung des Behandlungsteams

23.4.1 Empfehlung

> Teaminterventionen auf Intensivstationen sind notwendig

In der Intensivmedizin tätige KL-Dienste können das Behandlungsteam wirkungsvoll durch die Patienten- und Angehörigenbetreuung unterstützen. So wurde insbesondere während der COVID19-Pandemie deutlich, dass der Mangel an psychosozialer Versorgung auf Intensivstationen eine Belastung für das Personal darstellte (Kaltwasser et al., 2021) bzw. sich explizit Unterstützung für Patient:innen und Angehörige gewünscht wurde (Chen et al., 2020).

23.4.2 Umsetzung

Für eine optimierte Patienten- und Angehörigenversorgung sind folgende teambezogene Angebote sinnvoll:

- engmaschige, strukturierte interprofessionelle Fallbesprechungen,
- individuelle Fallbesprechungen und Fallnachbesprechungen,
- Beratungen zur Planung von Patienten- und Angehörigengesprächen sowie
- grundsätzlich das Führen gemeinsamer Gespräche mit den Patient:innen und Angehörigen unter Beteiligung der ärztlichen, pflegerischen und psychosozialer Professionen.

Der fachliche Mehrwert durch Beteiligung psychosozialer Fachkräfte besteht in der Perspektivenerweiterung im Umgang mit dem konkreten »Fall« aufgrund der überparteilichen Position dieser Fachkräfte sowie der Verfügbarkeit wichtiger Informationen zur Biografie sowie zu den sozialen Beziehungen, zum Krankheitserleben bzw. -verständnis und möglichen Copingstrategien der Patient:innen und Angehörigen.

Darüber hinaus können fallbezogen Prozesse der Reflektion professionellen Handelns im Behandlungsteam angeregt und in weiteren Formaten wie z. B.

- Supervision durch einen externen (!) Supervisor,
- strukturierte Intervision,
- durch Überleitung in individuelle Unterstützungsstrukturen bzw. betriebliche Gesundheitsangebote

vertieft bzw. die Nutzung dieser angeregt werden.

Eine Übersicht über weitere teambezogene Angebote ist in Deffner et al. (2022) ersichtlich. Insgesamt besteht aktuell erheblicher Forschungsbedarf bezüglich der Wirksamkeit von teambezogenen Interventionen (van Wyk & Pillay-Van Wyk, 2010; Pollock et al., 2023).

23.5 Statt eines Ausblickes: Arbeitsmodell für psychologische Versorgung auf Intensivstationen auf einen Blick

Die nachfolgende Grafik (▶ Abb. 23.1, aus Deffner et al., 2022) gibt einen beispielhaften Überblick über die Interventionen bei Patient:innen und Angehörigen im Verlauf der intensivmedizinischen Behandlung. Der Ablauf kann als Orientierung auch für die Tätigkeit im Konsildienst genutzt

Ablaufmodell der psychosozialen Mitversorgung auf Intensivstationen

werden, da sich anhand der Grafik Interventionsmöglichkeiten in Abhängigkeit der Vigilanz von Patient:innen ableiten lassen.

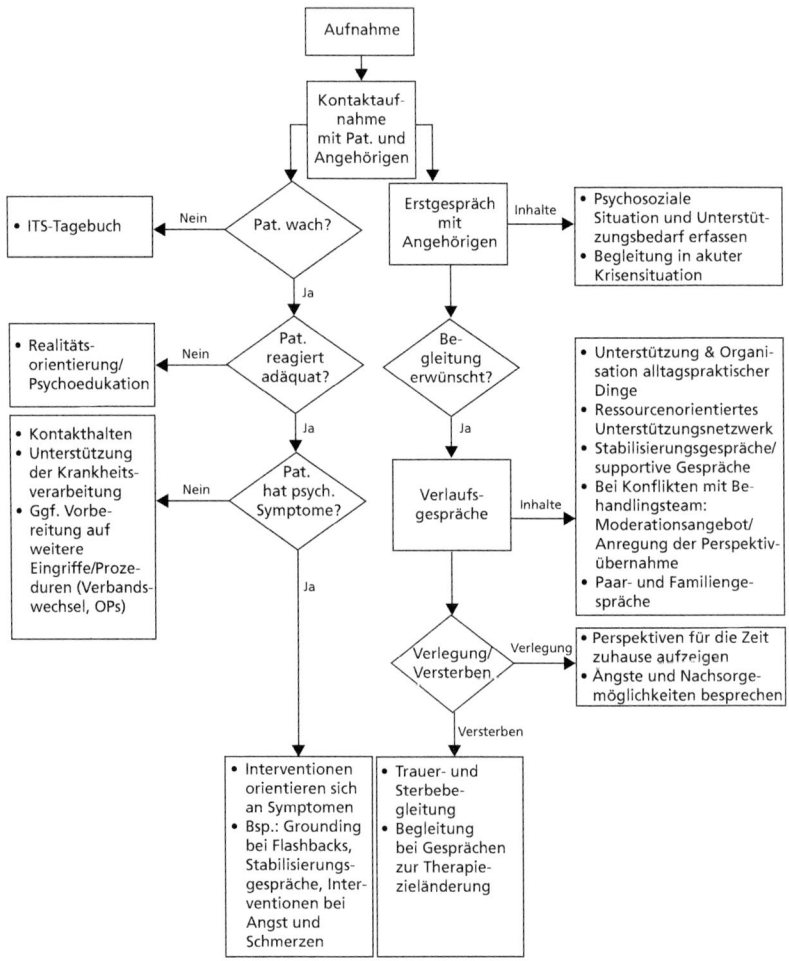

Abb. 23.1: Beispielhafter Überblick über Interventionen während einer intensivmedizinischen Behandlung (nach Deffner et al., 2022)

Literaturauswahl

AWMF. (2019). *S2k – Leitlinie: Diagnostik und Behandlung von akuten Folgen psychischer Traumatisierung.* https://register.awmf.org/assets/guidelines/051-027l_S2k_Diagnostik_Behandlung_akute_Folgen_psychischer_Traumatisierung_2019-10.pdf

AWMF (2020). S3-Leitlinie. *Analgesie, Sedierung und Delirmanagement in der Intensivmedizin (DAS-Leitlinie).* Verfügbar unter: https://register.awmf.org/assets/guidelines/001-012l_S3_Analgesie-Sedierung-Delirmanagement-in-der-Intensivmedizin-DAS_2021-08.pdf, Zugriff am 02.07.2023.

Leitlinienprogramm Onkologie (Deutsche Krebsgesellschaft, Deutsche Krebshilfe, AWMF) (2020). Palliativmedizin für Patienten mit einer nicht-heilbaren Krebserkrankung, Langversion 2.2, 2020, AWMF-Registernummer: 128/001OL. Verfügbar unter: https://www.leitlinienprogramm-onkologie.de/leitlinien/palliativmedizin/, Zugriff am 17.06.2023.

Niecke, I., Schnaidt, M., Niecke, A. (2022). Psychosoziale Empfehlungen in Leitlinien mit intensivmedizinischer Relevanz. In T. Deffner, U. Janssens, B. Strauß (Hrsg.), *Handbuch Psychologie in der Intensiv- und Notfallmedizin. Konzepte für die psychosoziale Versorgung kritisch kranker Patienten und ihrer Angehöriger* (S. 15–18). Medizinisch Wissenschaftliche Verlagsgesellschaft.

Renner, C., Albert, M., Brinkmann, S. et al. (2023). S2e-Leitlinie Multimodale Neurorehabilitationskonzepte für das Post-Intensive-Care-Syndrom (PICS). Verfügbar unter: https://www.awmf.org/leitlinien/detail/ll/080-007.html, Zugriff am 14.06.2023.

Waydhas, C., Riessen, R., Markewitz, A. et al. (2023). DIVI-Empfehlung zur Struktur und Ausstattung von Intensivstationen 2022 (Erwachsene). *Med Klin Intensivmed Notfmed*, 118, 564–575. https://doi.org/10.1007/s00063-023-01021-y

Literatur

Arolt, V., Rothermundt, M. (2003). Depressive Störungen bei körperlich Kranken. *Nervenarzt*, 74, 1033–1054. https://doi.org/10.1007/s00115-003-1629-8

AWMF. (2019). *S2k – Leitlinie: Diagnostik und Behandlung von akuten Folgen psychischer Traumatisierung.* https://register.awmf.org/assets/guidelines/051-027l_S2k_Diagnostik_Behandlung_akute_Folgen_psychischer_Traumatisierung_2019-10.pdf

AWMF (2020). S3-Leitlinie. *Analgesie, Sedierung und Delirmanagement in der Intensivmedizin (DAS-Leitlinie)*. Verfügbar unter: https://register.awmf.org/assets/guidelines/001-012l_S3_Analgesie-Sedierung-Delirmanagement-in-der-Intensivmedizin-DAS_2021-08.pdf, Zugriff am 02.07.2023.

Beadman, M., Carraretto, M. (2023). Key elements of an evidence-based clinical psychology service within adult critical care. *Journal of the Intensive Care Society*, 24 (2), 215–221. https://doi.org/10.1177/17511437211047178

Beerlage, I. (2015). Psycho-soziales Belastungs- und Handlungsverständnis für Interventionen nach Notfallereignissen und für belastende Einsatzsituationen. In G. Perren-Klingler (Hrsg.), *Psychische Gesundheit und Katastrophe – Internationale Perspektiven in der psychosozialen Notfallversorgung* (S. 1–36). Springer.

Chen, Q., Liang, M., Li, Y. et al. (2020). Mental health care for medical staff in China during the COVID-19 outbreak. *Lancet Psychiat*, 7(4), e15–e16.

Chochinov, H. M., Kristjanson, L. J., Breitbart, W. et al. (2011). Effect of dignity therapy on distress and end-of-life experience in terminally ill patients: A randomised controlled trial. *Lancet Oncol*, 12(8), 753–762. https://doi.org/10.1016/S1470-2045(11)70153-X

Cohen, B. E., Edmondson, D., Kronish, I. M. (2015) State of the art review: Depression, stress, anxiety, and cardiovascular disease. *Am J Hypertens*; 28(11), 1295–1302. https://doi.org/10.1093/ajh/hpv047

Cohen, J. N., Gopal, A., Roberts, K. J. et al. (2019). Ventilator dependent patients successfully weaned with cognitive behavioral therapy: A case series. *Psychosomatics*, 60(6), 612–619. https://doi.org/10.1016/j.psym.2019.02.003

Davydow, D. S., Gifford, J. M., Desai, S. V. et al. (2008) Posttraumatic stress disorder in general intensive care unit survivors: A systematic review. *Gen Hosp Psychiatry*, 30 (5), 421–434. https://doi.org/10.1016/j.genhosppsych.2008.05.006

Deffner, T., Schwarzkopf, D., Waydhas, C., Sektion »Qualität und Ökonomie« der Deutschen Interdisziplinären Vereinigung für Intensiv- und Notfallmedizin (DIVI), Sektion »Psychologische Versorgungsstrukturen in der Intensivmedizin« der Deutschen Interdisziplinären Vereinigung für Intensiv- und Notfallmedizin (DIVI) (2021). Psychologische Versorgung auf deutschen Intensivstationen: Ergebnisse einer Umfrage unter den Mitgliedern der Deutschen Interdisziplinären Vereinigung für Intensiv- und Notfallmedizin. *Med Klin Intensivmed* Notfmed, *116*(2), 146–153. https://doi.org/10.1007/s00063-019-00638-2

Deffner, T., Peter, S., Hoffmann, F. et al. (2022). Analyse psychologischer Versorgungsstrukturen in der pädiatrischen Intensivmedizin. DIVI, *13*(4), 209, https://doi.org/10.53180/DIVI.2022.0209-0215

Deffner, T., Janssens, U., Strauß, B. (Hrsg.) (2022). *Praxisbuch Psychologie in der Intensiv- und Notfallmedizin. Konzepte für die psychosoziale Versorgung kritisch kranker Patienten und ihrer Angehörigen*. Wissenschaftlich Medizinische Verlagsgesellschaft.

Feng, L., Li, L., Liu, W. et al. (2019). Prevalence of depression in myocardial infarction: A PRISMA-compliant meta-analysis. *Medicine (Baltimore)*, *98*(8), e14596. https://doi.org/10.1097/MD.0000000000014596

Girard, T. D., Exline, M. C., Carson, S. S. et al. (2018). Haloperidol and Ziprasidone for treatment of delirium in critical illness. *N Engl J Med*, *379*(26), 2506–2516. https://doi.org/10.1056/NEJMoa1808217

Hackett, M. L., Pickles, K. (2014) Part I: Frequency of depression after stroke: An updated systematic review and meta-analysis of observational studies. *Int J Stroke*, *9*(8), 1017–1025. https://doi.org/10.1111/ijs.12357

Hatch, R., Young, D., Barber, V. (2018). Anxiety, depression and post traumatic stress disorder after critical illness: A UK-wide prospective cohort study. *Crit Care*, *22*(1), 310. https://doi.org/10.1186/s13054-018-2223-6

Hobfoll, S. E., Watson, P., Bell, C. C. et al. (2021). Five essential elements of immediate and mid-term mass trauma intervention: Empirical evidence. *Psychiatry*, *84*(4), 311–346. https://doi.org/10.1080/00332747.2021.2005387

ten Hoorn, S., Elbers, P. W., Girbes A. R. et al. (2016) Communicating with conscious and mechanically ventilated critically ill patients: A systematic review. *Crit Care*, *20*(1), 333. https://doi.org/10.1186/s13054-016-1483-2

Hosey, M. M., Wegener, S. T., Hinkle, C., Needham, D. M. (2021). A cognitive behavioral therapy-informed self-management program for acute respiratory failure survivors: A feasibility study. *J Clin* Med, *10*(4), 872. https://doi.org/10.3390/jcm10040872

Inoue, S., Hatakeyama, J., Kondo, Y., et al. (2019). Post-intensive care syndrome: Its pathophysiology, prevention, and future directions. *Acute Med Surg*, *6*(3), 233–246. https://doi.org/10.1002/ams2.415

Kaltwasser, A., Pelz, S., Nydahl, P. et al. (2021). Querschnittsstudie zu Arbeitsbedingungen und Versorgungsqualität in der Versorgung von COVID-19-Patienten. *Anaesthesist*, *70*(9), 753–760. https://doi.org/10.1007/s00101-021-00919-6

Klarmann, S., Hierundar, A., Deffner, T. et al. (2024). Stellenschlüssel für therapeutische Gesundheitsfachberufe auf Intensivstationen. *Med Klin Intensivmed Notfmed*, 2024. https://doi.org/10.1007/s00063-024-01125-z

Krampe, H., Denke, C., Gülden, J. et al. (2021). Perceived severity of stressors in the intensive care unit: A systematic review and semi-quantitative analysis of the literature on the perspectives of patients, health care providers and relatives. *J Clin Med*, *10*(17), 3928. https://doi.org/10.3390/jcm10173928

Leitlinienprogramm Onkologie (Deutsche Krebsgesellschaft, Deutsche Krebshilfe, AWMF) (2020). Palliativmedizin für Patienten mit einer nicht-heilbaren Krebserkrankung, Langversion 2.2, 2020, AWMF-Registernummer: 128/001OL. Verfügbar unter: https://www.leitlinienprogramm-onkologie.de/leitlinien/palliativmedizin/, Zugriff am 17.06.2023.

Martínez, M., Arantzamendi, M., Belar, A. et al. (2017). ›Dignity therapy‹, a promising intervention in palliative care: A comprehensive systematic literature review. *Palliat Med*, *31*(6), 492–509. https://doi.org/10.1177/0269216316665562

Niecke, A., Hartog, C., Deffner, T. et al. (2020). Need for psychological support in intensive care : A survey among members of the German Society of Medical Intensive Care and Emergency Medicine. *Med Klin Intensivmed Notfmed*, *115*(2), 135–139. https://doi.org/10.1007/s00063-018-0523-x

Niecke, I., Schnaidt, M., Niecke, A. (2022). Psychosoziale Empfehlungen in Leitlinien mit intensivmedizinischer Relevanz. In T. Deffner, U. Janssens, B. Strauß (Hrsg.), *Handbuch Psychologie in der Intensiv- und Notfallmedizin. Konzepte für die psychosoziale Versorgung kritisch kranker Patienten und ihrer Angehöriger* (S. 15–18). Medizinisch Wissenschaftliche Verlagsgesellschaft.

Pestana-Santos, M., Pires, R., Goncalves, A. et al. (2021). Nonpharmacological interventions used in the perioperative period to prevent anxiety in adolescents: A scoping review. *JBI Evid Synth*, *19*(9), 2155–2187. https://doi.org/10.11124/JBIES-20-00312

Pollock, A., Campbell, P., Cheyne, J. et al. (2020). Interventions to support the resilience and mental health of frontline health and social care professionals during and after a disease outbreak, epidemic or pandemic: A mixed methods systematic review. *Cochrane Database of Systematic Reviews*, *11*(11), CD013779. https://doi.org/10.1002/14651858.CD013779

Rahi, M. S., Thilagar, B., Balaji, S. et al. (2023). The impact of anxiety and depression in chronic obstructive pulmonary disease. *Adv Respir Med*, *91*(2), 123–134. https://doi.org/10.3390/arm91020011

Renner, C., Albert, M., Brinkmann, S. et al. (2023). S2e-Leitlinie Multimodale Neurorehabilitationskonzepte für das Post-Intensive-Care-Syndrom (PICS). Verfügbar unter: https://www.awmf.org/leitlinien/detail/ll/080-007.html, Zugriff am 14.06.2023.

Sandvik, R. K., Olsen, B. F., Rygh, L.-J., Moi, A. L. (2020). Pain relief from nonpharmacological interventions in the intensive care unit: A scoping review. *J Clin Nurs*, *29*(9–10), 1488–1498. https://doi.org/10.1111/jocn.15194

Stollings, J. L., Kotfis, K., Chanques, G. et al. (2021). Delirium in critical illness: Clinical manifestations, outcomes, and management. *Intensive Care Med*, *47*(10), 1089–1103. https://doi.org/10.1007/s00134-021-06503-1

Stuber, M., Schneider, S., Kassam-Adams, N. et al. (2006). The Medical Traumatic Stress Toolkit. *CNS spectr*, *11*(2), 137–142. https://doi.org/10.1017/S1092852900010671

Trautmann, S., Beesdo-Baum, K., Knappe, S. et al (2017). The treatment of depression in primary care: A cross-sectional epidemiological study. *Dtsch Arztebl Int*, *114*, 721–8. https://doi.org./10.3238/arztebl.2017.0721

Wade, D., Moon, Z., Windgassen, S. S. et al (2016). Non-pharmacoligca linterventions to reduce ICU related psychological distress: A systematic review. *Minerva Anestesiol*, *82*(4), 465–478.

Waydhas, C., Riessen, R., Markewitz, A. et al. (2023). DIVI-Empfehlung zur Struktur und Ausstattung von Intensivstationen 2022 (Erwachsene). *Med Klin Intensivmed Notfmed*, *118*, 564–575. https://doi.org/10.1007/s00063-023-01021-y

Weltgesundheitsorganisation (WHO). ICD-11: International Classification of Diseases, 11th Revision. The global standard for diagnostic health information. https://icd.who.int/en Zugriff am 15.06.2023

van Wyk, B. E., Pillay-Van Wyk, V. (2010). Preventive staff-support interventions for health workers. *Cochrane Database of Systematic Reviews*, *3*, CD003541. https://doi.org/10.1002/14651858.CD003541.pub2

Zaga, C. J., Freeman-Sanderson, A., Happ, M. B. et al. (2023). Defining effective communication for critically ill patients with an artificial airway: An international multi-professional consensus. *Intensive Crit Care Nurs*, *76*, 103393. https://doi.org/10.1016/j.iccn.2023.103393

24 Chronische Schmerzen

Margit Breuss und Wilhelm Kantner-Rumplmair

Lernziele:

- Kenntnis wichtiger Chronifizierungsfaktoren für chronische Schmerzen
- Wissen über typische Schwierigkeiten in der Beziehungsdynamik zwischen Behandler:innen und chronischen Schmerzpatient:innen
- Überblick über wichtige psychosoziale Interventionen
- Wissen über Psychopharmaka in der Behandlung chronischer Schmerzpatient:innen

Fallbeispiel:

Frau D., 57 Jahre alt, wurde wegen anhaltender Schmerzen im Bereich des unteren Rückens und des Anus in einer internistischen Abteilung mit gastroenterologischem Schwerpunkt zur Abklärung aufgenommen. Zuvor wurden bereits ambulant umfangreiche Untersuchungen (kolo- sowie rektoskopisch, gynäkologisch, neurochirurgisch und orthopädisch) durchgeführt. Behandlungen mit Schmerzmitteln und Lokalinfiltrationen blieben erfolglos. Im Rahmen dieses stationären Aufenthalts wurde der psychosomatische KL-Dienst zugezogen.

Im Gespräch mit der KL-Mitarbeiterin berichtete Frau D., dass die Schmerzen vor drei Monaten begonnen hätten. Zuletzt seien diese so stark geworden, dass sie ihrer Bürotätigkeit nicht mehr nachgehen konnte und kaum mehr außer Haus ging. Frau D. war verzweifelt und voller Zukunftsängste. Sie haderte damit, dass sie ihre Aufgaben als Mutter und Ehefrau und ihre Arbeit nicht mehr schaffte und war voller Selbstvorwürfe.

Frau D. erzählte, dass sie schon seit Jahren überaus ängstlich war: Sie habe Angst um ihren fast erwachsenen Sohn und auch, dass sie eine schwere Krankheit bekommen könnte. Dies führte zu intensiver Selbstbeobachtung. Die aktuelle Sorge um die Gesundheit verstärkte die Ängste derart, dass Frau D. Tage und Nächte mit ängstlichem Grübeln verbrachte. Im Gespräch konnten mit der Patientin Zusammenhänge zwischen ihren Ängsten, weiteren Stressoren und dem Schmerzerleben reflektiert werden. Frau D. berichtete, dass ihre Familie unter ihrer Ängstlichkeit und dem daraus resultierenden Kontrollbedürfnis litt. Sie drängte sie seit

Jahren zu einer Psychotherapie, doch auch dies war zu angstbesetzt. Der Erstkontakt mit einer Psychotherapeutin im KL-Dienst trug zu einer Angstreduktion bei und die Patientin konnte sich zu einer Therapie entschließen.

Nach der Integration der Befunde wurde die Diagnose »Kokzygodynie« gestellt. Frau D. wurde erklärt, dass die Schmerzen lange anhalten könnten, ohne gefährlich zu sein. Von der KL-Mitarbeiterin wurde eine generalisierte Angststörung diagnostiziert. Frau D. wurde mit einem multimodalen Behandlungsvorschlag entlassen. Dieser umfasste die Empfehlung von Schmerzmitteln, Sitzhilfen und Übungen zur Entspannung der Beckenbodenmuskulatur. Zudem wurden eine psychopharmakologische Behandlung mit Duloxetin und eine Psychotherapie eingeleitet.

In der Fallgeschichte wird deutlich, dass Frau D. schon lange mit Ängsten zu kämpfen hat, die sie jedoch mit ihren Bewältigungsmechanismen kompensieren konnte. Die Ängste wurden vor allem im Familienkreis spürbar und als belastend empfunden. Frau D. selbst erlebte sich als funktionsfähig. Als sie ein Schmerzsyndrom erlitt, das schwierig zu behandeln war, geriet sie in einen Teufelskreis aus Angst, Schmerz und sozialen Konsequenzen.

Die Intervention und die Entwicklung eines interdisziplinären Behandlungsplans erfolgten nach drei Monaten. Dies ist ein bedeutsamer Zeitpunkt, da nach heutiger Definition (ICD-11) Schmerzen nach drei Monaten als chronisch gelten. Wenngleich Frau D. schon eine frustrierende Odyssee hinter sich hatte und eine frühere Intervention sinnvoll gewesen wäre, ist dies ein entscheidender Zeitpunkt, um eine weitere Chronifizierung zu vermeiden.

24.1 Bio-psycho-soziale Zusammenhänge

24.1.1 Bio-psycho-soziale Schmerzkonzepte

Die International Association for the Study of Pain (IASP, 2000) definiert Schmerz als unangenehme sensorische und emotionale Erfahrung, die mit tatsächlicher oder potenzieller Gewebeschädigung in Verbindung steht oder dieser ähnelt. Schmerz wird durch das subjektive Erleben definiert, eine Gewebeschädigung ist nicht nötig. Dies steht im Gegensatz zum »nozizeptiven Modell« der Schmerzentstehung, wie es von René Descartes im 17. Jahrhundert beschrieben wurde. Dieses Konzept stellt einen direkten Zusammenhang zwischen Gewebeschädigungen und Schmerzerleben her.

Biologische, psychologische und soziale Faktoren beeinflussen das Schmerzerleben

Heute werden drei Arten von Schmerzen unterschieden (IASP, 2017): nozizeptive Schmerzen (Gewebeverletzungen), neuropathische Schmerzen

(Nervenschädigung) und noziplastische Schmerzen, die durch eine Schmerzentstehung ohne Gewebe- oder Nervenschädigung definiert sind. Moderne Schmerzmodelle berücksichtigen, dass biologische, psychologische und soziale Faktoren das Schmerzerleben beeinflussen: Wird ein Signal an die Hirnrinde weitergeleitet, modifizieren zahlreiche Einflüsse diesen physiologischen Prozess: Dazu gehören genetische Veranlagung, Erfahrungen, Hormone und individuelle Unterschiede in der Schmerzverarbeitung sowie psychische Belastungen und Komorbiditäten wie Angst und Depression. Soziale Faktoren, wie die Unterstützung oder Ablehnung durch Bezugspersonen und kulturelle Einflüsse, verändern ebenfalls das Schmerzerleben. Eine möglichst umfassende bio-psycho-soziale Diagnostik versucht, die verschiedenen Ebenen zu beschreiben, um eine gezielte Therapieplanung zu ermöglichen.

Ein psychophysiologisches Modell für psychosoziale Zusammenhänge skizziert die Neuromatrix-Theorie von Melzack (1999): Diese postuliert ein verzweigtes neuronales Netzwerk, das multiple Inputs integriert, um ein bestimmtes Neurosignatur-Muster herzustellen, in dem sich der Schmerz darstellt. Die Theorie berücksichtigt sensorisch-diskriminative, affektiv-motivationale und kognitive Einflüsse sowie den Einfluss des Stress-Regulations-Systems und ermöglicht eine komplexe Sichtweise auf das Phänomen Schmerz.

24.1.2 Modelle der Schmerzchronifizierung

In der International Classification of Diseases, 11th Revision (ICD-11) werden Schmerzen als chronisch bezeichnet, wenn sie drei Monate lang anhalten oder wiederkehren. Die Klassifikation unterscheidet zwei Formen:

- Chronische *primäre* Schmerzsyndrome werden definiert als Schmerzen, die entweder länger als drei Monate persistieren oder wiederkehren und funktionelle Behinderung oder emotionalen Stress verursachen. Der Begriff wurde für Entitäten gewählt, bei denen chronischer Schmerz als eigenständiges Krankheitsbild auftritt (z. B. Fibromyalgie, komplexes regionales Schmerzsyndrom).
- Bei chronischen *sekundären* Schmerzsyndromen ist eine Krankheit die zugrunde liegende Ursache für chronische Schmerzen. Diese werden als Symptom dieser Erkrankung betrachtet. Hier sollen sowohl die Grundkrankheit als auch der chronische Schmerz codiert werden.

Schmerzchronifizierung ist ein bio-psycho-soziales Phänomen. Auf biologischer Ebene entstehen neuroplastische Veränderungen, darunter eine zentrale Sensibilisierung, die sich in einer Überempfindlichkeit gegenüber afferenten Signalen äußert. Ein normalerweise als harmlos empfundener Reiz wird dann als Schmerz erlebt. Die biochemischen, funktionellen und morphologischen Veränderungen im zentralen Nervensystem, die durch wiederholte Schmerzerfahrungen entstehen, werden auch als »Schmerzgedächtnis« bezeichnet (McCarberg & Peppin, 2019). Schmerz wird dann zum eigenständigen Krankheitsbild: Während akute Schmerzen Signalcharakter für eine aktuelle oder drohende Schädigung haben, verselbständigt sich der Schmerz mit zunehmender Chronifizierung und der Warncharakter geht verloren.

Auf psychosozialer Ebene gelten Veränderungen des Erlebens und Verhaltens und der sozialen Beziehungen sowohl als Konsequenzen chronischer Schmerzen als auch als chronifizierende Faktoren: Bei Schmerzen des Bewegungsapparats ist Vermeidungsverhalten typisch: Wenn Bewegung vermieden wird, führt dies zu einem Verlust von Kondition, auch soziale Aktivitäten werden reduziert. Dies begünstigt depressive Verstimmungen. Das »Angst-Vermeidungs-Modell« (Fear Avoidance Modell) beschreibt in seinem Kern katastrophisierende Gedanken und die Vermeidung von Bewegung als Reaktion auf Schmerzen. Die langfristige Vermeidung von Bewegung hat jedoch ernsthafte Folgen: Verlust von Kondition und Beeinträchtigung des Alltagslebens. Dies begünstigt wiederum depressive Verstimmungen. Diese Faktoren verstärken ihrerseits wiederum das Schmerzerleben, sodass ein Teufelskreis entsteht (Vlaeyen & Linton, 2000). Umgekehrt sind auch ausgeprägte Durchhaltestrategien ein Risikofaktor für die Chronifizierung von chronischen Rückenschmerzen: Sie fördern eine dauerhafte Überbeanspruchung des Bewegungsapparats. Eine hohe Evidenz besteht zudem für eine depressiv getönte Stimmungslage und anhaltenden beruflichen oder privaten Distress (Hasenbring & Klasen, 2005). Frühkindliche Traumatisierungen und Vernachlässigung erhöhen das Risiko, chronische Schmerzen zu entwickeln, um das 3,2-Fache (Riedl et al., 2020).

> Im Chronifizierungsprozess geht die Warnfunktion von Schmerzen verloren

---

Psychosoziale Chronifizierungsfaktoren für chronische Schmerzen (nach Eich et al., 2023; Hasenbring & Klasen, 2005)

Kognitive und affektive Faktoren:

- Aufmerksamkeit und Erwartungshaltung
- Individuelle Schmerzbewertung
- Angst und Unsicherheit
- Depressivität
- Kontrollverlust
- Katastrophisierungsgedanken

Verhaltensfaktoren:

- Vermeiden körperlicher Aktivitäten
- Vermeiden sozialer Anforderungen
- Durchhaltestrategien
- Nichtverbales Ausdrucksverhalten anstatt direkter Kommunikation

Soziale Faktoren:

- Anhaltender beruflicher oder privater Distress
- Positive Verstärkung (z. B. Zuwendung)
- Negative Verstärkung (z. B. Wegfall unangenehmer Aufgaben)

24.2 Spezielle Fragestellungen im KL-Dienst

Chronische Schmerzen sind bei Patient:innen, die ein Krankenhaus aufsuchen, häufig: In einer Befragung von 2.393 Patient:innen in Warteräumen der Universitätsklinik Innsbruck gaben 31,1 % der Befragten an, unter chronischen Schmerzen zu leiden (Riedl et al., 2020). In Leitlinien (BMSGPK, 2020) wird ein abgestuftes interdisziplinäres Vorgehen in der Behandlung chronischer Schmerzpatient:innen gefordert, um dem bio-psycho-sozialen Hintergrund chronischer Schmerzen gerecht zu werden. Psychosomatische und psychotherapeutische KL-Dienste sind aufgrund des aufsuchenden Charakters niederschwellig und für diese Patient:innen häufig der erste Kontakt mit psychosomatischer Versorgung.

24.2.1 Schwierige Interaktionen zwischen Patient:innen und Behandler:innen

Den Kontakt mit chronischen Schmerzpatient:innen erleben Behandler:innen regelmäßig als schwierig. Etikettierungen zeugen von den Herausforderungen: Viele dieser Patient:innen fordern immer weitere Untersuchungen und Therapien und wechseln dabei die Behandler:innen. Dies wird in der Literatur als »doctor shopping« beschrieben. In diesem Konzept wird die problematische Interaktionsdynamik bei den Patient:innen verortet.

Franz und Bautz (2011) kritisieren eine »patientenzentrierte« Interpretation des Interaktionsverhaltens, da sie nicht beachtet, dass auch Ärzt:innen ihre Rolle aktiv gestalten. Aus ihrer Sicht entstehen die schwierigen Interaktionen zwischen chronischen Schmerzpatient:innen und ihren Behandler:innen als *gemeinsame* Dynamik, wenn Erwartungen an therapeutische Erfolge enttäuscht werden. Die typische dysfunktionale Interaktion zwischen Ärzt:innen und Patient:innen lässt sich in einer Spirale aus Hoffnung und enttäuschter Erwartung auf beiden Seiten skizzieren (▶ Abb. 24.1).

Franz und Bautz (2011) sehen die Schwierigkeiten in der Diagnostik und Behandlung von Patient:innen mit chronischen Schmerzen in erheblichem Maße darin begründet, dass das Gesundheitssystem großteils auf die Behandlung von akuten Störungen mittels Diagnostik und Therapie von Organbefunden ausgerichtet ist. Dies vermag den Schmerz in seiner Komplexität nicht

Die Beziehungsdynamik zwischen Ärzt:innen und Patient:innen endet oft mit beidseitiger Enttäuschung

hinreichend zu erfassen. Als Beispiel nennen die Autor:innen die engen zeitlichen Rahmenbedingungen in der medizinischen Regelversorgung. In diesen Versorgungsstrukturen erkennen die Autor:innen Vorbedingungen, die dysfunktionale Interaktionen mit chronischen Schmerzpatient:innen begünstigen. Die einseitig naturwissenschaftliche Sichtweise wird aus dieser Perspektive den Patient:innen implizit durch Abläufe und Dialoge ab dem ersten Kontakt vermittelt.

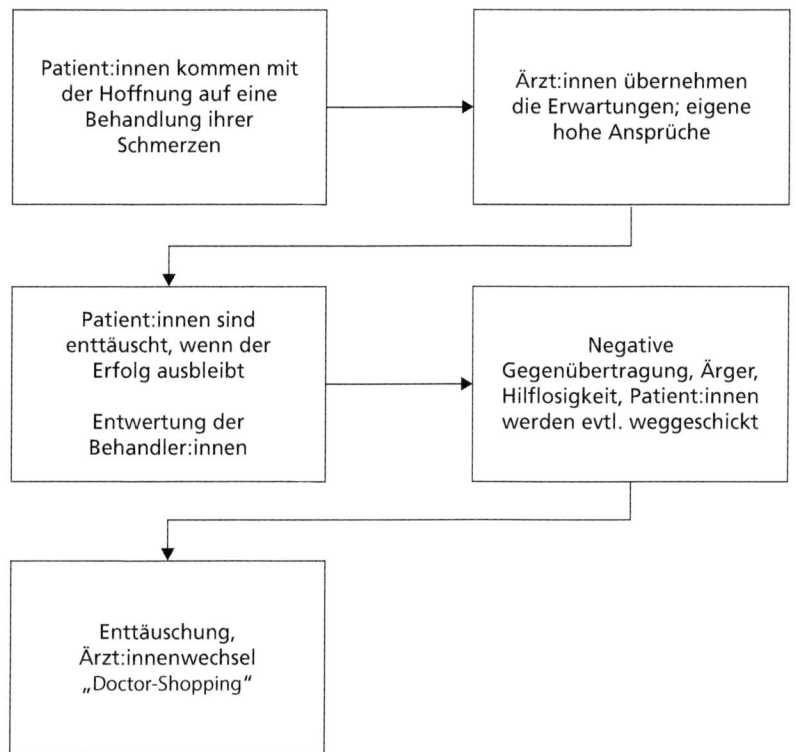

Abb. 24.1: Dysfunktionale Spirale aus Hoffnung und enttäuschter Erwartung

Für Mitarbeiter:innen eines psychosomatischen KL-Dienstes sind die hier skizzierten Dynamiken entscheidend: Der chronische Schmerz ist ein bleibender Schmerz und das ist innerhalb des biomedizinischen Paradigmas für chronische Schmerzpatient:innen und ihre Behandler:innen eine Kränkung. Diese Kränkung auszuhalten, zu verarbeiten und schließlich den Blick für psychosoziale Aspekte zu öffnen, ist eine *gemeinsame* Aufgabe. Wenn dies nicht gelingt, kann es zum Abbruch der Beziehung sowohl vonseiten der Behandler:innen als auch der Patient:innen kommen. Dadurch wird die Bewältigung der chronischen Schmerzen von beiden Seiten erschwert.

KL-Arbeit ist triadisch: Sie findet im Dreieck zwischen den somatischen Behandler:innen, den KL-Mitarbeiter:innen und den Patient:innen statt. KL-Mitarbeiter:innen haben innerhalb der Triade nicht nur die Aufgabe, Patient:

Ein anderer Blick auf die Schmerzdynamik kann entlasten

innen in der Bewältigung ihrer Schmerzen zu unterstützen, sondern auch im Dialog mit dem Team Dynamiken und Gegenübertragungsprozesse zu reflektieren. Wenn Behandler:innen Interaktionsdynamiken mit chronischen Schmerzpatient:innen im Kontext der organisationalen Rahmenbedingungen eines biomedizinisch strukturierten Systems verstehen, hilft ihnen das, chronische Schmerzen nicht als persönliches Versagen oder Versagen der Patient:innen zu erleben.

24.2.2 Patient:innen mit somatischer Belastungsstörung

Bei einer Gruppe von Patient:innen mit chronischen Schmerzen gibt es keine somatische Diagnose, die die Schmerzen erklärt. Schmerzen, deren Symptome »nicht körperlich begründbar« sind oder »nicht die Art und das Ausmaß des Leidens und der innerlichen Beteiligung« der Patient:innen erklären, wurden in der ICD-10-Klassifikation für psychische Störungen (Dilling et al., 1993) unter dem Kapitel »Somatoforme Störung« subsumiert. Nicht an einer körperlichen, *sondern* an einer psychischen Krankheit zu leiden, ist für Menschen mit körperlich erlebten Schmerzen kaum akzeptabel. Der Kontakt zu Mitarbeiter:innen eines psychosomatischen KL-Dienstes gestaltet sich dann schwierig oder wird abgelehnt. Katz (2015) weist darauf hin, dass viele »medizinisch unerklärbare Symptome« heute durch neurophysiologische Modelle erklärt werden können. Es sei für die Patient:innen demoralisierend, dass Schmerzen »psychopathologisch« verursacht seien, sie fühlten sich unverstanden und alleingelassen.

In der neuen ICD-11 (2022) wird die »somatoforme Störung« durch die »somatische Belastungsstörung« abgelöst. Sie ist definiert durch anhaltende Körperbeschwerden, die für die Person belastend sind, Stress und Besorgnis verursachen und zumindest bis zu einem gewissen Grad die Funktionsfähigkeit der betroffenen Person beeinträchtigen. Es besteht eine übermäßige Aufmerksamkeit bezüglich dieser Symptome, diese wird nicht durch geeignete klinische Untersuchungen und entsprechende Rückversicherungen gemildert. Klinisch nachweisbare Befunde können vorhanden sein, die Diagnose wird durch psychobehaviorale Kriterien bestimmt. Die Entscheidung zwischen »körperlich« oder »psychisch« wird damit obsolet.

In Leitlinien (Roenneberg et al., 2018) wird die Bedeutung einer »Sowohl-als-auch-Perspektive« in Diagnostik und Therapie herausgestrichen. Eine frühzeitige Paralleldiagnostik somatischer und psychosozialer Bedingungsfaktoren wird empfohlen: Körperbeschwerden werden legitimiert und anerkannt, gleichzeitig wird die Anamnese jedoch von Anfang an über das Leitsymptom hinaus erweitert. Damit kann gemeinsam mit den Patient:innen schon früh im Krankheitsverlauf ein bio-psycho-soziales Krankheitsverständnis geschaffen und der Grundstein für eine integrierte psychosomatische Behandlung gelegt werden.

24.2.3 Patient:innen mit psychischer Komorbidität

Viele Patient:innen mit chronischen Schmerzen leiden gleichzeitig unter psychischen Erkrankungen. Katz et al. (2015) beschreiben die psychische Belastung bei chronischen Schmerzen und nennen Anpassungsstörungen als häufig adäquate Diagnose. Auch affektive Störungen, Angststörungen, Traumafolgestörungen und Substanzabhängigkeiten werden bei chronischen Schmerzpatient:innen diagnostiziert. Studien zeigen bidirektionale Wechselwirkungen zwischen psychischer Komorbidität und chronischen Schmerzen. Es wird angenommen, dass diese Wechselwirkungen zum Teil darauf zurückgehen, dass dieselben neuronalen Strukturen involviert sind (Hooten, 2016).

Bair et al. (2003) fassen in ihrem Review-Artikel zusammen, dass chronische Schmerzpatient:innen dreimal so häufig an Depressionen leiden wie schmerzfreie Personen. Umgekehrt ist das Risiko für Schmerzen bei Personen mit einer depressiven Erkrankung doppelt so hoch. Wenn Schmerz und Depression zusammen auftreten, ist das Schmerzerleben stärker, die funktionelle Beeinträchtigung höher und der Behandlungserfolg schlechter.

> Zwischen chronischen Schmerzen und psychischen Erkrankungen bestehen wechselseitige Beziehungen

Die fachliche Herausforderung im KL-Dienst besteht darin, in sehr kurzer Zeit für die anfordernde klinische Organisationseinheit einen Lösungsvorschlag für ein komplexes Komorbiditätsproblem anzubieten.

Eine besondere Herausforderung im KL-Dienst sind Schmerzpatient:innen mit Demenz: KL-Mitarbeiter:innen werden häufig gerufen, wenn demente Patient:innen unruhig werden. Schmerzen werden als mögliche Ursache leicht übersehen, wenn Patient:innen sie nicht mehr äußern können. Diese Möglichkeit muss im interdisziplinären Team sorgfältig evaluiert werden. Strand et al. (2019) haben in ihrem Review Bewegungsmuster und andere Verhaltensweisen beschrieben, die auf Schmerzen bei Demenzkranken hinweisen: Dazu gehören Agitation bis hin zur Aggression, Abwehrhaltungen, eingeschränkte Mobilität oder das Reiben eines Körperteils.

24.3 Spezielle Interventionen im KL-Dienst

24.3.1 Psychotherapeutische Interventionen

Die Behandlung chronischer Schmerzen bedarf eines interdisziplinären, angepassten Behandlungsplans mit dem Fokus auf der Verbesserung der Funktionsfähigkeit und der Lebensqualität. Psychotherapeutische Interventionen im Krankenhaus sind dabei nicht schulenspezifisch, sondern flexibel an den aktuellen Bedürfnissen der Patient:innen orientiert.

Patient:innen werden häufig während einer stationären Schmerzabklärung den psychosomatischen KL-Diensten vorgestellt. Viele der Betroffenen

> Psychotherapeutische Interventionen im KL-Dienst bedürfen hoher Flexibilität

sind ambivalent gegenüber diesen ersten Gesprächen, da sie eine rein körperlich orientierte Behandlung erwarten. Im Erstkontakt gilt es, die Ambivalenz zu bearbeiten und eine positive Beziehungserfahrung zu ermöglichen. Das Interesse für die Schmerzgeschichte der Patient:innen bietet einen Einstieg ins Gespräch. Im Rahmen einer stationären Abklärung im Allgemeinkrankenhaus steht meist nur wenig Zeit zur Verfügung. Wichtige Aufgaben in dieser begrenzten Zeit sind eine diagnostische Einschätzung der psychosozialen Chronifizierungsfaktoren, die Anreicherung des Krankheitskonzepts mit psychosozialen Aspekten und eine Empfehlung bezüglich weiterer Schritte. Dabei sind die individuellen Möglichkeiten zu berücksichtigen: Empfohlene Therapien müssen für die Patient:innen realisierbar sein.

Chronische Schmerzpatient:innen mit langen Krankenhausaufenthalten benötigen Kontinuität. Die Grunderkrankung muss in das Behandlungskonzept einbezogen und die Belastbarkeit am Krankenbett berücksichtigt werden. Häufige Interventionen sind Achtsamkeits- und Entspannungsübungen, entlastende Gespräche und Ressourcen-stärkende Techniken.

Beeinträchtigung und Verweildauer beeinflussen das Setting

Im Rahmen einer ambulanten Nachbetreuung kann mit gezielten psychologischen Interventionen an den individuellen Problembereichen der Patient:innen gearbeitet werden. Psychoedukation spielt dabei eine zentrale Rolle. Hier haben sich interdisziplinäre Gruppentherapien bewährt, in denen meist auch Verfahren wie Ablenkung- oder Entspannungstechniken vermittelt werden (Kantner-Rumplmair et al., 1995).

> **Wichtige psychologische Interventionen bei chronischen Schmerzpatient:innen im KL-Dienst**
>
> - Entlastung durch Entgegennehmen der Symptomklage
> - Strukturieren der Symptomklage
> - Diagnostik von Chronifizierungsfaktoren und Komorbidität
> - Erarbeiten eines für die Patient:innen sinnvollen bio-psycho-sozialen Krankheitsmodells
> - Förderung der Selbstwahrnehmung
> - Förderung interpersoneller Kompetenzen (um Hilfe bitten, abgrenzen)
> - Arbeiten an Veränderungsmotivation
> - Erarbeiten realistischer Therapieziele
> - Stärken von Zuversicht und Hoffnung
> - Entspannungsverfahren
> - Förderung der Copingstrategien
> - Spezifische Techniken zur Schmerzmodulation (z. B. Aufmerksamkeitslenkung)
> - Erarbeiten individueller Ressourcen, mit dem Schmerz umzugehen
> - Achtsamkeitsübungen
> - Symptomspezifische Gruppentherapie

- Spezifische Interventionen bezüglich komorbider Symptome (z. B. Angstbewältigungsstrategien, Schlafhygiene)
- Wenn indiziert: Beratung bezüglich spezifischer psychotherapeutischer Behandlung

24.3.2 Pharmakologische Interventionen

In der Behandlung chronischer Schmerzen können Psychopharmaka als Teil eines umfassenden Therapiekonzepts in Kombination mit anderen Maßnahmen eingesetzt werden. Eine häufige Anforderung an (ärztliche) KL-Mitarbeiter:innen ist, das *passende* Antidepressivum für die dauerhaft Leidenden zu verschreiben. Es wird angenommen, dass trizyklische Antidepressiva (TCA) und selektive Serotonin-Noradrenalin-Inhibitoren (SSNRI) dazu beitragen, die Funktion des ZNS zu normalisieren, indem sie die maladaptive Plastizität, die mit chronischen Schmerzen einhergeht, reduzieren.

Wechselwirkungen zwischen Analgetika und Psychopharmaka beachten

Einige der am häufigsten eingesetzten Psychopharmaka bei chronischen Schmerzen sind:

- Antidepressiva: Trizyklische Antidepressiva (z. B. Amitriptylin) und selektive Serotonin-Noradrenalin-Inhibitoren (z. B. Venlafaxin, Duloxetin, Milnacipram) zeigten in Studien eine co-analgetische Wirkung. Aufgrund der kardialen Nebenwirkungen der TCAs werden duale Antidepressiva heute favorisiert (Verdu et al., 2008).
- Antikonvulsiva: Einige Antikonvulsiva wie Pregabalin und Gabapentin werden bei neuropathischen Schmerzen verwendet.

Psychopharmaka werden auch zur Behandlung psychiatrischer Komorbidität wie Angst und Depression eingesetzt. In diesem Fall der Paralleltherapie muss nicht nur die Wirksamkeit der Psychopharmaka, sondern auch die der analgetischen Medikation überprüft werden: Wechselwirkungen von Antidepressiva mit Opioidanalgetika sind über das Cytochrom-P450-System häufig. Wie schnell die Metabolisierung der Medikation abläuft, wird maßgeblich durch die Genetik der Patient:innen bestimmt. Klinisch fallen ein verzögerter oder fehlender Wirkeintritt oder Unverträglichkeiten auf. So wird die Umwandlung von Tramadol in seine analgetisch wirksame Form in der Leber durch Duloxetin und andere Antidepressiva (Fluoxetin, Sertralin, Bupropion) blockiert. Eine weitere Dosissteigerung birgt die Gefahr, ein Serotoninsyndrom auszulösen (Verdu et al., 2008).

24.3.3 Systemische Interventionen

KL-Mitarbeiter:innen behandeln chronische Schmerzpatient:innen als Teil eines interdisziplinären Teams. Dies erfordert, dass sich die Mitarbeiter:innen sowohl in inhaltlicher Hinsicht als auch in Bezug auf die Reflexion spezifischer Beziehungsdynamiken miteinander abstimmen. Gefordert wird dabei kein »additives Nebeneinander«, sondern ein Netzwerk mit »engen räumlichen und zeitlichen Beziehungen« und einem übergeordneten Behandlungskonzept (Eich et al., 2023). Dies setzt strukturelle und organisatorische Rahmenbedingungen wie gemeinsame Schmerzkonferenzen und Teambesprechungen voraus.

Interdisziplinäre Schmerzkonferenzen als gängige Form der Zusammenarbeit

Chronische Schmerzpatient:innen sind häufig an verschiedenen Orten in Behandlung, die kaum direkt miteinander kommunizieren. In interdisziplinären Schmerzkonferenzen tauschen sich die involvierten Behandler:innen aus und schaffen so ein gemeinsames Verständnis. Die Konferenzen dienen der Diagnosesicherung, der Therapieplanung und gewährleisten ein koordiniertes Vorgehen. Sie legen auch fest, wer die Behandlungsleitung übernimmt. Damit kann verhindert werden, dass Patient:innen auf der einen Seite unkoordinierte Mehrfachbehandlungen bekommen und auf der anderen Seite in eine Situation geraten, in der sich niemand für die Schmerztherapie zuständig fühlt. Für das Entstehen interdisziplinärer Kooperationen kann der KL-Dienst eine initiierende und moderierende Funktion übernehmen.

Literaturauswahl

Eich, W., Diezemann-Prößdorf, A., Hasenbring, M. et al. (2023). Psychosoziale Faktoren bei Schmerz und Schmerzbehandlung. *Schmerz, 37,* 159–167. https://doi.org/10.1007/s00482-022-00633-1

Franz, C., Bautz, M. (2011). Interaktionsverhalten des Patienten mit »chronisch unbehandelbarem Schmerz«. In B. Kröner-Herwig, J. Frettlöh, R. Klinger et al. (Hrsg.), *Schmerzpsychotherapie* (S. 525–535). https://doi.org/10.1007/978-3-642-12783-0_36

McCarberg, B., Peppin, J. (2019). Pain pathways and nervous system plasticity: Learning and memory in pain. *Pain Medicine, 20*(12), 2421–2437. https://doi.org/10.1093/pm/pnz017

Vlaeyen J.W., Linton S.J (2000). Fear-avoidance and its consequences in chronic musculoskeletal pain: a state of the art. Pain 85(03), 317-332 doi: 10.1016/s0304-3959(99)00242-0.

Literatur

Bair, M. J., Robinson, R. L., Katon, W. et al. (2003). Depression and pain comorbidity: A literature review. *Arch Intern Med, 163*(20), 2433–2445. https://doi.org/10.1001/archinte.163.20.2433.

Dilling, H., Mombour W., Schmid M.H. (Hrsg.) (1993). Internationale Klassifikation psychischer Störungen: ICD-10, Kapitel V, klinisch-diagnostische Leitlinien. Bern: Huber

BMSGPK (2020). *Qualitätsstandard Unspezifischer Rückenschmerz. Bundesministerium für Soziales, Gesundheit, Pflege und Konsumentenschutz.* https://www.sozialministerium.at/dam/jcr:362f92a6-5149-4b87-9e27-83d4a0318ac3/Qualit%C3%A4tsstandard%20Unspezifischer%20R%C3%BCckenschmerz.pdf, abgerufen am 10.7.2023

Eich, W., Diezemann-Prößdorf, A., Hasenbring, M. et al. (2023). Psychosoziale Faktoren bei Schmerz und Schmerzbehandlung. *Schmerz, 37,* 159–167. https://doi.org/10.1007/s00482-022-00633-1

Franz, C., Bautz, M. (2011). Interaktionsverhalten des Patienten mit »chronisch unbehandelbarem Schmerz«. In B. Kröner-Herwig, J. Frettlöh, R. Klinger et al. (Hrsg.), *Schmerzpsychotherapie* (S. 525–535). https://doi.org/10.1007/978-3-642-12783-0_36

Roenneberg, C., Hausteiner-Wiehle C., Schäfert R. et al. (2018). *S3-Leitlinie »Umgang mit Patienten mit nicht-spezifischen, funktionellen und somatoformen Körperbeschwerden«* (AWMF-Reg.-Nr. 051-001, Langfassung), abgerufen am 10.7.2023.

Hasenbring, M., Klasen, B. (2005). Am Beispiel Rückenschmerzen – Psychologische und Psychobiologische Modelle der Schmerzchronifizierung. *Psychoneuro, 31,* 92–95. https://doi.org/10.1055/s-2005-865116

Hooten, W. M. (2016). Chronic pain and mental health disorders: Shared neural mechanisms, epidemiology, and treatment. *Mayo Clin, 91*(7), 955–70. https://doi.org/10.1016/j.mayocp.2016.04.029

Kantner-Rumplmair, W., Ogon, M., Söllner, W. (1995). Die psycho-orthopädische Rückenschmerzgruppe. Ein Werkstattbericht. *Psychologie in der Medizin, 6*(4), 27–29.

Katz, J., Rosenbloom, B. N., Fashler, S. (2015). Chronic pain, psychopathology, and DSM-5 somatic symptom disorder. *Can J Psychiatry, 60*(4), 160–167. https://doi.org/10.1177/070674371506000402

Kayhan, F., Albayrak, G., Kayhan, A. et al. (2016). Mood and anxiety disorders in patients with chronic low back and neck pain caused by disc herniation. *Int J Psychiatry Clin Pract, 20*(1), 19–23. https://doi.org/10.3109/13651501.2015.1100314

International Association for the Study of Pain (2017). *IASP Terminology. IASP PAIN Terms.* https://www.iasp-pain.org/resources/terminology/, abgerufen am 5.7.2023

International Association for the Study of Pain (2000). *IASP Announces Revised Definition of Pain.* https://www.iasp-pain.org/publications/iasp-news/iasp-announces-revised-definition-of-pain/, abgerufen am 5.7.2023

McCarberg, B., Peppin, J. (2019). Pain pathways and nervous system plasticity: Learning and memory in pain. *Pain Medicine, 20*(12), 2421–2437. https://doi.org/10.1093/pm/pnz017

Melzack, R. (1999). From the gate to the neuromatrix. *Pain. Suppl, 6,* 121–126. https://doi.org/10.1016/S0304-3959(99)00145-1

Riedl, D., Lampe, A., Exenberger, S. et al. (2020). Prevalence of adverse childhood experiences (ACEs) and associated physical and mental health problems amongst hospital patients: Results from a cross-sectional study. *Gen Hosp Psychiatry, 64,* 80–86. https://doi.org/10.1016/j.genhosppsych.2020.03.005

Strand, L. I., Gundrosen, K. F., Lein, R. K. et al. (2019). Body movements as pain indicators in older people with cognitive impairment: A systematic review. *Eur J Pain, 23,* 669–685. https://doi.org/10.1002/ejp.1344

Verdu, B., Decosterd, I., Buclin, T. et al. (2008). Antidepressants for the treatment of chronic pain. *Drugs, 68*(18), 2611–2632. https://doi.org/10.2165/0003495-200868180-00007

Vlaeyen, J. W., Linton, S. J (2000). Fear-avoidance and its consequences in chronic musculoskeletal pain: A state of the art. *Pain, 85*(3), 317–332. https://doi.org/10.1016/s0304-3959(99)00242-0

World Health Organization (WHO) (2022). *Internationale Klassifikation der Krankheiten 11. Revision – ICD-11 für Mortalitäts- und Morbiditätsstatistiken.* https://www.bfarm.de/DE/Kodiersysteme/Klassifikationen/ICD/ICD-11/uebersetzung/_node.html, abgerufen am 12.7.2023

IV Verzeichnisse

Verzeichnis der Autorinnen und Autoren

Philipp Bohny, Dr. med.
Behandlungszentrum für Akut- und Allgemeinpsychiatrie
Triaplus AG, Klinik Zugersee
Widenstrasse 55, CH-6317 Oberwil b.Zg.
philipp.bohny@triaplus.ch

Margit Breuss, Dr. med. Mag. rer. nat.
Universitätsklinik für Psychiatrie II
Department für Psychiatrie, Psychotherapie, Psychosomatik und Medizinische Psychologie
Anichstraße 35, A-6020 Innsbruck
margit.breuss@i-med.ac.at

Daniel Broschmann, Dr. med.
Klinik für Psychosomatische Medizin und Psychotherapie
Universitätsmedizin Göttingen
Siebold Straße 5, 37075 Göttingen
daniel.broschmann@med.uni-goettingen.de

Angela Buchholz, PD Dr. phil,
Universitätsklinikum Hamburg-Eppendorf – Zentrum für Psychosoziale Medizin
Institut und Poliklinik für Medizinische Psychologie
Martinistraße 52 , 20246 Hamburg
a.buchholz@uke.de

Ronald Burian, Dr. med.
KEH Evangelisches Krankenhaus Königin Elisabeth Herzberge
Herzbergstraße 79, 10365 Berlin
r.burian@keh-berlin.de

Stefan Büchi, Prof. Dr. med
mediX Gruppenpraxis
Rotbuchstrasse 46, CH-8037 Zürich
stefan.buechi@medix.ch

Rupert Conrad, Univ.Prof., Dr. med. Dipl.-Psych. MBA
Klinik für Psychosomatische Medizin und Psychotherapie
Universitätsklinikum Münster
Albert-Schweitzer-Campus 1, Gebäude A9 bzw. A9a, 48149 Münster
rupert.conrad@ukmuenster.de

Teresa Deffner, Dr. rer. nat., Dipl.-Rehapsych. (FH)
Klinik für Anästhesiologie und Intensivmedizin
Universitätsklinikum Jena
Am Klinikum 1, 07747 Jena
teresa.deffner@med.uni-jena.de

Eberhard A. Deisenhammer, ao. Univ.-Prof. Dr. med.
Department für Psychiatrie, Psychotherapie, Psychosomatik und Medizinische Psychologie
Medizinische Universität Innsbruck
Anichstraße 35, A-6020 Innsbruck
eberhard.deisenhammer@i-med.ac.at

Laurence Erdur, Dr. rer. medic.
Diplom-Psychologin, Psychologische Psychotherapeutin, Tiefenpsychologisch fundierte Psychotherapie, Psychoanalyse
Bayerischer Platz 9, 10779 Berlin
praxis-erdur@posteo.de

Anna Fleischer, Dr. med.
Universitätsklinikum Würzburg
Medizinische Klinik 2
Oberdürrbacher Str. 6, 97074 Würzburg
fleischer_a@ukw.de

Dan Georgescu, Dr. med.
Klinikleiter und Chefarzt
Klinik für Konsiliar-, Alters- und Neuropsychiatrie
Psychiatrische Dienste Aargau AG
Königsfelderstrasse 1, CH-5210 Windisch
dan.georgescu@pdag.ch

Leyla Güzelsoy, Dr. med.
Klinik für Psychosomatische Medizin und Psychotherapie
Universitätsklinik der Paracelsus Medizinischen Privatuniversität
Professor-Ernst-Nathan-Straße 1, 90419 Nürnberg
leyla.guezelsoy@klinikum-nuernberg.de

Urs Hepp, Prof. Dr. med.
Klinik für Konsiliarpsychiatrie und Psychosomatik
Universitätsspital Zürich
Culmannstrasse 8, CH-8091 Zürich
und
hepp-health GmbH
CH-8707 Uetikon am See
hepp@hin.ch

Christoph Herrmann-Lingen, Prof. Dr. med.
Klinik für Psychosomatische Medizin und Psychotherapie
Universitätsmedizin Göttingen
Von-Siebold-Str. 5, 37075 Göttingen
cherrma@gwdg.de

Andrea Hocke, Dr. med
Zentrum für Geburtshilfe und Frauenheilkunde
Universitätsklinikum Bonn
Venusberg-Campus 1 (ehemals Sigmund-Freud-Str. 25), 53127 Bonn
andrea.hocke@ukbonn.de

Josef Jenewein, Prof. Dr. med. univ.
Ärztlicher Direktor
Privatklinik Hohenegg AG
Hohenegg 1, Postfach 555, CH-8706 Meilen
josef.jenewein@hohenegg.ch

Wilhelm Kantner-Rumplmair, Dr. med.
Universitätsklinik für Psychiatrie II
Department für Psychiatrie, Psychotherapie, Psychosomatik und Medizinische Psychologie
Anichstraße 35, A-6020 Innsbruck
wilhelm.kantner-rumplmair@tirol-kliniken.at

Marlene Karl, M.Sc. Psychologie
Medizinische Fakultät und Universitätsklinikum Carl Gustav Carus
Technische Universität Dresden
Klinik und Poliklinik für Psychotherapie und Psychosomatik
Fetscherstraße 74, 01307 Dresden
marlene.karl@ukdd.de

Tanja Krones, Prof. Dr. med.
Klinische Ethik, Universitätsspital Zürich/Universität Zürich
Rämistrasse 100, CH-8091 Zürich
tanja.krones@usz.ch

Carolin Laqua, Dr. med.
KEH Evangelisches Krankenhaus Königin Elisabeth Herzberge
Herzbergstraße 79, 10365 Berlin
c.laqua@posteo.de; c.laqua@keh-berlin.de

Imad Maatouk, Univ.-Prof. Dr. med.
Universitätsklinikum Würzburg
Medizinische Klinik 2
Oberdürrbacher Str. 6, 97074 Würzburg
maatouk_I@ukw.de

Oliver Matthes, Dr. med.
Klinik für Konsiliarpsychiatrie und Psychosomatik
Universitätsspital Zürich
Culmannstrasse 8, CH-8091 Zürich
oliver.matthes@usz.ch

Elisabeth Medicus, Dr. med.
Ärztin für Allgemeinmedizin, Spezialisierung in Palliativmedizin
Rumerweg 1a, A-6065 Thaur
elisabeth.medicus@i-med.ac.at

Laurent Michaud, PD Dr. med.
Service de Psychiatrie de liaison
Centre Hospitalier Universitaire Vaudois (CHUV), CH-1001 Lausanne
laurent.michaud@chuv.ch

Sabrina Leal Garcia (ehemals Mörkl), Res. Prof., Priv.-Doz., DDr.
Abteilung für Medizinische Psychologie, Psychosomatik und Psychotherapie
Auenbruggerplatz 3, A-8036 Graz
sabrina.moerkl@medunigraz.at

Alexander Niecke, PD Dr. med.
Klinik und Poliklinik für Psychosomatik und Psychotherapie
Universitätsklinikum Köln
Weyertal 76, 50931 Köln
alexander.niecke@uk-koeln.de

Christine Norra, Priv.-Doz. Dr. med.
Ärztliche Direktorin LWL-Klinik Paderborn
Psychiatrie – Psychotherapie – Psychosomatik
Agathastraße 1
33098 Paderborn
christine.norra@lwl.org

Sophie Peter, M.Sc.
Klinik für Psychosomatische Medizin und Psychotherapie
Universitätsklinikum Magdeburg
Leipziger Straße 44, 39120 Magdeburg
sophie.peter@med.ovgu.de

Katja Petrowski, Prof. Dr. phil., Dipl.-Psych.
Universitätsmedizin, Johannes Gutenberg Universität Mainz
Duesbergweg 6, 55128 Mainz
kpetrows@uni-mainz.de

Dr. med. Casper Roenneberg, MHBA
München Klinik Harlaching
Klinik für Psychosomatische Medizin und Psychotherapie
Sanatoriumsplatz 2/Haus A1, 1. OG, 81545 München
und
Klinikum rechts der Isar der Technischen Universität München
Klinik für Psychosomatische Medizin und Psychotherapie
Langerstrasse 3, 81675 München
casper.roenneberg@tum.de

Monika Sadlonova, Dr. med.
Universitätsmedizin Göttingen, Klinik für Psychosomatische Medizin und Psychotherapie, Klinik für Herz-, Thorax- und Gefäßchirurgie
Robert-Koch-Str. 40, 37075 Göttingen
monika.sadlonova@med.uni-goettingen.de

Wolfgang Söllner, Univ.-Prof. Dr. med.
Paracelsus Medizinische Privatuniversität, Nürnberg
Prof.-Ernst-Nathan-Str. 1, 90419 Nürnberg
wolfgang.soellner@pmu.ac.at

Harald Sourij, Univ.-Prof. Priv.-Doz., Dr. MBA
Medizinische Universität Graz, Trials Unit für Interdisziplinäre Metabolische Medizin
Klinische Abteilung für Endokrinologie und Diabetologie
Auenbruggerplatz 2/9
ha.sourij@medunigraz.at

Barbara Sperner-Unterweger, Univ.-Prof. Dr.
Univ.-Klinik für Psychiatrie II
Department für Psychiatrie, Psychotherapie, Psychosomatik und Medizinische Psychologie
Medizinische Universität Innsbruck
Anichstraße 35, A-6020 Innsbruck
barbara.sperner-unterweger@i-med.ac.at

Barbara Stein, Dr. phil. Dipl.-Psych.
Leitende Psychologin
Univ.-Klinik für Psychosomatische Medizin und Psychotherapie
Klinikum Nürnberg, Campus Nord
Prof.-Ernst-Nathan-Str. 1, 90419 Nürnberg
barbara.stein@klinikum-nuernberg.de

Friedrich Stiefel, Prof. Dr. med.
Service de Psychiatrie de liaison
Centre Hospitalier Universitaire Vaudois (CHUV), CH-1001 Lausanne
frederic.stiefel@chuv.ch

Christian Vajda, Dr. med. univ., MPH
2. Stv. Leiter der Klinischen Abteilung für Medizinische Psychologie, Psychosomatik und Psychotherapie
Univ.-Klinik für Psychiatrie, Psychosomatik und Psychotherapie
Medizinische Universität Graz/Uniklinikum Graz
Auenbruggerplatz 3, A-8036 Graz
christian.vajda@medunigraz.at

Frank Vitinius, PD Dr. med.
Universitätsklinikum Köln (AöR)
Weyertal 76 / 50937 Köln
frank.vitinius@uk-koeln.de
und
Robert-Bosch-Krankenhaus GmbH
Chefarzt Abteilung für Psychosomatische Medizin
Auerbachstraße 110 / 70376 Stuttgart
frank.vitinius@rbk.de

Martin von Wachter, Dr. med.
Klinik für Psychosomatik, Ostalb-Klinikum Aalen
Im Kälblesrain 1, 73430 Aalen
von.wachter@kliniken-ostalb.de

Jolana Wagner-Skacel, Univ. Prof.
Abteilung für Medizinische Psychologie, Psychosomatik und Psychotherapie,
Medizinische Universität Graz
Auenbruggerplatz 3, 8036 Graz
jolana.wagner-skacel@medunigraz.at

Kerstin Weidner, Prof. Dr. med.
Medizinische Fakultät und Universitätsklinikum Carl Gustav Carus
Technische Universität Dresden
Klinik und Poliklinik für Psychotherapie und Psychosomatik
Fetscherstraße 74, 01307 Dresden
kerstin.weidner@ukdd.de

Stichwortverzeichnis

A

Abstinenz 180
Abstinenzmotivation 179
Abwehrmechanismen 63
Achtsamkeitsbasierte Intervention 221
acute confusional state 161
Adhärenz 194, 312
Affektive Störungen 337
Aggression
– Wendung der Aggression 227
Aktive Suizidhilfe 231
Aktivierung 222
Akute Belastungsreaktion (aBR) 198
Akutphase 83
Akzeptanz 45
Akzeptanz- und Commitmenttherapie (ACT) 288
Alcohol Use Disorders Identification Test
Alkoholabstinenz 306
Alkoholbedingte Störungen 174
Alkoholbezogene Störungen 174
Alkoholentzug 179
Alkoholentzugsdelir 162, 176
Alkoholentzugssyndrom 173, 175–178
Alkohol-Entzugs-Syndrom-Skala (AES-Skala) 177
Alkoholentzugstherapie 180
Alkoholkonsum 174
Alkoholkonsumstörungen 173
Allgemeine Durchführungsprinzipien 31
Alzheimer-Demenz 166
Ambivalenz 229
Ambivalenzfähigkeit 155
Anamnese 32, 219, 220
– bio-psycho-soziale 262
Angehörige 81
Angehörigenbetreuung 323
Angehörigengespräch 87
Angehörigengruppen 83
Angst 194
– generalisierte Angststörung 194
Angststörung 337
Angst-Vermeidungs-Modell 333

Anpassungsleistungen 83
Anpassungsstörung 195, 337
Antidementiva 169
Antidepressiva 119, 262
Antikonvulsiva 178, 339
Antipsychotika 126, 169, 262
Anxiolytika/Tranquilizer 117
Assistierter Suizid 231
AUDIT 175
Aufklärungsgespräch 83

B

Balanced-Coping 84
Balint-Gruppe 76, 101
Basalinsulintherapie 255
Basisdokumentation 36
Befindlichkeitsstörungen 216
Behandlungen gegen den Willen 138
Behandlungen gegen Widerstand 150
Behandlungsplan 143
Behandlungsteam 324
Behavioral and Psychological Symptoms of Dementia (BPSD) 166
Belastungsscreening 38
Benzodiazepine 178, 179, 229
Betreuungsrechtsgesetz 142
Betreuungsverfügung 139
Betriebliches Gesundheitsmanagement (BGM) 95, 105
Bewältigungsstrategien 231, 283
Bewusstseinstrübung 161
Bio-psycho-soziale Diagnostik 332
Bio-psycho-soziale Faktoren 217
Bio-psycho-soziales Krankheitsmodell 115
Blut-Spritzen-Phobie 194
Burnout-Prävention 100

C

Care Manager 21
Change Talk 180

Chronifizierungsfaktoren 333, 338
Chronische Phase 84
Chronische primäre
  Schmerzsyndrome 332
Chronische sekundäre
  Schmerzsyndrome 332
Clinical Institute Withdrawal
  Assessment for Alcohol (CIWA) 177
Clomethiazol 178–180
Clonidin 178
Clozapin 231
Coaching 105
Collaborative Care 21
Communication Skills 22
Confusion Assessment Method 163
Containing 63
Coping 51, 55
Cytochrom-P450-Enzyme 114

D

Delir 161, 165, 177–179, 245, 248, 316
- hyperaktives Delir 161
- hypoaktives Delir 161
Delirium Oberservation Scale 163
Demenz 166, 188, 337
- Demenzielle Syndrome 161
- Vaskuläre Demenz 166
Demoralisierungssyndrom 207
Denkeinengung 226
Depersonalisation 199
Depression 184
- atypische 258
- Depressive Störungen 258
- komorbide psychische
  Störungen 184
- peri- und postnatale 189
- somatische Komorbidität 184
Derealisation 199
Desorientierung
- zeitlich, örtlich, situativ und
  autopsychisch 161
Diabetes mellitus 194, 254, 256
- Ängste und Angststörungen 259
- Behandlung 257
- Belastungen 262
- Diabetes-Burnout 260
- Diabetes-Distress 260
Dialyse 311
Differenzialdiagnostik 321
Dignity Therapy 73, 299
Dissimulation 230
Dissoziationen 200
Dissoziativer Subtyp der PTBS 209
Distress-Thermometer 285

doctor shopping 334
Dyadisches Coping 55

E

Einsichtsfähigkeit 139
Emotionale Erreichbarkeit 230
Endometriose 274
Entscheidungsfähigkeit 140
Entspannungsmethoden 64
Entwicklungsphase 86
Entzugsbehandlung 179
Entzugsschema 177
Entzugssymptom 176
Entzugssyndrom 174
EORTC QLQ-C30 285
Erholungsunfähigkeit 204
Erklärungsmodell 221
Erstkontakt 219
Erwachsene Patienten mit angeborenem
  Herzfehler (EMAH) 238
Esketamin 231
Essstörung 259
Etablierung eines KL-Dienstes 35
Ethische Dilemmata 147
Ethische Theorien 147
European Association of Psychosomatic
  Medicine 27
Eurotransplant 312
Existenzielle Therapieverfahren 71
Existenzielles Leiden 296

F

Fallbesprechung 99
Familiengespräch 86–88
Familienorientierte Medizin 81
Family-focused grief therapy (FFGT) 72
Fatigue 69
Faust-Effekt 226
Fehlversorgung 150
Fellowship 25
Fortbildung 27, 38, 103
Frauenheilkunde 266
Freiheitsentziehende
  Unterbringung 142
Fremdgefährdung 142
Frontotemporale Demenz 166
Funktionelle Körperbeschwerden 213
Fürsorgerische Unterbringung 140

G

Geburt 268, 272
- Frühgeburt 267
- Geburtsassoziierte
  Traumaerfahrung 271
- Geburtshilfe 267
Gedankliche Präokkupation 204
Gegenübertragung 75, 225
Gegenübertragungshass 231
Generalized Anxiety Disorder 7 (GAD-7) 285
Genogramm 86
Geriatric Depression Scale (GDS) 187
Geschäftsfähigkeit 139
Geschlechtersensibler Umgang 196
Gesprächstechniken 33
Gesundheitsbezogene Ängste 214
Gesundheitsfördernde
  Maßnahmen 219
Grundversorgung 220
Gruppentherapien 73
Gynäkologische Erkrankungen 266

H

Haloperidol 164, 165, 178
Handlungsfähigkeit 139
High Utilizer 83
Höchstpersönliche Rechte 139
holding function 63
Hospital Anxiety and Depression Scale (HADS) 187
Hyperarousal 200
Hypnotherapeutische
  Interventionen 322
Hypoglykämie 255, 261
Hypothalamus-Hypophysen-
  Nebennierenrinden-Achse (HHPA) 258

I

ICF-Klassifikation 45
Imaginative Verfahren 64
Immunsuppressiva 308
Institutsambulanz 62
Insulinmangel 255
Insulin-Purging 260
Intensivmedizin 315
Interventionen 337
Intoxikation 229

J

jitteriness 197

K

Kardiale PTBS 240
Kardiogener Schock 244
Kardiovaskuläre Erkrankungen 320
Katastrophierendes Denken 214
Ketamin 231
Ketoazidose 255
Kinder 91
Kinderwunsch 274
Kindes- und Erwachsenenschutzbehörde (KESB) 139
KL-Basisdokumentation 34
KL-Dienst 334, 337, 340
Klinische Ethik 146
Klinisch-ethische Kompetenzen 147
KL-Interventionen 32
KL-Tätigkeit
- Aufgabenbereiche 21
Kognitive Verhaltenstherapie (KVT) 68, 322
Kollusion 72
Kommunikation 229
- Kommunikationsfähigkeit 318
- Kommunikationsstil 99
- Kommunikationstraining 96, 103
- Kommunikationsverweigerung 229
Komorbidität 63, 320, 337
Komplexe posttraumatische
  Belastungsstörung (kPTBS) 209
Konsilanmeldung 31
Konsilbefund 34
Konsilbericht 18
Konsiliar- und Liaisondienste
- Störungsbilder 95
Konsiliar-/Liaisonmodelle
- proaktive 20
Konsiltätigkeit 18
Konsiluntersuchung 39
Konsolidierungsphase 35
Kontextuelle Therapie 59
Kontraktmodell 20
Kooperationsvereinbarung 97
Koronare Herzkrankheit (KHK) 237
Krankheitsbewältigung 44, 58, 59
Krankheitsphasen 83
Kränkung 335
Kreative Therapiemethoden 71
Krebserkrankung 281
Krisenintervention 199
Kriseninterventionsteam 324

Kunsttherapie 288
Kurzintervention 180, 181

L

Lebendspende 307
Lebensüberdruss 224
Leiden 44, 46, 49
Leistungserfassung 35, 36
Leitaffekt 67
Leitlinie 304
Leitlinien 152
- Leitlinien der evidenzbasierten Medizin (EbM) 111
- Leitlinien des Einsatzes von Psychopharmaka 110
Lewy-Körperchen 166
Liaisonaktivitäten 97
Liaisondienst 18, 37
Liaisontätigkeit 19
Liaisonversorgung 94
Linksventrikuläres Unterstützungssystem (LVAD) 238
Lithium 231
Llinksventrikuläres Ejektionsfraktion (LVEF) 238
Logotherapie 47

M

Machtmissbrauch 153
major deniers 240
Medizinisch unerklärbare Symptome 336
Med-Psych Unit 21
Mental Health Professionals (MHP) 305
Mentaler Schmerz 49
Mentalisierungsstörung 242
Metabolismus 308
Minderjährige 139
Mindfulness-Based Stress Reduction 288
Mirroring 63
Mitarbeiterberatung 96
Mitteilung schlechter Nachrichten 103
Montgomery-Asberg Depression Rating Scale (MADRS) 187
Mood-Stabilizer 131
moral injury 154
Mortalität 194
Multifaktorielle Genese 217
Multimodale Therapie 218
Multimodale Verfahren 63

Multiprofessionalität 36
Musiktherapie 289
Mutmaßlicher Wille 139

N

Narzisstische Kränkung 70, 227
Neigung zu Feindseligkeit 239
Neuromatrix-Theorie 332
Neuropathische Schmerzen 262, 331
Neuropsychiatric Inventory 168
Neurotransmitter
- Acetylcolin, Dopamin, Gutamat 162
Noziplastische Schmerzen 332
Nozizeptive Schmerzen 331
Nutzen-Risiko-Abwägung 109, 115

O

Ökonomisierungsdruck 94
Opferentschädigungsgesetz 200

P

Palliativmedizin allgemein 293
Palliativstation 103
Paralleldiagnostik 336
Parkinson-Demenz 169
Patient Health Questionnaire (PHQ-9) 285
Patientenanwalt 140, 141
Patientenkontakt 32
Patientenverfügung 139, 150
Patientenzentierte Haltung 219
Peripartale psychische Störungen 270
Peripartalzeit 267
Personalmangel 94
Personenzentrierte Medizin 151
Pharmakodynamik 114
Pharmakokinetik 113
Physiotherapie 194
Phytotherapeutische Substanzen 189
Plaques 167
Polypharmazie 114, 177
Post-Intensive-Care-Syndrom (PICS) 316
posttraumatische Reifung 48
Präsuizidalen Syndrom 226
Prävalenz 23
Primum nil Nocere 115

PRISM (Pictorial Representation of Illness and Self Measure) 44, 49
- PRISM-Test 50
Proaktive KL-Dienste 96
Progredienzangst 285
Progressionsangst 69, 73
Progressive Muskelrelaxation nach Jacobson 221
protective buffering 196
Psychodiabetologie 254
Psychodynamic Life Narrative (PLN) 65
Psychodynamische Psychotherapie 69
Psychoedukation 64, 196, 211, 221, 261
Psychokardiologische Grundversorgung
- Kurse 249
Psychomotorik 161
Psychoonkologie 275, 280
- Psychoonkologische Gesprächstherapie 286
- Psychoonkologische Interventionen 286
Psychopharmaka 289, 339
- Indikation 113
Psychopharmakologische Empfehlungen in Konsiliarberichten
- häufige Fehler 111
Psychopharmakotherapie 302
Psychosomatische Grundversorgung 25
Psychosoziale Beratung 105
Psychosoziale Evaluation 302
Psychosoziale Kompetenz 96
Psychosoziale Versorgung 313
PTBS 272

Q

Qualitätssicherung 39
Questionnaire on fear of progression (PA-F-KF) 285

R

Regression 63, 66, 75
Reproduktion 266
Resilienz 57
Ressourcen 55, 64, 199
Ressourcenaktivierung 288
Rezidivangst 90, 282
Röhrendenken 226
Rollenzuweisung 84

S

Salutogenese 57
Schauspielpatient 103
Schlafstörungen 200
Schmerzchronifizierung 332
Schmerzgedächtnis 332
Schmerzkonferenz 340
Schmerzkonzepte 331
Schnittstellenkommunikation 111
Schwangerschaft 273
Schwangerschaft und Krebs 276
Schweregrad-Beurteilung 217
- Red flags 217
- Risikofaktoren 217
- Schutzfaktoren 217
Schwerpunkttitel 24
Screening 20, 38, 175, 181, 187
Screeningverfahren 175
Selbstfürsorge 90, 282
Selbstgefährdung 142
Selbsthilfegruppen 269
Selektive Serotonin-Noradrenalin-Inhibitoren (SSNRI) 339
Selektive Serotonin-Wiederaufnahme-Hemmer (SSRI) 197, 247
Serotonin-Noradrenalin-Wiederaufnahmehemmer (SNWH) 197
Serotoninsyndrom 339
Sexualität 266
Shared Decision Making 103, 115
Short Form-12 (SF-12) 285
Sicherer innerer Ort 196
Simultandiagnostik 220
Somatische Belastungsstörung 68, 213, 216, 336
Somatisierungsstörung 216
Somatoforme Störung 275, 336
Soziales Netz 57, 231
Speak-up 154
Spezialisierte Palliative Care 293
Spezialisierung 24
Spiritualität 74
Sterbebegleitung 84, 281
Sterbeverfügungsgesetz 232
Sterbewunsch 150, 296
Steuerungsfähigkeit 139
Stigmatisierende Einstellungen 180
Stress 53
- Stressreduktion 287
- Stress-Response-Modell 207
- Stressverarbeitungsstörungen 203
- Stress-Vulnerabilitäts-Modell 45
Stufen der Integration 19
Subspezialisierungen 26

Substanzabhängigkeit 337
Sucht
– S3-Leitlinie 174
Suchtbehandlung 174
Suchttherapiestation 179
Suggestive Intervention 196
Suizid
– Irritation des suizidalen Prozesses 226
– Suizidalität 51, 189, 200, 296
– Suizidgedanken 224
– Suizidrisiko 282
– Suizidversuch 224
Supervision 76, 99, 100
– Teamsupervision 102
Systemische Psychotherapie 71
Szenisches Verstehen 76

T

Teamentwicklung 106
Teaminterventionen 95
Teamkohäsion 101
Teamkonflikte 101
Terminale Phase 84
Therapeutische Beziehung 75
Therapeutische Unterstützung 59
Therapieplanung 340
Therapieziel 150
Todeswünsche 224
total pain 296
Tötung auf Verlangen 225
Tracheotomie 318
Transaktionales Stressmodell 53, 54
Transplantationsmedizin 302
Trauer 299
– Trauerarbeit 72
– Trauerreaktion 207
– Trauerrituale 268
– Trauerstörung 207
Trauma
– Traumafokussierte Kognitive Verhaltenstherapie 200
– Traumafokussierte Psychotherapie 210
– Traumafolgestörung 210, 316
– Traumasensible Kommunikation 322
– Traumatherapie 65
– Traumatisch erlebte Geburt 270
Triade 335

Tricyclische Antidepressiva 339
Trinkmengenreduktion 179
Typ-1-Diabetes 254
Typ-2-Diabetes 254
Typ-D-Persönlichkeit 239, 246

U

Übertragung 66, 75
Übertragungsphänomene 215
Überweisungsanlass 31
Umgang mit der Erkrankung 89
Unerwünschte Arzneimittelwirkung (UAW) 188
Unfalltrauma 317
Unspezifische Neurologische Belastungsstörung 213
Unterbauchschmerzen 274
Unterbringungsgesetz 141
Urteilsfähigkeit 138

V

Verdrängung 90
Vereinbarungsfähigkeit 230
Verhaltenstherapie 64
Verhältnismäßigkeitsprüfung 150
Verlegung 179
Verleugnung 90
Verlusterlebnisse 76, 85
Versorgungsstrukturen 317

W

Warnhinweise 218
Wechselwirkungen 337, 339
Weiblichkeit 266
Weiterbildung 24, 99, 103
Weiterbildungsordnungen 26
Wochenbett 269

Z

Zwangsbehandlungen 143
Zwei-Fragen-Test 187